약사 버블워니가 만드는

천연 기능성 화장품

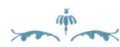

버블워니 정선아 지음

HANDMADE NATURAL
FUNCTIONAL COSMETIC

중앙books

나와 가족을 위한 피부 보양식, 천연화장품의 세계로 초대합니다.

천연화장품을 만들며 '이 좋은걸 왜 많은 사람들이 하지 않을까?'라는 생각에 블로그를 통해 정보를 공유해온지 벌써 8년이 되었어요. 제 첫 번째 천연화장품 책이 출판된 지도 6년이라는 시간이 흘렀습니다. 그동안 천연화장품을 처음 접하시는 분들과 만날 기회가 많았는데 이런 질문을 많이 하세요.

"천연화장품이 정말 효과가 있어요?"
"초보자도 천연화장품 만들 수 있나요?"

천연화장품의 가장 큰 장점은 자연에서 얻은 신선한 재료를 활용해 내 피부에 꼭 맞는 레시피를 만들 수 있다는 것이지요. 또한 본인이나 가족, 지인들을 생각하며 정성을 다해 만드는 만큼 피부에 자극이 없고 피부를 건강하게 가꿔주는 피부 보양식이라 할 수 있어요. 피부 표면에 일시적인 보습을 주거나 주름을 잠시 감추는 것이 아니라, 피부 속부터 유수분 밸런스를 맞춰주고 피부 본연의 기능을 되찾을 수 있도록 도와주기 때문이지요. 그래서 천연화장품을 꾸준히 사용하시는 분들이 공통적으로 하시는 말씀이 '피부가 맑아져서 얼굴이 환해졌다는 얘기를 자주 듣는다'라는 거예요.

천연화장품 만들기는 가정에서 요리를 하는 것에 비유되곤 해요. 요리를 처음 배울 때 밥 짓는 것부터 시작해서 나중에는 어렵지 않게 국을 끓이고 반찬을 장만하듯이 천연화장품도 쉬운 품목부터 하나씩 레시피대로 따라 만들다보면 어느새 로션도 만들고 색조화장품도 만들 수 있게 된답니다. 처음에 한 두 번의 실패를 경험하실 수도 있겠지만 누구라도 쉽게 만들 수 있는 것이 천연화장품이에요.

2008년에 출판되었던 제 천연화장품책 1편에서는 기초화장품이 중심이었다면, 이번 2편은 거기에 기능성을 더했어요. 자연으로부터 얻은 보습, 미백 성분과 주름, 탄력, 트러블 등의 피부 고민을 개선해 줄 기능성 재료들을 고스란히 천연화장품에 담았어요. 또한 아이들이나 아토피 피부를 위한 천연화장품에도 조금 욕심을 내서 내용을 엮었어요.

이미 수차례 만들어보고 사용해왔던 화장품들을 또다시 만들어보면서 더 좋은 레시피와 효과적인 방법을 찾으려고 애썼고, 초보자들도 쉽게 따라할 수 있도록 만드는 과정 하나하나를 정성들여 촬영했어요. 제가 알고있는 작은 팁 하나까지 빠짐없이 실으려고 노력했고요. 되도록 많은 분들이 천연화장품을 경험해보시길 바라며, 천연화장품을 만드시는 분들에게 이 책이 작게나마 도움을 드리고 부담없이 펼쳐볼 수 있는 친절한 안내서가 되기를 희망합니다.

마지막으로, 이 책을 출판할 수 있도록 든든하게 지원해 준 중앙북스와 친절하고 꼼꼼하신 김은정 에디터님께 큰 감사를 드려요.

2012년 11월
자칭 천연화장품 전도사 정선아

CONTENTS

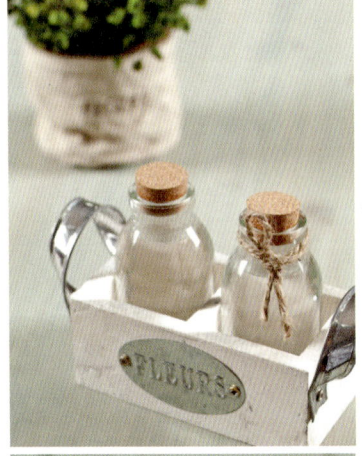

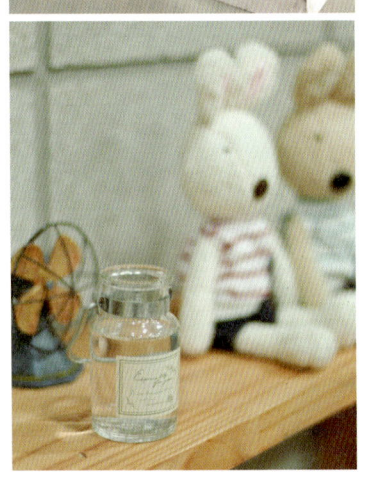

Part1
기능성 기초 화장품

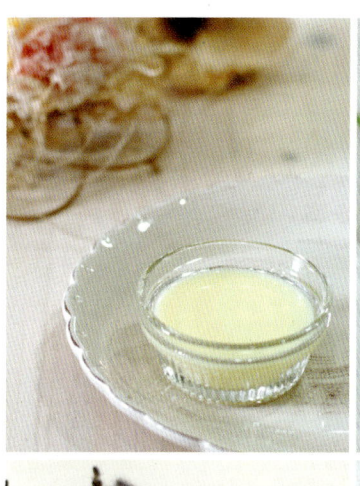
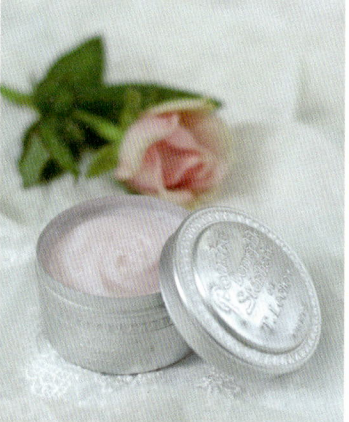
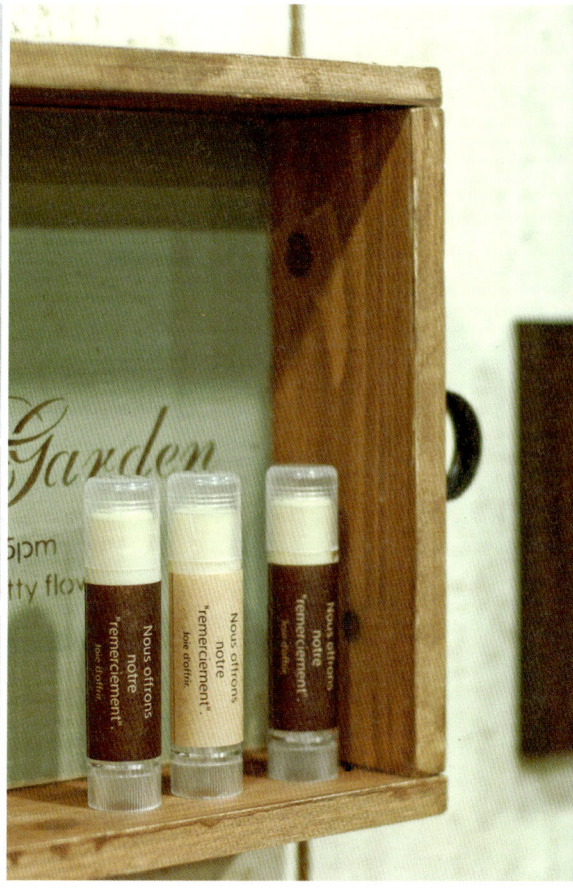
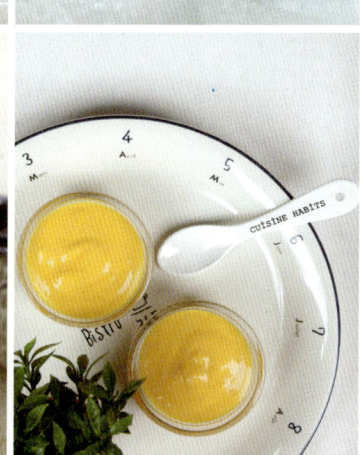

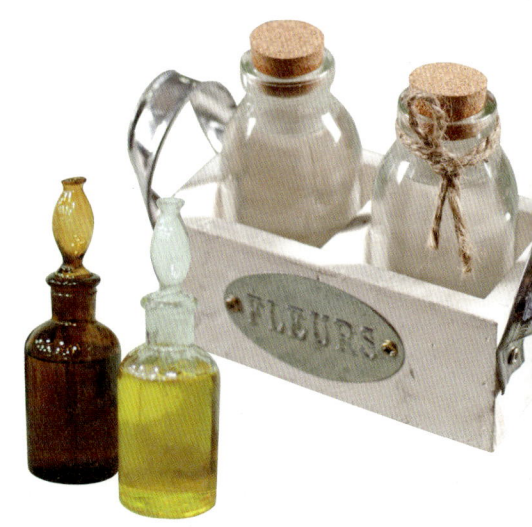

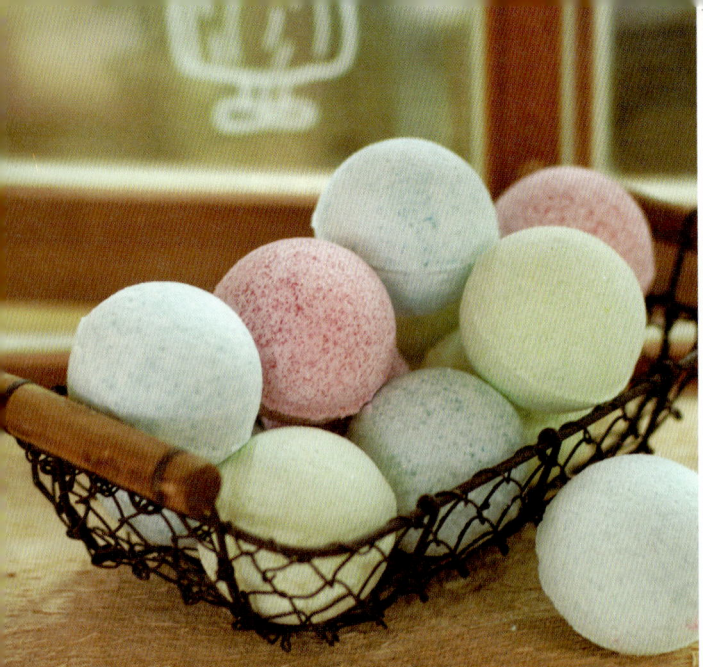
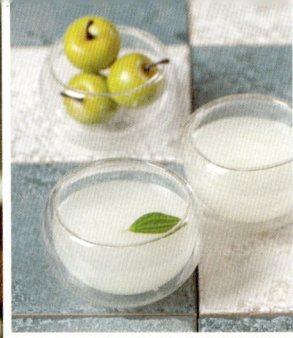
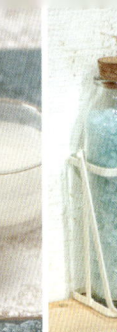
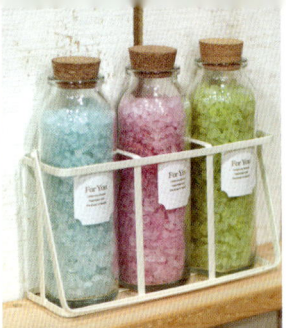
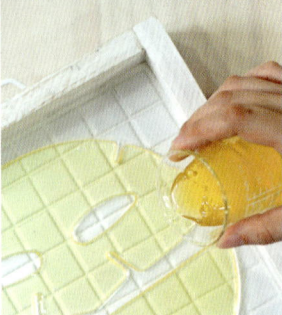
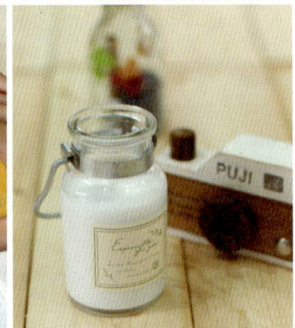

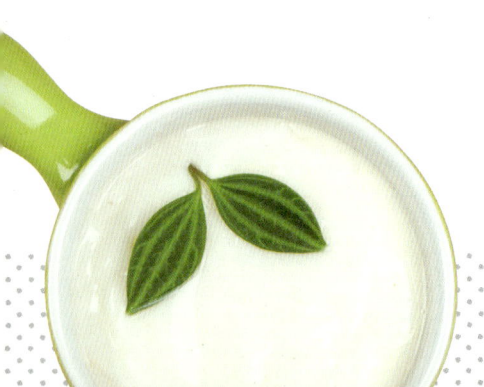

Part3
아토피 & 베이비 케어

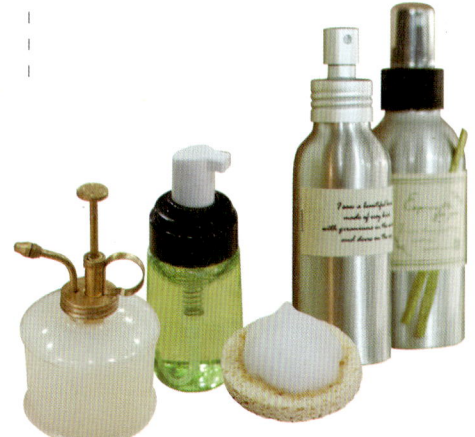

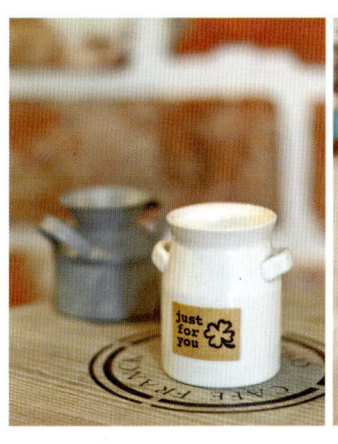
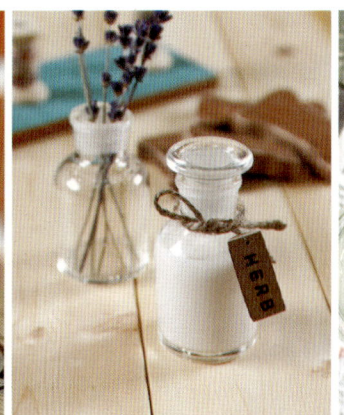
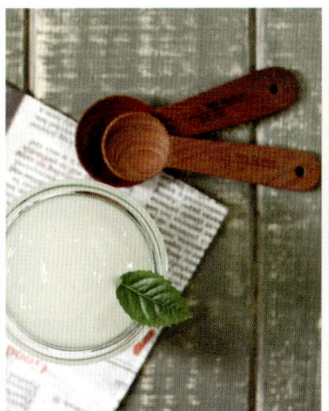
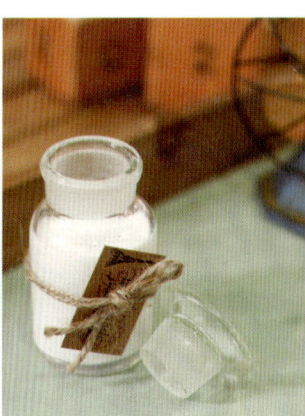

Intro | 천연화장품을 만들기 전에

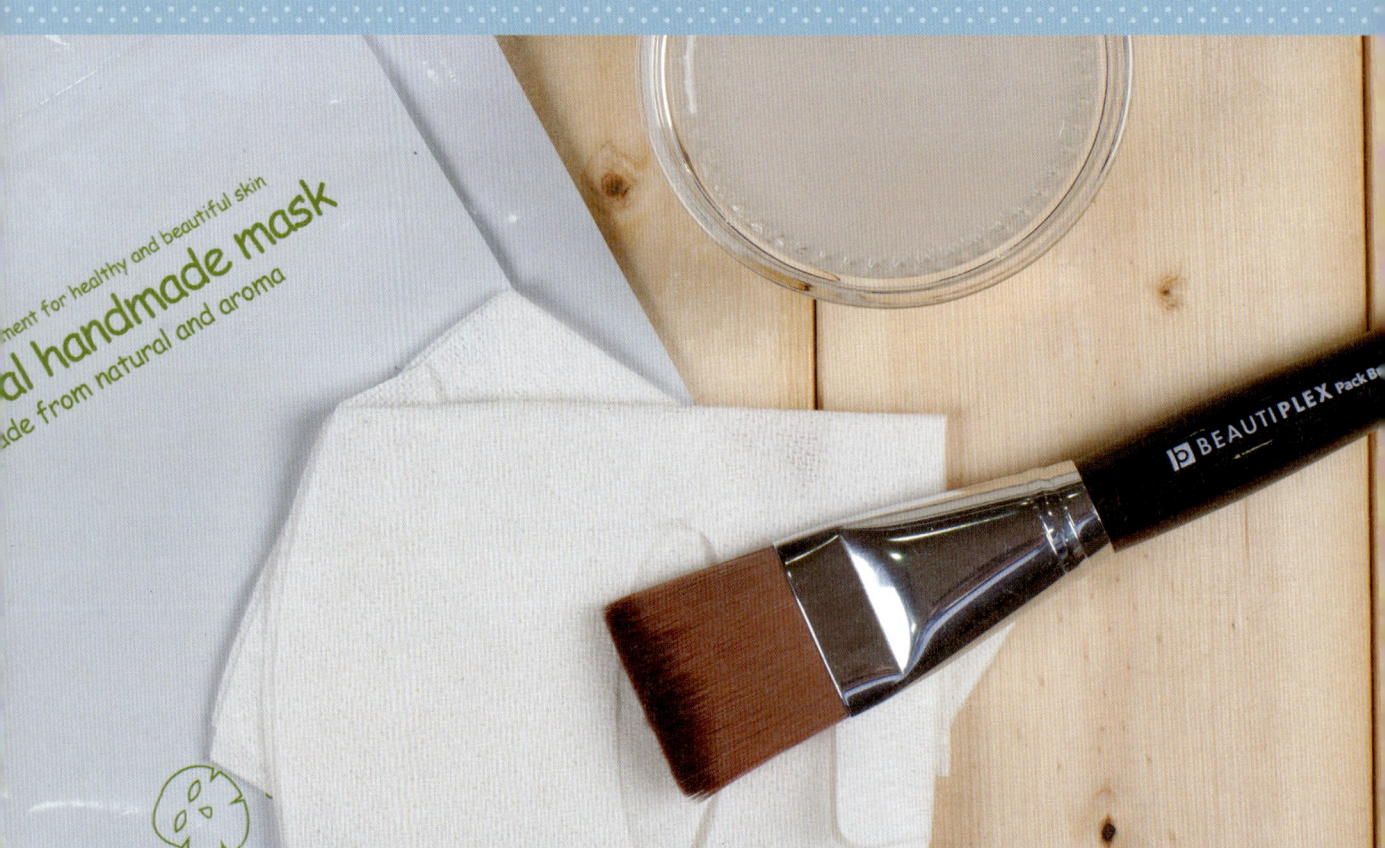

설레는 마음으로 천연화장품을 처음 시작했지만 막상 어떤 도구와 재료를
장만해야하고 어떤 제품부터 만들어야 할지 막연한 생각이 드신다고요?
이런 분들을 위해 천연화장품의 기본 도구와 재료 그리고 피부 타입에 따른
화장품 로드맵과 주의사항들을 정리했으니 꼭 읽어보세요.

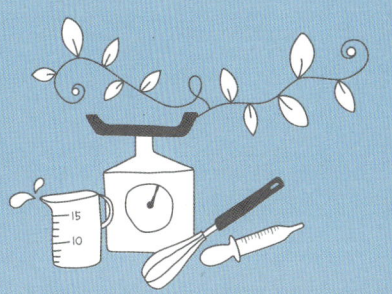

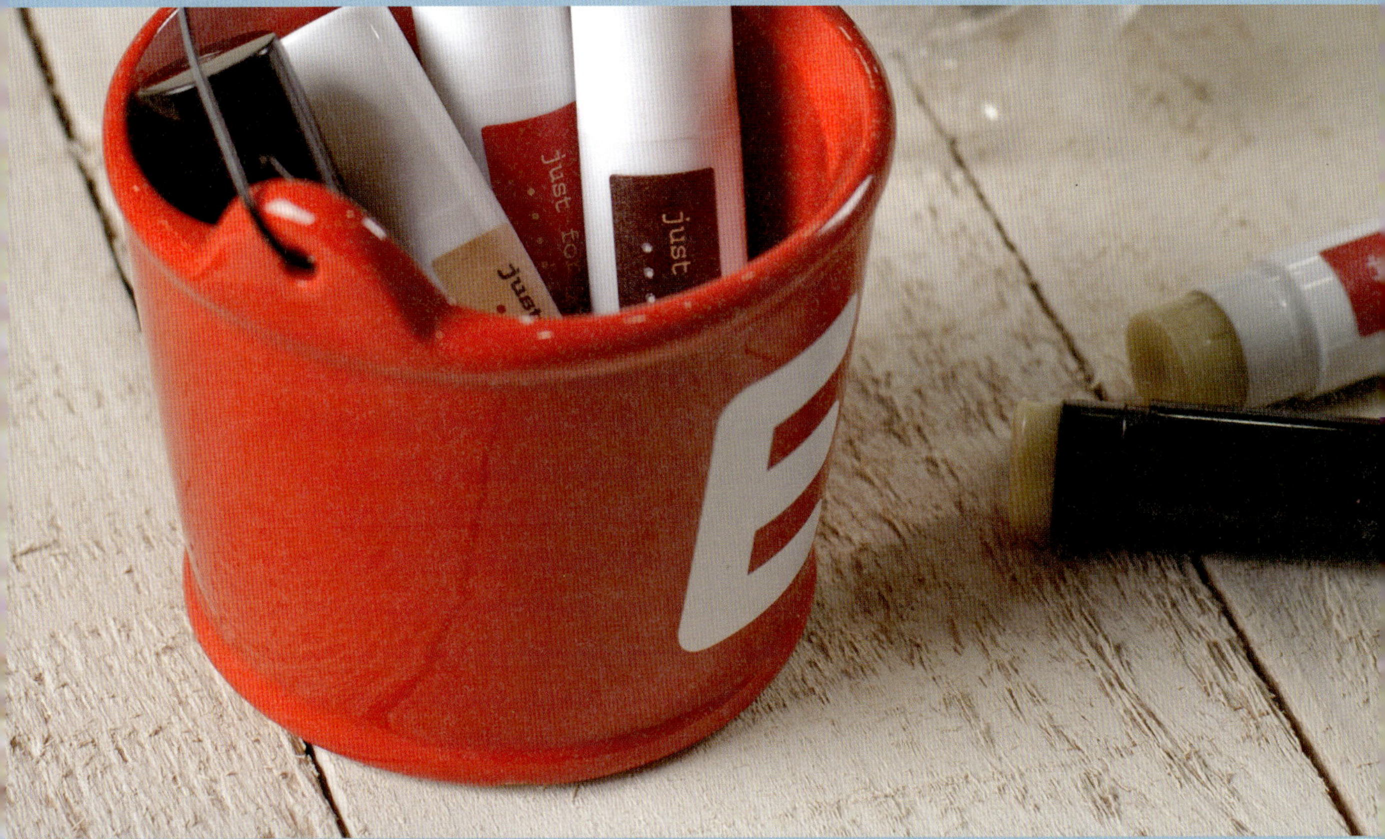

천연 기능성 화장품 기본 도구

화장품을 만들 때 꼭 갖춰야 할 도구들을 소개합니다. 누구나 쉽게 다룰 수 있고 한번 사두면 두고두고 쓸 수 있는 도구들이랍니다. 사용법을 잘 숙지한 후 본격적으로 화장품을 만들어보세요.

핫플레이트

재료를 필요한 온도로 가열하기 위해 필요한 도구입니다. 가열할 때 가스레인지로 중탕을 하거나 전자레인지를 이용해도 되지만 핫플레이트를 사용하는 것이 훨씬 편합니다. 시중에서 쉽게 구할 수 있는 핫플레이트는 1구와 2구짜리가 있는데 저렴한 1구짜리를 구입해도 충분합니다.

전자저울

전자저울은 화장품이나 비누를 만들 때 갖추어야 할 필수 도구입니다. 화장품용과 비누용을 따로 구입할 필요는 없습니다. 2kg 정도까지 측정 가능한 것으로 하나만 구입해 화장품과 비누에 같이 사용해도 크게 불편하지 않습니다. 최소 계량단위는 '1g' 이하인 저울을 권해드립니다. 전자저울이 아닌 바늘식 저울은 정확한 측량이 어려워 불편합니다. 되도록 디지털 방식의 전자저울을 사용하세요.

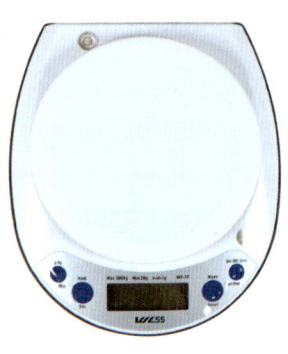

블렌더

화장품을 만들 때 재료들을 섞어주는 역할을 합니다. 비누용으로 사용하는 블렌더가 있더라도 화장품용은 따로 준비해야 합니다. 가성소다나 가성가리가 묻은 비누용 블렌더로 화장품을 만들면 피부에 큰 자극을 줄 수도 있습니다. 미니블렌더는 손바닥 크기의 소형으로 1만원대에 저렴하게 구할 수 있습니다.

가열하기 위해 꼭 필요한 도구랍니다!

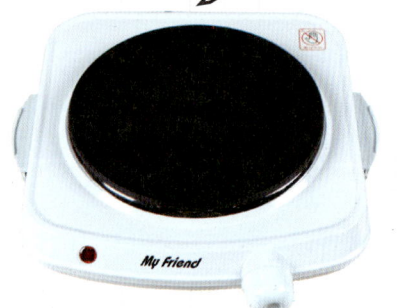

비누용 블렌더와 구분해서 사용하세요!

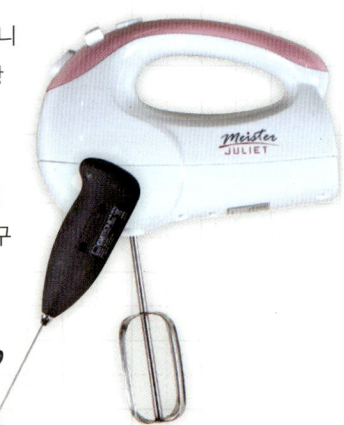

온도계

화장품을 만드는 과정 중에 온도를 확인해야 하는 경우가 있습니다. 가격이 저렴한 도구이니 2개 정도 구비해두세요. 온도를 확인하는 끝부분이 동그란 원형 온도계와 흔히 볼 수 있는 막대 온도계가 있는데, 어느 것을 사용해도 상관없습니다. 충격에 약한 도구이니 사용할 때 파손되지 않도록 조심하세요.

내열성 유리 용기, 비커

흔히 '파이렉스'라 불리는 내열성 용기와 유리 비커는 재료를 섞거나 직접 가열할 때 사용됩니다. 워터류와 오일류를 각각 가열하는 과정이 많으니 2개 이상 구입하는 것이 좋습니다. 일반적으로 용기에 눈금이 새겨져 있는데, 눈금이 없는 것도 상관없습니다.

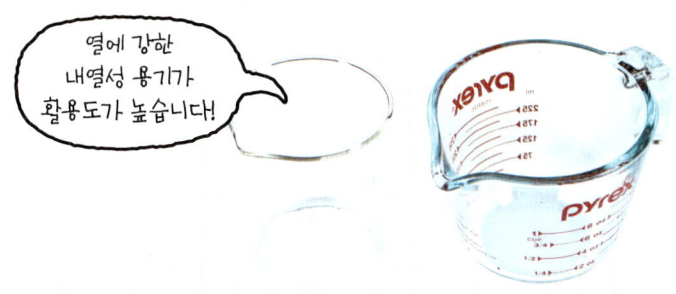

> 열에 강한 내열성 용기가 활용도가 높습니다!

시약스푼, 주걱, 거품기

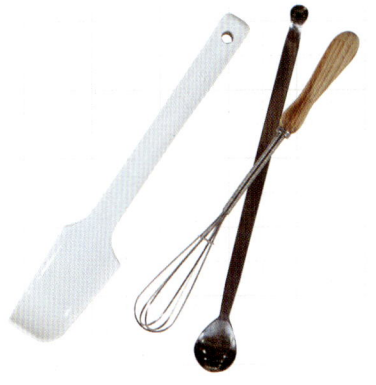

재료를 섞는 과정에서 시약스푼과 주걱, 거품기 등이 사용됩니다. 재료를 유화시킬 때는 블렌더와 주걱을 번갈아 사용하면 편리합니다. 주걱은 열에 강하고 탄성이 있는 실리콘 재질이 활용도가 높습니다. 시약스푼은 저울로 계량하기 어려운 소량의 분말을 계량하는 용도로 유용합니다. 시약스푼에는 양쪽에 크기가 다른 스푼이 달려 있는데, 분말마다 다소 차이가 있겠지만 큰스푼으로 1스푼은 1g 내외, 1작은스푼은 0.1~0.13g 정도가 됩니다.

● **재료 계량 시 참고하세요!**
• 워터류나 수용성 첨가물 100ml = 100g
• 오일류나 지용성 첨가물 100ml = 80~90g
• 식물성에탄올 100ml = 79g
• 에센셜오일 1ml = 20방울

천연기능성 화장품 기본 재료

처음에는 화장품을 직접 만든다는 것이 막연하고 어렵게 느껴지지요. 하지만 베이스오일을 비롯해서 워터류, 유화제, 에센셜오일 등의 기본 재료들에 대해 숙지하고 만들기 과정을 따라하다 보면 그 원리를 이해할 수 있을 거예요. 또한 레시피를 응용해 자신의 피부에 꼭 맞는 나만의 화장품을 만드는 재미도 더욱 커진답니다.

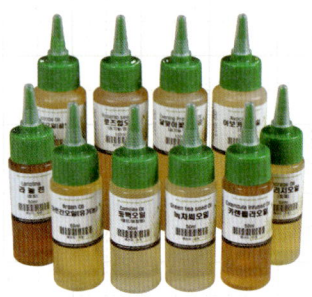

베이스오일

식물성 오일은 식물의 씨나 열매로부터 냉각압축법(Cold Pressing)으로 추출한 오일로 대부분 무향에 휘발성이 없는 것이 특징입니다. 에센셜오일의 효능을 피부에 전달해주는 역할을 하며 식물이 가진 비타민이나 미네랄을 고스란히 함유하고 있어요. 피부 타입이나 목적에 맞춰 다양하게 응용할 수 있습니다.

* 베이스오일의 종류와 효능은 p.282을 참고하세요.

버터류

오일과 마찬가지로 식물의 씨나 열매로부터 얻어낸 물질이에요. 상온에서 고체 상태이며 대체로 오일보다 보습력이 우수한 것이 특징입니다.

* 버터류 재료의 종류와 효능은 p.283을 참고하세요.

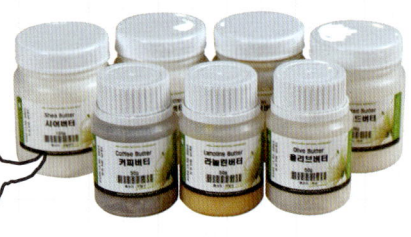

오일보다 보습력이 우수한 것이 특징이에요!

워터류

스킨이나 로션, 크림의 워터류에 사용하는 재료로 증류수, 정제수, 플로럴워터 등이 있습니다. 수돗물이나 생수는 칼슘이나 마그네슘 등이 함유되어 있어 화장품을 만들 때 넣으면 화장품의 부패가 빨라지고 성분이 변할 수도 있으므로 증류수나 정제수처럼 불순물이 없는 워터를 사용하는 것이 좋습니다. 워터 계열 재료로 가장 많이 사용하는 것이 플로럴워터인데, 에센셜오일을 수증기 증류법으로 추출하고 남은 수용성 물질입니다. 미량의 에센셜오일이 함유되어 있어 직접 피부에 사용할 수 있으며 각각의 에센셜오일이 지닌 향이나 효능을 이용할 수 있는 장점이 있습니다.

* 워터류 재료의 종류와 효능은 p.284을 참고하세요.

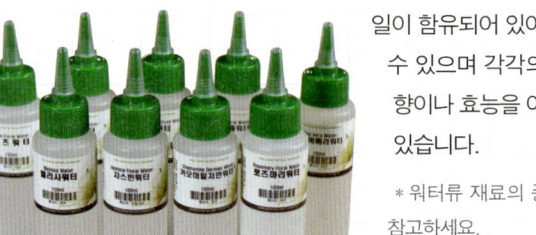

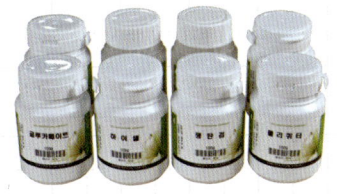

점증제

적당한 점도를 내고 사용감을 높이기 위해 첨가하는 것으로 젤 타입의 화장품을 만들 때 사용합니다. 천연성분으로는 천연셀룰로오스, 쟁탄검, 하이셀, 젤라틴 등이 있고 합성으로는 메틸셀룰로오스, 카보머, 카보폴프리젤 등이 있습니다.

*점증제 재료의 종류와 효능은 p.285을 참고하세요.

유화제 · 가용화제 · 경화제

유화제 크림이나 로션을 만들 때 자연 상태에서는 섞이지 않는 오일류와 워터류를 섞어주는 역할을 하는 재료입니다. 대표적으로는 올리브유화왁스나 이멀시파잉왁스 등이 있지요.

가용화제 워터에 소량의 오일을 녹여주는 역할을 하는 재료입니다. 올리브리퀴드나 솔루벌라이저가 이에 해당하며 물로 씻어내는 오일클렌저를 만들 때도 사용합니다.

경화제 액상 타입의 오일을 단단하게 굳혀주는 역할을 하는 재료입니다. 밀랍, 칸데릴라왁스 등이 있으며 립밤이나 연고를 만들 때 사용합니다.

*유화제 · 가용화제 · 경화제 재료의 종류와 효능은 p.67을 참고하세요.

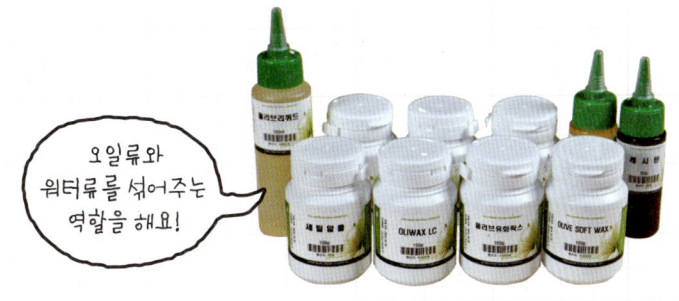

오일류와 워터류를 섞어주는 역할을 해요!

방부제·산화방지제

방부제, 산화방지제는 천연화장품의 보존기간을 늘리는 데 사용되는 것입니다. 엄밀히 분류하면 다른 성질의 재료로 방부제는 미생물의 번식에 의한 부패를 막고 산화방지제는 오일이나 지방 성분이 산패되는 것을 막는 역할을 합니다. 로션이나 크림과 같이 워터류와 오일류가 모두 들어간 경우 방부제와 산화방지제를 같이 사용해야 보존기간이 길어집니다.

방부제 미생물은 습기가 많은 환경에서 쉽게 번식하기 때문에 워터류가 들어간 화장품의 보존기간을 늘리기 위해서는 방부제를 사용하는 것이 효과적입니다. 천연 방부제의 종류로는 천연 한방방부제나 나트로틱스, 자몽씨추출물, 에탄올 등이 있고, 합성물질로는 각종 파라벤 계열이나 이소치아졸리논, 페녹시 에탄올 등이 있습니다.

산화방지제 산패는 오일이나 지방 성분이 공기 중의 산소나 열에 의해 산성으로 바뀌어 냄새나 맛이 변화하는 현상입니다. 이러한 산패를 지연시킬 목적으로 사용하는 것이 산화방지제(또는 항산화제)입니다. 산화방지제는 미생물의 번식과는 무관하며 오일의 보존기간과 관련이 있습니다. 밤이나 연고, 마사지오일 등은 산화방지제를 첨가하면 보존기간을 늘릴 수 있습니다. 항산화제로는 비타민E와 로즈마리오일추출물, 벤조인 팅크처가 있고 합성산화방지제로는 BHT와 BHA가 있습니다.

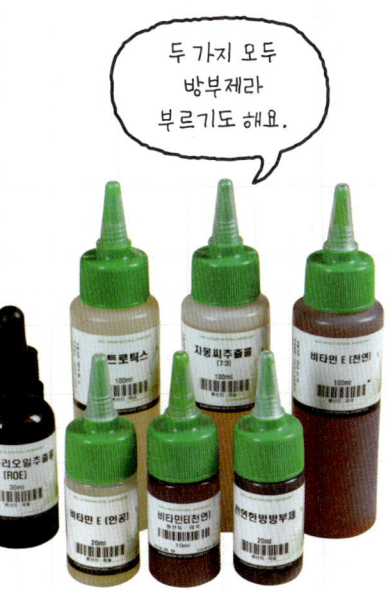

두 가지 모두 방부제라 부르기도 해요.

에센셜오일

식물의 꽃, 줄기, 열매, 뿌리 등에서 추출한 휘발성 있는 정유로 100% 자연성분입니다. 에센셜오일은 개별적으로 사용되기도 하지만 2~3가지를 섞으면 시너지효과로 효능이 상승합니다. 그렇지만 너무 많은 에센셜오일을 사용하면 오히려 효능이 떨어질 수 있으니 주의해서 사용해야 합니다. 에센셜오일을 사용할 때는 특성을 잘 이해하고 자신의 피부에 맞는 오일을 선택하는 것이 바람직합니다. 에센셜오일은 저울로 계량하는 것보다 방울로 측정하는 것이 편리합니다. 1방울은 약 0.05ml 정도이고 1ml를 첨가하려면 20방울을 넣어주세요.

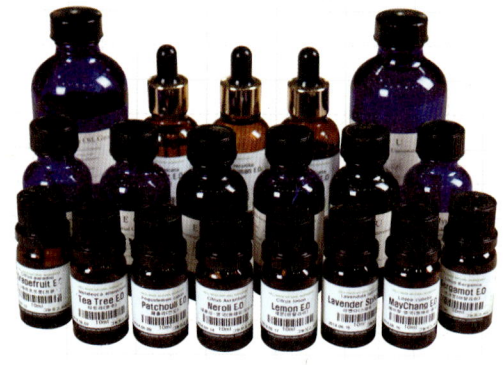

＊에센셜오일의 종류와 효능은 p.285을 참고하세요.

● **에센셜오일의 적정 사용량**

성인의 보디용 1~3%

성인의 페이셜용 1% 이내

아토피 피부, 민감성피부 0.5%

눈가 0.25%

어린이 성인 용량의 0.5배 이내

● **에센셜오일 사용 시 주의사항**

1 피부에 에센셜오일이 직접 닿지 않도록 주의하며 원액을 피부에 쏟았을 경우에는 즉시 캐리어오일로 희석해 씻어주세요. 증상이 심하면 병원에 가셔야 합니다. 단, 라벤더나 티트리는 국소부위에 직접 사용해도 괜찮습니다.

2 버가못, 라임, 레몬 등 시트러스 계열의 에센셜오일을 사용한 후 자외선에 노출되면 쉽게 피부가 탈 수 있으므로 주의해야 합니다.

3 절대 내복용으로 사용하면 안 됩니다.

4 사용 용량을 임의로 초과하지 마세요.

5 같은 오일을 너무 오래 사용하지 마세요. 2~3개월 간격으로 종류를 바꾸거나 일주일의 휴지기를 갖는 것이 좋습니다.

● **에센셜오일의 올바른 보관법**

1 그늘지고 시원한 곳에 보관해야 하며 열과 빛을 피해야 합니다.

2 휘발성이 강하므로 뚜껑을 닫아서 보관하세요.

3 고농축이기 때문에 플라스틱 용기를 피하고 빛을 차단할 수 있는 차광 유리 용기에 보관하세요.

4 어린아이의 손이 닿지 않는 곳에 보관하세요.

5 에센셜오일은 보관 상태에 따라 1~3년 정도의 사용기한을 갖습니다(시트러스 계열은 6개월~1년).

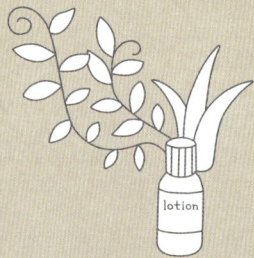

천연화장품 만들기 주의사항 ⚠️

천연화장품을 만드실 때 항상 주의해야 할 사항들을 알려드릴게요. 좀 더 건강한 피부를 위해 직접 화장품을 만들기로 결심한 만큼 주의사항들을 잘 숙지하고 내 피부에 꼭 맞는 천연화장품을 만들어보세요.

소독하는 습관을 가지세요

만드는 도구나 화장품을 담을 용기들은 반드시 소독한 후에 사용하는 습관을 갖는 것이 중요합니다. 꼼꼼히 열탕소독을 하는 것이 좋겠지만, 여의치 않다면 소독용 에탄올을 뿌려 깔끔하게 말린 뒤에 사용하세요.

한꺼번에 많이 만들지 마세요

화장품을 만드는 것이 익숙해지면 욕심내서 한꺼번에 많이 만들어두려는 분들이 계세요. 레시피에 나온 재료의 양을 단순히 배수로 계량하면 괜찮겠지 하며 만드시는데 피부에 자극을 줄 수 있는 재료가 과량 들어가서 피부 트러블을 유발할 수도 있어요. 또한 보관 중에 산패되는 경우도 있답니다. 화장품을 만들 때는 2~3개월 이내에 모두 사용할 수 있는 양만 만드세요.

보관에 신경 쓰세요

천연화장품은 천연방부제를 사용하더라도 화학방부제에 비해 방부효과가 현저히 떨어지므로 대부분 냉장보관을 기본으로 합니다. 내가 만든 화장품을 어디에 보관해야 하고, 남은 재료는 또 어떻게 보관해야 하는지를 꼭 확인하세요.

재료에 대한 이해를 넓히자

인터넷이나 책을 통해 내가 사용할 재료들의 효능이나 주의점 등을 충분히 숙지한 후에 만들어도 늦지 않아요. 이 재료가 화장품에 사용해도 되는 재료인지, 여드름을 유발하는 재료는 아닌지, 임신 중에 사용해도 되는 재료인지 등 자신의 피부와 상황을 고려해서 꼼꼼히 살펴보세요. 초보 단계일 때는 전문가가 구성한 레시피를 그대로 따라서 만들어보세요.

안전에 신경 써주세요

재료를 가열하는 중에는 끓어 넘치지 않도록 항상 주의해서 지켜봐주시고, 내열성 용기나 유리 비커를 고온에서 오래 가열하거나 가열 후에 바로 찬 바닥에 두면 파손될 수 있으니 조심하세요.

천연화장품은 의약품이 아니에요

천연화장품은 피부를 아름답고 건강하게 가꿔주는 데 도움을 주지만 절대 의약품이 아니에요. 아토피나 여드름 또는 피부염이 심할 때는 곧바로 피부과 전문의에게 진찰을 받는 것이 좋아요.

피부타입별 추천 화장품 로드맵

화장품의 효과를 높이면서 트러블 없이 안전하게 사용하기 위해서는 자신의 피부 타입에 맞는 화장품을 잘 골라 쓰는 것이 중요해요. 또한 효과를 극대화하고 피부를 보호하기 위해서는 기초화장품을 순서에 맞게 발라주는 것이 좋아요. 로드맵을 참조해서 자신에게 잘 맞는 기초화장품 라인을 만들어보세요.

	스킨	에센스	로션	크림	클렌징	스크럽	마스크
건성	- 아르간 고보습 스킨 p.50 - 소프트 클리어 스킨 p.52 - 재스민 젤 스킨 p.58 - 비타민워터 스킨 p.60	- 비피다 에센스 p.22 - 엑스트라 페이셜오일 p.28 - 발효 수분 세럼 p.40	- 오트밀 로션 p.68 - 오렌지블라섬 로션 p.74 - 울트라 모이스처로션 p.80	- 달팽이 크림 p.86 - 자음단 한방크림 p.90 - 불가리안 로즈크림 p.92	- 올리브 클렌징오일 p.128 - 워셔블 클렌징밀크 p.134 - 애플 폼클렌저 p.136 - 엔자임 파우더워시 p.138	- 슈거 큐브스크럽 p.142	- 코엔자임겔 수분팩 p.150 - 아데노신 슬리핑팩 p.152
중성, 복합성	- 소프트 클리어 스킨 p.52 - 비타민워터 스킨 p.60 - 헝가리안 스킨 p.62	- 비피다 에센스 p.22 - 갈락토미세스 트리트먼트 에센스 p.24 - 발효 수분 세럼 p.40	- 브로콜리 미백로션 p.70 - 아보카도 에센스로션 p.72 - 홍삼 재생로션 p.78	- 달팽이 크림 p.86 - 시벅턴 브라이트닝 크림 p.88	- 올리브 클렌징오일 p.128 - 클렌징젤 p.132 - 애플 폼클렌저 p.136	- 마일드 각질제거젤 p.140 - 슈거 큐브스크럽 p.142	- 트리트먼트 마스크시트팩 p.146 - 아데노신 슬리핑팩 p.152
지성	- 소프트 클리어스킨 p.52 - 아스트린 모공토너 p.56 - 헝가리안 스킨 p.62	- 갈락토미세스 트리트먼트 에센스 p.24 - 포어타이트닝 세럼 p.36 - 아크네프리 에센스 p.38 - 발효 수분 세럼 p.40	- 브로콜리 미백 로션 p.70 - 피지 컨트롤 로션 p.76	- 달팽이 크림 p.86 - 시벅턴 브라이트닝 크림 p.88	- 올리브 클렌징오일 p.128 - 애플 폼클렌저 p.136 - 엔자임 파우더워시 p.138	- 마일드 각질제거젤 p.140 - 블랙헤드 클리어오일 p.144	- 트리트먼트 마스크시트팩 p.146 - 벤토나이트 모공팩 p.148
노화	- 아르간 고보습 스킨 p.50 - 재스민 젤 스킨 p.58 - 비타민워터 스킨 p.60 - 헝가리안 스킨 p.62	- 비피다 에센스 p.22 - EGF 리페어 에센스 p.26 - 엑스트라 페이셜오일 p.28 - 아데노신 리프팅 세럼 p.34	- 홍삼 재생로션 p.78 - 아보카도 에센스로션 p.72 - 울트라 모이스처로션 p.80	- 달팽이 크림 p.86 - 자음단 한방크림 p.90 - 불가리안 로즈크림 p.92 - 캐비아 탄력크림 p.94	- 퓨어 클렌징워터 p.130 - 클렌징젤 p.132 - 워셔블 클렌징밀크 p.134	- 슈거 큐브스크럽 p.142	- 트리트먼트 마스크시트팩 p.146 - 코엔자임겔 수분팩 p.150 - 아데노신 슬리핑팩 p.152

화장품 바르는 기본 순서

- 아침에 바르는 기초화장품 순서: 스킨 → 에센스 → 로션 → 수분크림 → 영양크림 → 자외선 차단제
- 밤에 바르는 기초화장품 순서: 스킨 → 앰플 → 에센스 → 로션 → 수분크림 → 영양크림

*아이크림이나 아이젤은 에센스 전이나 후에 발라주면 돼요. 부스터 에센스는 스킨 전이나 스킨과 에센스 사이에 발라주는 것이 효과적입니다. 순서가 헷갈릴 때는 워터-오일 순서, 묽은 제형-되직한 제형 순서로 생각하시면 됩니다.

	스킨	에센스	로션	크림	클렌징	스크럽	마스크
민감성	- 아르간 고보습 스킨 p.50 - 재스민 젤 스킨 p.58	- 비피다 에센스 p.22 - 아데노신 리프팅 세럼 p.34	- 오트밀 로션 p.68 - 홍삼재생 로션 p.78 - 울트라모이스처 로션 p.80	- 달팽이 크림 p.86 - 자음단 한방크림 p.90 - 캐비아 탄력크림 p.94	- 올리브 클렌징오일 p.128 - 퓨어 클렌징워터 p.130 - 워셔블 클렌징밀크 p.134 - 엔자임 파우더워시 p138	- 마일드 각질제거젤 p.140	- 코엔자임겔 수분팩 p.150 - 아데노신 슬리핑팩 p.152
여드름	- 소프트 클리어 스킨 p.52 - 아스트린 모공토너 p.56	- 갈락토미세스 트리트먼트 에센스 p.24 - 아크네프리 에센스 p.38 - 발효 수분 세럼 p.40	- 피지 컨트롤 로션 p.76 - 아크네솔루션 로션 p.82	- 시벅턴 브라이트닝크림 p.88 - 캐비아 탄력크림 p.94	- 클렌징젤 p.132 - 엔자임 파우더워시 p.138	- 마일드 각질제거젤 p.140 - 블랙헤드 클리어오일 p.144	- 트리트먼트 마스크시트팩 p.146 - 벤토나이트 모공팩 p.148
미백	- 스노 화이트닝 스킨 p.54 - 비타민워터 스킨 p.60	- 갈락토미세스 트리트먼트 에센스 p.24 - 스노 화이트닝 에센스 p.30 - 광채 에센스 p.32 - 발효 수분 세럼 p.40	- 브로콜리 미백 로션 p.70 - 아보카도 에센스로션 p.72 - 오렌지블라섬 로션 p.74	- 시벅턴 브라이트닝크림 p.88 - 불가리안 로즈크림 p.92	- 퓨어 클렌징워터 p.130	- 슈거 큐브스크럽 p.142	- 트리트먼트 마스크시트팩 p.146 - 아데노신 슬리핑팩 p.152
남성용	- 소프트 클리어 스킨 p.52 - 아스트린 모공토너 p.56	- 갈락토미세스 트리트먼트 에센스 p.24 - 포어타이트닝 세럼 p.36 - 발효 수분 세럼 p.40	- 피지 컨트롤 로션 p.76 - 아크네솔루션 로션 p.82	- 캐비아 탄력크림 p.94	- 엔자임 파우더워시 p.138	- 마일드 각질제거젤 p.140 - 블랙헤드 클리어오일 p.144	- 벤토나이트 모공팩 p.148

Part1 | 기능성 기초화장품

ESSENCE
SKIN
LOTION
CREAM
BALM & SALVE

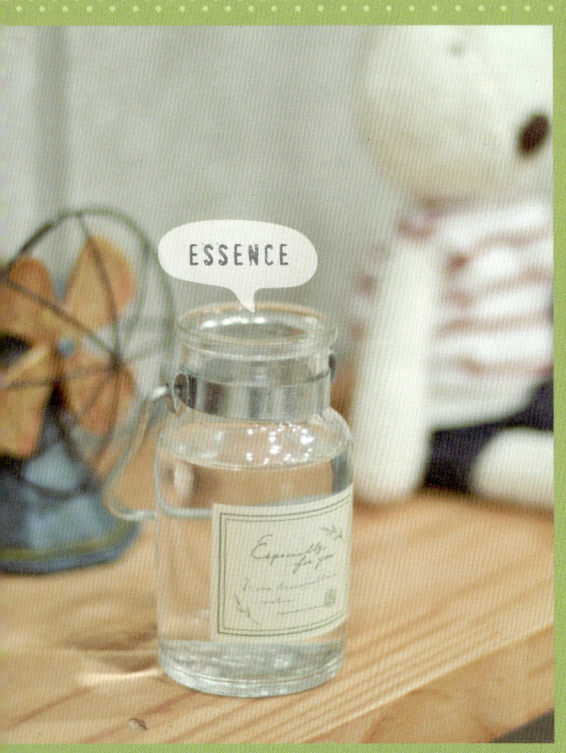

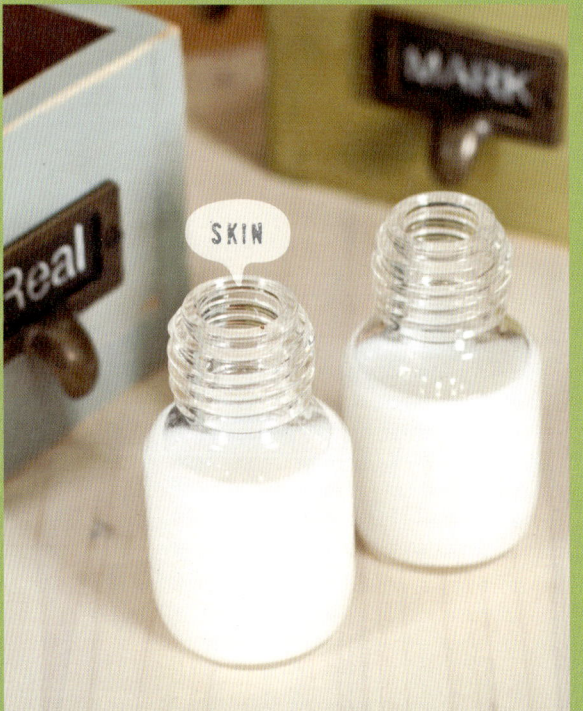

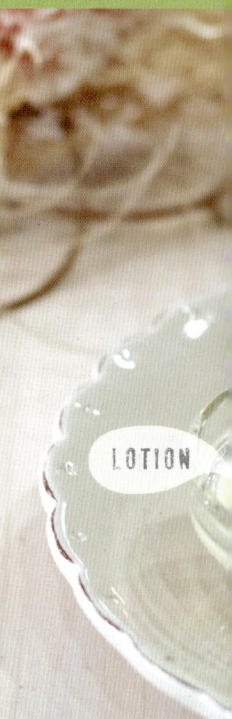

내가 원하는 기능만 쏙쏙 뽑아서 나만의 고기능성 화장품을 만들 수 있다!
그것도 아주 저렴하게. 우리가 매일 사용하는 스킨이나 에센스, 로션, 크림 등에
고기능성 성분을 더해보세요. 보습, 피부 탄력, 주름 예방, 세포재생, 트러블 완화,
미백, 피부 톤 개선 등 피부 고민에 맞게 똑똑한 케어가 가능합니다.

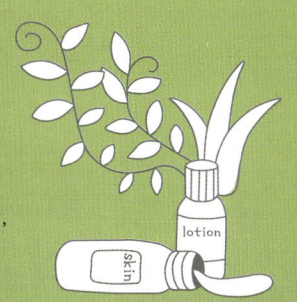

BASIC SKIN CARE

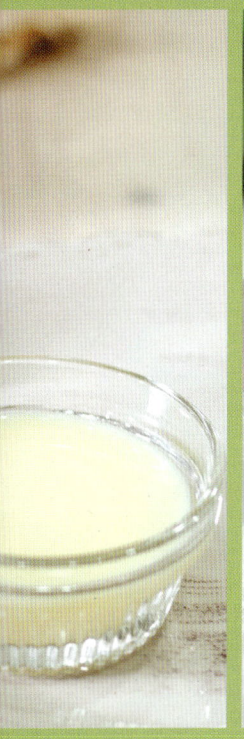

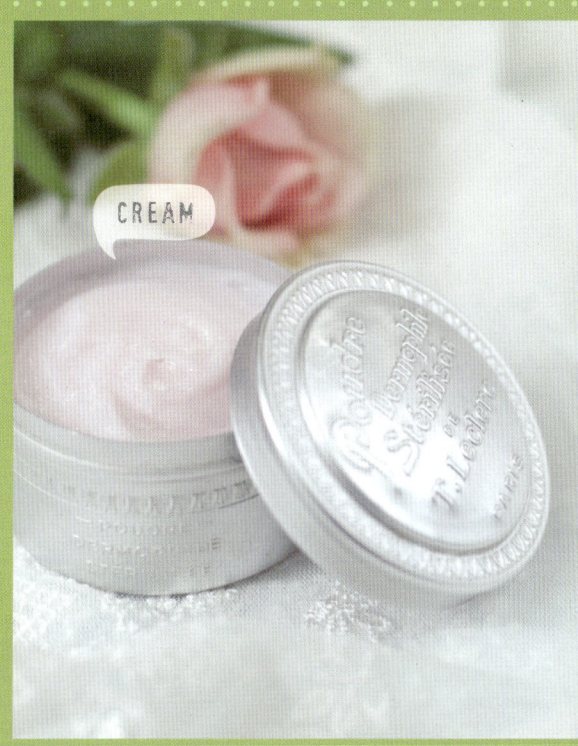

CREAM

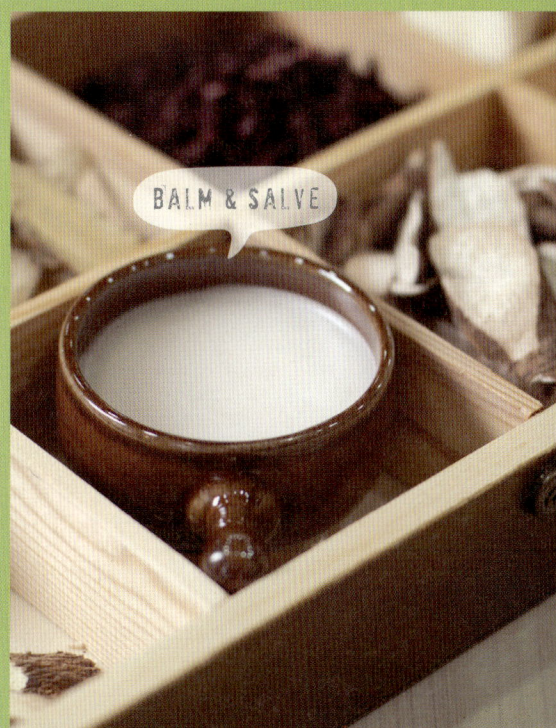

BALM & SALVE

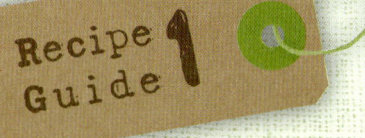

Recipe Guide 1

ESSENCE

에센스(essence)는 '본질'이라는 의미를 지닌 단어로 세럼(serum)이라고도 불려요. 우리 피부에 수분과 기능성 첨가물을 가장 효과적으로 전달해주는 아이템으로 고기능성 재료들이 주로 이용되곤 해요. 사용 재료와 만드는 방법에 따라 스킨 타입, 젤 타입, 에멀전 타입 등의 제형을 얻을 수 있으며, 각 제형마다 사용감에도 다소 차이가 있어요.

레시피 구성하기

Step1 제품을 결정하고 총용량 정하기
에센스를 사용할 사람의 성별, 나이, 피부 상태, 계절 등을 고려해 어떤 기능성 제품을 만들 것인지를 결정해주세요.

Step2 점증제의 종류와 양 정하기
에센스의 제형은 스킨 타입, 젤 타입, 에멀전 타입이 있어요. 제품 타입에 맞는 점증제를 정하세요.

Step3 기능성 첨가물의 종류와 양 정하기
원하는 기능성 첨가물을 15% 이내로 결정해주세요. 기능성 첨가물을 너무 많이 넣으면 피부자극을 유발할 수 있어요. 단, EGF나 갈락토미세스발효여과물 등을 비롯한 몇몇 첨가물은 100% 사용이 가능해요. 이런 재료들은 15% 이상 100%까지 사용해도 좋아요.

Step4 보습제의 종류와 양 정하기
에센스 총량의 10% 이내로 보습제를 첨가하는 것이 적당해요. 보습력을 높이기 위해서는 한 가지 보습제를 다량 사용하는 것보다는 2~3가지 보습제를 섞어서 쓰는 것이 더 효과적이에요. 대표적인 보습제로는 글리세린과 히아루론산, 리피듀어, 모이스틴, 모이스트24, 판테놀 등이 있어요.

Step5 방부제의 종류와 양 정하기
천연방부제 중 나트로틱스나 천연 한방방부제는 화장품 총량의 2%를 첨가했을 때 방부 효과가 극대화된답니다. 자몽

씨추출물(G.S.E)은 원재료 비율이 7:3인 제품은 0.5% 이내, 5:5인 제품은 1% 이내로 첨가하는 것이 적당해요.

Step6 워터의 종류와 양 정하기
에센스의 총량에서 점증제와 기능성 첨가물, 보습제, 방부제를 제외한 나머지 용량이 에센스의 베이스가 되는 워터의 양이에요. 정제수나 허브 우린 물, 플로럴워터 등을 자유롭게 사용할 수 있어요. 알로에베라겔은 베이스가 되는 워터에 점증제가 이미 포함되어 있는 제형이에요.

Step7 에센셜오일의 종류와 양 정하기
에센스 총량의 1% 이내로 첨가해주세요. 에센셜오일 20방울이 약 1ml예요.

레시피 구성 예
❶ 포어 타이트닝 에센스 100ml
❷ 점증제 : 하이셀 0.5g
❸ 기능성 첨가물 : 아스트린AG 4g, 알란토인 2g, 나이아신아미드 2g
❹ 보습제 : 히아루론산 2g
❺ 방부제 : 나트로틱스 2g
❻ 워터량 : 100-(❷❸❹❺번 용량) = 로즈워터 88g
❼ 에센셜오일 : 사이프러스 4방울, 로즈마리 2방울

점증제의 종류와 특성

각 점증제마다 사용량이나 만드는 방법, 사용감이 다르니 사전에 충분히 숙지해두고 용도와 원하는 점도에 따라 적절한 점증제를 선택하세요.

천연셀룰로오스 고점도의 성분으로 필름 형성 능력이 좋으며 점착력을 높이고 화장품의 볼륨감과 매끄러움을 증대시키는 역할을 합니다. 또한 기름때 주변에 콜로이드를 형성해 때를 깨끗하게 제거하는 역할도 합니다. 화장품의 점도가 너무 낮을 때 소량 첨가하면 점도를 높이고 발림성도 좋아집니다. 화장품 총량의 0.5~1% 정도가 적당합니다.

하이셀 식물에서 추출한 천연셀룰로오스를 주원료로 한 분말 형태의 천연 성분 점증제로 스킨이나 세럼 등을 제조할 때 사용하며 화장품의 점도 조절 외에 피부 유연효과를 가지고 있습니다. 친수성 재료로 수층에 첨가해 사용합니다. 총량의 1% 이내로 사용하세요.

메틸셀룰로오스(CMC) 젤리 타입 화장수를 만들 때 사용하거나 샴푸, 샤워젤 등의 점도를 올릴 때 사용합니다. 화장품 총량의 0.5~1% 정도가 적당합니다.

카보머 합성검으로 천연성분은 아니지만 일반 화장품에 들어가는 점증제의 재료로 피부에 자극이 거의 없고 아주 쉽게 젤화가 이루어진다는 장점이 있습니다. 미생물에 의한 오염 가능성도 적습니다. 0.1~2%가 적정 사용량입니다.

카보폴프리젤 카보머를 미리 두꺼운 젤리 상태로 만들어놓은 것으로 용량을 조절하기가 쉬워서 가루 타입보다 사용이 편합니다. 총량의 1~50%까지 세밀한 점도 조절이 가능합니다.

글루카메이트(Glucamate) 옥수수에서 추출한 천연 점증제로 식물성 계면활성제와 만나 거품을 더 부드럽게 합니다.

알로에베라겔(Aloe Vera Gel) 천연 알로에베라 겔에 점증제를 미리 섞어 젤 형태를 유지하도록 만들어진 재료입니다. 사용 용도에 따라 10% 또는 그 이상을 사용하며, 때로는 80~95%까지 사용하기도 합니다.

쟁탄검 사탕수수에서 추출되며 점증작용과 피막성, 겔화 등의 효과와 약간의 보습작용을 함께 볼 수 있는 재료입니다. 분산을 안정화시키는 역할이 있어 크림에 첨가하면 퍼짐성이 좋은 질감을 만들어줍니다.

카라기난 청정해역에서 자라는 홍조류 식물에서 추출한 천연 점증제로 정제된 제품입니다. 아이스크림의 안정제, 젤리의 겔화제, 잼이나 소스의 점증제, 치약이나 연고의 보형 유지제로 널리 쓰이며 화장품용 점증제로도 이용되고 있습니다. 찬물에는 녹지 않고 섭씨 80~85도에서 완전히 용해되며 섭씨 50~55도에서 겔화가 시작됩니다. pH7 이상에는 점성이 유지되나 산성이 강해지면 점도가 낮아집니다. 1~100%까지 사용할 수 있습니다.

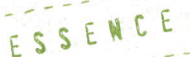
비피다 에센스

비피두스균의 발효물을 용해해 얻은 비피다발효용해물을 이용한
에센스예요. 피부 면역력을 높여주고 각질을 제거해 거칠어진 피부를
매끈하게 하는 효과가 탁월하지요. 또한 피부의 탄력을 높여 주름을
예방해주는 안티에이징의 효자 아이템이랍니다.

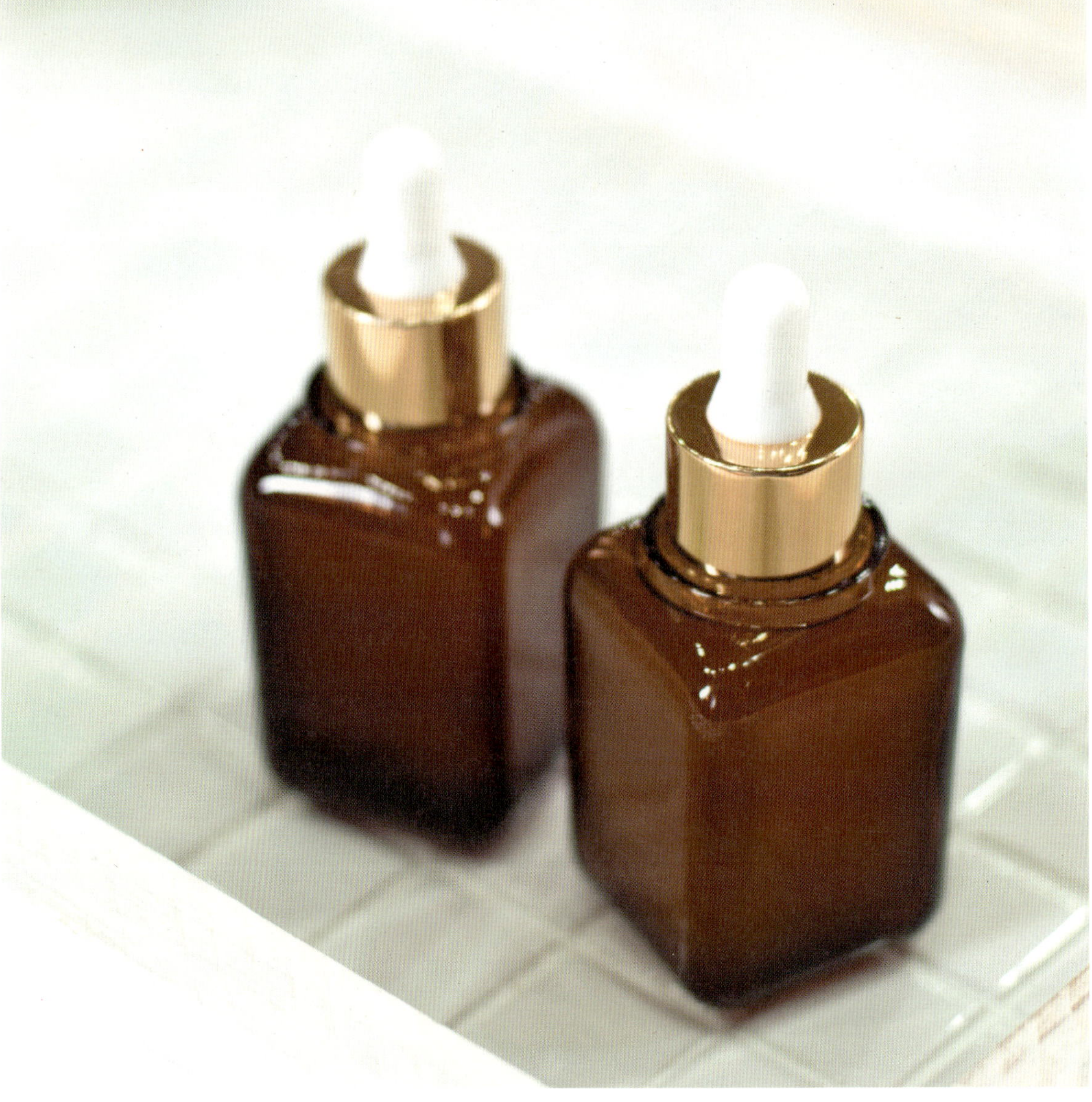

난이도	예상시간(분)	사용기간(개월)
★★★☆☆	15	냉장보관 : 실온보관 3 : 1~2

INGREDIENTS (110ml)

워터류 로즈워터 85g

점증제 하이셀 0.5g

첨가물 비피다발효용해물 10g,
아데노신 4g, 아카시아콜라겐 3g,
모이스트24 4g, 히아루론산 2g,
트레할로스 2g, 스쿠알란 1g,

방부제 나트로틱스 2g, 비타민E 1g

에센셜오일 네롤리 2방울,
로즈우드 2방울

KEYPOINT

비피다발효용해물은? 비피두스균의 발효물을 용해시킨 것으로 단백질, 유당, 유산, 비타민 및 기타 무기물 등이 풍부하게 들어있어요. 보습력이 우수하며 묵은 각질을 제거해 맑고 건강한 피부를 만들어줍니다. 또한 멜라닌 색소 침착을 막고 비타민 생성을 도와 피부 톤, 탄력, 주름 같은 피부 고민을 종합적으로 케어할 수 있답니다. 트러블 가능성이 낮아 여드름 피부에도 안심하고 사용할 수 있어요.

BUBBLE'S TIP

부스터 에센스란? 비피다 에센스와 갈락토미세스 트리트먼트 에센스는 부스터 에센스예요. 부스터(booster)는 '촉진제'란 뜻으로 다음 단계에 사용하는 제품의 흡수를 도와주는 역할을 하는 에센스예요. 피부에 쌓인 노폐물과 독소를 중화시켜 피부를 맑게 하고 피부가 영양분을 잘 흡수할 수 있도록 준비시켜주지요. 에센스를 여러 개 사용할 때 가장 먼저 사용하세요.

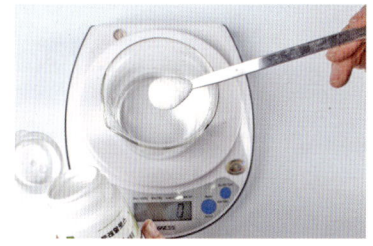

1 비커에 로즈워터와 트레할로스를 계량해주세요.

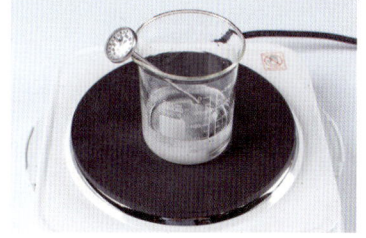

2 50~60도로 가열해주세요.

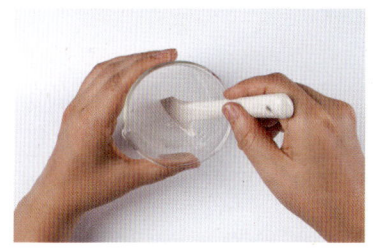

3 하이셀을 첨가해 저어주세요.

TIP 시약용 스푼으로 반스푼 정도를 첨가하면 0.5g이 돼요. 하이셀을 넣으면 처음에는 뿌옇게 흐려지지만 알뜰주걱으로 저어주면 완전히 녹아 점도가 높아져요

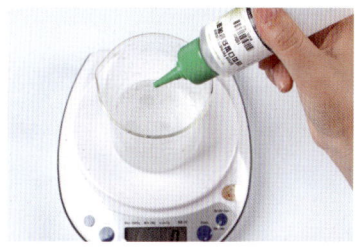

4 비피다발효용해물을 첨가해 섞어주세요.

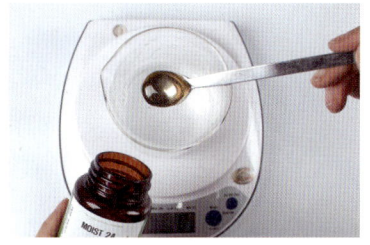

5 아데노신, 아카시아콜라겐, 모이스트24, 히아루론산, 나트로틱스를 첨가해 섞어주세요.

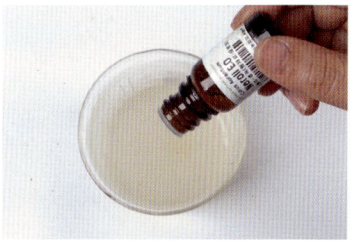

6 스쿠알란, 비타민E, 에센셜오일을 모두 넣고 섞은 후 준비한 용기에 담아주세요.

TIP 고른 점도를 내기 위해 바로 냉장보관하지 말고 하루 정도 실온에 보관하세요.

갈락토미세스 트리트먼트 에센스

세안 후 바로 사용하는 스킨 타입의 퍼스트세럼이에요.
일본의 양조장에서 누룩을 빚는 주조사의 손이 유난히 주름이나 잡티 없이
깨끗한 것에 착안해 갈락토미세스발효여과물을 찾게 되었다고 해요.
피부 본연의 리듬을 되찾아 맑고 투명한 피부를 가꾸기 위한 필수 에센스예요.

BUBBLE
WELL-MADE NATURAL COSMETICS

Treatment Essence

handmade with special care
only the natural ingredients are used
without any harsh chemicals

130ml

BUBBLE
WELL-MADE NATURAL COSMETICS

Treatment Essence

handmade with special care
only the natural ingredients are used
without any harsh chemicals

130ml

난이도	예상시간(분)	사용기간(개월)	
★☆☆☆☆	5	냉장보관 5~6	실온보관 3~4

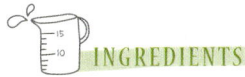

INGREDIENTS (130ml)

워터류
갈락토미세스발효여과물 117g,
정제수 5g
첨가물 내추럴베타인 3g,
모이스틴 3g, 알란토인(액상) 2g

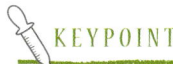

KEYPOINT

갈락토미세스발효여과물은? 천연효모 성분인 갈락토미세스발효여과물에는 비타민과 미네랄, 아미노산 등이 풍부하고, 피부에 빠르게 흡수되는 장점이 있어요. 모공 속 피지를 자극 없이 깨끗하게 청소해 지성이나 트러블성 피부에도 잘 맞는 성분이지요. 또한 피부에 적당한 보습을 주고 피부결을 정리해 피부톤을 맑게 가꾸어 준답니다. 불규칙한 생활로 피부가 본래의 힘을 잃었을 때 대사리듬을 회복할 수 있게 돕고 자외선에 손상된 피부 진정에도 효과적이에요. 처음 사용 시에는 독소배출로 인해 피부에 일시적으로 트러블이 생기는 경우가 있어요. 트러블이 생길 경우 3일에 한 번 정도 사용하면서 피부에 적응을 시킨 후 점점 사용횟수를 늘리시면 돼요.

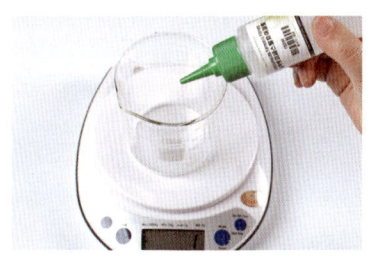

1 갈락토미세스발효여과물을 계량해주세요.

TIP 효모의 총 함량이 약 90%인 레시피입니다. 효모성분을 처음 사용하실 경우 80% 정도로 시작하셔도 좋아요. 효모를 104g으로 낮추고 정제수의 양을 늘려주면 됩니다.

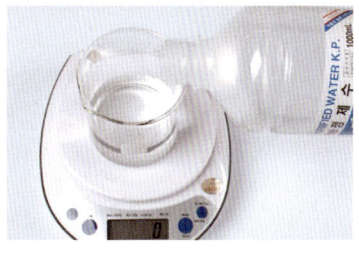

2 정제수를 첨가해 섞어주세요.

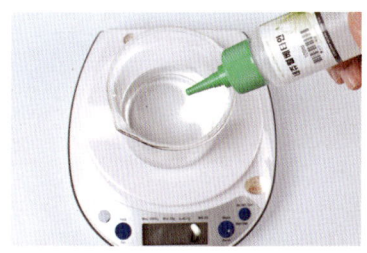

3 내추럴베타인을 첨가해주세요.

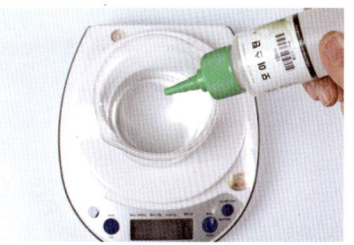

4 모이스틴과 알란토인을 계량해 섞어주세요.

TIP 화장솜에 500원 동전 크기만큼 에센스를 적셔 가볍게 두드려 흡수시켜주세요.

PLUS RECIPE

보습 갈락토미세스 에센스(100ml)
갈락토미세스의 효과를 간단하게 보려면 원액 그대로 사용해도 돼요. 피부에 머무르는 시간을 좀 더 늘리면서 보습력도 높게 만들고 싶다면 다음의 레시피를 추천해요.

재료 100ml
갈락토미세스발효여과물 80g, 대나무수액 20g

갈락토미세스발효여과물과 대나무수액을 8:2로 넣고 잘 섞어주세요. 용기에 넣어 세안 후 피부 정돈 단계에 사용합니다.

ESSENCE

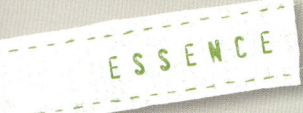

EGF 리페어 에센스

상피세포 재생인자인 EGF를 사용해 세포의 성장을 촉진하고
활성화시켜 손상된 피부 세포의 빠른 회복과 재생을 도와주는
안티에이징 에센스예요. 또한 거친 피부결을 매끄럽게 다듬고, 피부의
컨디션을 최상으로 끌어올려 밝고 깨끗한 피부 톤을 유지시켜줘요.

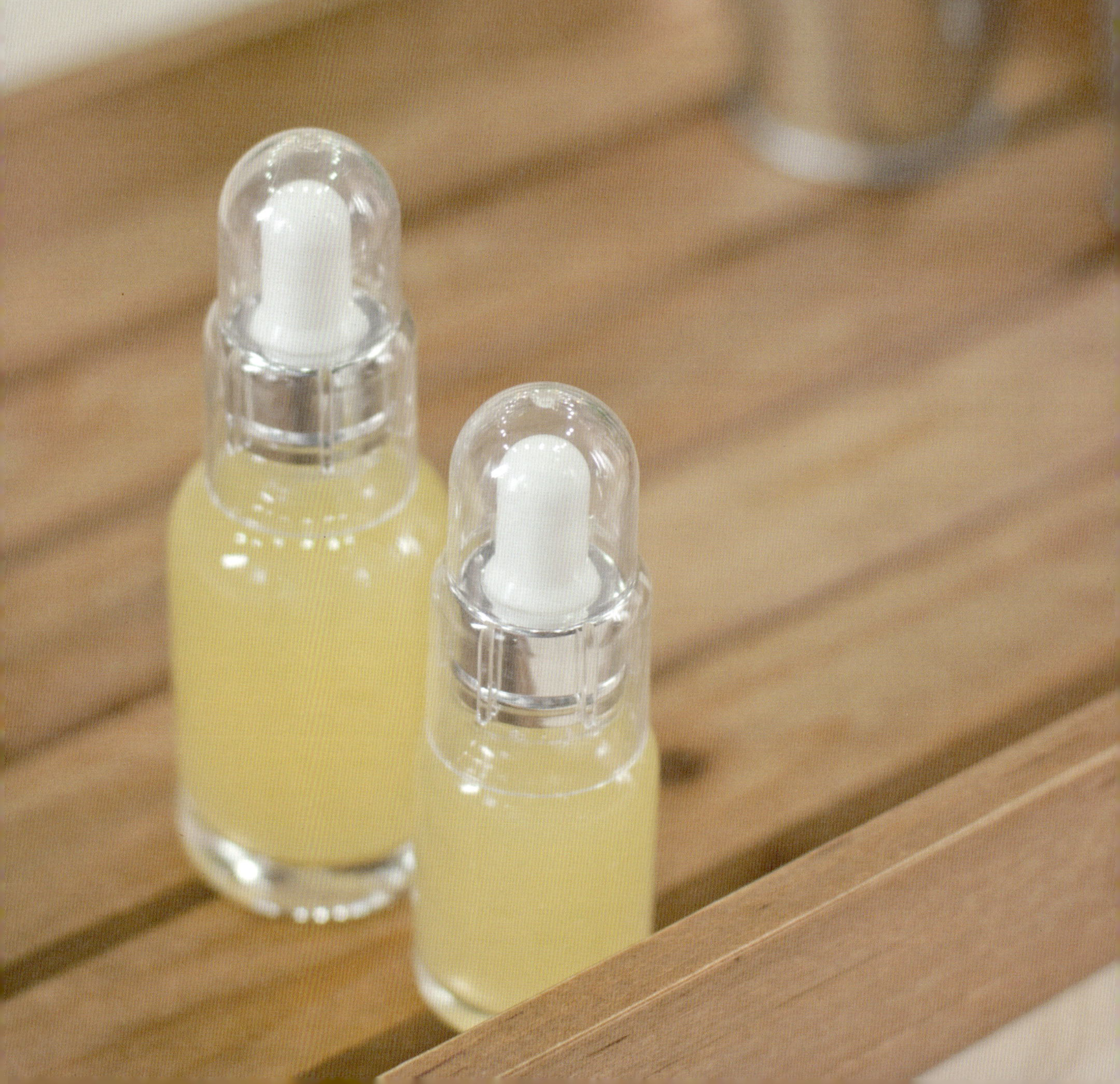

INGREDIENTS (50ml)

워터류 로즈워터 27g
점증제 알로에베라겔 16g
첨가물 EGF 3g,
코엔자임Q10(수용성) 1g,
모이스틴 2g
방부제 나트로틱스 1g
에센셜오일 제라늄 2방울,
로즈우드 1방울

PLUS RECIPE

EGF로션
보습과 탄력에 좋은 로션이에요.

재료 50ml
워터류 로즈워터 35g
오일류 아르간오일 4g,
호호바오일(골드) 2g, 아보카도오일 2g
유화제 올리브유화왁스 2g
첨가물 EGF 2g, 히아루론산 2g
방부제 나트로틱스 1g
에센셜오일 라벤더 1방울,
프랑킨센스 1방울

만드는 방법은 로션 카테고리를
참조하세요.

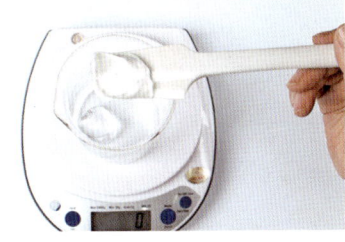

1 알로에베라겔을 계량해주세요.

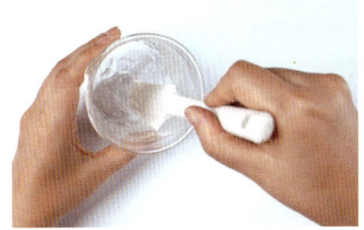

2 로즈워터를 첨가한 후 알로에베라
겔과 고루 섞어주세요.

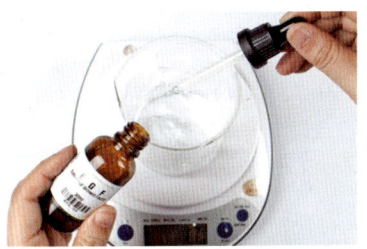

3 EGF를 첨가해주세요.

TIP EGF 1g은 저울로는 정확하게 계량하기 어려
워요. 사진에 보이는 양이 대략 1g으로 스포이트를
한 번 꾹 눌렀을 때 나오는 양이에요.

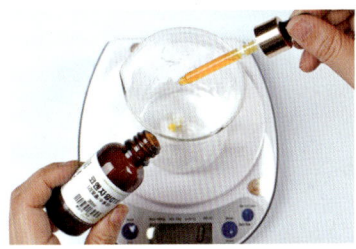

4 코엔자임 Q10과 모이스틴을 첨가
해주세요.

TIP 모이스틴은 손바닥 선인장 열매인 백년초의
식이섬유 성분과 맥아에서 추출한 뮤코다당체 성분
이 다량 함유된 피부친화적 보습성분이에요. 히아루
론산으로 동량 대체해도 돼요.

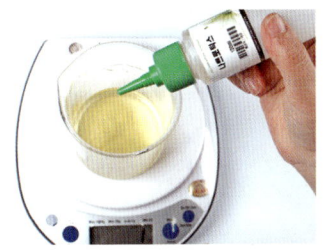

5 나트로틱스를 첨가해 골고루 섞어
주세요.

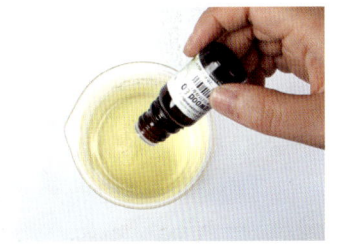

6 에센셜오일을 첨가한 후 준비한
용기에 담아 사용하시면 돼요.

TIP 점도가 묽은 편으로 스포이트 용기에 담아 사
용하시면 편리해요. 알로에베라겔을 더 첨가해 점도
를 높게 조절할 수 있어요.

엑스트라 페이셜오일

보습력이 뛰어난 오일들을 배합해 피부에 탄력과 생기를
즉각적으로 부여하는 페이셜오일이에요.
건조한 피부를 진정시켜주는 효과가 탁월하고 자연스러운 윤기를 준답니다.
오일 아이템은 특유의 끈적임 때문에 꺼리시는 분들도 있는데
이 오일은 바르는 즉시 피부에 흡수되고 산뜻하게 마무리됩니다.

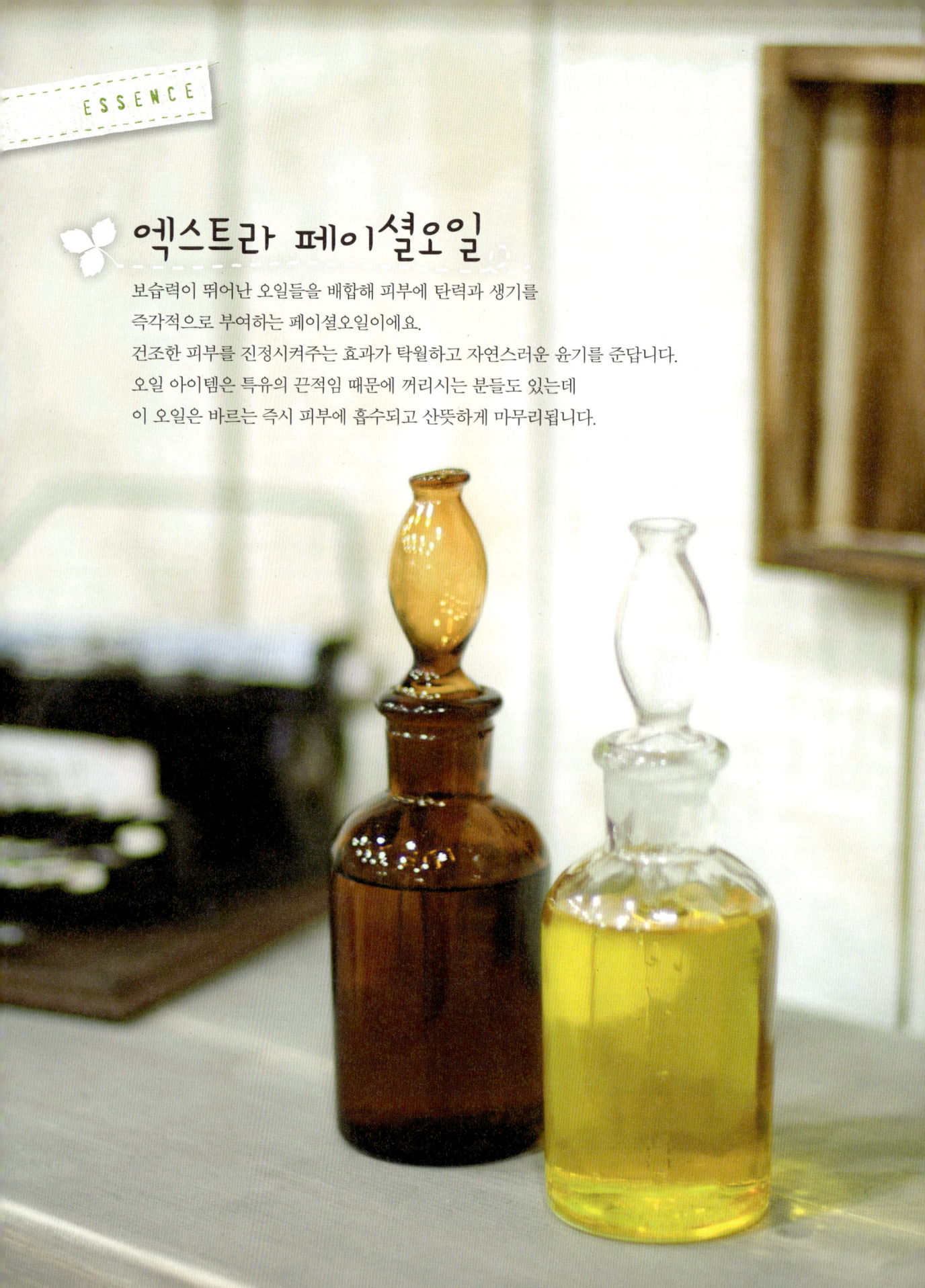

난이도	예상시간(분)	사용기간(개월)
		냉장보관 : 실온보관
★☆☆☆☆	5	12 : 6

INGREDIENTS (30ml)

오일류 블랙세서미오일 9g,
스위트아몬드오일(정제) 7g,
올리브오일(엑스트라버진) 6g,
호호바오일(골드) 6g
방부제 비타민E 1g
에센셜오일 네롤리 2방울,
라벤더 1방울, 샌달우드 1방울,
패출리 1방울

KEYPOINT

블랙세서미오일은? 검은깨를 냉압착한
오일로 필수지방산인 리놀레익산과 올레
익산이 다량 함유되어 있고 천연 비타민
E와 세사민(sesamin), 세사몰린(sesa-
molin)이 풍부해요. 노화 방지 및 주름
예방에 특히 효과가 좋으며 손상 피부 회
복에 도움을 주어 피부를 건강하게 가꾸
어준답니다. 모든 피부 타입에 잘 맞으며
끈적임이 적고 가벼워서 페이셜오일이나
마사지오일에 많이 사용돼요. 또한 세사
몰(sesamol) 성분이 자외선 차단 효과
가 있어 자외선 차단 화장품에도 이용되
고 있어요.

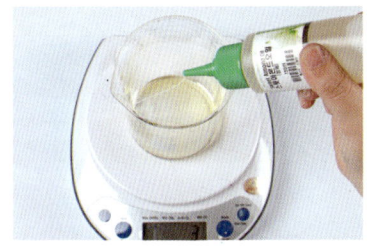

1 블랙세서미오일, 스위트아몬드오
일을 계량해주세요.

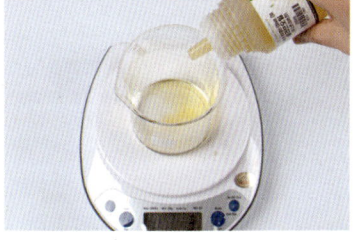

2 올리브오일과 호호바오일을 첨가
해주세요.

TIP 올리브오일은 화장품용으로 반드시 '엑스트
라버진' 등급을 사용하는 것이 좋아요. 호호바오일은
화이트(정제)를 사용해도 무방해요.

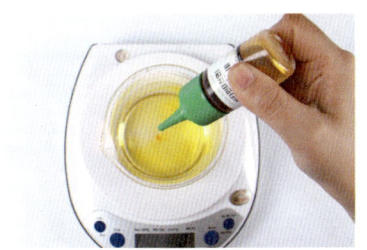

3 비타민E를 첨가해주세요.

TIP 비타민E 1g은 저울로 잘 계량되지 않을 때가
있어요. 뾰족용기로 20방울 정도 첨가하면 됩니다.

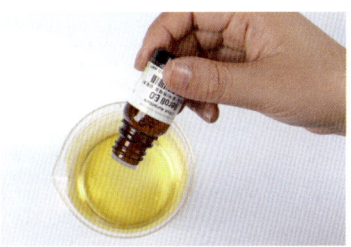

4 에센셜오일을 첨가해 섞어주세요.

TIP 에센셜오일은 피부 진정효과와 피지 분비를
높여주는 효과가 있는 것으로 구성되었어요. 네롤리
대신 팔마로사, 샌달우드 대신 로즈우드, 패출리 대
신 프랑킨센스나 미르로 대체해도 돼요.

BUBBLE'S TIP

페이셜오일 사용팁

1 스킨 사용 후 모이스처라이저나 에센스 단계에 사용하면 보습력이 좋아요. 건성피부는 한 번
   에 3~4방울, 중성피부는 1~2방울 정도를 얼굴에 발라주세요.
2 지성피부는 2~3일에 한 번 정도 마사지용으로 사용하세요. 마사지 후에 물로 씻어내고 기초
   관리를 해주세요.
3 스킨케어 마무리 단계에 발라주거나 크림과 함께 섞어 사용해도 돼요.
4 파운데이션에 섞어서 사용하면 하루 종일 촉촉할 뿐 아니라 물광 효과를 볼 수 있어요.
5 메이크업 전에 각질이 생긴 부위에 발라주면 매끄러운 피부 표현을 할 수 있어요.
6 아주 심한 건성이라면 페이셜오일 사용 후에 수딩밤을 한 번 더 발라 보습막을 만들어주세요.

스노 화이트닝 에센스

하얗고 잡티 없는 피부는 모든 여성들의 로망이지요.
나이가 들수록 늘어가는 잡티나 어둡고 칙칙한 피부 톤을
집중 케어해 눈처럼 하얀 피부로 되돌려주는 에센스예요.
더불어 피부의 탄력을 개선하고 적절한 보습을 주어 피부를
촉촉하고 맑게 가꾸어준답니다.

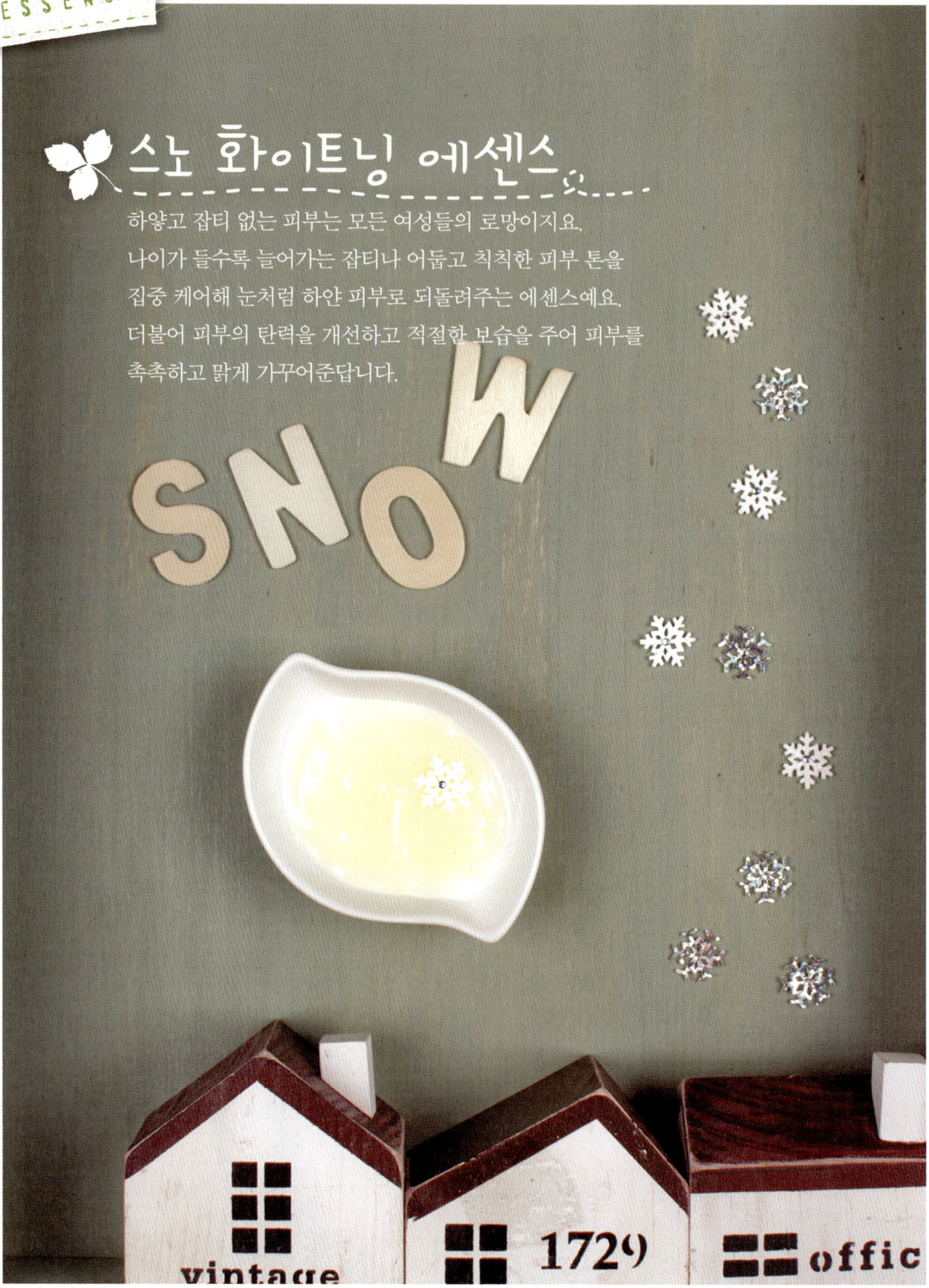

SNOW

vintage   1729   offic

난이도	예상시간(분)	사용기간(개월)	
★★★☆☆	10	냉장보관 3~4	실온보관 1

INGREDIENTS (60ml)

워터류 네롤리워터 47g

점증제 올리브유화왁스 2g

오일류 라즈베리시드오일 3g

첨가물 트레할로스 1g,
나이아신아미드 1g, 멜라슬로우 2g,
알부틴 1g, 히아루론산 2g

방부제 나트로틱스 1g

에센셜오일 네롤리 2방울,
로즈우드 1방울

KEYPOINT

멜라슬로우는? 운향과의 귤 껍질 추출물이 주요 성분으로 멜라닌 세포 생성을 억제하는 티라민(Tyramine)을 함유해 피부 톤을 맑게 하는 대표적인 미백 재료예요. 감광성이 없어서 아침 저녁 모두 사용이 가능하고 열이나 직사광선에 성분이 파괴될 수 있으니 냉장보관하는 것이 좋아요.

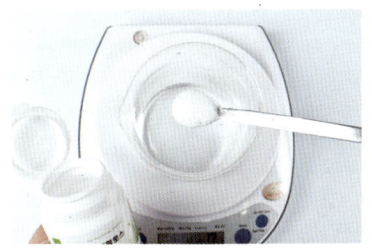

1 네롤리워터에 트레할로스를 첨가해 가열해주세요.

TIP 네롤리워터가 없으면 로즈워터나 재스민워터로 대체해도 괜찮아요.

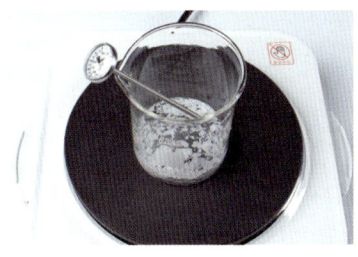

2 70~80도가 되면 가열을 멈추고 올리브유화왁스를 첨가해 골고루 섞어주세요.

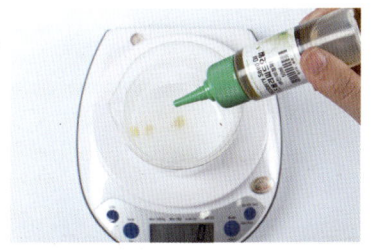

3 라즈베리시드오일을 첨가해 스푼으로 섞은 후에, 고른 점도를 위해 블렌더를 10초 정도 돌려서 골고루 혼합해주세요.

TIP 라즈베리시드오일 대신 녹차씨오일이나 로즈힙오일로 대체 가능해요.

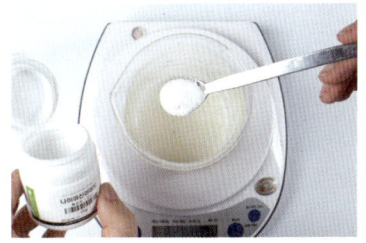

4 나이아신아미드, 멜라슬로우, 알부틴, 히아루론산, 나트로틱스를 넣고 섞어주세요.

TIP 나이아신아미드와 알부틴은 분말 타입의 재료예요. 미리 멜라슬로우에 첨가해 녹여두면 편리해요.

PLUS RECIPE

화이트닝 스팟 세럼
잡티 부위에 집중적으로 사용하는 에센스예요. 효과가 빠르지만 산도가 높아 기미나 잡티가 있는 국소부위에만 바르셔야 해요.

재료 20ml
멜라슬로우 10g, 상백피추출물 5g, 아데노신 3g, 나이아신아미드 1g, 알부틴 1g, 자몽씨추출물 3방울

모든 재료를 잘 섞어 스포이트 용기에 넣어주세요. 스킨으로 피부결을 정돈한 후 잡티 부위에 발라주세요.

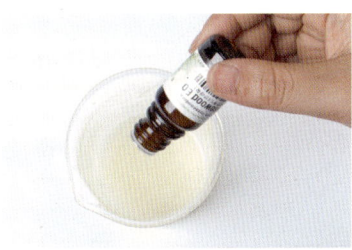

5 마지막으로 에센셜오일을 넣고 한 번 더 가볍게 저어 준비한 용기에 담아 사용하세요.

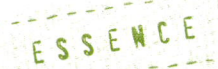

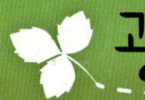 ## 광채 에센스

갈락토미세스발효여과물과 나이아신아미드의 조화로 피부에 자연스러운
광채를 주고 피부를 한 톤 밝게 해주는 에센스예요. 여기에 미백효과가
우수한 대나무수액을 함유해 광채 효과를 높였답니다.
멜라닌 색소의 생성을 억제하고 각질케어와 함께 피부 톤의 밸런스를
개선시켜 맑고 빛나는 피부를 가꿔보세요.

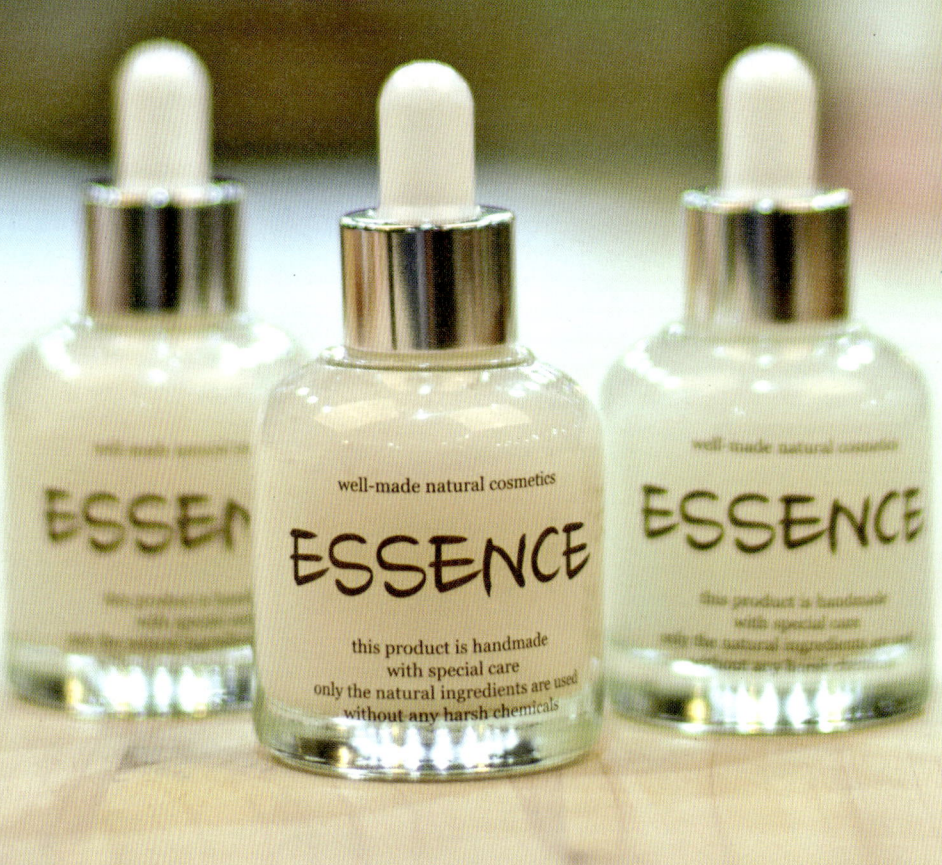

난이도	예상시간(분)	사용기간(개월)	
		냉장보관	실온보관
★★☆☆☆	10	3~4	1

INGREDIENTS (60ml)

워터류 재스민워터 16g,
갈락토미세스발효여과물 12g,
대나무수액 8g
점증제 알로에베라겔 8g,
잰탄검 0.1g
첨가물 아르간 리포좀 6g,
모이스트24 2g,
나이아신아미드 2g, 히아루론산 2g,
판테놀 2g, 병풀추출물 1g
방부제 나트로틱스 1g

✤ 에센셜오일을 넣고싶다면, 네롤리나 라벤더
또는 제라늄을 4~5방울 첨가하면 돼요.

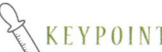

KEYPOINT

모이스트24는? 사탕수수와 비슷한 외
형의 벼과 여러해살이 풀인 띠(Impe-
rata cylindrica)의 뿌리추출물을 젤 형
태로 만들어 놓은 보습제예요. 보습력이
강하며 24시간 이상 지속되는 특징이 있
어 특히 건조하고 거친 피부에 사용하면
효과적이지요. 자체적으로 점증제가 함
유되어 있기 때문에 에센스, 로션, 크림
에서 점도를 조절하고 유화 안정도를 높
여주는 역할도 한답니다.

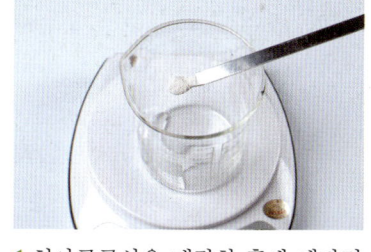

1 히아루론산을 계량한 후에 잰탄검
을 첨가해 섞어주세요.

TIP 잰탄검을 빼도 되지만, 소량 넣으면 사용감이
촉촉해지고 보습력이 높아져요.

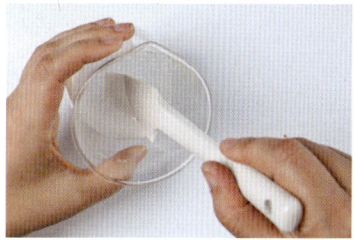

2 워터류를 넣고 스푼으로 섞은 후
에 잰탄검과 히아루론산을 골고루
풀어주세요.

TIP 잰탄검의 작은 덩어리들이 눈에 띌 수 있지만
하루 정도 지나면 자연스럽게 풀어진답니다.

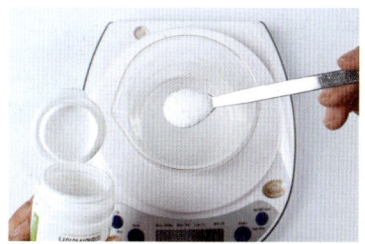

3 나이아신아미드를 계량해 저어 녹
여주세요.

TIP 나이아신아미드를 계량하기 어려울 때는 시약
용 스푼 큰 쪽으로 약간 볼록하게 두 스푼 정도 넣어
주세요.

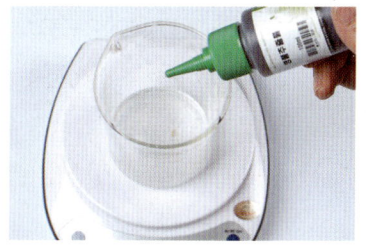

4 아르간 리포좀, 판테놀, 병풀추출
물, 나트로틱스를 차례대로 넣고 가
볍게 저으세요.

TIP 판테놀은 모이스틴이나 알란토인으로 대체 가
능하고 병풀추출물은 녹차추출물, 편백추출물, 상백
피추출물 등으로 대체할 수 있어요.

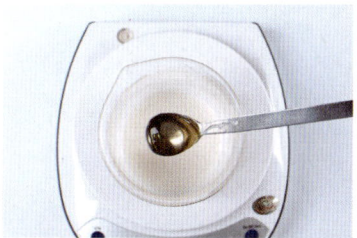

5 모이스트24와 알로에베라겔을 차례
대로 넣고 점도를 내주세요.

TIP 블렌더를 이용하면 좀 더 쉽게 고른 점도를 얻
을 수 있어요. 하루 정도 실온에 두었다가 냉장보관
하세요.

아데노신 리프팅 세럼

피부 깊숙이 영양을 공급해 건강한 탄력과 화사함을
선사하는 세럼이에요. 피부노화를 완화해주는
아데노신과 천연성분들이 조화를 이루어 하루 종일
촉촉하고 빛이 나는 동안 피부로 가꿔준답니다.

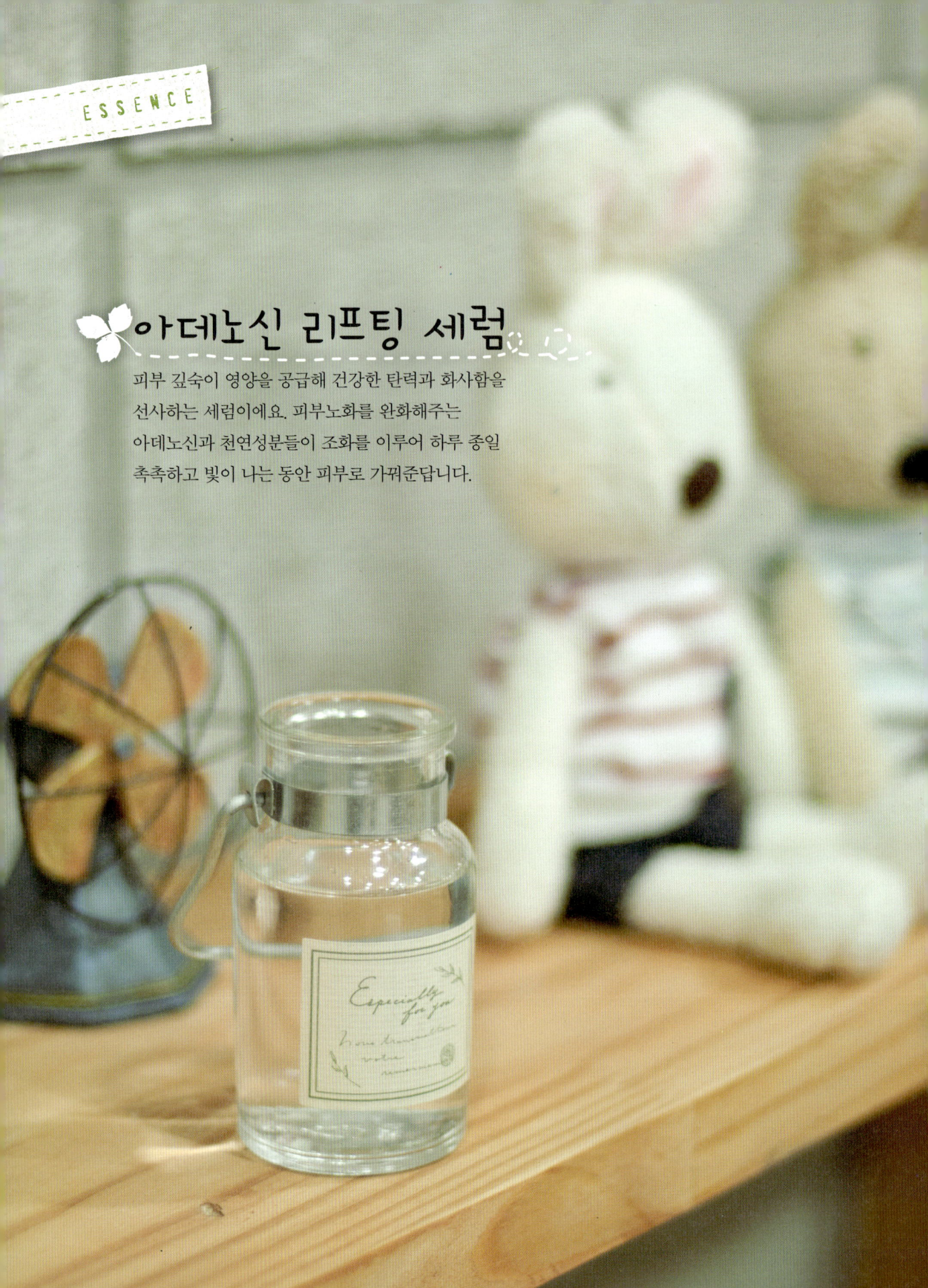

난이도	예상시간(분)	사용기간(개월)
★☆☆☆☆	5	냉장보관 3 : 실온보관 1

INGREDIENTS (30ml)

워터류 네롤리워터 12g,
대나무수액 10g
첨가물 아데노신 3g, 히아루론산 4g
방부제 자몽씨추출물 3방울
가용화제 올리브리퀴드 1g
에센셜오일 로즈우드 5방울

KEYPOINT

아데노신은? 아데노스피어(Adeno-sphere)라고도 부르며 세포구성 성분 중 하나예요. 빛이나 열 등의 외부 자극으로부터 피부가 적절하게 대응할 수 있도록 해주는 역할을 해요. 세포를 활성화하는 세포에너지 대사의 주성분으로 피부 재생을 촉진해 손상을 방지해준답니다. 진피층에서는 DNA와 단백질 합성을 촉진하여 주름을 완화시켜주는 작용을 합니다. 리포좀 제형으로 만들어져 흡수력이 높고 낮·밤 모든 시간에 사용 가능해요. 피부 독성이 낮아 부작용 걱정 없이 안전하게 사용할 수 있어요.

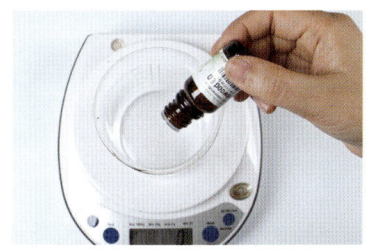

1 올리브리퀴드와 로즈우드 에센셜 오일을 계량해 주걱으로 섞어주세요.

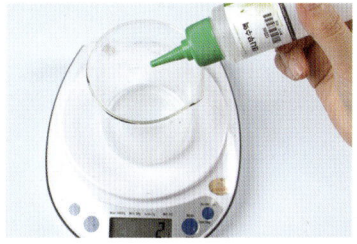

2 네롤리워터와 대나무수액을 첨가해주세요.

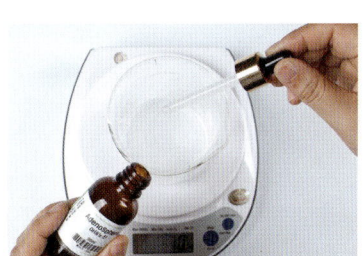

3 아데노신과 히아루론산을 첨가해 골고루 섞어주세요.

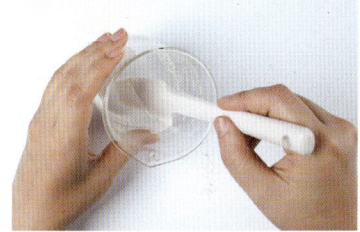

4 자몽씨추출물을 넣고 섞은 후 준비한 용기에 담아 사용하시면 돼요.

TIP 점도가 없는 앰플형 세럼으로 스포이트 용기에 담아 사용하세요. 점도가 있는 타입을 원한다면 네롤리워터 12g 대신 알로에베라겔 7g, 네롤리워터 5g으로 대체해도 좋아요.

포어타이트닝 세럼

아스트린AG와 알란토인, 그리고 나이아신아미드를
함유해 넓어진 모공을 조여주고 과다 피지로 인한
번들거림을 잡아주는 모공 전용 세럼이에요.
매끈매끈 기분 좋은 도자기 피부로
가꾸실 수 있을 거예요.

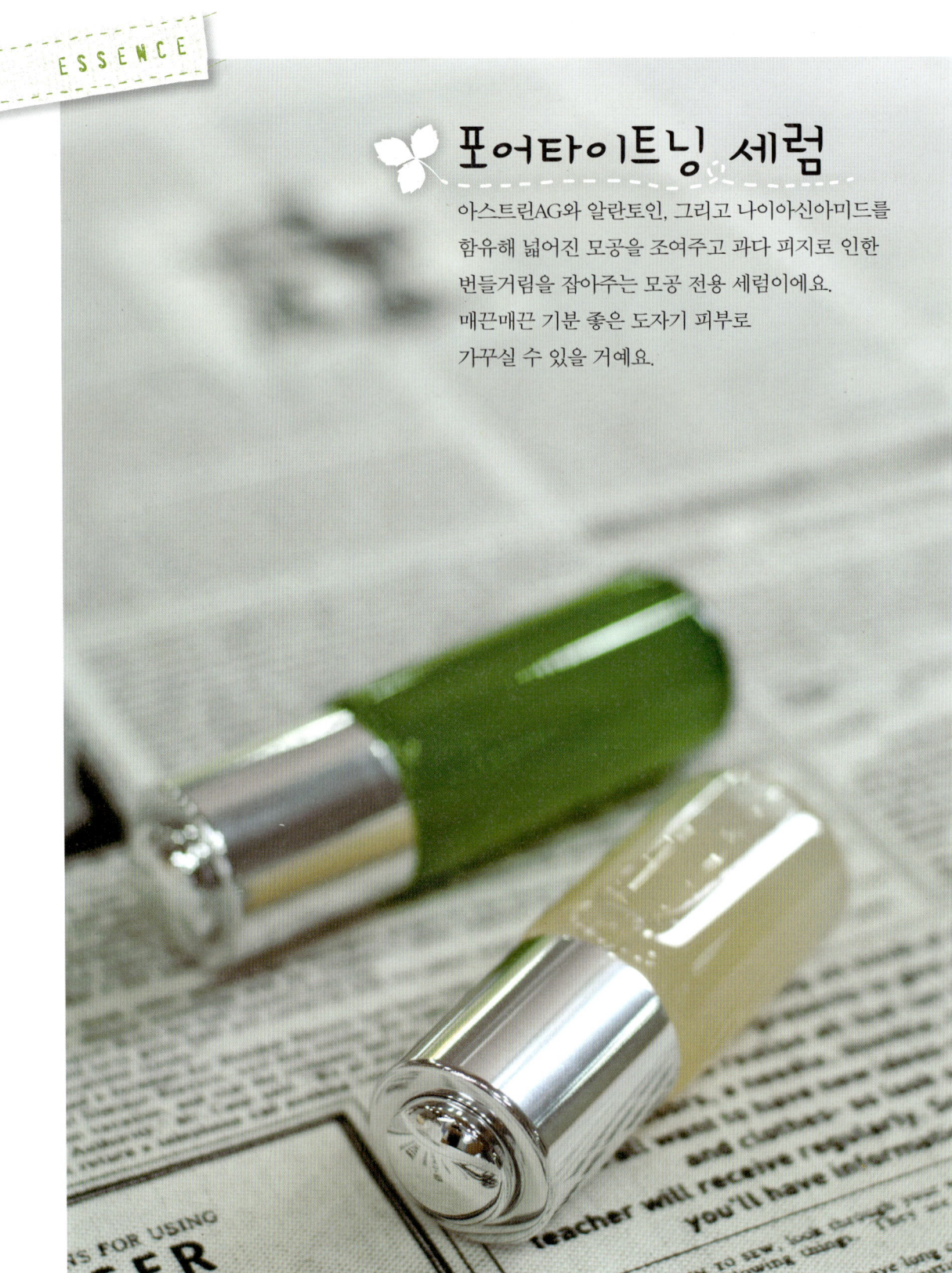

난이도	예상시간(분)	사용기간(개월)	
		냉장보관	실온보관
★★★☆☆	15	3	1

INGREDIENTS (100ml)

워터류 위치헤이즐워터 88g

점증제 하이셀 0.5g

첨가물 아스트린AG 4g,
알란토인(액상) 2g,
나이아신아미드 2g, 히아루론산 2g

방부제 나트로틱스 2g

에센셜오일 사이프러스 4방울,
로즈마리 2방울

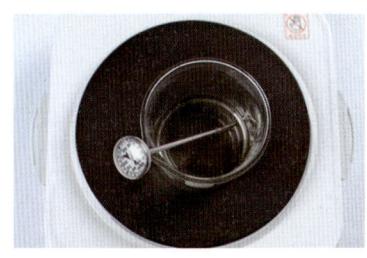

1 위치헤이즐워터를 계량해 50~60
도로 가열해주세요.

TIP 위치헤이즐워터는 소량의 알코올이 함유되어
수렴효과가 좋아요.

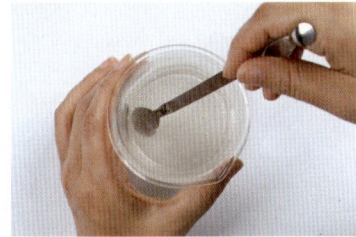

2 하이셀을 첨가해 주걱이나 거품기
로 완전히 녹여주세요.

TIP 워터류 계량 시 함께 넣고 스푼으로 저으면서
가열해도 돼요.

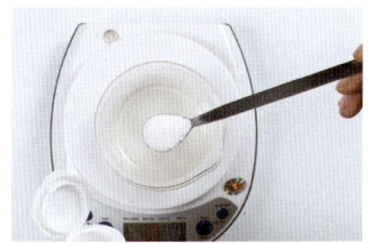

3 분말 타입인 나이아신아미드를 첨
가해 녹여주세요.

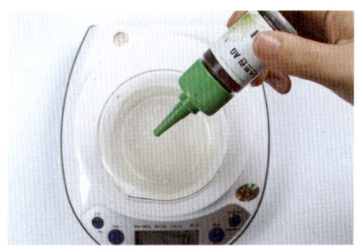

4 아스트린AG, 알란토인, 히아루론
산을 첨가해 섞어주세요.

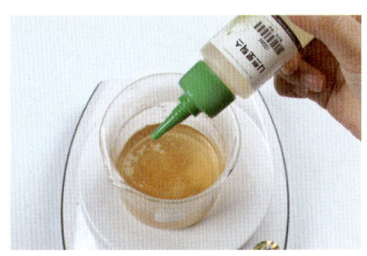

5 나트로틱스와 에센셜오일을 첨가
해 준비한 용기에 담아 사용하시면
돼요.

TIP 다 만들어진 에센스에 하이셀이 완전히 녹지
않아 알갱이가 보이는 경우가 있어요. 하루 정도 실
온에 두면 깨끗하게 녹기 때문에 걱정하지 않으셔도
돼요.

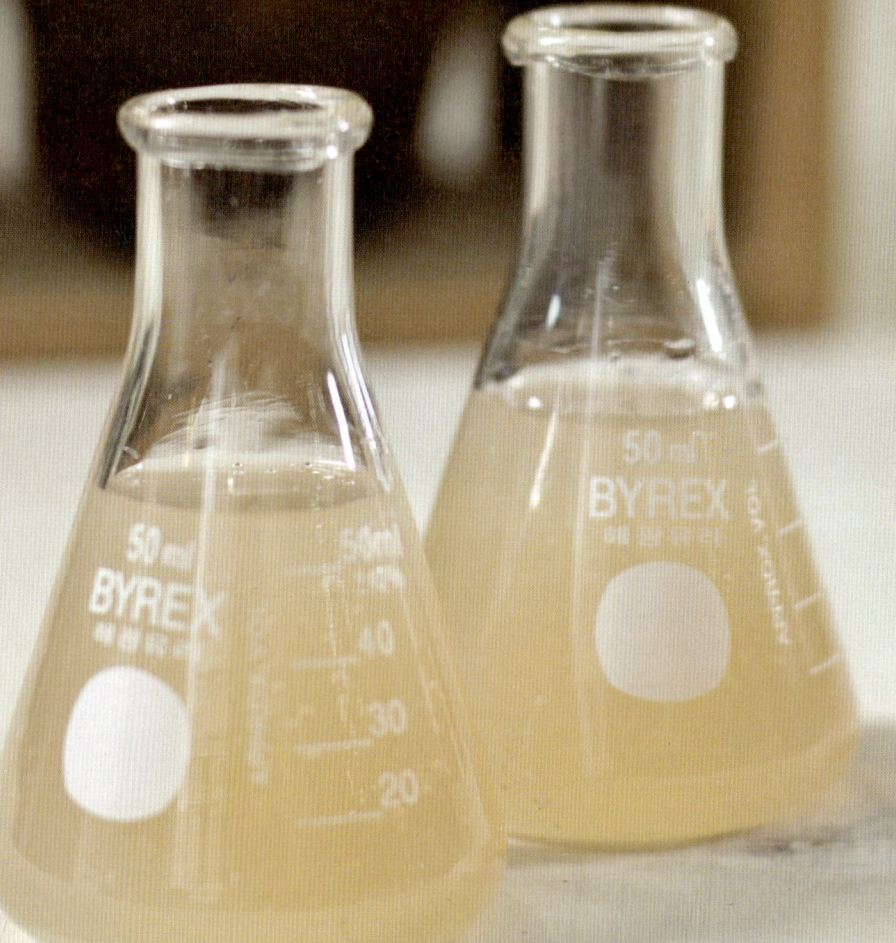

아크네프리 에센스

피톤치드를 다량 함유하고 있는 편백워터를 베이스로 만든 에센스예요.
살균, 항염작용이 뛰어나 피부 트러블로 고생하시는 분들에게
효과적이랍니다. 또 피부 진정효과가 좋고 피부 상태를 청결히 유지해주어
트러블이 생기는 것을 방지해주지요.

난이도	예상시간(분)	사용기간(개월)	
★★☆☆☆	10	냉장보관 3	실온보관 1

INGREDIENTS (100ml)

워터류 편백워터 38g
점증제 알로에베라겔 42g,
쟁탄검 0.1g
첨가물 감초추출물 5g,
어성초추출물 5g, 프로폴리스 3g,
글리세린 5g
방부제 나트로틱스 2g
에센셜오일 마누카 5방울,
샌달우드 4방울

KEYPOINT

마누카 에센셜오일은? 마누카는 뉴질랜드 원산의 작은 나무로 대부분은 야생식물에서 수확되고 있어요. 뉴질랜드 원주민들은 피부에 외적인 문제가 있을 때 마누카잎을 국소적으로 사용한다고 해요. 강력한 항균 작용으로 잘 낫지 않는 여드름이나 트러블에 효과적이에요.
샌달우드 에센셜오일은? '백단향'이라고도 하며 오래전부터 사용된 향수 재료로 명상을 필요로 하는 사찰 등에서 쉽게 접할 수 있는 향이에요. 항균 효과와 피부 재생 효과가 뛰어나요.

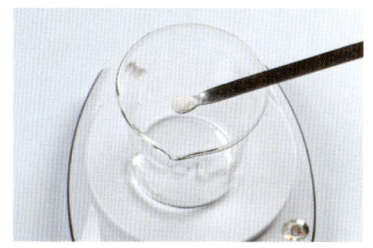

1 글리세린과 쟁탄검을 계량해 골고루 섞어주세요

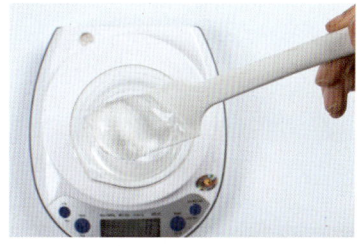

2 알로에베라겔을 첨가해주세요.

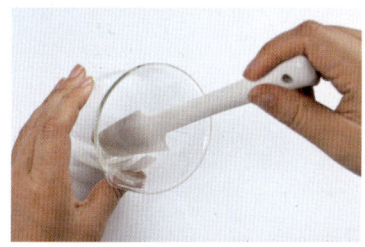

3 편백워터를 계량해 알로에베라겔이 고르게 섞이도록 저어주세요.

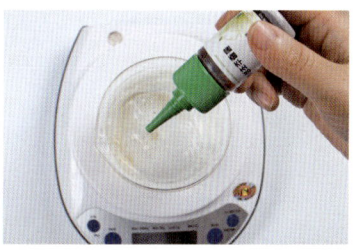

4 감초추출물, 어성초추출물, 프로폴리스를 첨가하세요.

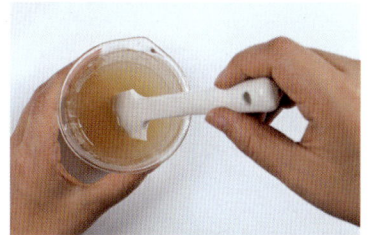

5 나트로틱스를 계량해 골고루 섞으세요.

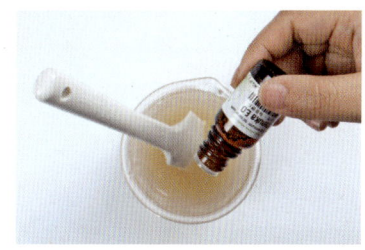

6 마누카 에센셜오일과 샌달우드 에센셜오일을 첨가해주세요.

TIP 마누카 에센셜오일 대신 티트리 에센셜오일로 대체해도 돼요.

PLUS RECIPE

트러블 스팟젤
트러블이 생겼을 때 무리해서 손으로 짜지 말고 여드름 전용 케어 제품으로 진정시켜주세요.

재료 10ml
알로에베라겔 5g, 병풀추출물 3g, 식물성에탄올 2g, 마누카 에센셜오일10 방울

유리볼 용기에 담아 트러블 부위에 톡톡 찍어 발라주세요.

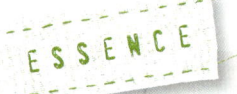

발효 수분 세럼

보습은 피부관리의 가장 중요한 기본이에요.
피부에 수분이 부족하면 피부가 탄력을 잃고 주름이
생길 뿐 아니라 모공이 커지고 피부노화가 빨리 진행됩니다.
피부의 재생능력을 회복시켜주는 발효 성분을 함유한
수분 세럼으로 피부 속까지 촉촉한 피부를 만들어보세요.

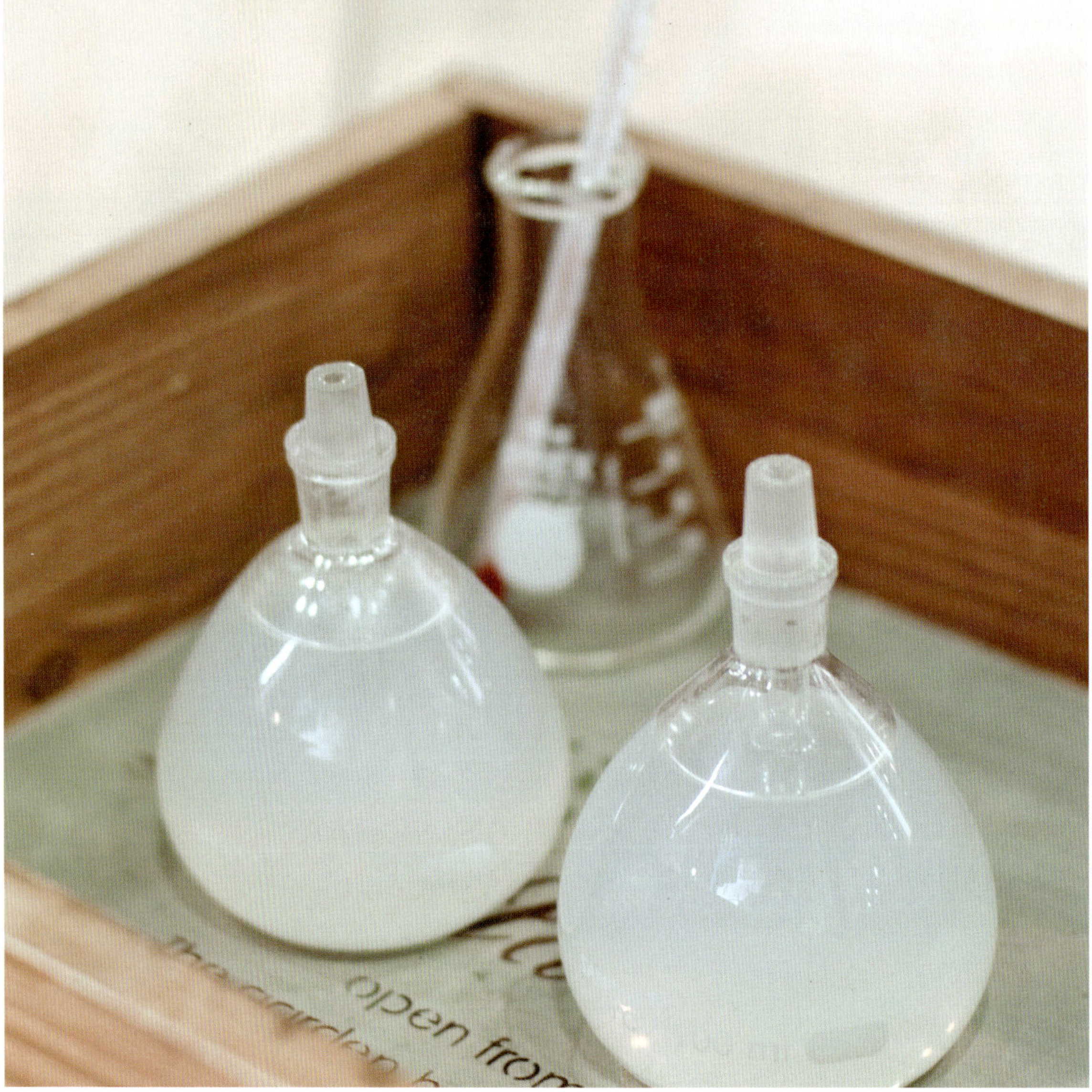

난이도	예상시간(분)	사용기간(개월)
★★☆☆☆	10	냉장보관 3 : 실온보관 1

INGREDIENTS (100ml)

워터류 멜리사워터 77g
점증제 카라기난 1g
첨가물 비피다발효용해물 8g,
보습펩타이드 3g, 글리세린 6g,
황금추출물 3g
방부제 나트로틱스 2g
에센셜오일 로즈 2방울,
프랑킨센스 2방울

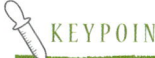

KEYPOINT

보습펩타이드는? 보습펩타이드(Pal-
mitoyl Pentapeptide)는 피부의 단백
질이 손상되거나 파괴될 때 자연히 생성
되어 피부조직의 재생을 돕는 마트리킨
(Matrikine)을 모델로 개발된 것입니다.
피부의 수분을 조절하거나 공급해 피부
건조를 방지하는 기능을 하고 피부를 가
다듬어 매끄럽고 윤기있는 피부로 가꿔
줍니다. 또한 피부 세포의 재생을 촉진하
고 노화를 방지하는데 도움을 줍니다.

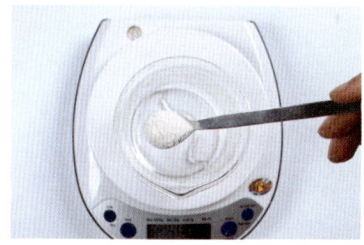

1 글리세린과 카라기난을 계량해 섞어주세요.

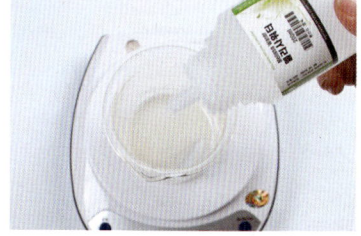

2 멜리사워터를 섞어 점도를 고르게 만들어주세요.

TIP 50~60도 정도로 가열하면 보존기간을 늘리면서 카라기난이 좀 더 쉽게 녹아 고른 점도가 나와요.

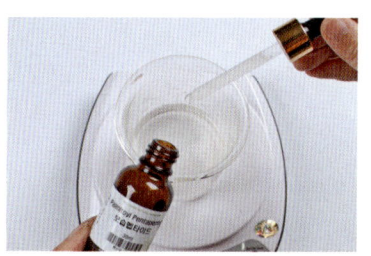

3 비피다발효용해물과 보습펩타이드를 첨가해주세요.

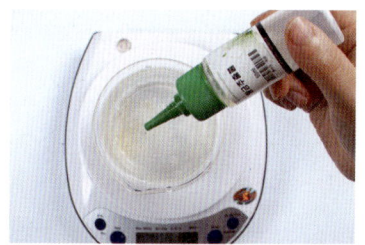

4 황금추출물과 나트로틱스를 첨가해 골고루 섞어주세요.

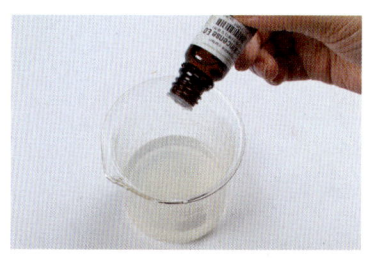

5 에센셜오일을 넣고 섞은 후 준비한 용기에 담아주세요. 하루 정도 실온에 두어 점도를 고르게 만들어 주세요

TIP 로즈 에센셜오일 대신 제라늄이나 팔마로사로 대체하셔도 무방해요.

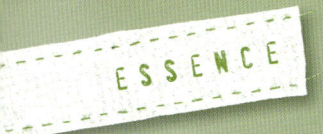

비타민C 앰플

비타민C는 피부를 희게 하는 미백효과가 뛰어날 뿐만 아니라
콜라겐의 합성을 돕고 피부에 탄력을 주는 단백질인
엘라스틴을 보호하는 역할도 해요.
지친 내 피부를 맑고 환하게 지켜주는 비타민C 앰플,
꼭 사용해보세요.

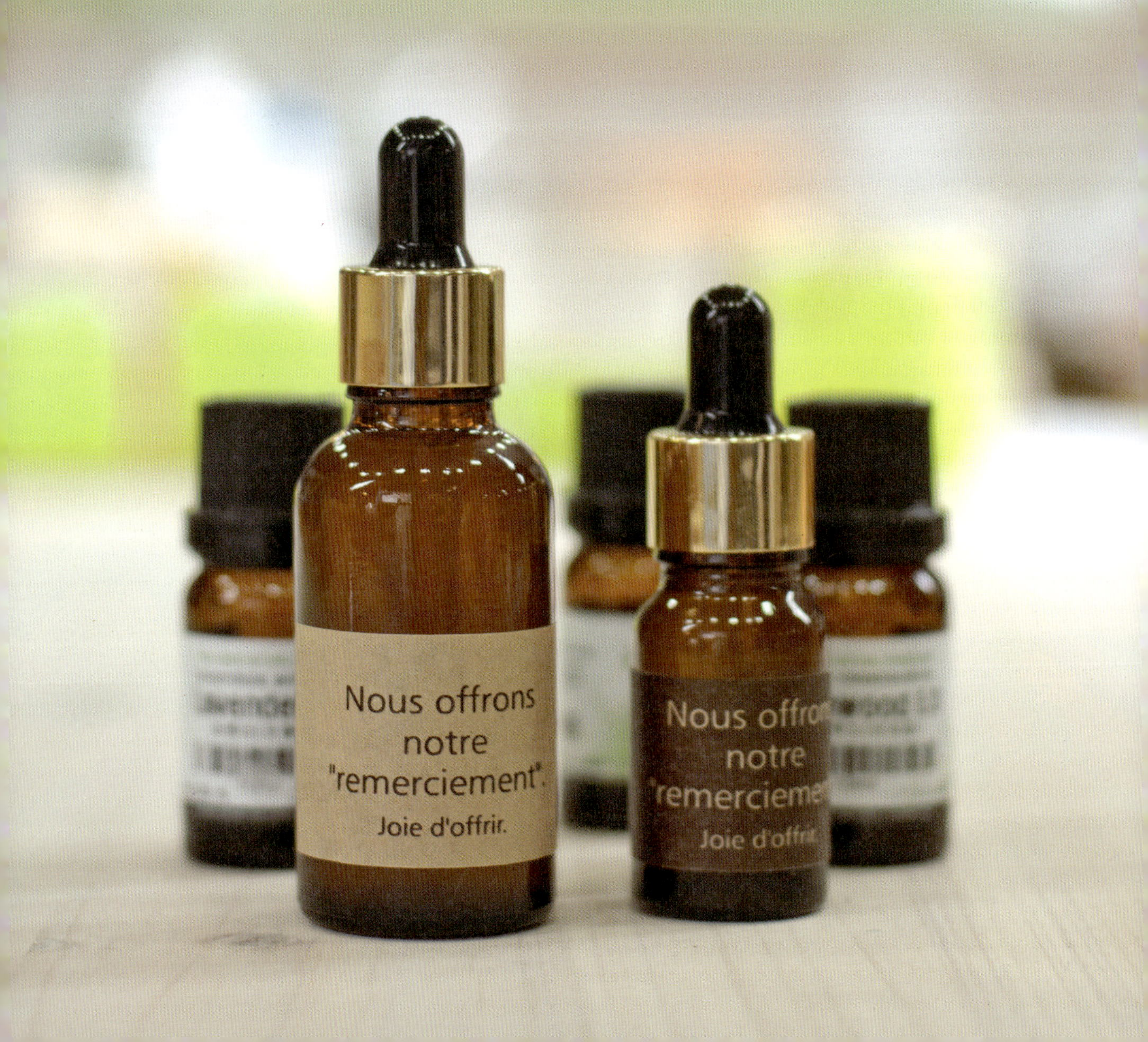

Nous offrons
notre
"remerciement".

Joie d'offrir.

Nous offrons
notre
"remerciement"

Joie d'offrir.

INGREDIENTS (30ml)

워터류 정제수 14g
첨가물 히아루론산 7g,
비타민C(분말) 1g, 알부틴 1g,
아데노신 2g, 상백피추출물 3g,
알란토인(액상) 2g
방부제 자몽씨추출물 5방울

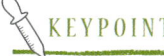

KEYPOINT

상백피추출물은? 뽕나무 뿌리를 건조시
켜 추출한 성분이에요. 멜라닌 생성에 중
요한 역할을 하는 효소인 티로시나아제
를 억제하여 색소 침착을 개선하고 방지
해주는 효과가 탁월하답니다. 또한 외부
자극에 의해 붉게 변한 피부를 진정시키
는 효과가 있어요. 활성산소를 제거해 과
산화 지질의 형성을 막아 맑고 투명한 피
부로 가꾸어준답니다.

BUBBLE'S TIP

비타민C 앰플 사용법 비타민C는 빛이
나 열에 약하기 때문에 밤에만 사용하는
것이 좋아요. 갈색 차광용기에 담아 냉장
보관해 주세요. 다른 화장품에 비해 산도
가 높기 때문에 아하나 바하가 함유된 화
장품, 레티놀 함유 제품, 다른 앰플 제품
과 동시에 사용하면 피부가 민감해질 수
있어요.

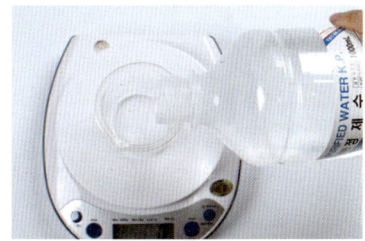

1 정제수를 계량해주세요.

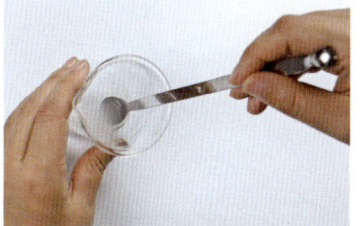

2 비타민C와 알부틴을 계량해 정제
수에 녹여주세요.

TIP 가열하지 않아도 몇 번 저어주면 깨끗이 녹
아요.

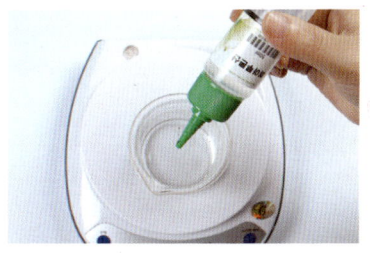

3 히아루론산을 첨가해 골고루 섞어
주세요.

TIP 히아루론산은 보습제이면서 약한 점증제로서
의 기능을 해요. 글리세린으로 대체 가능해요.

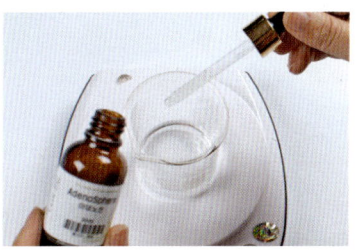

4 아데노신을 첨가해주세요.

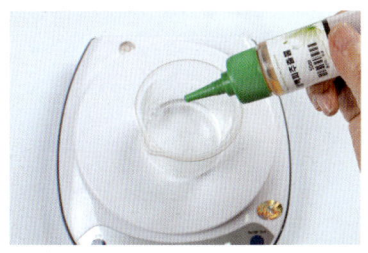

5 상백피추출물을 계량해 섞어주세
요.

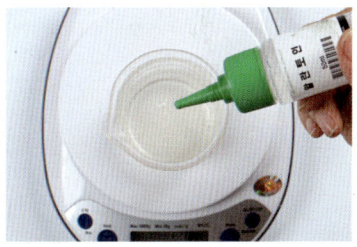

6 알란토인과 자몽씨추출물을 첨가
해 골고루 섞으세요.

TIP 자몽씨추출물은 방부역할로 유효기간을 늘려
주고 산도를 맞춰 화이트닝 기능을 더 높여줘요.

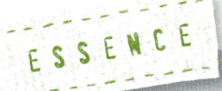

재생 탄력 앰플

EGF와 헥사펩타이드 그리고 달팽이점액추출물의 복합효능으로
탄력과 주름을 집중적으로 관리해주는 고농축 기능성 앰플이에요.
피부 턴오버 주기에 맞춰 4주간 집중적으로 트리트먼트 효과를 누려보세요.
지친 피부에 선물하는 최고의 '피부보약'이랍니다.

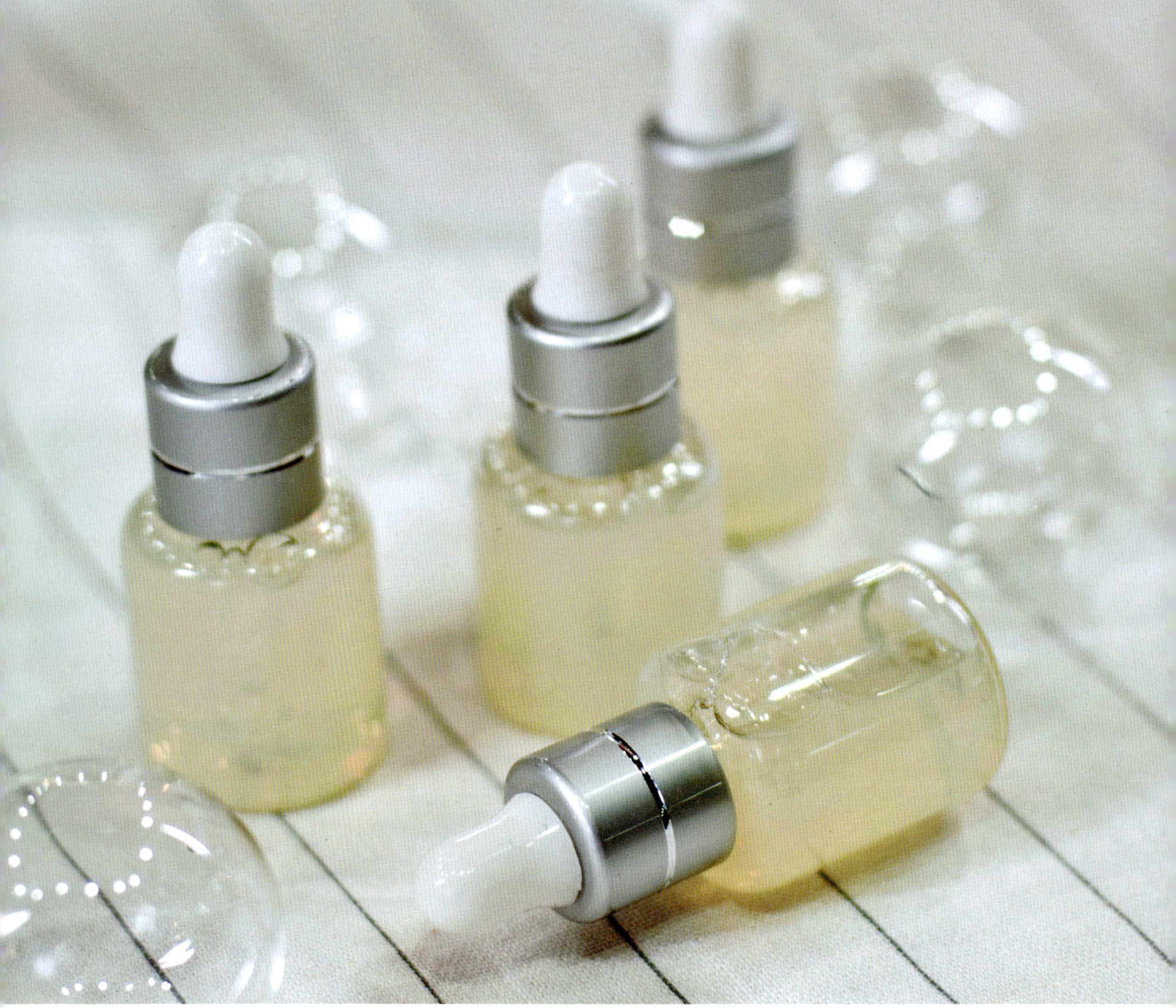

난이도	예상시간(분)	사용기간(개월)
★☆☆☆☆	10	냉장보관 : 실온보관 3~4 : 1~2

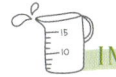

INGREDIENTS (40ml)

워터류 EGF 22g
첨가물 헥사펩타이드 5g,
달팽이점액추출물 2g,
히아루론산 4g, 모이스트24 5g
방부제 자몽씨추출물 4방울

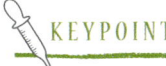

KEYPOINT

EGF는? EGF(Epidermal Growth Factor)는 '상피세포 성장인자' 또는 '상피세포 재생인자'로 피부에 존재하는 천연단백질입니다. 피부에 상처가 나면 혈액이나 땀, 침을 통해 공급되어 흉터없이 자연적으로 아물게 하는 작용을 해요. 나이가 들어감에 따라 피부재생 주기가 늦어지고 각질층이 두꺼워지면서 피부 트러블이 생기고 노화가 진행됩니다. 피부에 EGF를 공급하면 피부 본래의 힘을 회복해 새로운 세포 성장을 촉진할 수 있답니다.

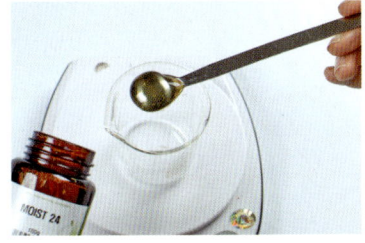

1 깨끗이 소독한 비커에 모이스트24를 계량해주세요.

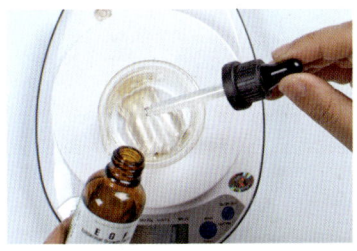

2 EGF를 첨가해 골고루 섞어 점도를 균일하게 만들어주세요.

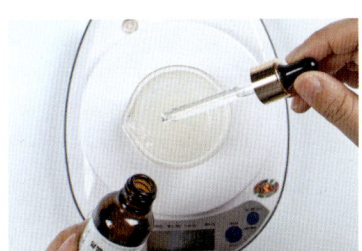

3 헥사펩타이드와 달팽이점액추출물을 첨가해 섞어주세요.

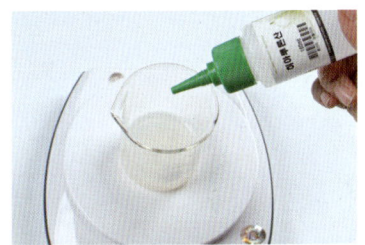

4 히아루론산과 자몽씨추출물을 넣고 섞은 후 용기에 부어주시면 됩니다.

TIP 점도가 거의 없는 물 같은 제형입니다. 한 병당 1주일 사용하시는 양으로 총 4주 용량이랍니다.

BUBBLE'S TIP

재생 탄력 앰플 사용법

1 세안 후 스킨을 이용해 피부결을 정돈해주세요. 스포이트를 이용해 3~5방울 정도 앰플을 떨어뜨린 후 얼굴 전체에 가볍게 발라주세요. 앰플의 성분이 충분히 흡수되도록 손바닥으로 얼굴을 감싸주듯이 가볍게 마사지해주세요.

2 세포재생이 집중적으로 이루어지는 밤에 사용하시는 것이 더 효과적이고 사용을 거르거나 중단하면 앰플의 효능이 이어지지 않아 충분한 효과를 얻을 수 없답니다.

3 4주 사용 후에는 피부가 휴식할 수 있도록 4주 이상의 휴지기를 가지는 것이 좋아요.

4 또 다른 사용법으로 화장솜을 스킨에 적신 후, 앰플 한두 방울을 떨어뜨리고 피부에 올려놓으면 즉각적인 영양공급과 보습 효과를 얻을 수 있어요.

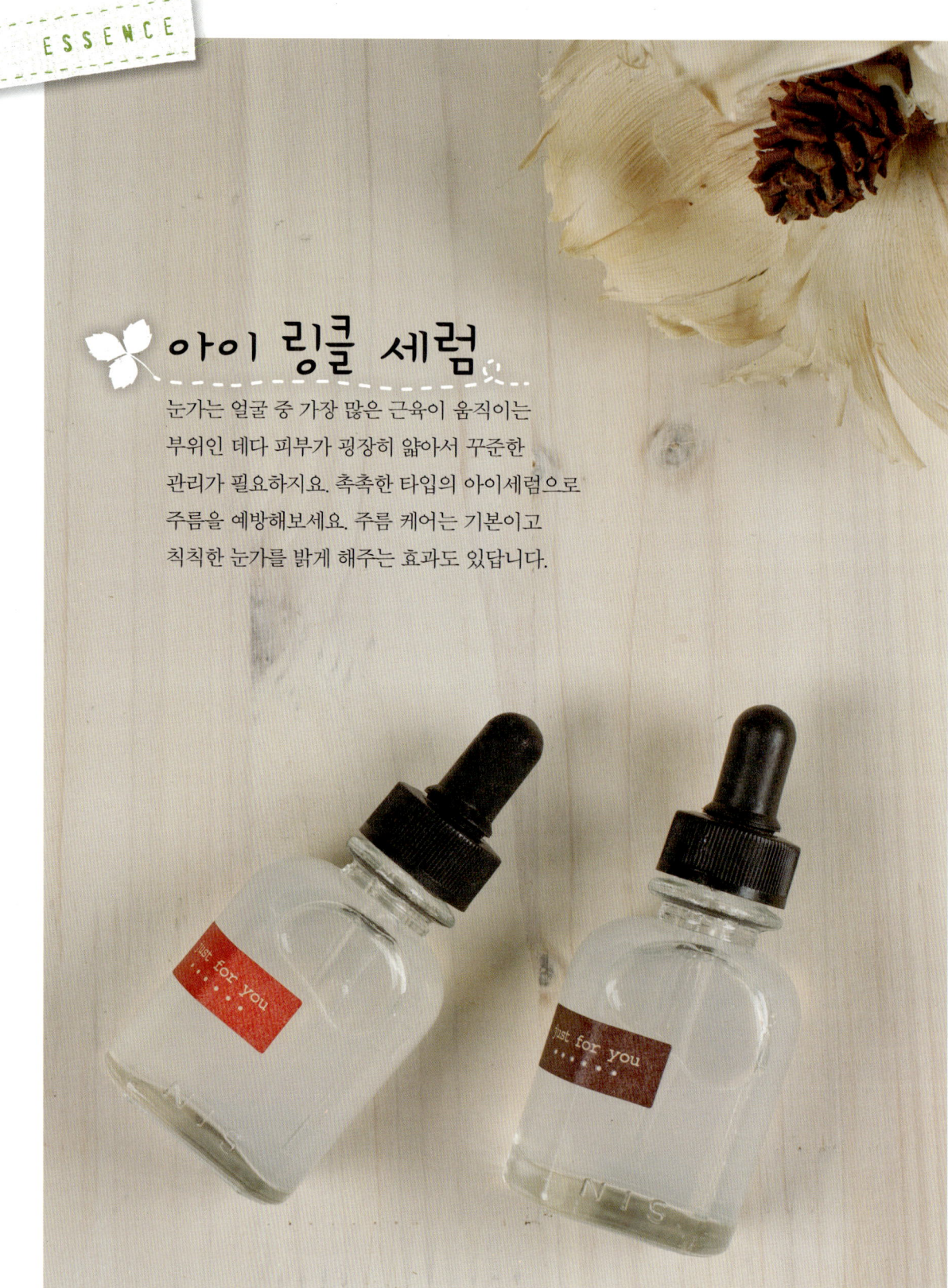

아이 링클 세럼

눈가는 얼굴 중 가장 많은 근육이 움직이는
부위인 데다 피부가 굉장히 얇아서 꾸준한
관리가 필요하지요. 촉촉한 타입의 아이세럼으로
주름을 예방해보세요. 주름 케어는 기본이고
칙칙한 눈가를 밝게 해주는 효과도 있답니다.

난이도	예상시간(분)	사용기간(개월)	
★★☆☆☆	10	냉장보관 3	실온보관 1

INGREDIENTS (30ml)

워터류 로즈워터 10g

점증제 알로에베라겔 6g

첨가물 히아루론산 5g,

헥사펩타이드 4g, 아데노신 3g,

황금추출물 1g, 알부틴 1g

방부제 자몽씨추출물 3방울

에센셜오일 네롤리 1방울

BUBBLE'S TIP

펩타이드(Peptide)란?

- **구조** : 아미노산이 두 개 이상 소수가 결합된 형태로 단백질의 구성요소예요.
- **효능** : 피부를 구성하는 단백질의 원료 이기 때문에 기본적으로 피부 세포의 재생을 촉진하고 주름 개선에 효과적이에요. 또한 피부를 보호하여 손상을 방지하는 역할을 해요. 다량을 사용해도 부작용 없이 비교적 안전하며 구조적으로 물과 결합을 잘하는 특성이 있어 피부 보습 효과가 뛰어나요. 헥사펩타이드, 보습펩타이드, 쿠퍼펩타이드 등 구조에 따라 여러 종류가 있답니다.
- **보관법** : 그늘지고 서늘한 곳에 보관하고, 장기간 보관하실 때는 섭씨1~5도 정도의 냉장고에 보관하세요. 화장품에 첨가할 때는 45도 이하일 때 첨가하면 가장 좋아요.

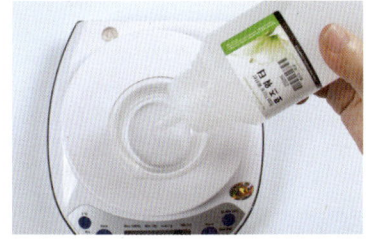

1 로즈워터를 계량해주세요.

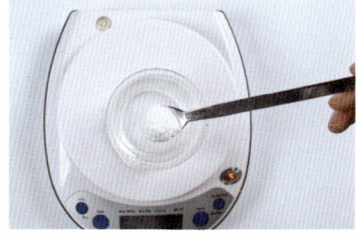

2 알부틴을 첨가해 완전히 녹여주세요.

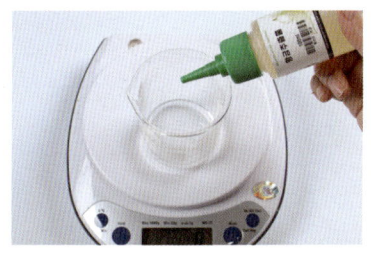

3 헥사펩타이드와 아데노신, 황금추출물을 첨가해 섞어주세요.

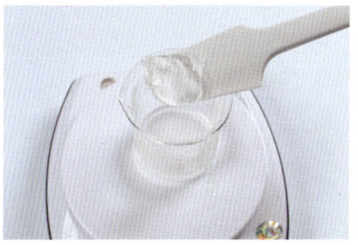

4 히아루론산과 알로에베라겔을 첨가해 점도를 고르게 만들어주세요.

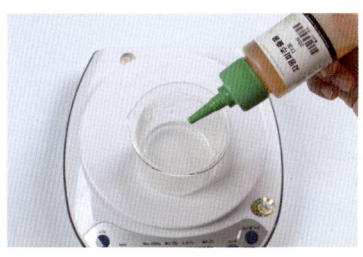

5 자몽씨추출물을 첨가해 주세요.

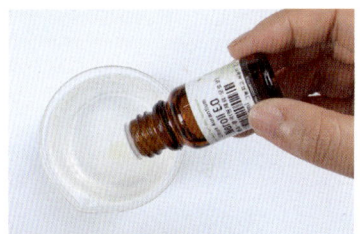

6 에센셜오일을 넣고 골고루 섞은 후 준비한 용기에 담아주세요.

SKIN

'토너'나 '화장수'로도 불리며, 미스트나 아스트리젠트도 스킨의 한 종류예요. 스킨은 알칼리성으로 기울어지기 쉬운 세안 후의 피부를 약산성으로 되돌리는 역할을 담당해요. 세안 및 클렌징 후에 피부결을 정돈해주고, 스킨 다음에 사용될 로션의 영양과 수분 성분이 쉽게 피부 속으로 운반될 수 있도록 도와줍니다.

레시피 구성하기

Step1 제품을 결정하고 총용량 정하기

사용할 사람의 성별, 나이, 피부 상태, 계절 등을 고려해 어떤 스킨을 만들 것인지를 결정하고 총용량을 정해주세요.

Step2 베이스오일의 종류와 양 정하기

스킨 총량에서 베이스오일은 건성피부일 때는 3~5%, 중복합성피부에는 2~3%, 지성피부는 1% 이내 사용이 적당해요. 베이스오일은 생략해도 됩니다.

Step3 가용화제의 종류와 양 정하기

베이스오일을 사용할 때는 워터에 베이스오일이 잘 섞일 수 있도록 가용화제를 사용해야 해요. 가용화제의 적정량은 첨가하는 오일량의 2~5배입니다.

Step4 기능성 첨가물의 종류와 양 정하기

원하는 기능성 첨가물을 5% 이내로 사용해주세요. 민감성 피부에는 기능성 첨가물이 너무 많은 제품은 피부 자극을 유발할 수 있으니 주의하세요.

Step5 보습제의 종류와 양 정하기

스킨 총량의 10% 이내로 보습제를 첨가하는 것이 적당해요. 부드럽게 분사되는 스프레이 타입의 스킨을 만들 때는 글리세린이나 하이루론산처럼 점도가 있는 보습제는 넣지 않는 것이 좋아요. 골고루 분사되지 않고 물총처럼 나올 수 있어요.

Step6 방부제의 종류와 양 정하기

나트로틱스나 천연 한방방부제를 스킨 총량의 2%로 첨가하세요. 자몽씨추출물(G.S.E)을 사용할 때는 총량의 0.5% 이내로 사용하는 것이 적당해요.

Step7 워터의 종류와 양 정하기

스킨 총량에서 기능성 첨가물과 보습제, 방부제를 제외한 용량이 스킨의 베이스가 되는 워터의 양으로 워터는 스킨에서 가장 큰 비중을 차지해요.

Step8 에센셜오일의 종류와 양 정하기

스킨 총량의 1% 이내로 사용하세요.

레시피 구성 예

❶ 비타민 워터스킨 100ml
❷ 베이스오일 : 시벅턴오일 10방울
❸ 가용화제 : 올리브리퀴드 2g
❹ 기능성 첨가물 : 나이아신아마이드 1g, 코엔자임Q10 (수용성) 1g
❺ 보습제 : 히아루론산 3g, 판테놀 2g
❻ 방부제 : 자몽씨추출물 10방울
❼ 워터류 : 네롤리워터 87g
❽ 에센셜오일 : 버가못FCF 3방울

천연 스킨을 만드는 다양한 방법

스킨은 비교적 쉽게 만들 수 있는 화장품으로 주로 이용되는 방법은 아래와 같아요. 다양한 방법으로 취향과 피부 타입에 맞는 스킨을 만들어보세요.

에센셜오일과 가용화제를 이용해 만드는 방법 가용화제(올리브리퀴드, 솔루빌라이저 등)나 식물성에탄올에 에센셜오일을 섞은 후에 워터와 첨가물을 넣는 방법입니다. 가용화제는 에센셜오일의 2~5배 정도를 사용하면 되고, 레시피에서 베이스오일을 추가로 첨가한다면 그에 따라 가용화제의 양도 늘려야 합니다.

플로럴워터로 만드는 방법 자신의 피부와 계절, 원하는 기능에 맞게 플로럴워터를 결정한 후에 보습제 등 첨가물을 넣어 만드는 방법으로 가장 손쉽게 스킨을 만들 수 있습니다.
① 건성, 노화피부 : 로즈워터, 네롤리워터, 재스민워터, 일랑일랑워터, 라벤더워터 등
② 민감, 유아피부 : 라벤더워터, 카모마일저먼워터, 카모마일로만워터 등
③ 지성, 여드름피부 : 페퍼민트워터, 위치헤이즐워터 등

허브 우린 물을 사용하는 방법(데콕션 또는 인퓨전) 허브의 꽃, 잎, 열매 등을 워터에 넣어 유효성분을 추출하고 여기에 다른 워터나 보습제 등 첨가물을 넣는 방법이에요. 허브의 꽃이나 잎을 우릴 때는 허브 5g에 끓는 정제수 100g을 부어 10~20분 우려낸 후 걸러내세요. 허브의 뿌리나 열매는 정제수 200g에 넣어 물의 양이 반으로 줄어들 때까지 중탕으로 가열해 걸러내시면 돼요.

알코올 팅크처를 이용하는 방법 허브가 가진 수용성과 지용성의 유효성분을 한꺼번에 알코올에 추출하고, 여기에 워터와 첨가물을 넣는 방법입니다. 팅크처에 사용하는 알코올로는 소주, 청주, 백포도주, 보드카, 에틸알코올 등이 있어요. 도수가 높을수록(에틸알코올, 보드카 등) 유효성분의 추출이 잘되지만 피부에 자극이 될 수 있으니 주의하세요. 또한 알코올이 수분을 빼앗는 성질이 있으니 화장품을 만들 때는 반드시 보습제를 첨가하셔야 합니다. 팅크처를 하는 방법은 아래와 같아요.
① 알코올과 드라이 허브를 5:1의 비율로 넣거나, 알코올과 신선한 허브를 2:1의 비율로 넣어주세요. 이는 절대적인 비율은 아니며 허브의 부피에 따라 적절히 가감해주세요. 간단한 방법으로는 적당한 용기에 허브를 1/2~1/3 정도 채우고 알코올을 가득 부어주세요.
② 건조하고 서늘한 장소에 보관하면서 유효성분이 더 잘 우러나도록 수시로 흔들어주세요. 차광용기를 사용하시면 더 좋아요.
③ 한 달 이상 숙성 후에 허브를 걸러내세요. 여기에 워터와 보습제 등의 첨가물을 넣어 스킨을 만드시면 되는데, 팅크처에 사용된 알코올 도수에 따라 사용량을 달리하는 것이 좋습니다.

*무수에탄올(도수 99), 식물성에탄올(도수 95) : 스킨 총량의 5~10% 사용
*과실주용 소주(도수 30) : 스킨 총량의 10~30% 사용
*청주, 백주(도수 10) : 스킨 총량의 30~100% 사용

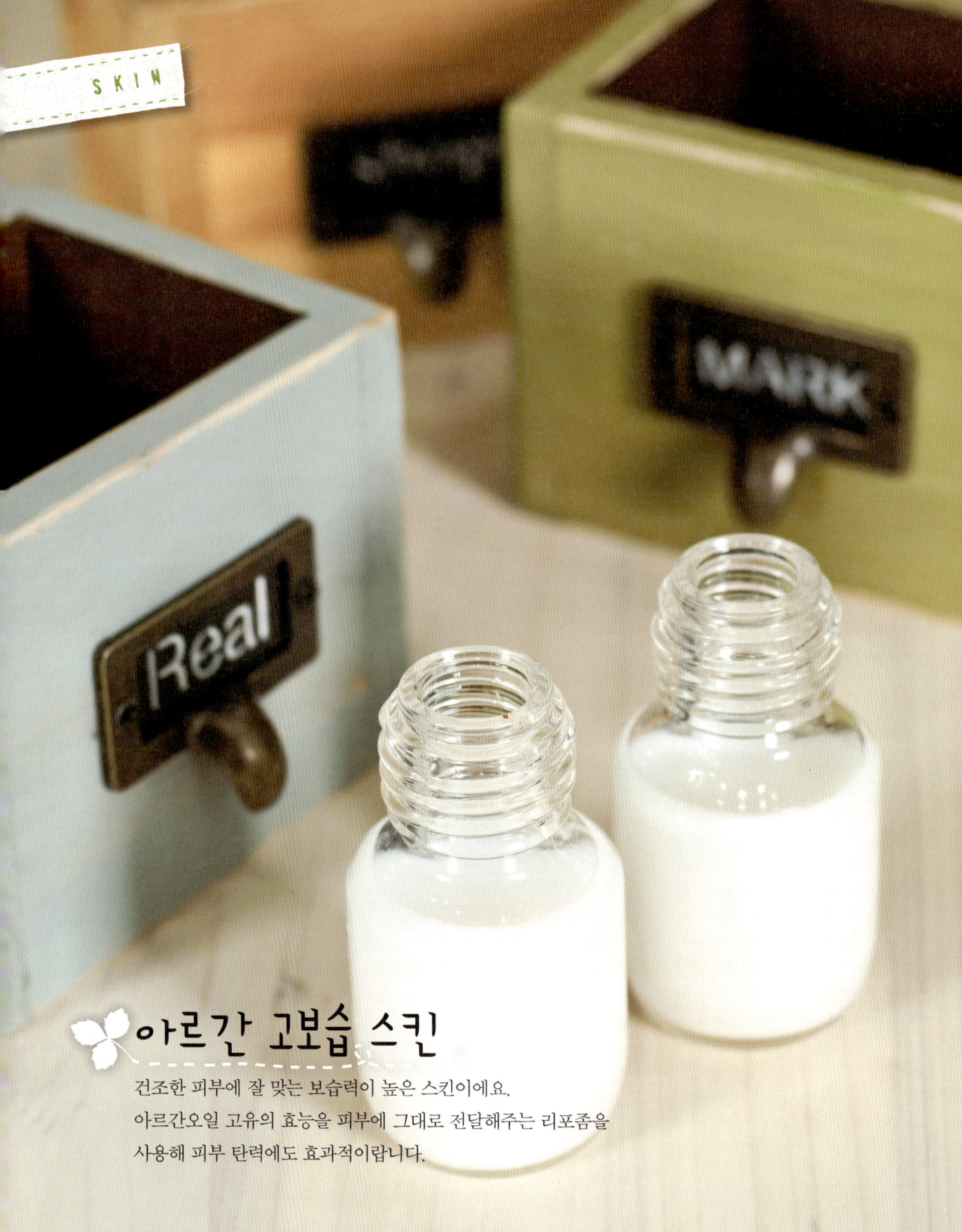

아르간 고보습 스킨

건조한 피부에 잘 맞는 보습력이 높은 스킨이에요.
아르간오일 고유의 효능을 피부에 그대로 전달해주는 리포좀을
사용해 피부 탄력에도 효과적이랍니다.

난이도	예상시간(분)	사용기간(개월)
		냉장보관 : 실온보관
★☆☆☆☆	5	3~4 : 1

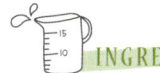

INGREDIENTS (100ml)

워터류 네롤리워터 77g
첨가물 아르간 리포좀 8g,
히아루론산 5g, 당근추출물 4g,
아카시아콜라겐 3g
방부제 식물성에탄올 3g

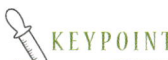

KEYPOINT

아르간 리포좀은? 리포좀은 친수성과 친유성을 모두 가진 구조로 피부에 흡수되기 어려운 성분이 깨지지 않고 그대로 피부에 흡수되도록 도와준답니다. 아르간 리포좀은 아르간오일을 리포좀화한 것으로 레시틴을 이용해 글리세린과 정제수에 섞어놓은 화장품 재료예요. 피부 흡수율을 높여 아르간오일 고유의 효능을 기대할 수 있어요. 별도의 유화제나 가용화제 없이 워터에 고르게 분산되는 장점이 있어 주로 스킨이나 에센스를 만들 때 보습력이나 안티에이징 효과를 높이는 용도로 사용하면 좋답니다. 리포좀 성분이 함유된 스킨의 경우 시간이 지나면서 분리가 일어나는 경우가 있어요. 사용 전에 가볍게 흔들어주세요.

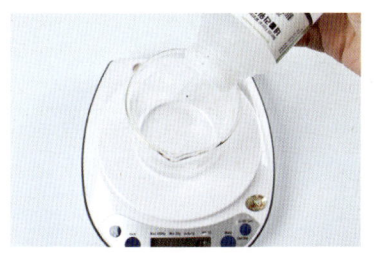

1 네롤리워터를 계량하세요.

TIP 워터류를 50~60도 정도 가열해 사용하면 저온살균으로 스킨의 보존기간을 늘릴 수 있어요

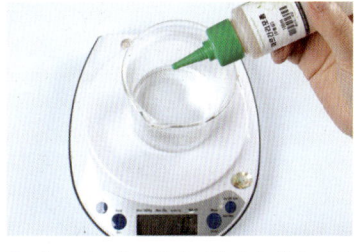

2 아르간 리포좀을 첨가하세요. 투명한 색상이 뽀얀 우윳빛으로 바뀐답니다.

TIP 복합성이나 지성피부의 경우에는 아르간 리포좀 대신 호호바 리포좀으로 대체하는 것이 좋아요.

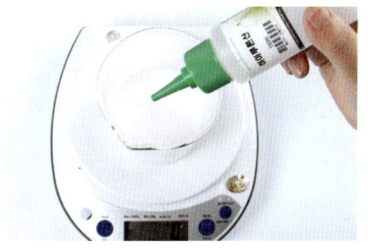

3 히아루론산을 첨가해 섞어주세요.

TIP 히아루론산이 많이 첨가된 스킨은 스프레이 용기에 담으면 펌프의 노즐을 막아 물총처럼 발사되는 현상이 생길 수 있어요. 스프레이 용기보다는 일반 스킨 용기에 담는 것이 좋아요.

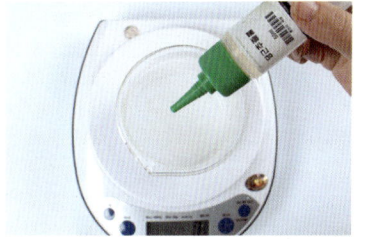

4 당근추출물, 아카시아콜라겐을 첨가해주세요.

TIP 당근추출물에는 비타민A, 베타카로틴 등이 풍부하게 함유되어 있어 탄력에 효과적이고 피부 진정효과와 보습효과도 우수해요. 황금추출물이나 홍삼추출물로 대체하셔도 돼요.

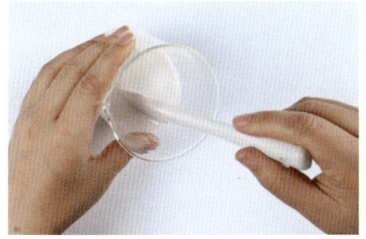

5 식물성에탄올을 첨가해 섞어주세요.

TIP 방부효과와 함께 히아루론산과 엉김현상을 방지하고 스킨이 분리되는 것을 방지하기 위해 식물성에탄올을 소량 첨가했어요. 에탄올에 민감한 피부는 나트로틱스 2g으로 대체하세요.

소프트 클리어 스킨

피부의 각질을 부드럽게 제거해주고 독소 배출을 도와 맑은 피부를 가꾸는 데 도움이 되는 스킨이에요. 수분을 공급해주고 다음 단계에 사용할 화장품의 흡수를 도와주는 효과도 있답니다.

난이도	예상시간(분)	사용기간(개월)
★☆☆☆☆	5	냉장보관 : 실온보관 5~6 : 3~4

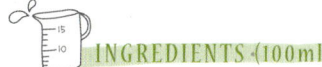

INGREDIENTS (100ml)

● 건성
워터류 로즈워터 79g
첨가물 비피다발효용해물 6g,
아하추출물 3g, 글리세린 8g,
알란토인(액상) 2g, 판테놀 2g
방부제 자몽씨추출물 10방울

● 중복합성
워터류 로즈워터 80g
첨가물 비피다발효용해물 6g,
아하추출물 4g, 글리세린 6g,
알란토인(액상) 2g, 판테놀 2g
방부제 자몽씨추출물 10방울

● 지성
워터류 로즈워터 81g
첨가물 비피다발효용해물 6g,
아하추출물 5g, 글리세린 4g,
알란토인(액상) 2g, 판테놀 2g
방부제 자몽씨추출물 10방울

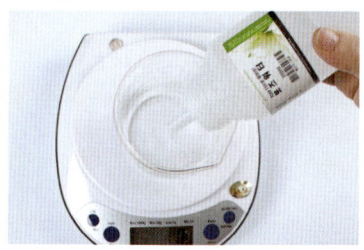

1 로즈워터를 계량해주세요.

TIP 로즈워터는 수렴·진정효과가 있어 각질제거
스킨에 적합한 플로럴워터예요. 카모마일저먼워터나
카모마일로만워터로 대체해도 돼요.

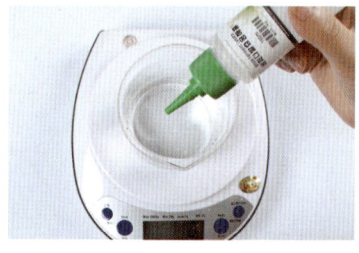

2 비피다발효용해물과 아하추출물
을 계량해 섞어주세요.

TIP 둘다 피부에 자극 없이 부드럽게 각질을 용해
시켜주는 재료랍니다.

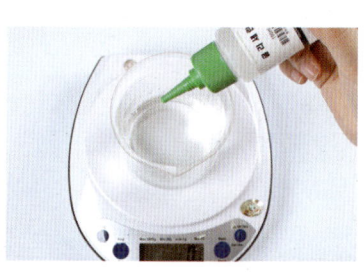

3 글리세린, 알란토인, 판테놀을 첨
가해주세요.

TIP 글리세린 대신 히아루론산으로 대체해도 돼요.

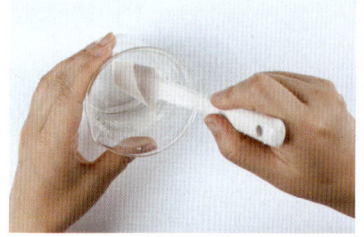

4 자몽씨추출물을 넣고 골고루 섞어
주세요.

TIP 화장솜에 적당량을 묻혀 T존을 중심으로 안쪽
에서 바깥쪽으로 부드럽게 닦아내듯이 발라주세요.

BUBBLE'S TIP

스킨의 목적별 분류

• **유연 화장수** : 각질층에 보습 성분을 주어 피부를 부드럽게 하는 역할을 하며 촉촉하고 윤택한
피부를 유지해줘요. ex)건성, 노화피부에 적용

• **수렴 화장수** : 각질층에 수분을 공급하고 수렴 작용, 피지 분비 억제 작용을 해요. 산뜻한 사용감
을 느낄 수 있고 화장이 지워지지 않도록 해주는 역할도 해요. ex)지성, 트러블 피부에 적용

• **세정 화장수** : 가벼운 색조화장을 지우거나 세안제 대용으로 사용합니다. 오염을 제거하고 피부
를 청결하게 하기 위해, 즉 세정효과를 높이기 위해 계면활성제, 보습제, 에탄올 등을 많이 배합
해 만들어요. ex)클렌징워터

• **다층식 화장수** : 2층 이상의 층을 이루는 화장수이며 흔들어 섞어준 후 사용해요. ex)민감성, 건성
피부에 적용

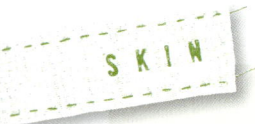

스노 화이트닝 스킨

멜라슬로우와 상백피추출물 등을 첨가해 만든
고기능성 화이트닝 스킨이에요. 감광성이 없는 재료라서
아침, 저녁 모두 사용 가능해요.
스노 화이트닝 에센스와 같이 사용하시면 더 효과적이랍니다.

난이도	예상시간(분)	사용기간(개월)
★★☆☆☆	10	냉장보관 3~4 / 실온보관 1

INGREDIENTS (60ml)

워터류 네롤리워터 30g,
대나무수액 22g
첨가물 멜라슬로우 3g,
상백피추출물2g, 트레할로스 1g,
알부틴 1g
방부제 나트로틱스 1g

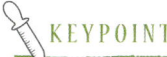

KEYPOINT

대나무수액은? 대나무 수액은 옛날부터 기미, 주근깨, 검버섯의 치료에 사용되었어요. 또한 마음을 안정시키고 몸속의 각종 노폐물을 씻어내는 효과가 있어요. 대나무수액에는 나트륨, 마그네슘, 칼륨, 칼슘, 철 등이 다량 함유되어 있으며, 특히 아미노산의 함유량이 높은 것으로 알려져 있답니다. 한방에서는 '죽정'이라 불리며, 노화된 피부와 보습이 필요한 피부를 위한 고급 화장수로 쓰이고 있어요. 유수분 공급은 물론 피부를 진정시켜주고 환한 피부로 가꿔주는 천연성분이랍니다.

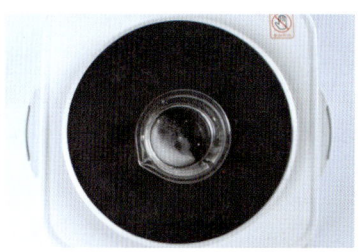

1 네롤리워터에 트레할로스를 첨가하고 50~60도로 가열해주세요.

TIP 워터를 가열하면서 몇 번만 저어주면 트레할로스는 금방 녹아요.

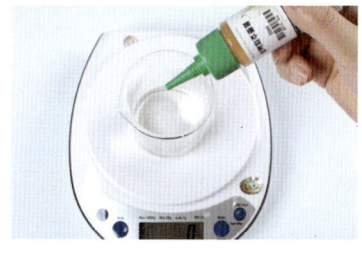

2 대나무수액과 상백피추출물을 첨가해 섞어주세요.

TIP 상백피추출물은 감초추출물이나 녹차추출물, 화이텐스 등으로 대체할 수 있어요.

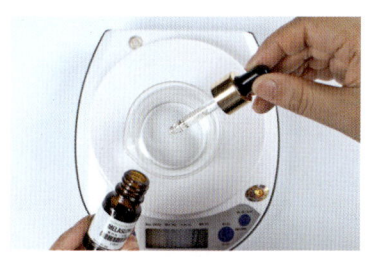

3 멜라슬로우를 계량해주세요.

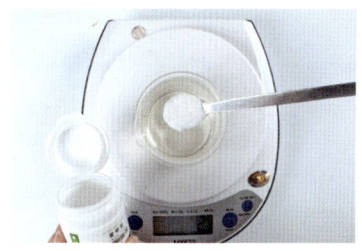

4 알부틴을 첨가해 녹여주세요.

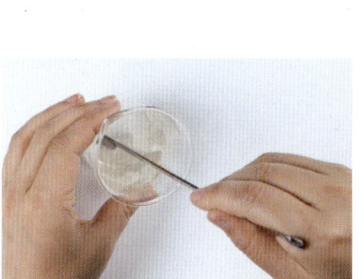

5 나트로틱스를 첨가해 골고루 섞은 후 용기에 담아 사용하시면 됩니다.

아스트린 모공 토너

세안 후 모공 수축과 피지 조절, 수분공급을 위한 토너예요.
아스트린AG와 위치헤이즐이 주성분으로 모공을 좁혀
피부를 매끈하게 해주고 피지를 조절해 번들거림을 잡아줍니다.

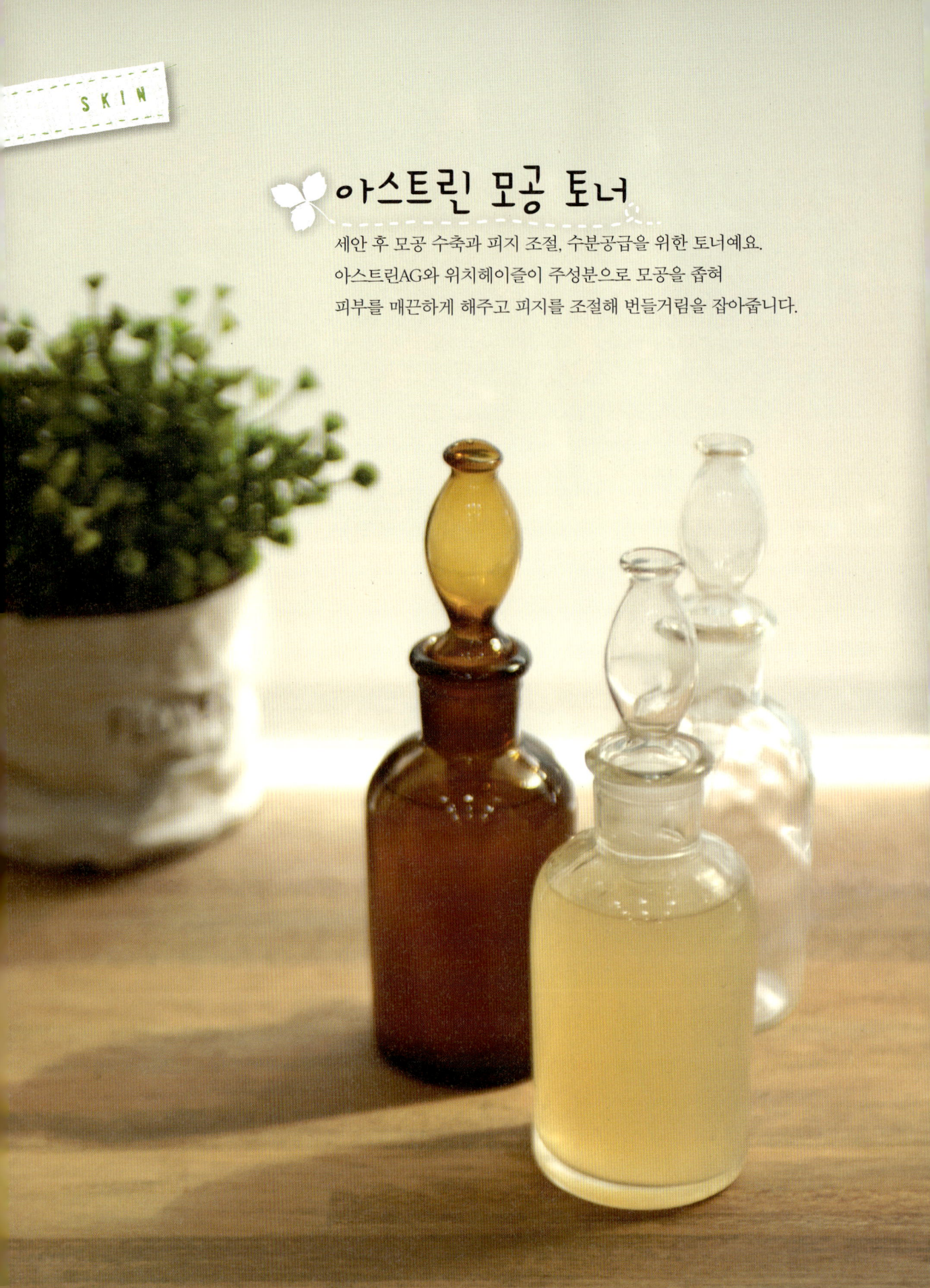

난이도	예상시간(분)	사용기간(개월)
★☆☆☆☆	5	냉장보관 : 실온보관 5~6 : 3

INGREDIENTS (100ml)

워터류 위치헤이즐워터 87g

첨가물 아스트린AG 4g,
녹차추출물 3g, 히아루론산 3g

방부제 나트로틱스 2g

가용화제 올리브리퀴드 1g

에센셜오일 제라늄 3방울,
사이프러스 3방울, 라벤더 1방울

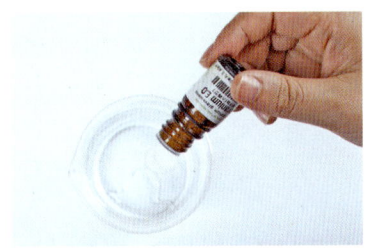

1 올리브리퀴드와 에센셜오일을 계량해 가볍게 섞어주세요.

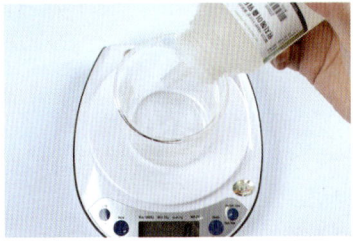

2 위치헤이즐워터를 첨가해주세요.

TIP 수렴효과가 좋은 로즈마리워터로 대체하셔도 무방해요.

KEYPOINT

아스트린AG는? 붉나무 열매인 오배자에서 추출한 천연수렴제예요. 한방에서 오배자는 수렴작용, 해독작용, 지혈작용, 항균작용 등의 효과가 있는 것으로 알려져있어요. 모공을 수축시켜 피부 탄력을 높여주고 피지를 조절해 피지 분비를 완화하고 피부를 청결하게 만들어준답니다. 또한 트러블을 예방하고 세균의 침입을 방지하는 효과가 있어 여드름 피부에 효과적이에요.

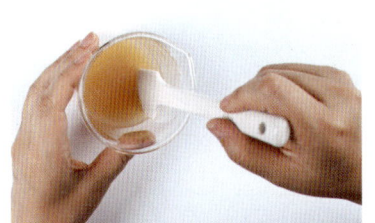

3 아스트린AG, 녹차추출물을 계량해서 골고루 섞으세요.

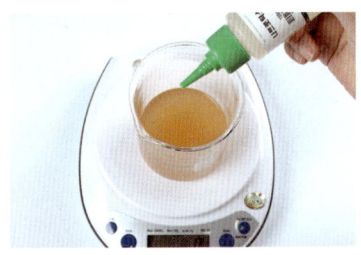

4 히아루론산과 나트로틱스를 차례대로 첨가해주세요.

TIP 히아루론산과 나트로틱스가 만나면 엉김 현상이 생길 수 있어요. 나트로틱스를 첨가하기 전에 히아루론산을 고르게 잘 섞어주는 것이 좋아요.

BUBBLE'S TIP

모공 수축 관리법

1 처음 세안할 때는 미지근한 물로, 마지막은 찬물로 마무리해 피부의 온도를 낮춰주세요. 온도가 1도 오를 때마다 피지선의 활동은 10%씩 증가하고 모공으로 배출되는 피지 양도 증가된답니다.

2 블랙헤드는 피지가 각질이나 오염 물질과 만나 생겨요. 블랙헤드가 모공을 막고 있으면 피지가 모공 밖으로 빠져나와 모공이 넓어지게 된답니다. 손으로 짜지 말고 부드럽게 블랙헤드를 녹여주는 제품이나 팩으로 관리해주세요.

3 모공 관리에서 가장 중요한 것은 꼼꼼한 클렌징이에요. 그러나 너무 세정력이 강한 제품을 사용하면 피부가 건조해지고 유수분 균형을 깨뜨릴 수 있으니 적당한 제품으로 관리해주세요.

4 술과 담배는 모공의 적이에요. 술을 마시면 알코올 성분이 피지선을 자극하고 피부 온도를 상승시켜 모공이 열리고 피부에 쌓인 오염 물질이 모공 속으로 침투하게 돼요. 담배는 몸속의 비타민을 파괴할 뿐만 아니라 수분을 증발시켜 피부 탄력을 저하시켜 모공이 커져요.

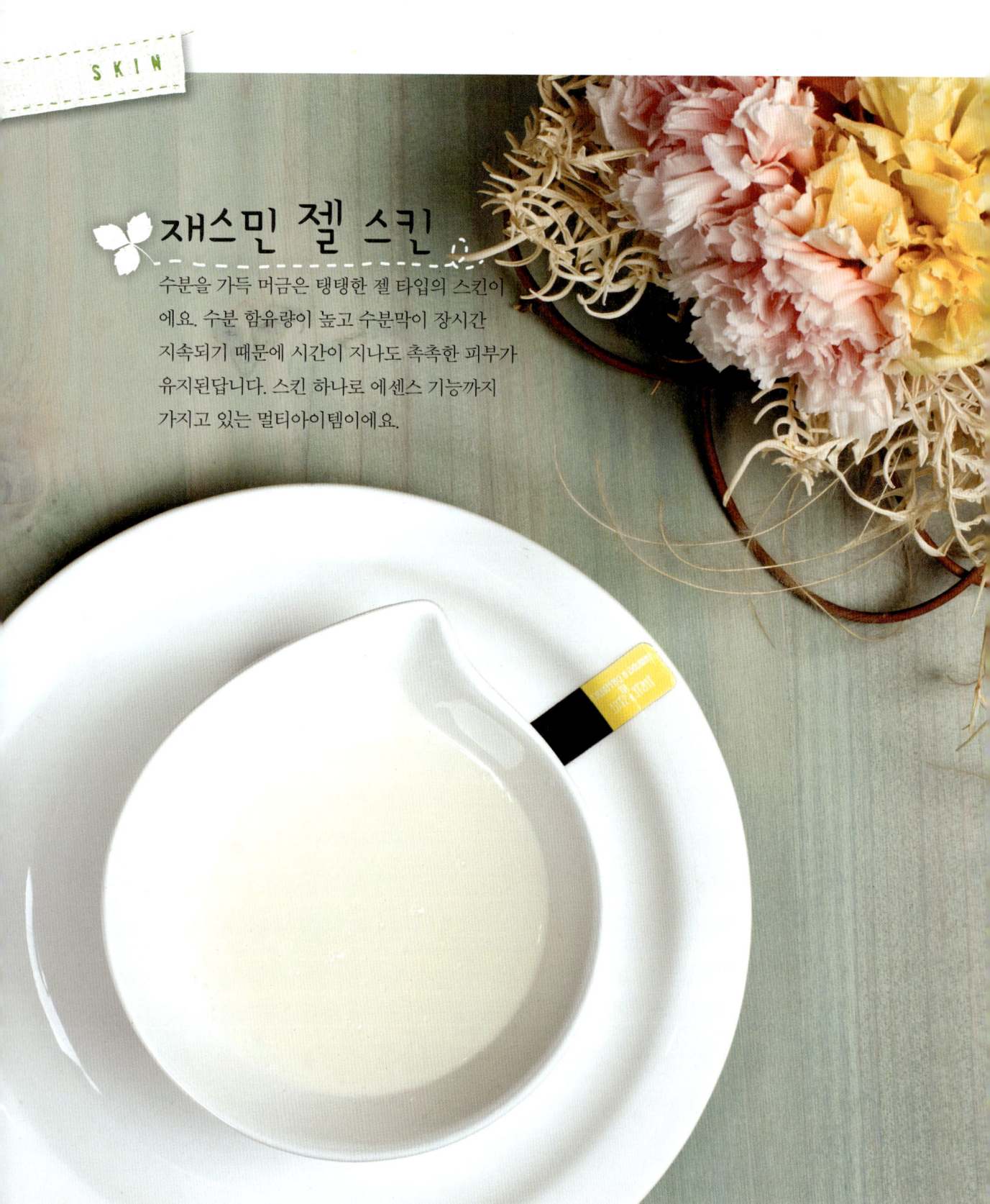

재스민 젤 스킨

수분을 가득 머금은 탱탱한 젤 타입의 스킨이
에요. 수분 함유량이 높고 수분막이 장시간
지속되기 때문에 시간이 지나도 촉촉한 피부가
유지된답니다. 스킨 하나로 에센스 기능까지
가지고 있는 멀티아이템이에요.

난이도	예상시간(분)	사용기간(개월)
		냉장보관 : 실온보관
★★☆☆☆	10	3 : 1

INGREDIENTS (100ml)

워터류 재스민워터 65g,
알로에베라겔 22g
첨가물 달팽이점액추출물 3g,
황금추출물 3g, 마린콜라겐 2g,
히아루론산 5g
방부제 자몽씨추출물 10방울
에센셜오일 일랑일랑 2방울,
로즈우드 2방울

KEYPOINT

황금추출물은? 꿀풀과의 다년생 약초인
황금(Scutellaria baicalensis)의 뿌리
에서 추출한 천연성분입니다. 항산화효
과가 뛰어나 주름 개선과 미백에 효과적
이며 피부의 염증이나 트러블에 항균 작
용을 해요. 자극이 거의 없는 성분이라서
식품 첨가물로도 이용되고 있어요.

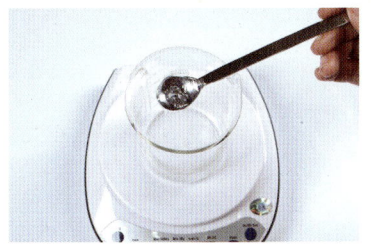

1 알로에베라겔과 에센셜오일을 계량해주세요.

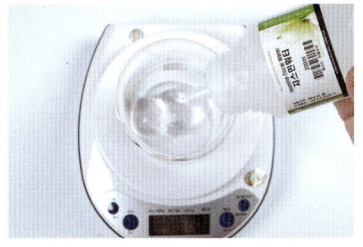

2 재스민워터를 계량해 섞어주세요.

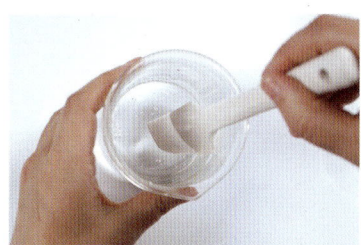

3 재료들이 고르게 잘 섞이도록 저어주세요.

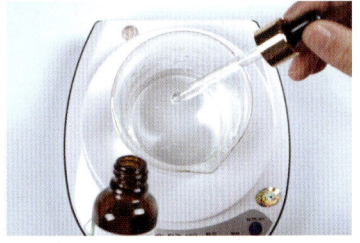

4 달팽이점액추출물, 황금추출물, 마린콜라겐을 첨가해주세요.

TIP 마린콜라겐 대신 아카시아콜라겐이나 케라스
젠으로 대체해도 좋아요.

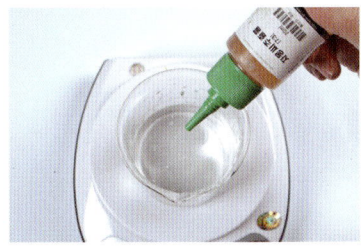

5 히아루론산을 계량해 잘 섞은 후
마지막으로 자몽씨추출물을 넣고 섞
어주세요.

TIP 자몽씨추출물 10방울 대신 나트로틱스 2g으
로 대체할 수 있어요.

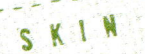
 # 비타민워터 스킨

계절이 바뀔 때마다 피부가 너무 건조해서 또는 칙칙하고
어두운 피부톤 때문에 항상 피곤해보인다고요?
피부가 참 좋아하는 비타민을 공급해주세요.
비타민 성분은 피부 톤을 환하게 개선해주며 탄력 있고
건강한 피부를 만들어준답니다.

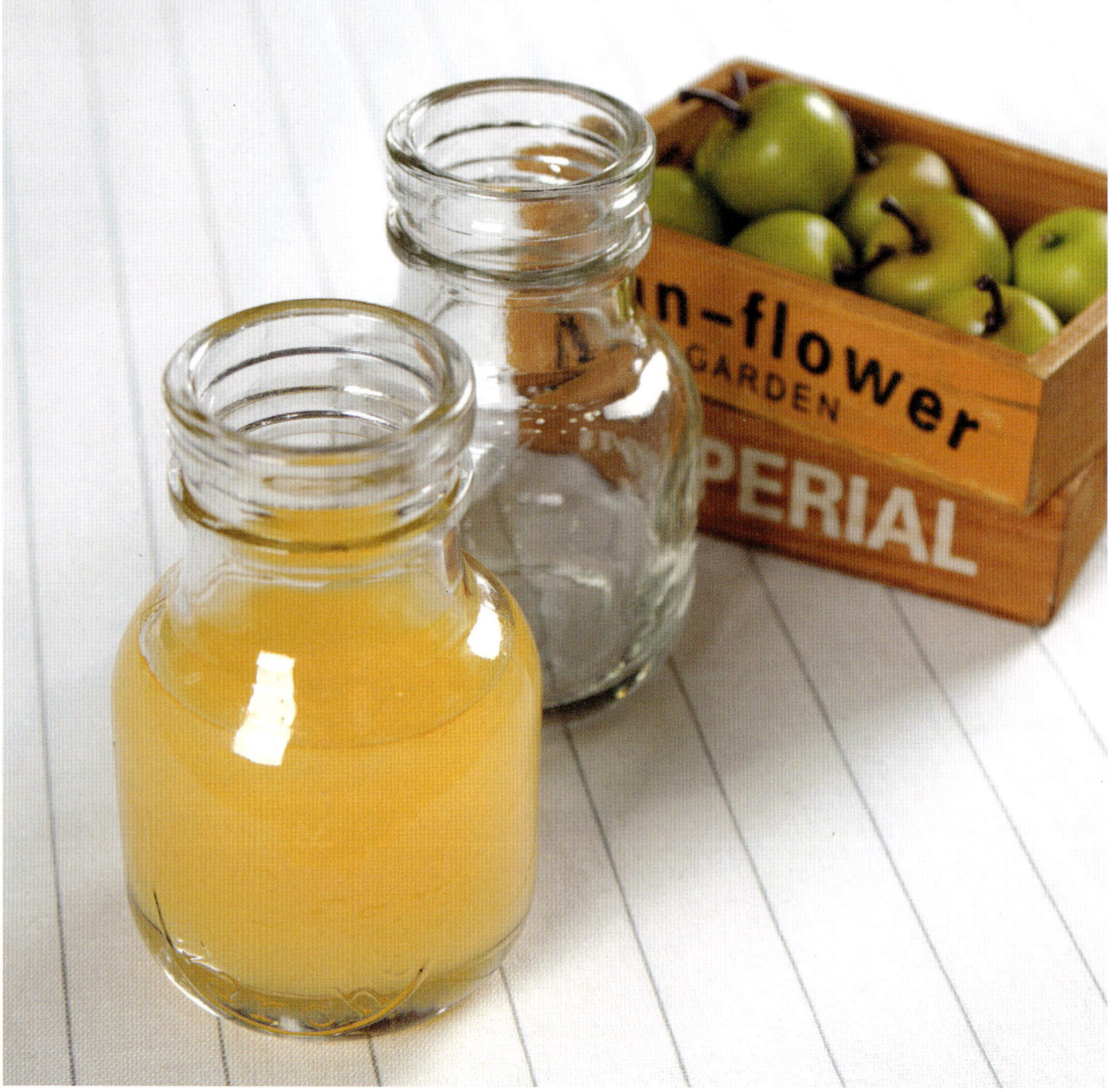

난이도	예상시간(분)	사용기간(개월)	
		냉장보관	실온보관
★★☆☆☆	10	3	1

INGREDIENTS (100ml)

워터류 네롤리워터 87g
첨가물① 시벅턴오일(비정제) 5방울,
비타민E 3방울
첨가물② 나이아신아미드 1g,
판테놀 3g,
코엔자임Q10(수용성) 1g,
히아루론산 3g
방부제 자몽씨추출물 10방울
가용화제 올리브리퀴드 2g
에센셜오일 버가못FCF 3방울

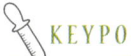

KEYPOINT

나이아신아미드는? 녹색채소나 곡물류에 많이 포함되어 있는 비타민B3 성분으로 식약청에서 2009년에 미백고시 원료로 추가되었어요. 멜라닌의 운동성을 감소시켜 미백 기능을 하는 것으로 알려져 있는 화장품 원료예요. 수렴작용으로 모공을 수축시키는 역할을 하고 세포 재생 작용으로 흉터나 거칠고 노화된 피부를 개선하는 데도 도움을 줍니다. 항염 작용과 피지 분비를 조절해 지성피부의 트러블 관리에도 효과적이에요.

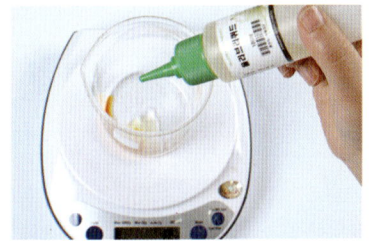

1 올리브리퀴드를 계량해주세요.

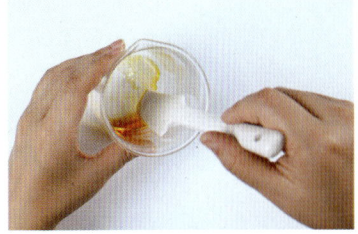

2 첨가물①과 에센셜오일을 계량해 가볍게 섞어주세요.

> **TIP** 첨가물 ①은 친유성 재료예요. 미리 가용화제인 올리브리퀴드와 섞어두는 것이 좋아요.

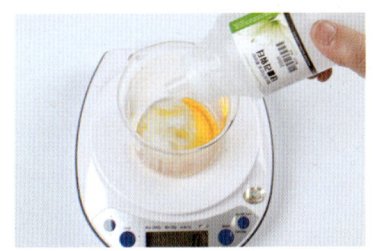

3 네롤리워터를 계량해 섞어주세요.

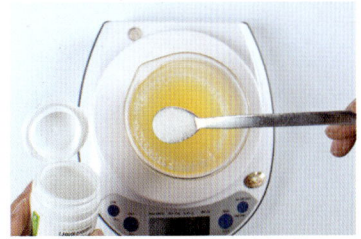

4 나이아신아미드와 판테놀을 계량해 섞어주세요.

> **TIP** 나이아신아미드는 분말 타입으로 워터에 넣어 2~3분 저어주면 잘 녹아요. 미리 판테놀에 섞어 녹여두셔도 돼요.

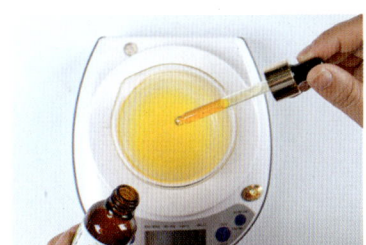

5 코엔자임Q10과 히아루론산을 첨가한 후에 자몽씨추출물을 넣고 골고루 잘 섞어주세요.

> **TIP** 코엔자임Q10은 수용성과 지용성이 있어요. 스킨에는 수용성을 사용하시는 것이 좋아요. 지용성을 사용할 경우 미리 가열해 녹여야 하고 올리브리퀴드를 더 첨가하셔야 합니다.

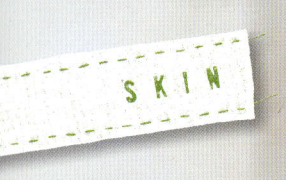
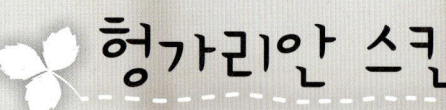

헝가리안 스킨

'영혼의 물'이라고도 부르는 헝가리워터는 14세기 헝가리의
엘리자베스 여왕이 애용해 붙여진 이름이에요. 그녀는 로즈마리, 로즈 등의
허브로 만든 신비의 물을 화장수나 목욕제로 사용하면서 젊음을 유지해
70세의 나이에 청혼을 받았다고 해요.
젊음의 비밀이 담긴 헝가리워터는 리프레시 효과가 뛰어나고
수분 밸런스를 잘 맞춰주어 생기 있는 피부로 가꾸어줄 거예요.

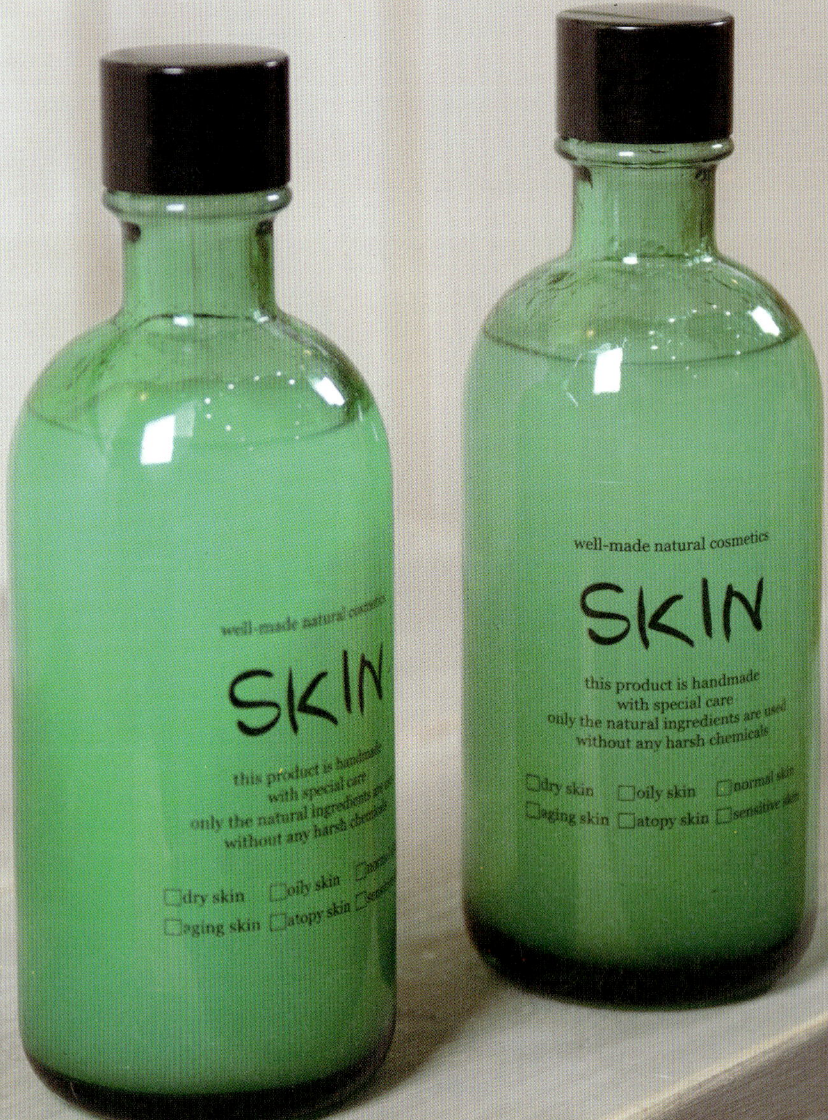

난이도	예상시간(분)	사용기간(개월)
★☆☆☆☆	5	냉장보관 : 실온보관 3 : 1

INGREDIENTS (100ml)

워터류 로즈마리워터 60g,
페퍼민트워터 20g
첨가물 히아루론산 8g, 판테놀 2g
가용화제, 방부제 식물성에탄올 8g
에센셜오일 로즈 1방울,
네롤리 1방울

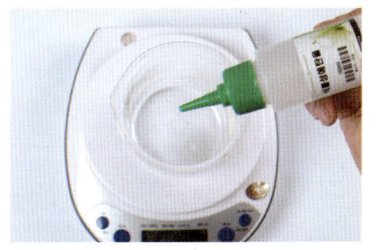

1 식물성에탄올을 계량해주세요.

TIP 식물성에탄올은 오일을 워터에 섞어주는 가용
화제의 역할과 방부제의 역할을 해요. 알코올에 민감
한 경우에는 올리브리퀴드 1g과 자몽씨추출물 10방
울로 대체하는 것이 좋아요.

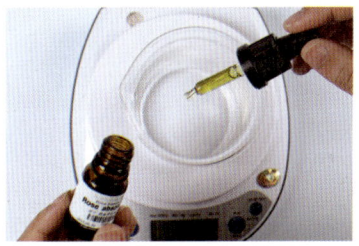

2 에센셜오일을 첨가해 식물성에탄
올과 잘 섞어주세요.

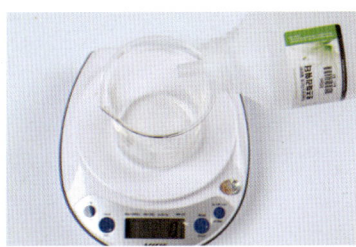

3 로즈마리워터와 페퍼민트워터를
첨가해 섞어주세요.

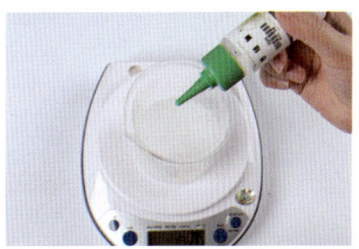

4 히아루론산과 판테놀을 첨가해주
세요. 스킨 용기에 담아 사용하세요.

TIP 알코올이 함유되어 있어 민감한 피부에 자극
을 유발할 수 있어요. 반드시 피부테스트 후 사용하
세요.

PLUS RECIPE

팅크처를 이용한 헝가리안 스킨

허브를 팅크처해서 헝가리워터를 만든 후 희석해 스킨을 완성하는 레시피입니다. 냉장보
관하면서 3개월 이내로 사용하시면 돼요.

재료 (팅크처 200ml, 스킨 100ml)
팅크처 식물성에탄올 100ml, 정제수 100ml, 로즈마리허브 10g, 페퍼민트허브 10g, 로즈허브 5g,
레몬이나 오렌지 껍질 5g
스킨 정제수 70g, 팅크처 20g, 글리세린 10g

적당한 유리병에 팅크처 재료를 넣고 1~2개월 정도 숙성 후 걸러주세요. 그늘지고 서늘
한 곳에 보관하시고 하루 한번 흔들어 유효성분이 잘 추출되도록 해주세요. 팅크처가 완성
되면 걸러내어 정제수, 글리세린과 잘 섞어주세요.

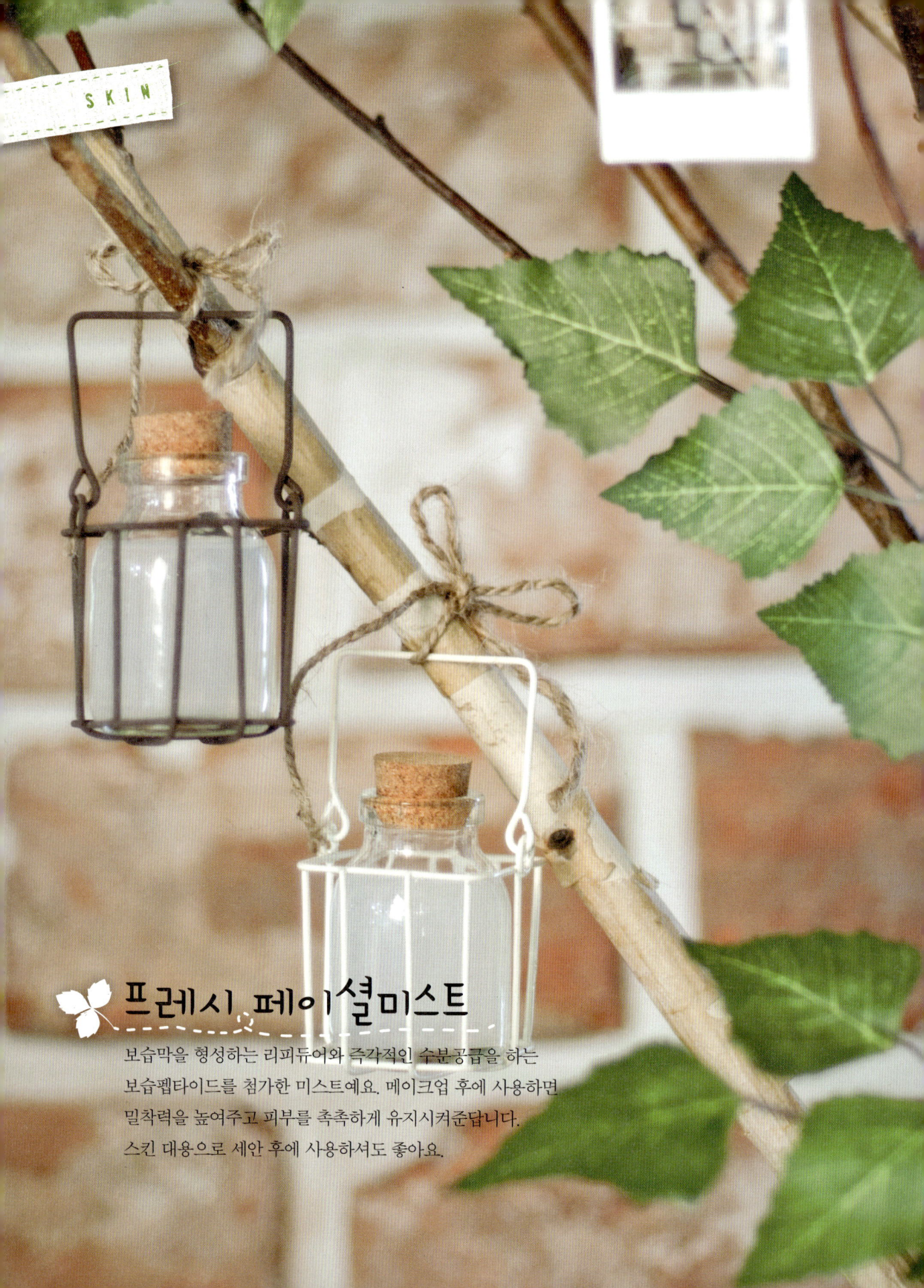

프레시 페이셜미스트

보습막을 형성하는 리피듀어와 즉각적인 수분공급을 하는
보습펩타이드를 첨가한 미스트예요. 메이크업 후에 사용하면
밀착력을 높여주고 피부를 촉촉하게 유지시켜준답니다.
스킨 대용으로 세안 후에 사용하셔도 좋아요.

난이도	예상시간(분)	사용기간(개월)	
		냉장보관	실온보관
★☆☆☆☆	5	4~5	2

INGREDIENTS (100ml)

● 건성
워터류 로즈워터 89g
첨가물 ① 보습펩타이드 3g,
리피듀어 1g
첨가물 ② 아카시아콜라겐 3g,
모이스틴 2g
방부제 나트로틱스 2g

● 중복합성
워터류 일랑일랑워터 90g
첨가물 ① 보습펩타이드 2g,
리피듀어 1g
첨가물 ② 아카시아콜라겐 3g,
녹차추출물 2g
방부제 나트로틱스 2g

● 지성
워터류 위치헤이즐워터 91g
첨가물 ① 보습펩타이드 1g,
리피듀어 1g
첨가물 ② 아카시아콜라겐 3g,
알란토인 2g
방부제 나트로틱스 2g

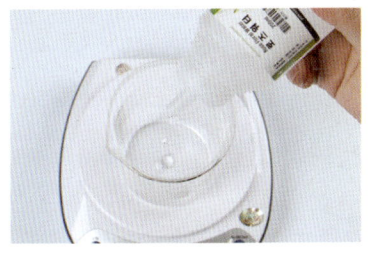

1 워터류를 계량해주세요.

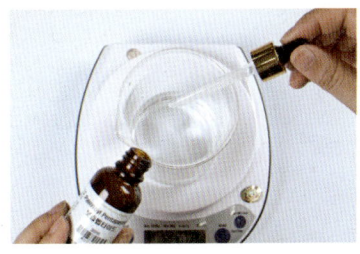

2 보습펩타이드와 리피듀어를 첨가
해주세요.

TIP 스포이트 용기의 계량 시 고무 부분을 한 번
꾹 눌러 나오는 양을 1g으로 생각하면 돼요.

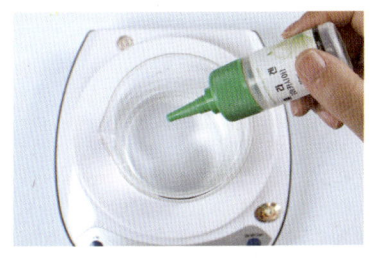

3 피부 타입에 따라 첨가물②를 넣
고 섞어주세요.

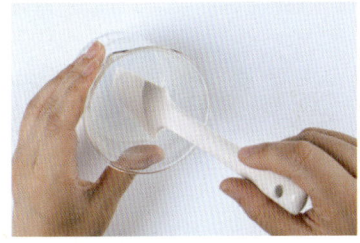

4 나트로틱스를 첨가한 후 골고루
섞어서 스프레이 타입의 미스트 용
기에 담아 사용하세요.

TIP 미스트는 냉장보관보다는 실온에서 휴대하는
경우가 많아 천연방부제 중 비교적 방부력이 높은 나
트로틱스를 사용했어요.

 BUBBLE'S TIP

스킨과 미스트의 용도 차이 스킨은 세안 후 pH밸런스를 조절하고 남아있는 잔여물을 닦아내는
역할을 하는 기초화장품이에요. 미스트는 얼굴이 당기는 증상이 있거나 메이크업을 수정할 때 뿌
려주는 것으로 피부에 즉각적으로 수분을 공급하고 진정시켜주는 역할을 해요. 또한 유분기를 잡
아주고 메이크업을 고정시켜준답니다.

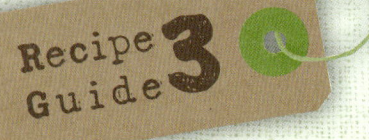
LOTION

스킨과 크림의 중간적 성격을 가진 것으로 크림보다 유분량은 적고 유동성이 있는 에멀전 상태입니다. 우리에게 '로션'으로 통하는 제품의 정식 명칭은 '모이스처라이저'예요. 피부에 수분과 유분을 보충하고 피부를 더욱 촉촉하고 부드럽게 가꿔주는 효과가 있어요. 적당량을 발라 피부에 밸런스를 맞춰주세요.

레시피 구성하기

Step1 제품을 결정하고 총용량 정하기

사용할 사람의 성별, 나이, 피부 상태, 계절 등을 고려해 어떤 로션을 만들 것인지를 결정해주세요.

Step2 베이스오일의 종류와 양 정하기

로션 총량의 20% 이내가 적당해요. 베이스오일은 아주 중요한 역할을 하므로 각 베이스오일의 특성을 충분히 숙지한 후에 결정해주세요.

Step3 유화제의 종류와 양 정하기

베이스오일 총량의 20~30%가 적당해요. 유화 안정도를 높이기 위해 올리왁스LC 등 유화 보조제나 잰탄검 같은 점증제를 소량 함께 사용하기도 해요.

Step4 기능성 첨가물 의 종류와 양 정하기

기능성 첨가물을 5% 이내로 사용해주세요. 너무 많이 넣으면 유화 안정도가 떨어지고 자극을 유발할 수 있어요.

Step5 보습제의 종류와 양 정하기

로션 총량의 10% 이내가 적당해요. 한가지 보습제를 다량 사용하는 것보다는 2~3가지 보습제를 섞어서 쓰는 것이 더 효과적이에요.

Step6 방부제, 산화방지제의 종류와 양 정하기

나트로틱스나 천연 한방방부제를 로션 총량의 2%로 첨가하세요. 자몽씨추출물을 사용할 때는 총량의 0.5% 이내가 적당해요. 오일의 산화방지를 위해 비타민E 또는 로즈마리오일추출물을 함께 사용하기도 해요. 산화방지제는 로션 총량의 1% 이내로 사용해주세요.

Step7 워터의 종류와 양 정하기

로션 총량에서 위의 재료들을 제외한 용량이 워터의 양이에요. 원하는 기능에 맞게 워터를 결정하세요.

Step8 에센셜오일 정하기

페이스용 로션은 총량의 1% 이내, 보디용은 3% 이내로 첨가해주세요. 유아용 레시피에서는 성인용 레시피의 절반 이하로 사용해주세요.

레시피 구성 예

❶ 오트밀 로션 100ml
❷ 베이스오일 : 오트밀 7g, 보리지오일 5g, 윗점오일3g
❸ 유화제 : 올리브소프트왁스 5g
❹ 기능성 첨가물 : 석류추출물 4g,
❺ 보습제 : 히아루론산 5g, 모이스트24 3g, 트레할로스 1g
❻ 방부제, 산화방지제 : 나트로틱스 2g, 비타민E 5방울
❼ 워터류 : 로즈워터 65g
❽ 에센셜오일 : 로즈우드 5방울

유화제, 유화보조제의 종류와 특성

유화제와 유화보조제는 천연화장품을 만들 때 꼭 필요한 필수 재료입니다. 유화제에 따라 특성과 적정 사용량이 다르므로 충분히 숙지하는 것이 중요해요.

이멀시파잉왁스 코코넛오일에서 추출한 식물성 유화제로 로션과 크림을 만들 때 사용됩니다. 전체 용량의 5~10% 이내로 사용하는 것이 적당합니다.

몬타노브왁스 팜과 코코넛에서 추출한 천연 식물성 유화제로 로션을 만들 때는 전체 레시피의 3~5% 이내로 사용됩니다. 크림을 만들 때는 전체 레시피의 5~10%이내로 사용하세요. 크림을 만들 경우 몬타노브 왁스를 단독으로 사용하거나 몬타노브(70~80%)+이왁스(20~30%)로 함께 사용하는 것이 좋습니다. 로션을 만들 경우 몬타노브 왁스를 단독으로 사용하기 보다는 몬타노브(20~30%)+이왁스(70~80%) 추천합니다.

올리브유화왁스 천연성분의 고형 O/W형 유화제로 올리브 오일을 에스테르화하여 만들며 유화효과 외에도 에몰리언트(피부유연) 효과도 같이 가지고 있습니다. 제품의 퍼짐성과 침투성을 향상시키고 산뜻한 느낌의 사용감을 주며 보습력도 뛰어납니다. 에탄올과 식물성오일에 용해되며 물과 글리콜(Glycol) 계열의 용제에는 분산됩니다. 로션이나 크림을 만들 때 2~5%가 적정 사용량입니다.

올리브소프트왁스(Olivem800) 올리브오일에서 추출되었으며 올리브유화왁스보다 점도가 낮고 끈적임과 유분감이 적은 화장품을 만들 때 유용합니다. 저점도 유화제 중에서 가장 우수한 유화력을 가지고 있습니다. 전체 용량의 5~10%를 사용하는 것이 적당합니다.

올리왁스LC 올리브유화왁스 또는 올리브소프트왁스와 함께 사용해 유화 안정성을 높여주는 재료입니다. 화장품의 사용감과 밀착력을 향상시켜주며 자외선 차단 화장품에 사용 시 발림성과 SPF를 높여줍니다.

세틸알코올 로션이나 크림을 만들 때 세트아르알코올보다 점도형성 기능은 다소 부족하지만, 컨디셔닝 향상효과를 기대할 수 있습니다. 로션이나 크림을 만들 때 2~7% 첨가하는 것이 적당합니다. 이멀시파잉왁스나 몬타왁스를 사용한다면 왁스를 3%정도 사용하고 세틸알코올로 점도를 맞춰주면 됩니다. 세틸알코올을 2% 사용하면 얇은 로션이 만들어지고, 7% 첨가하시면 점도가 높은 크림 제형이 됩니다.

세트아르알코올 세트아르알코올은 세틸알코올(Cetyl Alcohol)과 스테럴알코올(Stearyl Alcohol)의 블렌딩입니다. 로션 만들 때 이왁스와 몬타왁스 사용량은 3~4%로 제안하고 대신 세트아르알코올을 1~5% 첨가하면 더욱 부드러워집니다. 또한 자극이 낮아지고 보습효과가 상승하고, 점도가 높은 화장품을 만들 수 있습니다.

세토스 팜오일에서 추출한 천연성분의 유화 보조제 겸 고형 증점제로 로션 및 크림에서 제품의 제형을 유지하기 위한 점도조절 및 유화 보조제로 사용하며 피부에 대한 안정성 및 유연 효과가 뛰어납니다. 친유성(親油性)으로 오일층에 첨가하여 사용하는 것이 좋습니다. 로션이나 크림, 자외선차단로션 등을 만들 때 0.5 ~ 5% 이내 첨가하세요.

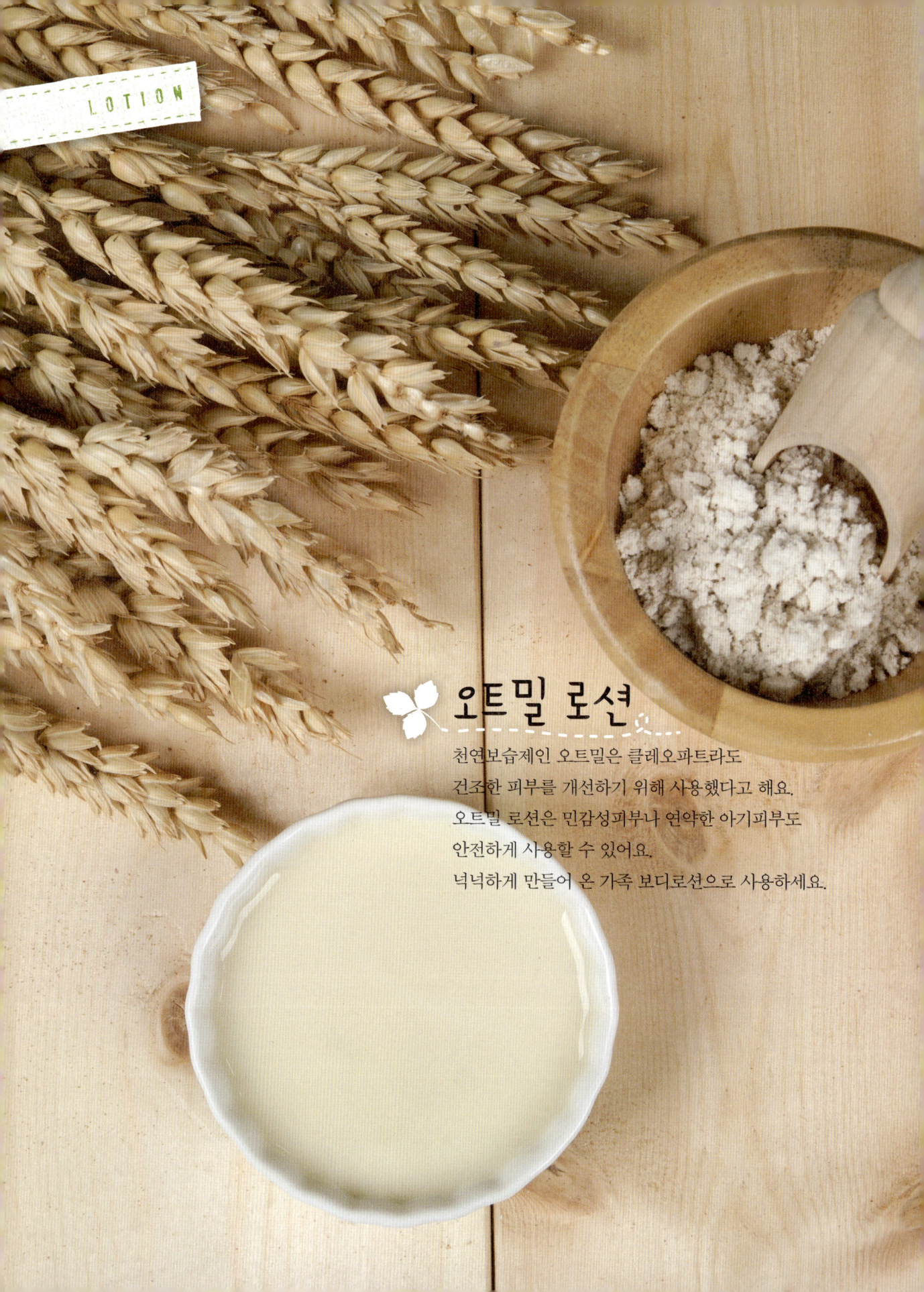

오트밀 로션

천연보습제인 오트밀은 클레오파트라도
건조한 피부를 개선하기 위해 사용했다고 해요.
오트밀 로션은 민감성피부나 연약한 아기피부도
안전하게 사용할 수 있어요.
넉넉하게 만들어 온 가족 보디로션으로 사용하세요.

난이도	예상시간(분)	사용기간(개월)
★★★☆☆	20	냉장보관 : 실온보관 3 : 1

INGREDIENTS (100ml)

워터류 로즈워터 65g

오일류 오트밀오일 7g,
보리지오일 5g, 윗점오일 3g

유화제 올리브소프트왁스 5g,
쟁탄검 0.1g

첨가물 모이스트24 3g,
석류추출물 4g, 히아루론산 5g,
트레할로스 1g

방부제 나트로틱스 2g,
비타민E 5방울

에센셜오일 로즈우드 5방울

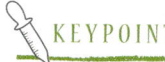

KEYPOINT

오트밀오일은? 오트오일 또는 귀리오일, 오트커넬오일 등으로 불려요. 수세기 동안 훌륭한 식재료로 사용된 오트밀은 피부 친화력과 항산화효과 등 여러 가지 미용 효능이 알려지면서 화장품 재료로 크게 인기를 얻고 있어요. 오트밀오일은 필수지방산과 비타민E 함유량이 높으며 보습력과 피부 진정효과가 우수해요. 피부가 연약한 아이들을 위한 화장품이나 건성, 민감성, 트러블성 피부에 두루 사용하셔도 좋습니다.

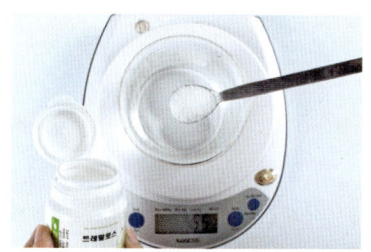

1 로즈워터와 트레할로스를 계량해 주세요.

TIP 로즈워터 대신 네롤리워터나 정제수로 대체 가능해요.

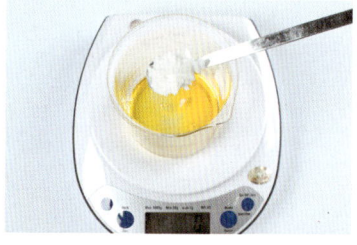

2 다른 비커에 오일류와 유화제를 계량해주세요.

TIP 올리브소프트왁스 5g, 쟁탄검 0.1g 대신 올리브유화왁스 3g으로 대체해도 돼요.

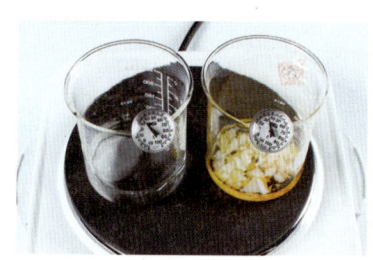

3 각각을 60~70도로 가열해주세요.

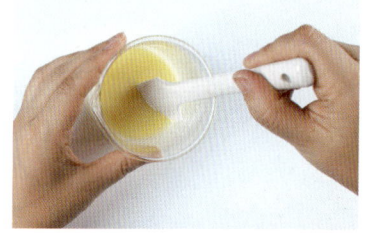

4 워터류에 오일류를 부은 후 주걱과 블렌더를 번갈아 사용해 유화시켜주세요.

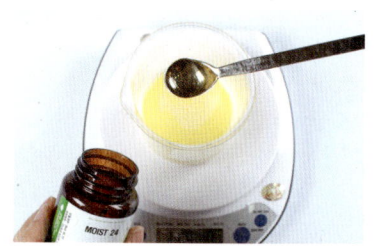

5 모이스트24, 석류추출물, 히아루론산을 넣고 골고루 섞어주세요.

TIP 올리브소프트왁스는 점도가 천천히 나는 성질이 있어요. 온도가 50~55도가 되면 첨가물을 넣어주시면 됩니다.

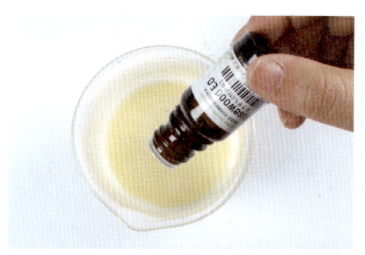

6 방부제를 넣어 가볍게 섞은 후 마지막으로 에센셜오일을 첨가해주세요. 완성된 로션은 하루 정도 실온에 두었다가 냉장고에 보관하시면 돼요.

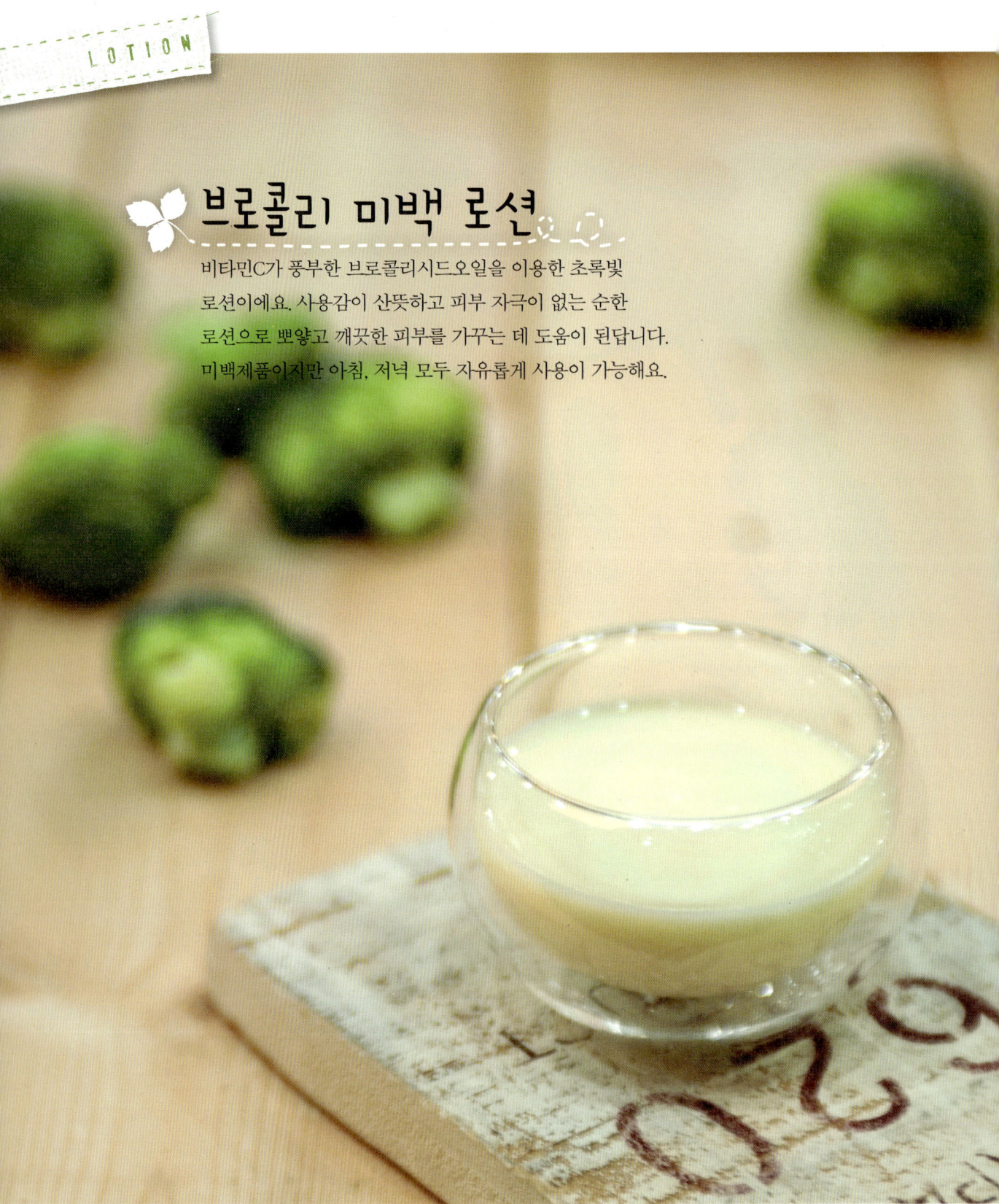

브로콜리 미백 로션

비타민C가 풍부한 브로콜리시드오일을 이용한 초록빛
로션이에요. 사용감이 산뜻하고 피부 자극이 없는 순한
로션으로 뽀얗고 깨끗한 피부를 가꾸는 데 도움이 된답니다.
미백제품이지만 아침, 저녁 모두 자유롭게 사용이 가능해요.

난이도	예상시간(분)	사용기간(개월)
★★★☆☆	20	냉장보관 : 실온보관 3 : 1

INGREDIENTS (100ml)

워터류 로즈워터 35g,
대나무수액 34g

오일류 브로콜리시드오일 8g,
녹차씨유 5g, 햄프시드오일 3g

유화제 올리브소프트왁스 2g,
올리브유화왁스 2g

첨가물 녹차추출물 4g,
히아루론산 3g, 알부틴 2g

방부제 나트로틱스2g

에센셜오일 네롤리 3방울,
제라늄 2방울

KEYPOINT

브로콜리시드오일은? 브로콜리의 씨앗을 냉압착해 추출한 황금빛 오일로 신선한 향이 나요. 가볍고 오일감이 적은 오일로 불포화지방산이 80~85%로 높고 비타민A, 비타민C가 특히 풍부해요. 비타민A는 피부의 저항력을 강화시켜 세균감염을 막는 역할을 하고 비타민C는 기미나 주근깨 등의 색소침착을 막아줘요.

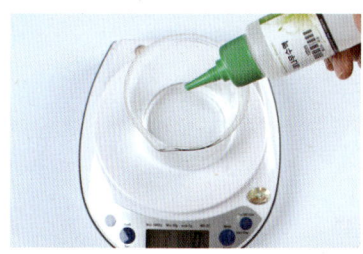

1 로즈워터와 대나무수액을 계량해 주세요.

TIP 민감한 피부라면 대나무수액을 빼고 전량 로즈워터로 대체하셔도 좋아요.

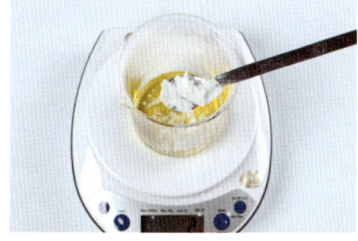

2 다른 비커에 오일류와 유화제를 계량해주세요.

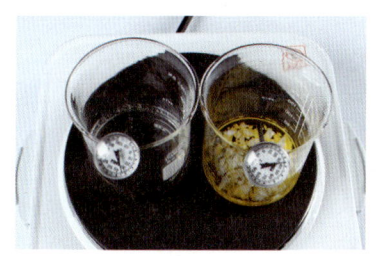

3 ①과 ②를 각각 60~70도로 가열해주세요.

TIP 오일류는 온도계로 굳이 측정하지 않아도 유화제가 90% 정도 녹았을 때 핫플레이트에서 내린 후 스푼으로 저으면 깨끗하게 녹는답니다.

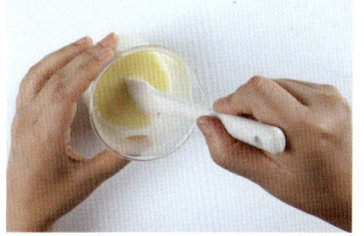

4 워터류에 오일류를 붓고 주걱과 블렌더를 번갈아 사용해 유화시켜요.

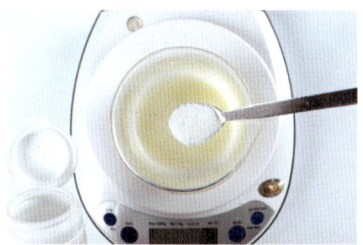

5 첨가물을 넣고 골고루 섞어주세요.

TIP 알부틴은 열에 약한 성질을 가지고 있기 때문에 첨가물 중 가장 마지막 단계에 넣는 것이 좋아요.

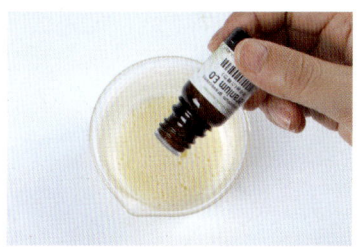

6 네롤리 에센셜오일, 제라늄 에센셜오일을 첨가한 후 골고루 섞어주세요.

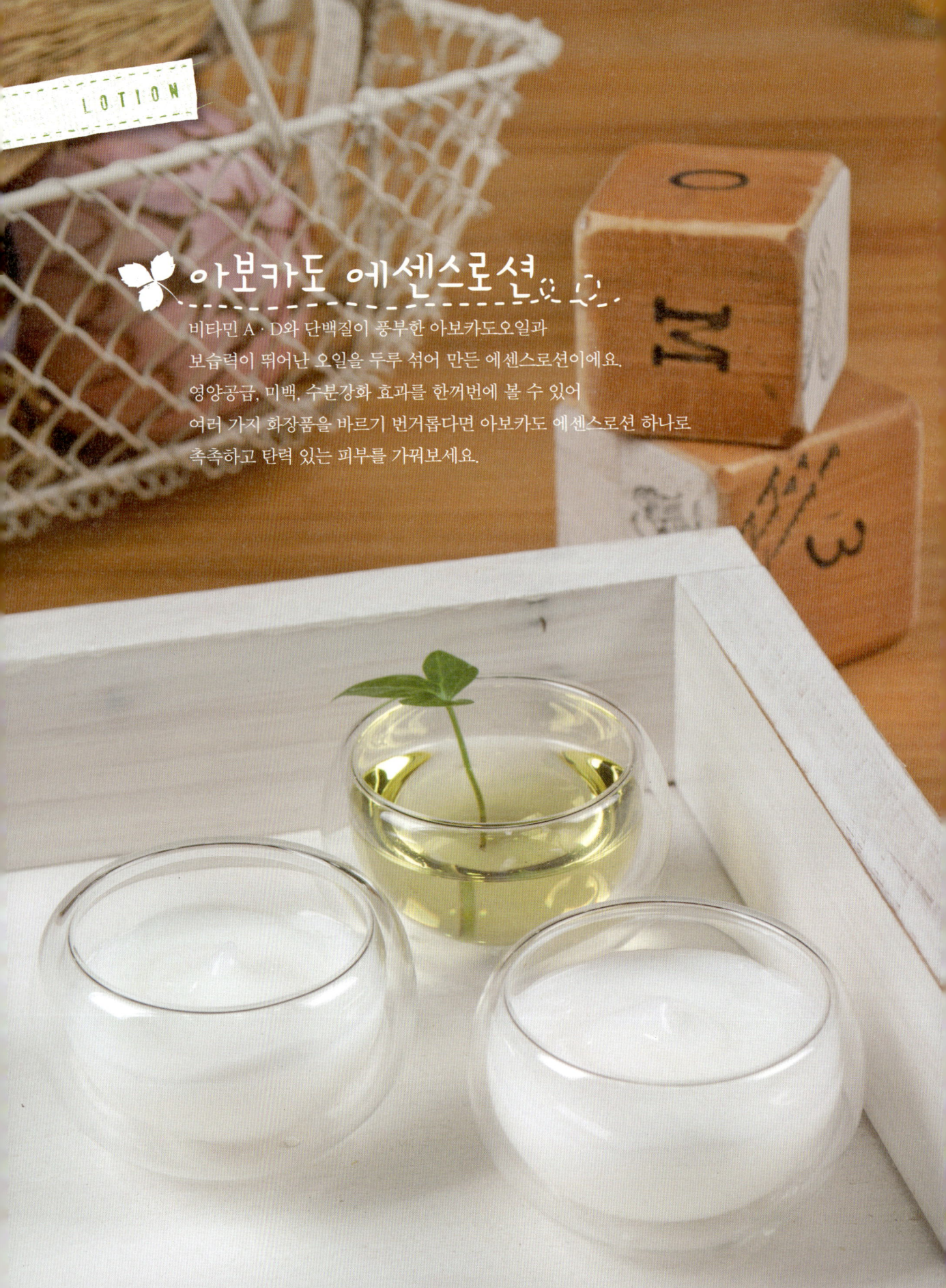

아보카도 에센스로션

비타민 A·D와 단백질이 풍부한 아보카도오일과
보습력이 뛰어난 오일을 두루 섞어 만든 에센스로션이에요.
영양공급, 미백, 수분강화 효과를 한꺼번에 볼 수 있어
여러 가지 화장품을 바르기 번거롭다면 아보카도 에센스로션 하나로
촉촉하고 탄력 있는 피부를 가꿔보세요.

INGREDIENTS (100ml)

워터류 재스민워터 57g,
갈락토미세스발효여과물 15g
오일류 아보카도오일(정제) 5g,
라즈베리시드오일 3g,
호호바오일(골드) 2g,
로즈힙오일(정제) 2g
유화제 올리브소프트왁스 6g,
잰탄검 0.1g
첨가물 모이스트24 3g,
화이텐스 2g, 히아루론산 3g
방부제 나트로틱스 2g
에센셜오일 팔마로사 2방울,
로즈제라늄 2방울

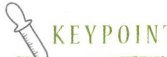

KEYPOINT

아보카도오일은? 아보카도는 '숲 속의 버터'라 불릴 만큼 풍부한 영양과 뛰어난 보습효과를 자랑한답니다. 아보카도 과육에서 추출한 오일은 피부에 좋은 비타민A, D, E를 비롯한 17가지 비타민, 11가지 필수 미네랄과 아미노산을 다량 함유하고 있어요. 피부 연화 작용과 피부 침투력이 뛰어나 각질이 두꺼운 피부에도 잘 스며들고 피부를 부드럽게 해주는 역할을 해요. 또한 재생 능력과 보습 기능이 매우 높아 노화 피부나 건조한 피부에 유용하답니다. 민감한 피부를 진정시켜주고 피부 유연효과가 우수해 마사지 오일로도 많이 사용되지요. 자극이 적고 피부 친화성이 좋아 아토피 피부나 습진, 염증이 생긴 부위에도 효과적입니다.

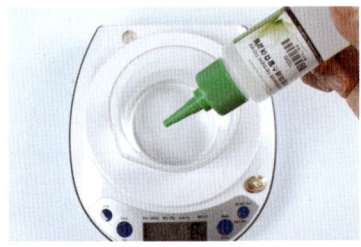

1 재스민워터와 갈락토미세스발효여과물을 계량해 60~70도로 가열해 주세요.

TIP 갈락토미세스발효여과물은 용량이 많기 때문에 나중에 첨가물로 넣으면 유화가 풀릴 수 있어요. 처음부터 가열해도 유효성분이 파괴되지 않아요.

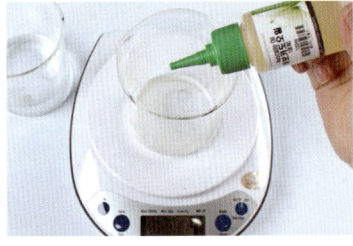

2 다른 용기에 오일류와 유화제를 계량하세요.

TIP 잰탄검은 유화안정도를 높이고 에센스 제형을 만들기 위해 첨가한 것으로 넣지 않으셔도 무방해요.

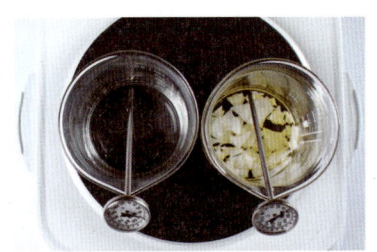

3 계량한 워터류와 오일류를 모두 60~70도로 가열해주세요.

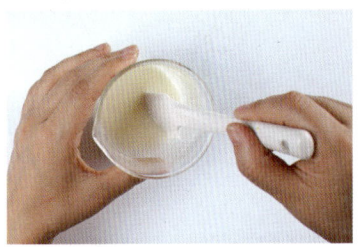

4 두 계열의 온도가 비슷해지면 워터류에 오일류를 부어 섞어주세요. 블렌더와 주걱을 번갈아가며 사용해주세요.

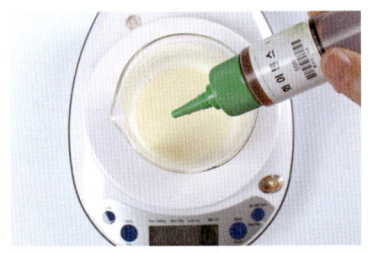

5 첨가물과 방부제를 넣고 섞어주세요.

TIP 화이텐스 대신 상백피추출물이나 녹차추출물로 대체해도 돼요.

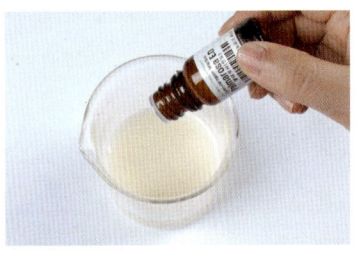

6 45도 정도가 되면 에센셜오일을 넣고 가볍게 섞어주세요.

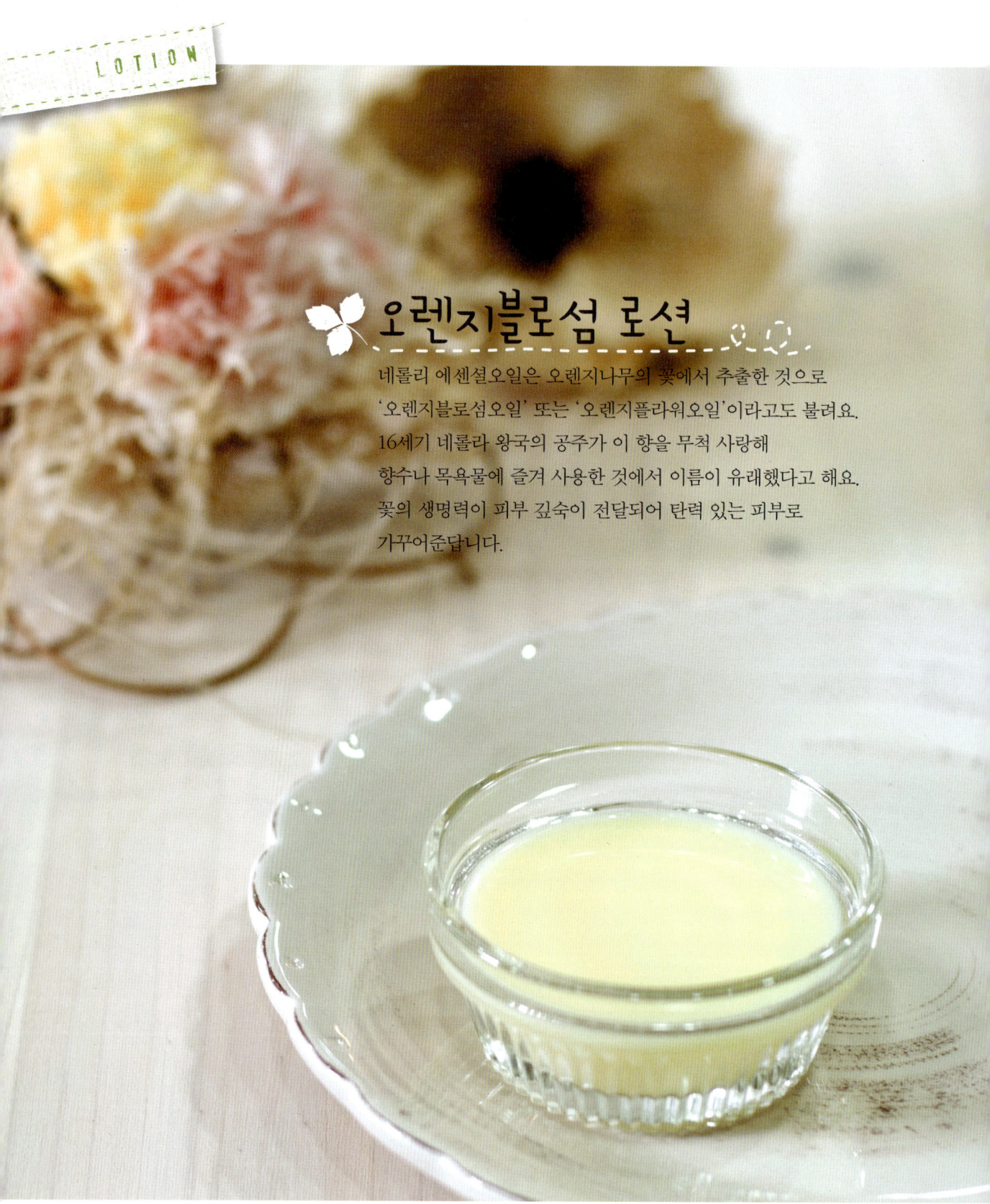

오렌지블로섬 로션

네롤리 에센셜오일은 오렌지나무의 꽃에서 추출한 것으로
'오렌지블로섬오일' 또는 '오렌지플라워오일'이라고도 불려요.
16세기 네롤라 왕국의 공주가 이 향을 무척 사랑해
향수나 목욕물에 즐겨 사용한 것에서 이름이 유래했다고 해요.
꽃의 생명력이 피부 깊숙이 전달되어 탄력 있는 피부로
가꾸어준답니다.

난이도	예상시간(분)	사용기간(개월)
★★★☆☆	20	냉장보관 : 실온보관
		3 : 1

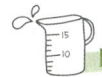

INGREDIENTS (100ml)

워터류 네롤리워터 72g

오일류 로즈힙오일(정제) 5g,
카렌듈라오일 3g,
코엔자임Q10(지용성) 2g

유화제 올리브소프트왁스 4g,
올리브유화왁스 1g

첨가물 아데노신 3g, 히아루론산 5g,
아카시아콜라겐 3g

방부제 나트로틱스 2g

에센셜오일 네롤리 3방울,
로즈우드 2방울

PLUS RECIPE

오렌지블로섬 스킨
오렌지 블로섬 로션과 함께 사용
하면 더 효과적이에요.

재료 (100ml)
네롤리워터 90g, 코엔자임Q10(수용
성) 3g, 히아루론산 3g, 아카시아콜라
겐 2g, 나트로틱스 2g

모든 재료를 순서대로 첨가해 섞
어주세요.

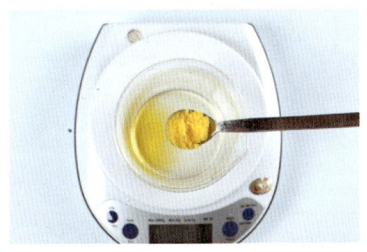

1 비커에 워터류를 계량하고 다른 비
커에 오일류, 유화제를 계량하세요.

TIP 코엔자임Q10은 비드 타입으로 오일류와 함께
가열해주셔야 해요. 나중에 첨가물로 넣으면 비드가
녹지 않아 매끄러운 질감을 얻기가 어려워요.

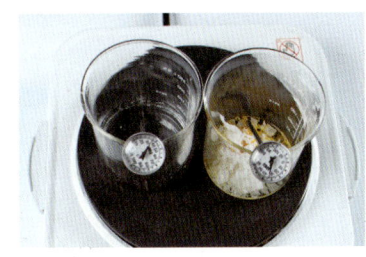

2 각각을 60~70도로 가열해주세요.

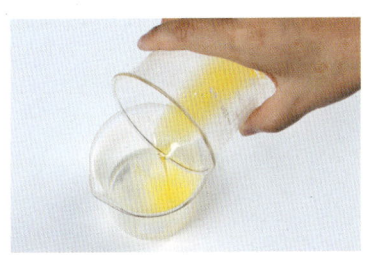

3 두 계열의 온도가 비슷해지면 워
터류에 오일류를 부어주세요.

TIP 워터류에 오일류를 부으면 사용감이 좀 더 산
뜻해요.

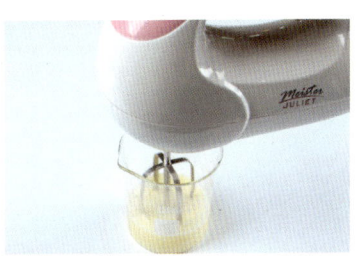

4 주걱과 블렌더로 번갈아가며 사용
해 유화시켜주세요.

TIP 기포가 생길 수 있으니 마무리는 주걱으로 골
고루 저어서 해주세요.

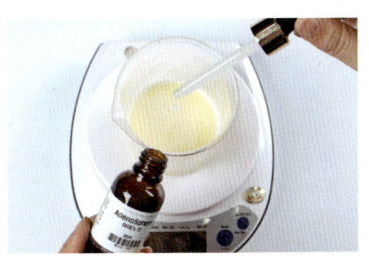

5 첨가물과 방부제를 계량해 넣고
가볍게 섞어주세요.

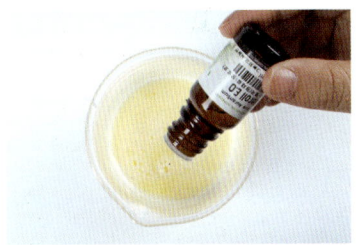

6 에센셜오일을 첨가한 후 준비한 용
기에 담아주세요.

피지 컨트롤 로션

촉촉하게 발리고 산뜻하게 흡수될 뿐 아니라
피지를 컨트롤해주는 효과가 있는 로션이에요.
과도한 피지를 잡아주어 보송보송한 피부 상태를
오랫동안 유지시켜준답니다.

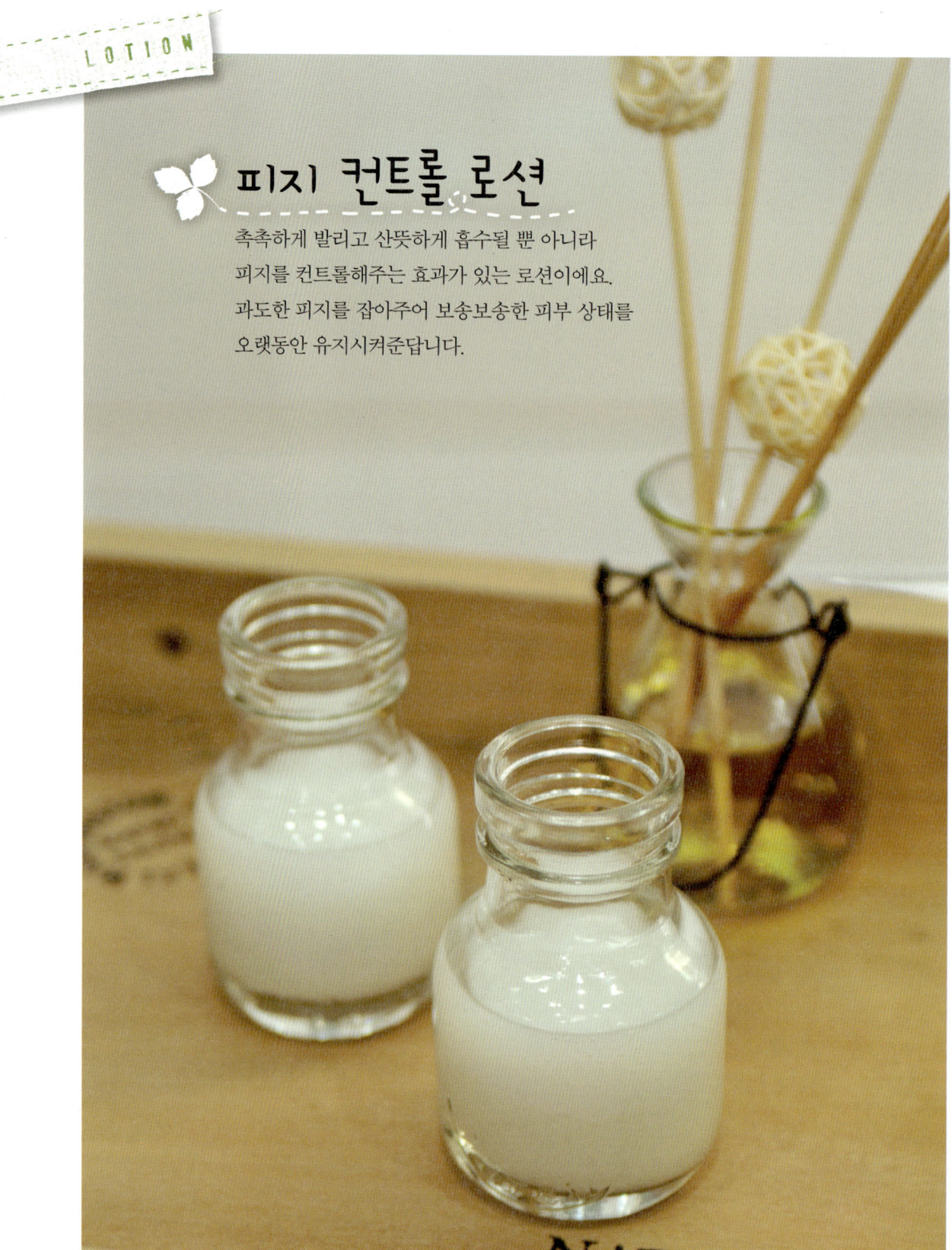

난이도	예상시간(분)	사용기간(개월)	
		냉장보관	실온보관
★★★☆☆	20	3	1

INGREDIENTS (100ml)

워터류 페퍼민트워터 69g

오일류 쿠쿠이넛오일 7g,
호호바오일(정제) 6g

유화제 올리브소프트왁스 6g,
잰탄검 0.1g

첨가물 비피다발효용해물 5g,
나이아신아미드 2g, 히아루론산 3g

방부제 나트로틱스 2g

에센셜오일 버가못FCF 3방울,
사이프러스 2방울

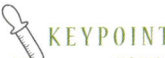

KEYPOINT

쿠쿠이넛오일은? 쿠쿠이넛 열매에서 추출한 식물성오일로 수백년 동안 하와이 사람들은 햇빛에 탄 화상과 튼 피부에 사용했다고 해요. 올레인산, 리놀레인산, 리놀렌산 등의 풍부한 불포화지방산과 비타민A·C·E 등 피부에 좋은 성분을 많이 함유하고 있어요. 보습력과 피부 친화력이 매우 높으며 흡수가 빨라 지성피부용, 보디마사지 또는 모발관리용으로 사용하기에 적당합니다. 여드름, 습진, 건선 등에도 효능이 있다고 알려져 있습니다.

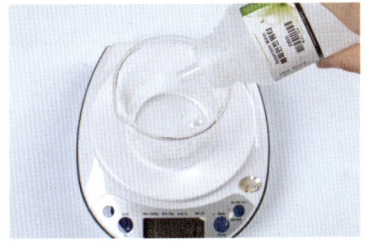

1 페퍼민트워터를 계량해주세요.

TIP 페퍼민트워터는 쿨링감과 함께 모공수축, 피지 조절효과가 있어요.

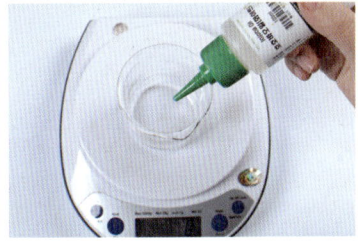

2 다른 비커에 오일류와 유화제를 계량해주세요.

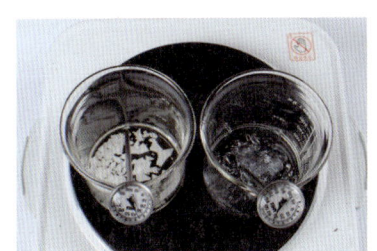

3 각각을 60~70도로 가열해주세요.

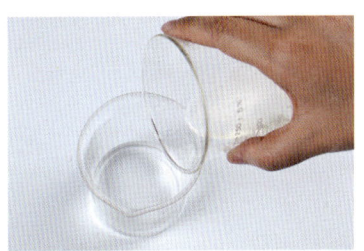

4 워터류에 오일류를 부은 후 주걱과 블렌더를 번갈아 사용해 유화시켜주세요.

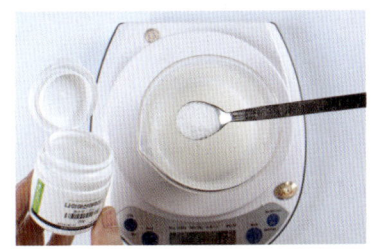

5 첨가물과 방부제를 넣고 골고루 섞어주세요.

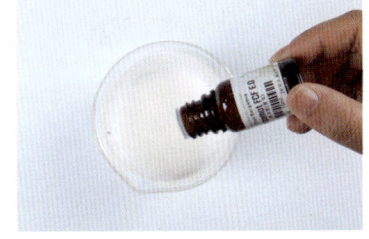

6 마지막으로 에센셜오일을 첨가한 후 준비한 용기에 담아주세요.

BUBBLE'S TIP

버가못 에센셜오일의 효능과 감광성 버가못 에센셜오일은 피지 분비를 빠른 속도로 감소시켜주기 때문에 피지 분비가 왕성한 지성피부에 사용하면 효과적이에요. 낮에 사용하면 감광성을 유발하기 때문에 밤에만 사용하는 것이 좋고 버가못FCF 에센셜오일은 감광성이 없기 때문에 낮에도 안심하고 사용할 수 있어요. 감광성이란 '광독성'이라고도 하며 자외선에 피부가 노출되어 나타나는 피부 예민 반응이에요.

홍삼 재생로션

홍삼에는 피부재생 효과가 있는 사포닌이 풍부해
울퉁불퉁한 피부를 매끈하게 해줘요.
또한 EGF는 세포 증진을 촉진해 손상된 피부를
회복시켜주는 대표적인 성분이지요.
이 둘의 시너지 효과로 피부의 탄력은
더욱 높여주고 피부결은 윤기 있어진답니다.

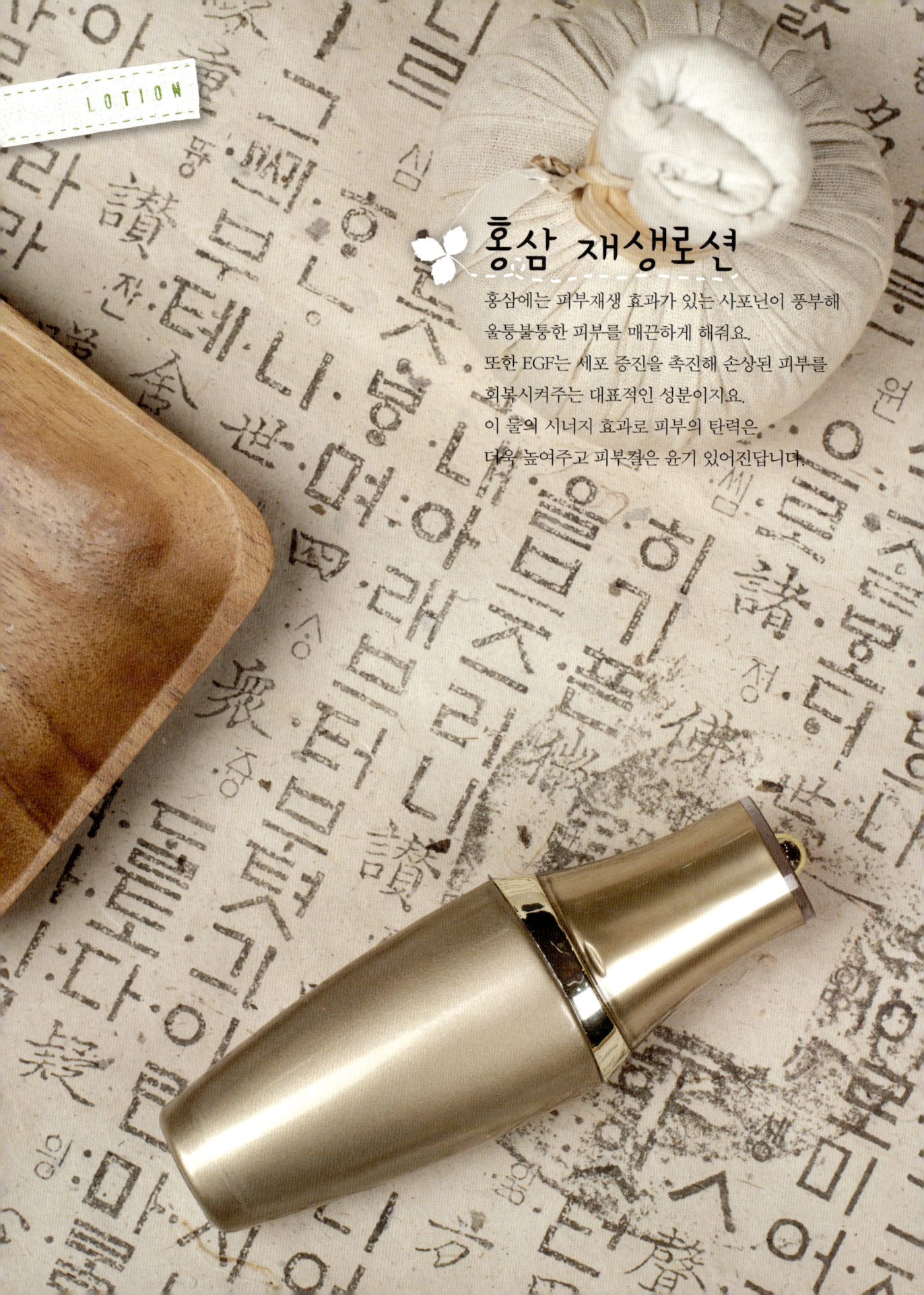

INGREDIENTS (100ml)

워터류 멜리사워터 70g
오일류 아르간오일 8g,
아보카도오일(정제) 3g,
호호바오일(골드) 2g
유화제 올리브소프트왁스 2g,
올리브유화왁스 2g
첨가물 홍삼추출물 3g, EGF 3g,
히아루론산 5g
방부제 나트로틱스 2g,
비타민E 5방울
에센셜오일 라벤더 3방울,
캐롯시드 2방울

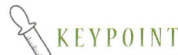

KEYPOINT

홍삼추출물은? 홍삼에는 비만 예방과
면역력 증가효과 등 다양한 효능이 있는
사포닌 성분이 풍부합니다. 이 사포닌은
피부를 아름답게 가꾸는 데도 유용한 재
료예요. 피부 세포를 재생시켜 피부 표면
의 작은 상처나 트러블을 회복시키는 데
큰 효과를 보인답니다. 또한 노화 억제
관련 효소의 활성을 촉진해 노화를 지연
하고 콜라겐 합성을 증가시켜 피부 탄력
을 좋게 만들어줍니다.

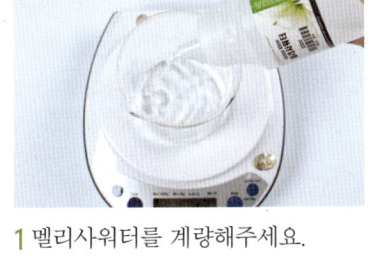

1 멜리사워터를 계량해주세요.
TIP 재스민워터나 정제수로 대체 가능해요.

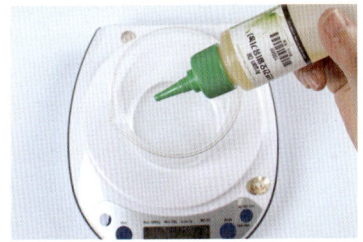

2 다른 비커에 오일류와 유화제를
계량해주세요.

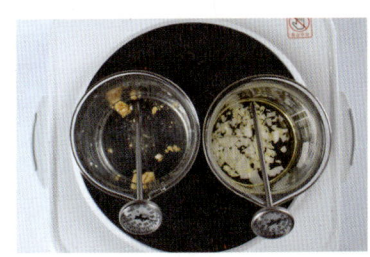

3 각각을 60~70도로 가열해주세요.

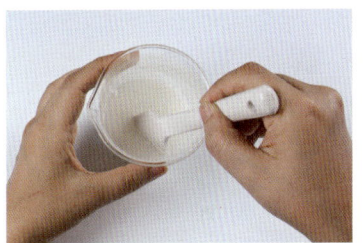

4 워터류에 오일류를 부은 후 주걱
과 블렌더를 번갈아 사용해 유화시
켜주세요.

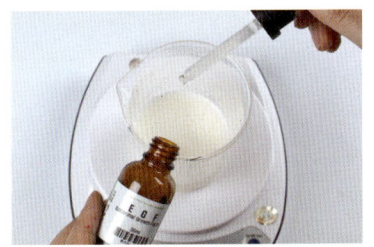

5 첨가물과 방부제를 넣으세요.

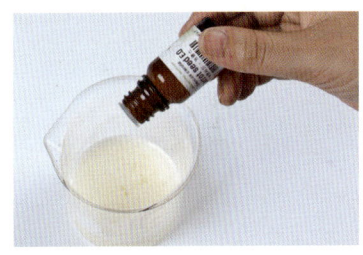

6 에센셜오일을 첨가해 골고루 섞은
후 준비한 용기에 담아주세요.

울트라모이스처 로션

알로에베라겔과 보습펩타이드, 세라마이드 등을
사용해 바를 때 기분 좋은 촉촉함을 느낄 수 있고
그 수분감이 하루 종일 유지된답니다.
그래서 이름도 울트라모이스처 로션이에요.
백탁현상이 없고 끈적임이 적어 사용감에 반하실 거예요.

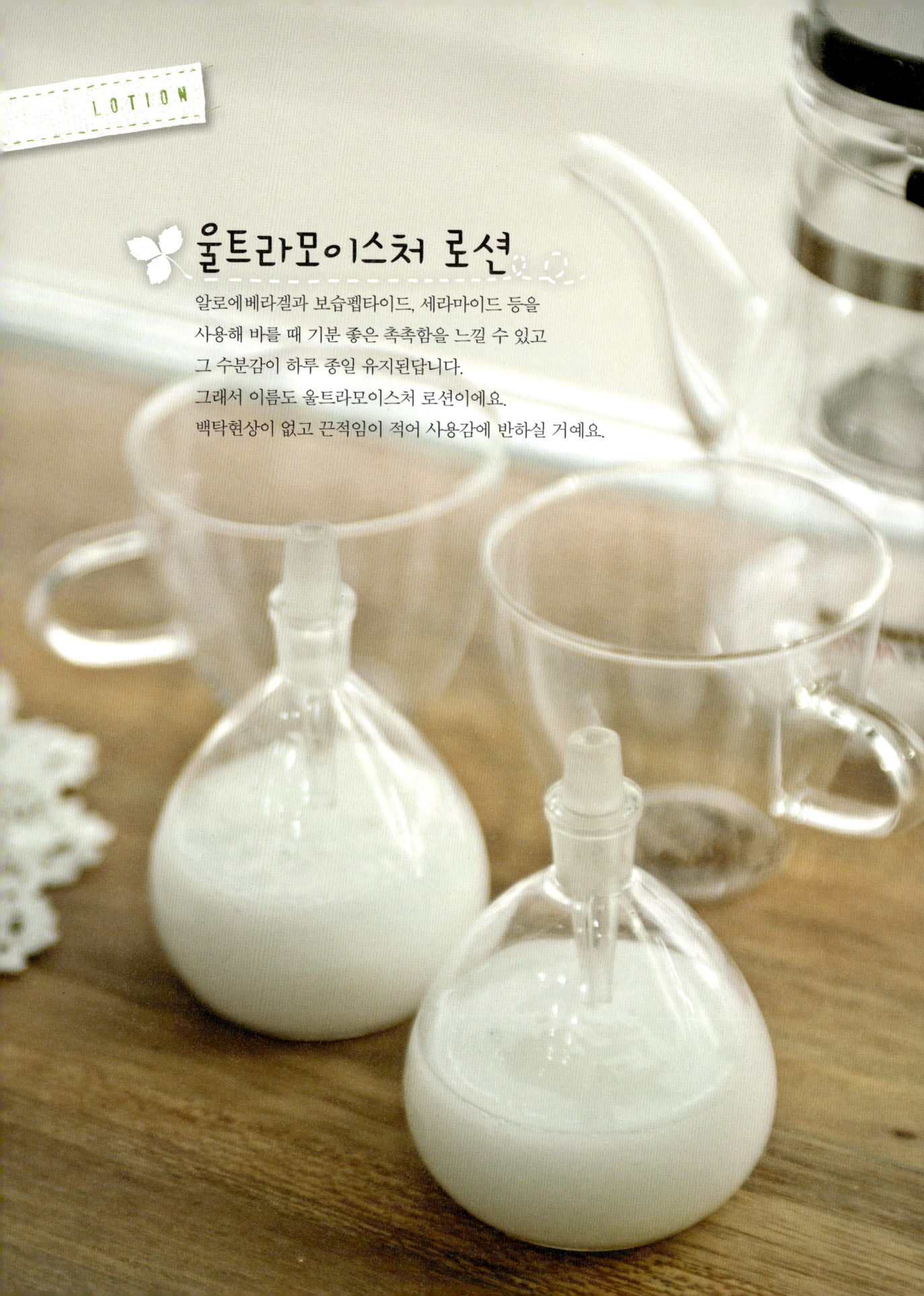

난이도	예상시간(분)	사용기간(개월)	
		냉장보관	실온보관
★★★☆☆	20	3~4	1~2

INGREDIENTS (100ml)

워터류 알로에베라겔 55g,
정제수 18g

오일류 스쿠알란 4g, 아르간오일 4g,
호호바오일(화이트) 3g

유화제 올리브소프트왁스 4g

첨가물 보습펩타이드 5g,
세라마이드(수용성) 2g,
히아루론산 3g

방부제 나트로틱스 2g

에센셜오일 에버래스팅 5방울

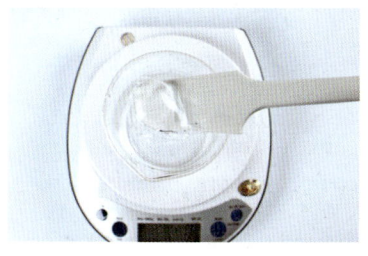

1 워터류를 계량해 60~70도로 가열해주세요.

> **TIP** 알로에베라겔은 가열해도 점도가 완전히 풀리지 않고 뭉쳐있는 상태예요. 굳이 풀어줄 필요 없이 중간중간 저어 온도를 맞춰주시면 돼요.

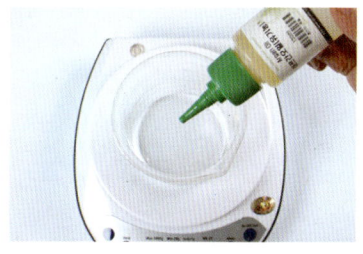

2 다른 용기에 오일류와 유화제를 계량하세요.

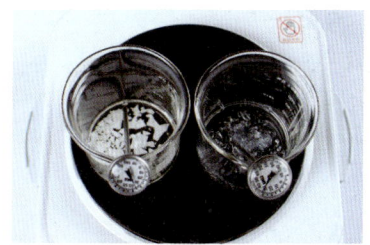

3 계량한 워터류와 오일류를 모두 60~70도로 가열해주세요.

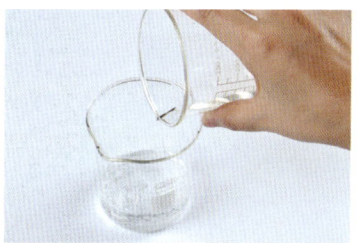

4 두 계열의 온도가 비슷해지면 워터류에 오일류를 부어 섞어주세요. 블렌더와 주걱을 번갈아가며 사용해 유화시켜주세요.

> **TIP** 알로에베라겔이 함유되어 점도가 빨리 생긴답니다.

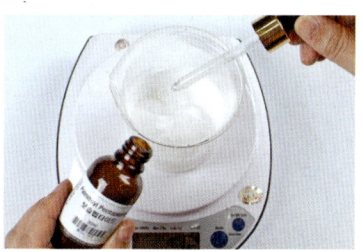

5 첨가물과 방부제를 넣고 섞어주세요.

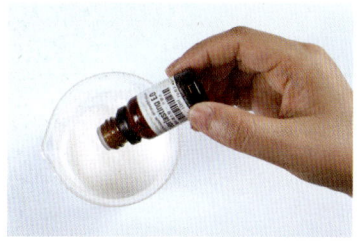

6 에센셜오일을 넣고 섞은 후 하루 정도 상온에 두었다가 냉장보관하세요.

> **TIP** 에버래스팅 대신 제라늄이나 팔마로사로 대체해도 좋아요.

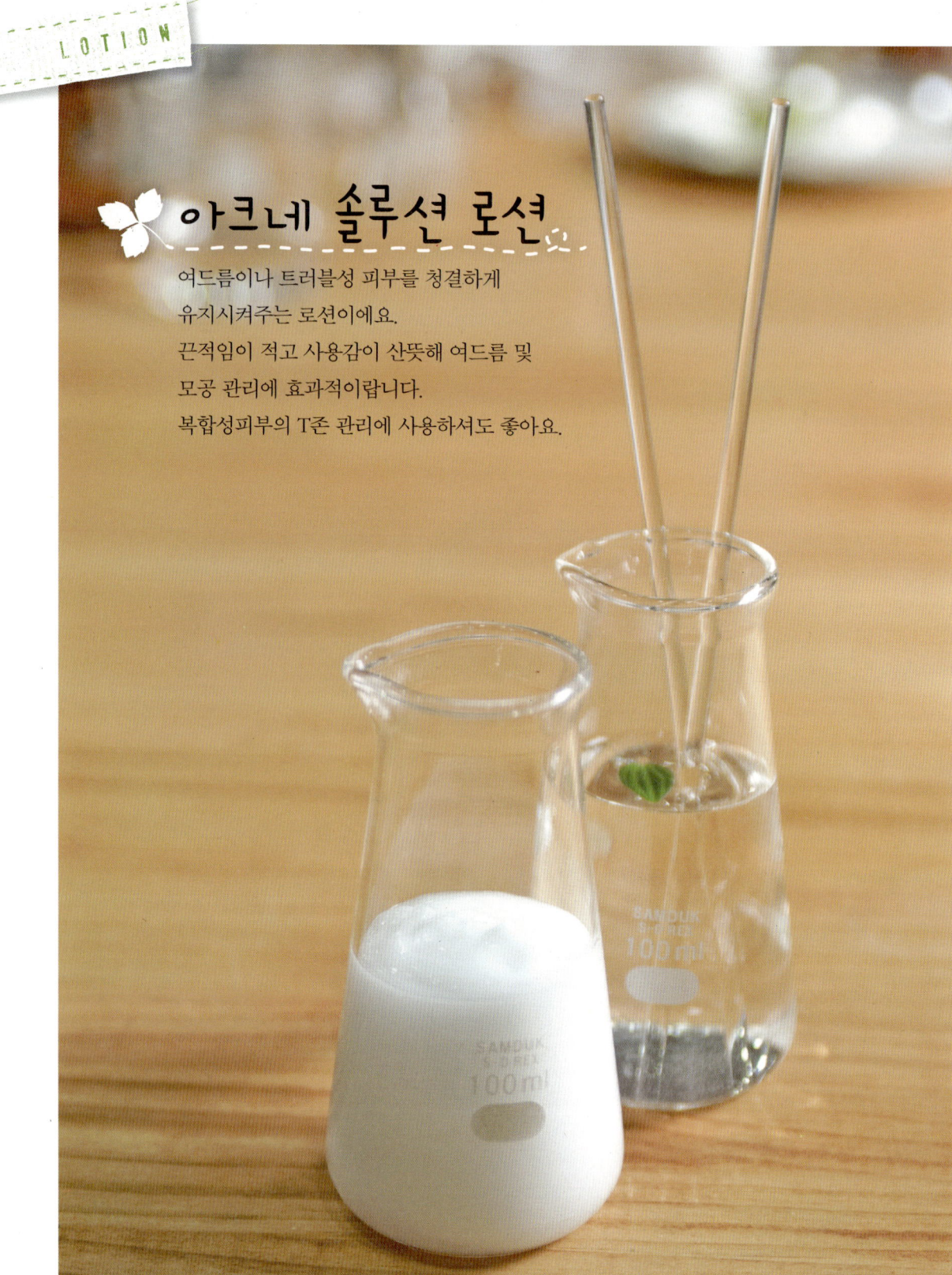

아크네 솔루션 로션

여드름이나 트러블성 피부를 청결하게
유지시켜주는 로션이에요.
끈적임이 적고 사용감이 산뜻해 여드름 및
모공 관리에 효과적이랍니다.
복합성피부의 T존 관리에 사용하셔도 좋아요.

난이도	예상시간(분)	사용기간(개월)
★★★☆☆	20	냉장보관 3 : 실온보관 1

INGREDIENTS (100ml)

워터류 위치헤이즐워터 76g
오일류 헤이즐넛오일 5g,
모링가오일 3g,
호호바오일(화이트) 2g
유화제 올리브소프트왁스 6g,
잰탄검 0.1g
첨가물 어성초추출물 3g,
감초추출물 2g, 바하 분말 1g
방부제 나트로틱스 2g
에센셜오일 티트리 2방울,
카모마일저먼 2방울

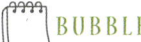

BUBBLE'S TIP

바하 성분 사용 시 주의사항 바하 성분
은 죽은 각질을 제거하고 건강한 피부를
올라오게 하므로 낮시간 동안 피부가 자
외선에 민감하게 반응할 수 있어요. 되도
록 밤에 사용하고 낮에 사용할 경우 자외
선 차단제를 꼭 함께 바르세요. 매일 사용
해도 무방하지만 피부 타입이나 상태에
따라 자극이 될 수 있으니 조금씩 사용해
가면서 자신에게 적당한 기간을 찾으세
요. 임신 중이나 눈가에는 사용하지 마시
고 AHA 제품과 같이 사용하면 둘 다 산
도가 높은 재료이기 때문에 피부에 자극
이 될 수 있으니 주의하시는 것이 좋아요.

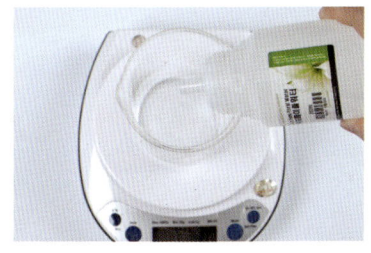

1 워터류를 계량해 60~70도로 가열
해주세요.

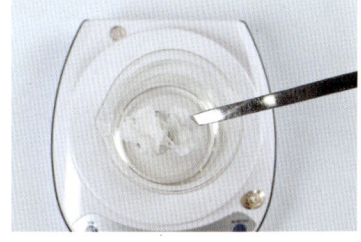

2 오일류와 유화제, 바하 분말을 같
이 계량해 60~70도로 가열해주세요.

TIP 바하 분말은 오일류에 같이 첨가해 가열했어
요. 첨가물에 바로 넣으면 완전히 녹지 않아 피부를
자극할 수 있어요.

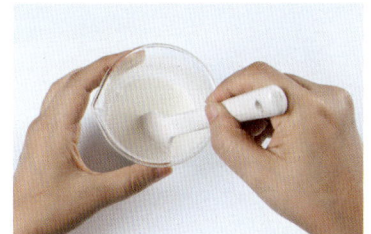

3 적정온도가 되면 가열을 멈추고
워터류에 오일을 붓고 블렌더와 주
걱(스푼)을 번갈아 사용하면서 유화
시켜주세요.

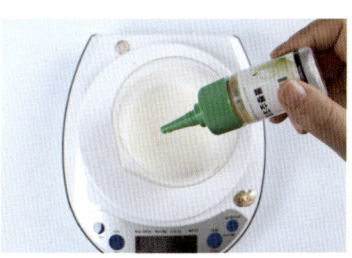

4 에센스 정도의 점도가 되면 첨가
물과 방부제를 넣고 섞어주세요.

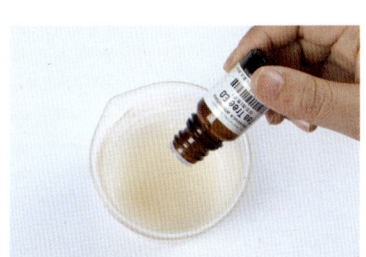

5 에센셜오일을 넣고 가볍게 섞어서
완성하세요.

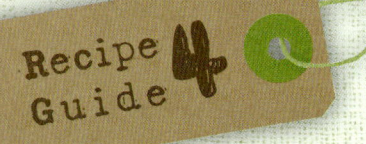

CREAM

피부에 인공적인 피지막을 형성해 피부를 보호해주는 화장품으로 로션처럼 오일과 워터가 섞여있는 에멀전 상태예요. 수분과 유분을 피부에 함께 공급하고 영양분과 수분이 날아가지 않게 막아주며 외부의 차가운 공기와 먼지 등으로부터 피부를 보호해주는 역할을 해요. 유화 형태의 제품으로 흔히 기초화장의 마지막 단계에 사용합니다.

레시피 구성하기

Step1 제품을 결정하고 총용량 정하기

크림을 사용할 사람의 성별, 나이, 피부 상태, 계절 등을 고려해서 크림의 종류와 용량을 정하세요.

Step2 베이스오일의 종류와 양 정하기

베이스오일은 크림 총량의 20~25%가 적당해요. 크림의 종류에 따라서는 베이스오일이 30% 가까이 사용되기도 해요. 로션과 크림에서 베이스오일은 아주 중요한 역할을 하므로 각 베이스오일의 특성을 충분히 숙지한 후에 결정해주세요.

Step3 유화제의 종류와 양 정하기

유화제는 사용하는 베이스오일 양의 20~30%가 적당해요. 주로 사용되는 유화제로는 올리브유화왁스, 올리브소프트왁스, 이멀시파잉왁스, 몬타왁스 등이 있어요.

Step4 기능성 첨가물의 종류와 양 정하기

원하는 기능성 첨가물을 10% 이내로 사용해주세요. 민감성 피부에 기능성 첨가물을 많이 넣으면 피부자극을 유발할 수 있으니 주의해주세요.

Step5 보습제의 종류와 양 정하기

크림 총량의 10% 이내로 보습제를 첨가해요. 보습력을 높이기 위해서는 한 가지 보습제를 다량 사용하는 것보다는 2~3가지 보습제를 섞어서 쓰는 것이 좋아요.

Step6 방부제, 산화방지제의 종류와 양 정하기

나트로틱스나 천연 한방방부제를 크림 총량의 2%로 첨가하세요. 산화방지를 위해 비타민E 또는 로즈마리오일추출물을 함께 첨가하기도 해요. 산화방지제는 크림 총량의 1% 이내로 사용해주세요.

Step7 워터의 종류와 양 정하기

크림 총량에서 위의 재료들을 제외한 용량이 워터의 양이에요. 자신의 피부와 계절, 원하는 기능에 맞게 워터를 결정하세요.

Step8 에센셜오일 정하기

크림 총량의 1% 이내로 사용하세요. 유아용 레시피에서는 성인용 레시피의 절반 이하로 사용해주세요.

레시피 구성 예
❶ 자음단 한방크림 50ml
❷ 베이스오일 : 연꽃오일 5g, 메도우폼시드오일 5g, 동백오일 3g
❸ 유화제 : 올리브유화왁스 2g, 올리왁스LC 1g
❹ 기능성 첨가물 : 자음단 추출물 3g, 옥용산추출물 2g
❺ 보습제 : 히아루론산 2g
❻ 방부제, 산화방지제 : 나트로틱스 1g, 비타민E 5방울
❼ 워터류 : 재스민워터 26g
❽ 에센셜오일 : 네롤리 4방울, 제라늄 2방울

기능성 첨가물의 종류와 특성

	탄력	세포재생	미백	트러블 진정	항균·항염	보습
갈락토미세스발효여과물	○	○	○	○		○
감초추출물			○	○	○	
글리세린						○
나이아신아미드		○	○	○		
내추럴베타인						○
녹차추출물		○	○	○		
달팽이점액추출물	○	○				○
레티놀(비타민A)	○	○				
리피듀어(PMB)						○
마치현추출물				○		
멜라슬로우			○			
모이스트24						○
모이스틴						○
병풀추출물				○	○	
비타민C	○		○			
비피다발효용해물	○	○	○			○
살리실산(BHA)				○	○	
상백피추출물			○	○		
석류추출물	○	○				
세라마이드	○	○				○
스쿠알란	○	○				○
아데노신	○	○				○
아스트린AG	○			○	○	
아하(AHA)				○	○	
알란토인		○		○		○
알부틴	○		○			
어성초추출물				○	○	
칼라민파우더				○	○	
캐비아추출물	○	○				○
코엔자임Q10	○	○				○
콜라겐	○	○				○
트레할로스						○
판테놀				○		
펩타이드(보습)	○					○
펩타이드(헥사)	○	○				○
편백추출물				○	○	
프로폴리스				○	○	○
플라센타(식물성)	○	○				

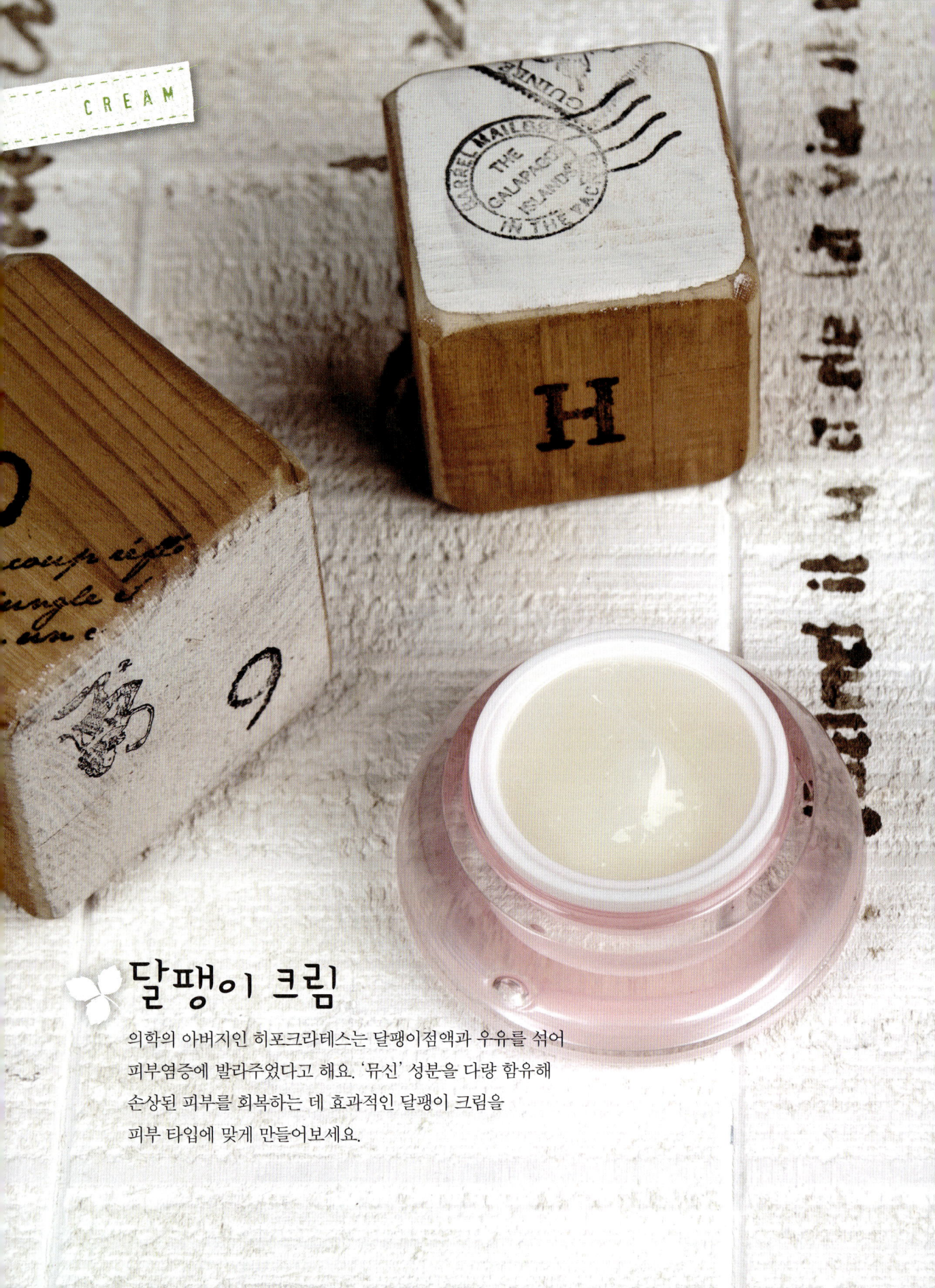

달팽이 크림

의학의 아버지인 히포크라테스는 달팽이점액과 우유를 섞어
피부염증에 발라주었다고 해요. '뮤신' 성분을 다량 함유해
손상된 피부를 회복하는 데 효과적인 달팽이 크림을
피부 타입에 맞게 만들어보세요.

난이도	예상시간(분)	사용기간(개월)	
★★★☆☆	20	냉장보관	실온보관
		3	1

INGREDIENTS (100ml)

● 건성

워터류 네롤리워터 60g

오일류 바오밥오일 8g,
아르간오일 8g, 시어버터 5g,
올리브에스터오일 2g

유화제 올리브유화왁스 5g

첨가물 달팽이점액추출물 3g,
아데노신 2g, 히아루론산 5g,
리피듀어 5방울

방부제 나트로틱스 2g

에센셜오일 네롤리 4방울,
제라늄 2방울

● 중지성용

워터류 네롤리워터 62g

오일류 바오밥오일 8g,
아르간오일 5g, 시어버터 2g,
호호바오일(화이트) 5g,
올리브에스터오일 3g

유화제 올리브유화왁스 5g

첨가물 달팽이점액추출물 3g,
아데노신 2g, 히아루론산 3g

방부제 나트로틱스 2g

에센셜오일 네롤리 4방울,
제라늄 2방울

BUBBLE'S TIP

달팽이점액추출물의 효과

1 피부의 수분을 장시간 유지시킨다.
2 기미, 잡티, 튼살 등을 연하게 한다.
3 피부의 콜라겐과 엘라스틴을 증가시켜
  탄력을 강화한다.
4 주름을 예방하고 깊은 주름을 개선한다.
5 햇빛에 손상되거나 탄력을 잃은 피부
  의 재생을 촉진하고 화상으로 인한 통
  증과 상처를 완화한다.
6 외부 유해물질로부터 피부를 보호한다.

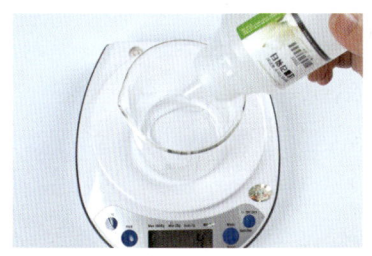

1 워터류를 계량해주세요.

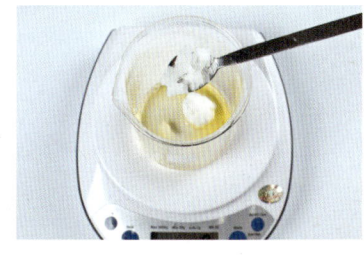

2 오일류와 유화제를 계량해주세요.

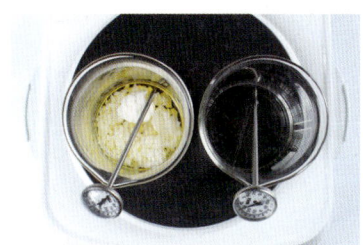

3 각각을 60~70도로 가열해주세요.

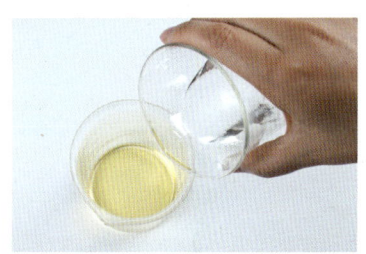

4 오일류에 워터류를 부은 후 주걱
과 블렌더를 번갈아 사용해 유화시
켜주세요.

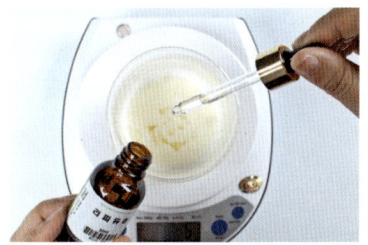

5 첨가물과 방부제를 넣고 골고루
섞어주세요.

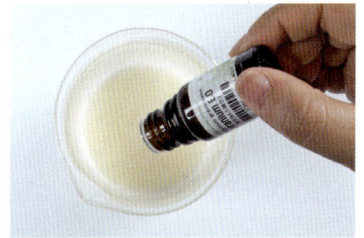

6 에센셜오일을 첨가한 후 준비한
용기에 담아주세요. 완성된 크림은
하루 정도 실온에 두었다가 냉장보
관하시면 돼요.

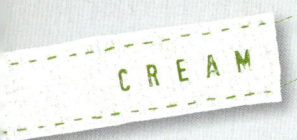
CREAM

시벅턴 브라이트닝 크림

'비타민나무'로 불리는 시벅턴 비정제 오일을 사용한
노란색 크림으로 얼굴의 잡티는 옅게 하고 칙칙한 피부 톤을
환하게 밝혀준답니다. 보습력은 뛰어나지만 끈적임이 적어
모든 피부 타입에 사용 가능해요.

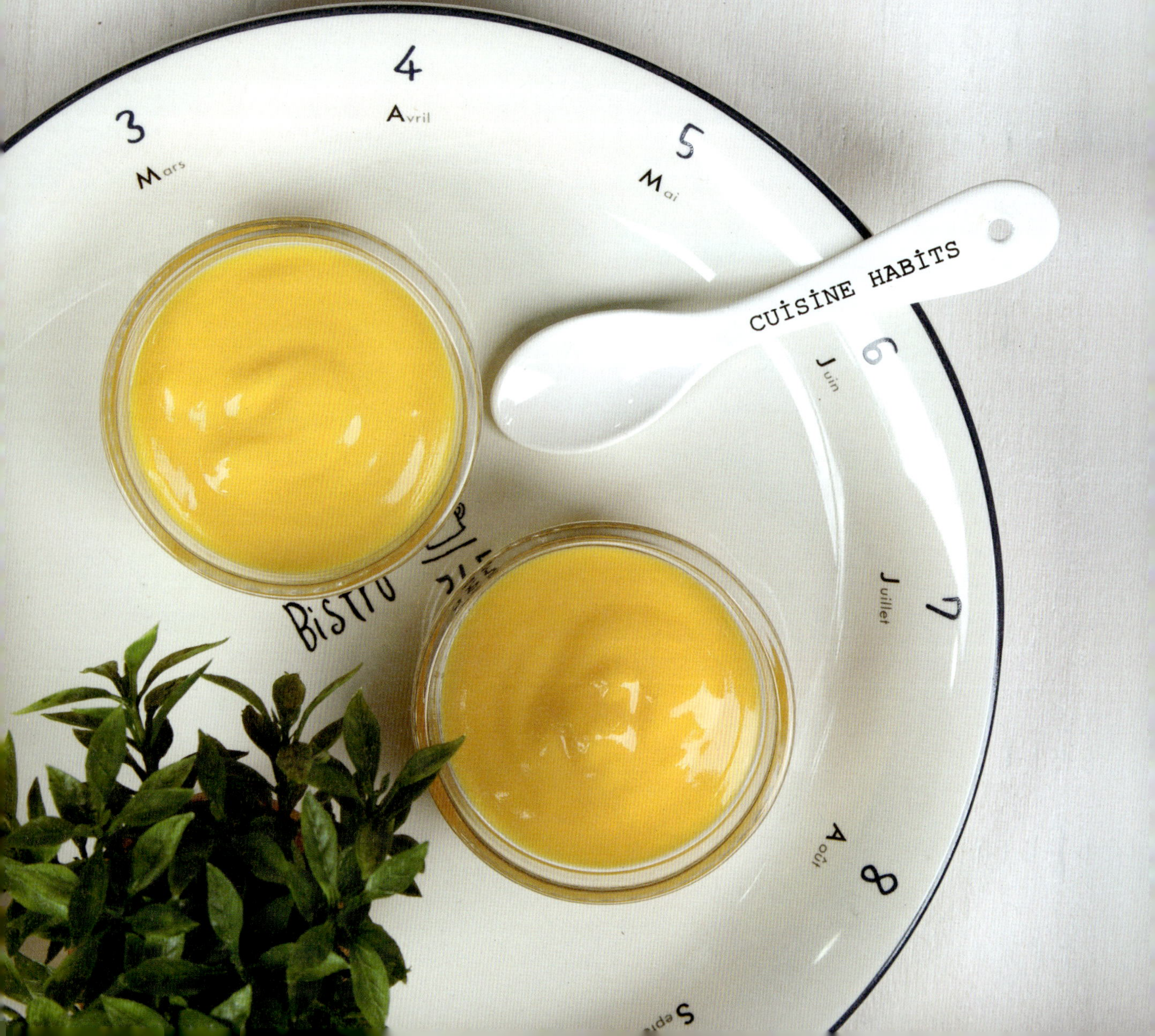

난이도	예상시간(분)	사용기간(개월)
★★★☆☆	20	냉장보관 : 실온보관
		3~4 : 1~2

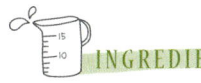

INGREDIENTS (50ml)

워터류 일랑일랑워터 18g,
정제수 8g

오일류 아보카도오일(정제) 8g,
호호바버터 3g,
시벅턴오일(비정제) 10방울

유화제 올리브유화왁스 2g,
이멀시파잉왁스 2g

첨가물 모이스트24 2g,
멜라슬로우 2g, 석류추출물 1g,
히아루론산 2g

방부제 나트로틱스 1g

에센셜오일 버가못FCF 3방울

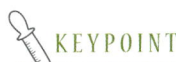

KEYPOINT

시벅턴오일은? 지구상에서 가장 오래된 나무인 시벅턴은 '비타민나무''비타민은행'으로 불린답니다. 비타민C와 비타민E가 풍부할 뿐 아니라 아미노산 및 100여종 이상의 유익한 활성성분을 가지고 있어요. 위키피디아에서 선정한 지구상에서 가장 유익한 6대 식물 중 하나이기도 하지요. 피부에 활력을 주어 탱탱하고 맑게 빛나는 피부로 가꾸는 데 도움이 된답니다. 주의점은 시벅턴 비정제 오일을 다량 사용하면 피부에 착색이 될 수 있어요. 100ml 레시피에 1~2g 정도 사용하는 것이 좋아요.

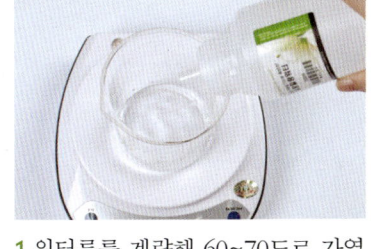

1 워터류를 계량해 60~70도로 가열해주세요.

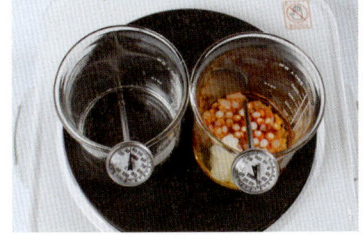

2 오일류와 유화제를 계량해 60~70도로 가열해주세요.

TIP 올리브유화왁스 2g과 이멀시파잉왁스 2g 대신 올리브유화왁스 3g으로 대체해도 돼요.

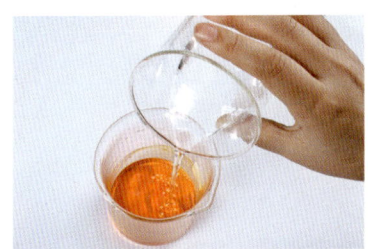

3 두 계열의 온도가 비슷해지면 섞어주세요.

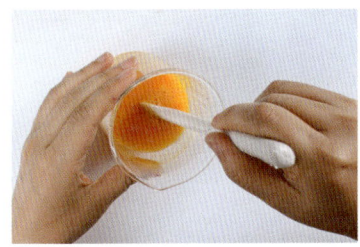

4 주걱과 블렌더를 번갈아 사용해 유화시켜주세요.

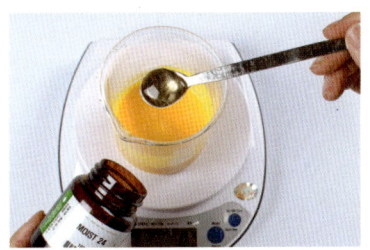

5 첨가물과 방부제를 넣고 골고루 섞어주세요.

TIP 나트로틱스 1g 대신 자몽씨추출물 5방울 또는 천연 한방방부제 1g으로 대체 가능해요.

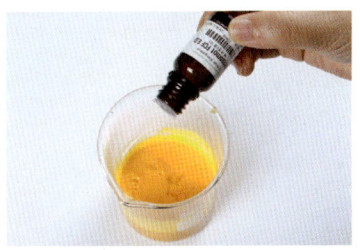

6 마지막으로 버가못FCF 에센셜오일을 첨가해 주세요.

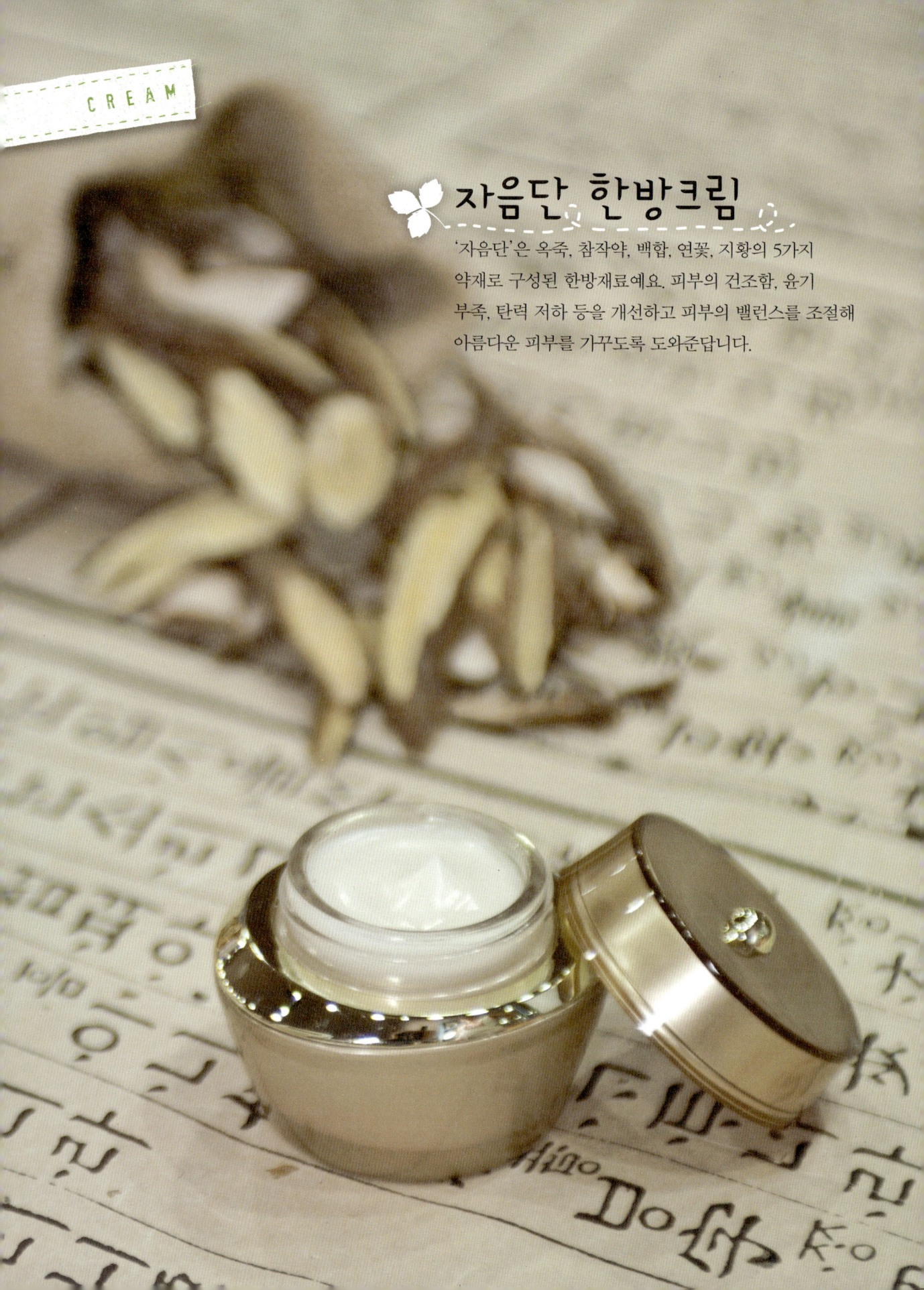

자음단 한방크림

'자음단'은 옥죽, 참작약, 백합, 연꽃, 지황의 5가지
약재로 구성된 한방재료예요. 피부의 건조함, 윤기
부족, 탄력 저하 등을 개선하고 피부의 밸런스를 조절해
아름다운 피부를 가꾸도록 도와준답니다.

난이도	예상시간(분)	사용기간(개월)
		냉장보관 : 실온보관
★★★☆☆	20	3 : 1

INGREDIENTS (50ml)

워터류 재스민워터 26g
오일류 연꽃오일 5g,
메도폼시드오일 5g, 동백오일 3g
유화제 올리브유화왁스 2g,
올리왁스LC 1g
첨가물 자음단추출물 3g,
옥용산추출물 2g, 히아루론산 2g
방부제 나트로틱스 1g
에센셜오일 캐롯시드 2방울

BUBBLE'S TIP

자음단추출물의 효과
• **옥죽(둥굴레)** : 각종 미네랄을 함유해
트러블을 예방
• **참작약** : 타닌, 알리포린 등을 함유해
미백작용, 혈액순환 개선
• **백합** : 단백질, 비타민, 정유 성분들을
함유하여 유연효과, 수렴효과
• **연꽃** : 플라보노이드, 미네랄, 정유 성
분으로 수분 조절효과
• **지황** : 각종 당류를 다량 함유하여 보
습효과

PLUS RECIPE

자음단 한방스킨(100ml)
자음단 한방크림과 함께 사용하면
더욱 효과적인 스킨입니다.

재료 100ml
재스민워터 85g, 자음단추출물 5g,
아카시아콜라겐 3g, 히아루론산 5g,
나트로틱스 2g

모든 재료를 넣고 섞은 후에 용기
에 담아주세요. 세안 후 스킨 단계
에 사용하시면 됩니다.

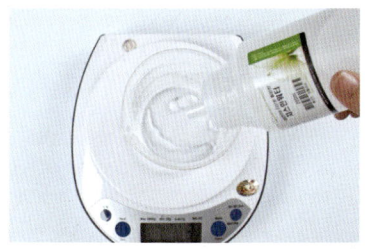

1 워터류를 계량해 60~70도로 가열
해주세요.

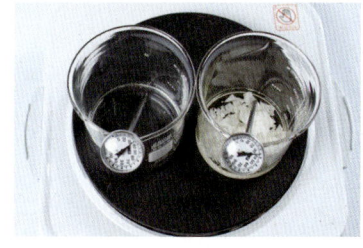

2 다른 비커에 오일류와 유화제를
계량해 60~70도로 가열해주세요.

TIP 올리왁스LC 대신 세틸알코올로 대체 가능해
요.

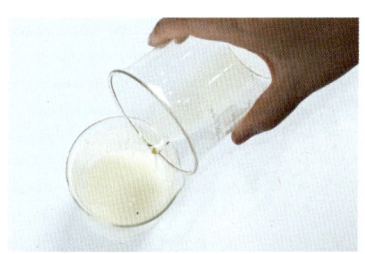

3 두 계열의 온도가 비슷해지면 오
일류에 워터류를 부어주세요.

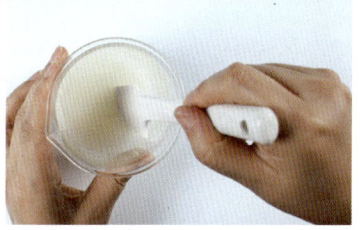

4 주걱과 블렌더를 번갈아 사용해
에센스 정도의 점도가 나올 때까지
유화시켜주세요.

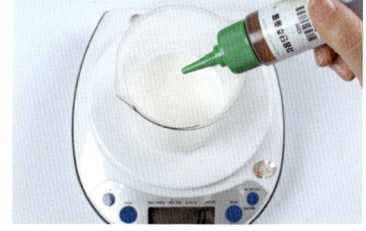

5 첨가물과 방부제를 넣고 골고루
섞어주세요.

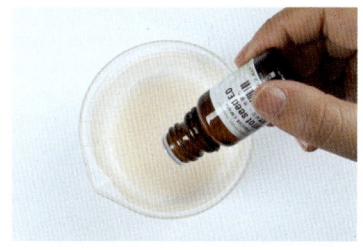

6 45도 정도가 되면 에센셜오일을 첨
가해 가볍게 섞어주세요.

불가리안 로즈크림

이집트의 여왕 '클레오파트라'는 젊음과 미모를 유지하기 위해
장미를 많이 이용했다고 해요. 로즈크림은 로즈 에센셜오일과
함께 로즈힙오일, 라즈베리시드오일 등 세포 재생효과가 좋은
성분으로 구성되어 노화에 효과적인 크림이에요. 부드러운
로즈향이 매력적인 분홍빛 크림으로 피부를 촉촉하고 생기 있게
가꿔보세요.

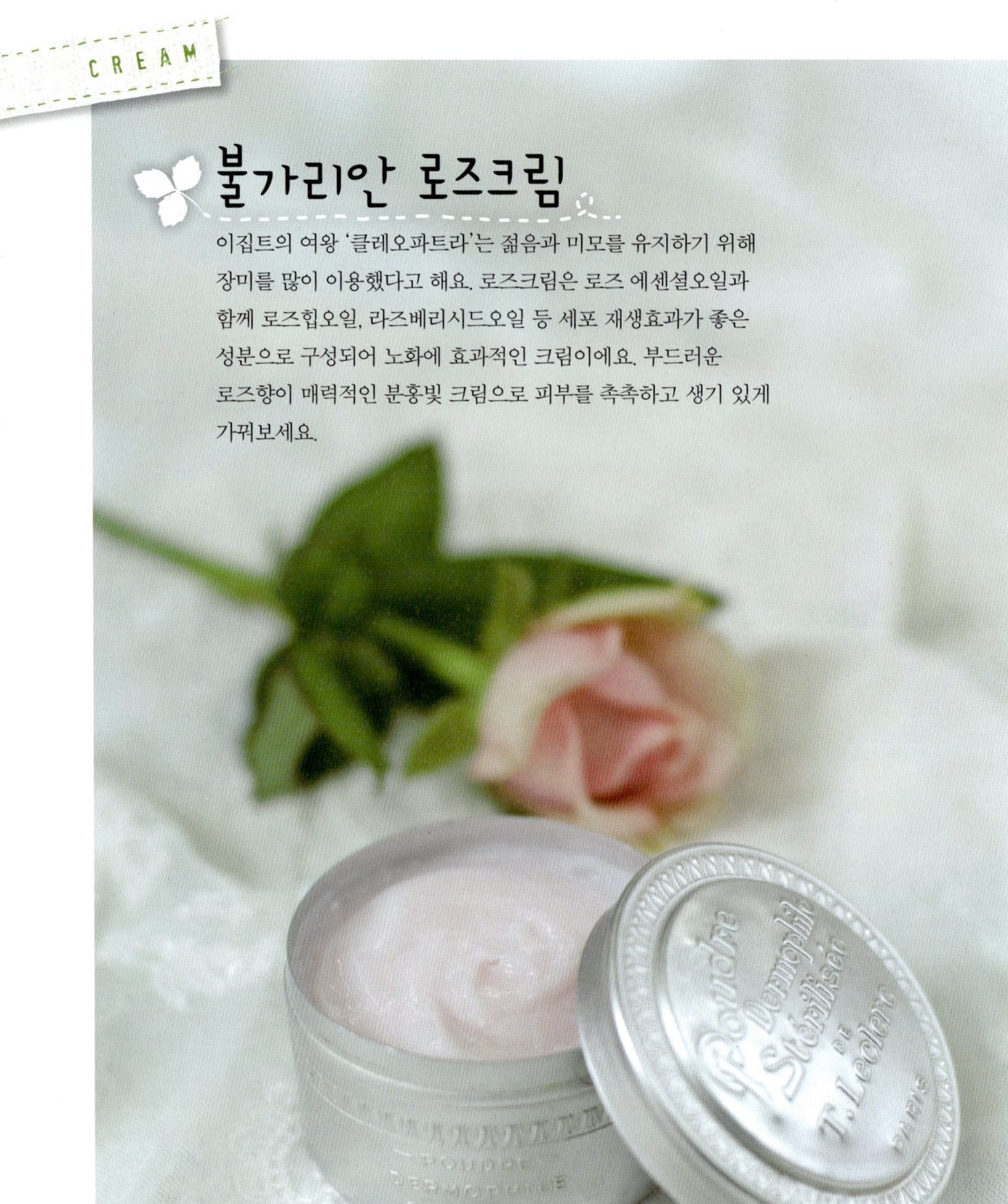

난이도	예상시간(분)	사용기간(개월)	
		냉장보관	실온보관
★★★☆☆	20	3	1

INGREDIENTS (50ml)

워터류 로즈워터 25g,

오일류 로즈힙오일 6g,
호호바오일(자초 인퓨즈드) 3g,
라즈베리시드오일 3g

유화제 올리브유화왁스 2g,
올리브소프트왁스 2g

첨가물 식물성플라센타 2g, EGF 2g,
히아루론산 3g, 트레할로스 1g

방부제 나트로틱스 1g

에센셜오일 로즈 2방울,
로즈우드 1방울

PLUS RECIPE

불가리안 로즈 페이셜오일
탄력과 주름 예방에 좋은 페이셜
오일이에요.

재료 30ml
아르간오일 15g, 모링가오일 8g, 호
호바오일(골드) 3g, 비타민E 1g, 로
즈 에센셜오일 1방울, 로즈우드 에센
셜오일 1방울

모든 재료를 잘 섞어주세요. 사용
법은 p.29의 엑스트라페이셜오일
을 참고하세요.

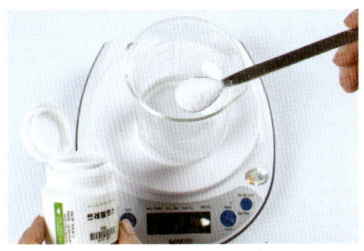

1 로즈워터와 트레할로스를 계량해
60~70도로 가열해주세요.

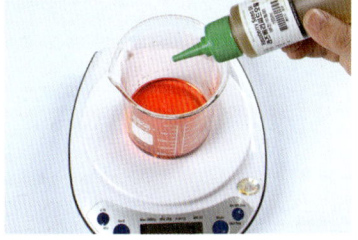

2 다른 비커에 오일류와 유화제를
계량해 60~70도로 가열해주세요.

TIP 자초 인퓨즈드 오일은 호호바오일(화이트)이
나 호호바오일(골드)로 대체하셔도 돼요.

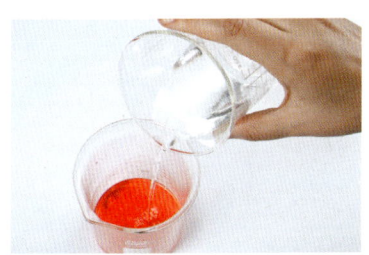

3 두 계열의 온도가 비슷해지면 섞
어주세요.

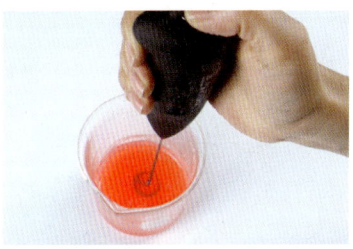

4 주걱과 블렌더를 번갈아 사용해
유화시켜주세요.

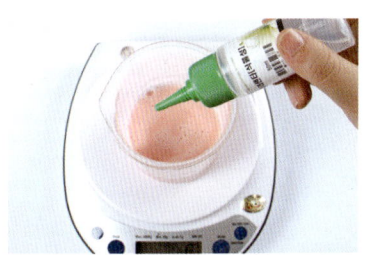

5 식물성 플라센타, ECF, 히아루론
산을 넣고 골고루 섞어주세요.

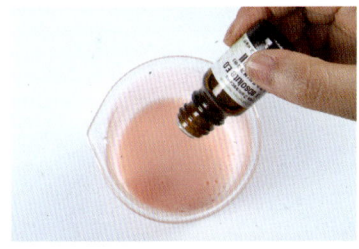

6 나트로틱스를 넣은 후 에센셜오일
을 첨가해 용기에 담아주세요.

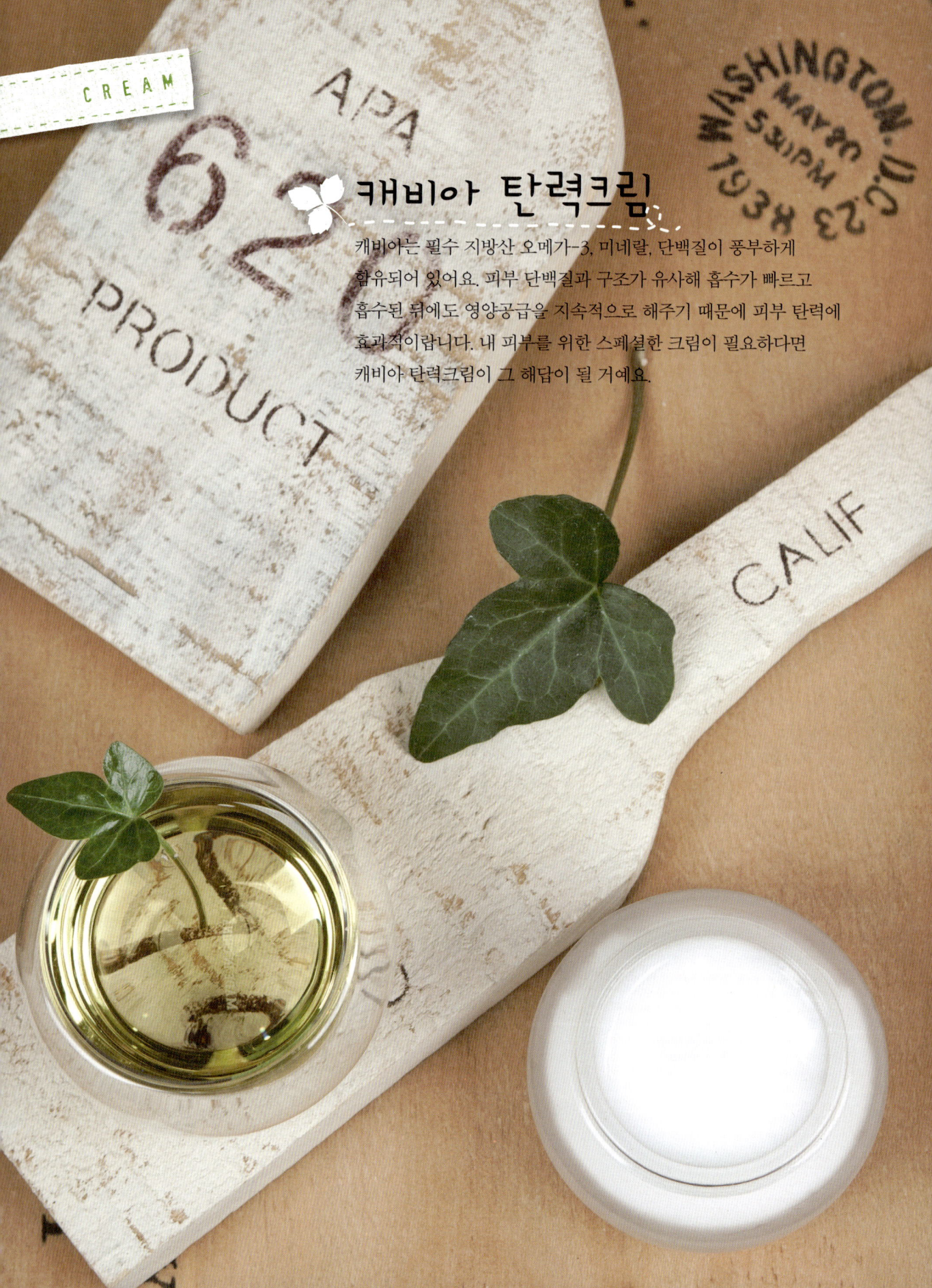

캐비아 탄력크림

캐비아는 필수 지방산 오메가-3, 미네랄, 단백질이 풍부하게
함유되어 있어요. 피부 단백질과 구조가 유사해 흡수가 빠르고
흡수된 뒤에도 영양공급을 지속적으로 해주기 때문에 피부 탄력에
효과적이랍니다. 내 피부를 위한 스페셜한 크림이 필요하다면
캐비아 탄력크림이 그 해답이 될 거예요.

난이도	예상시간(분)	사용기간(개월)
★★★☆☆	20	냉장보관 : 실온보관 3~4 : 1~2

INGREDIENTS (50ml)

워터류 정제수 17g,
알로에베라겔 12g
오일류 호호바오일(화이트) 5g,
스위트아몬드오일 3g,
모링가오일 2g
유화제 올리브유화왁스1g,
올리브소프트왁스 3g,
올리왁스LC 1g
첨가물 캐비아추출물 3g,
히아루론산2g
방부제 나트로틱스 1g,
비타민E 5방울
에센셜오일 팔마로사 2방울,
라벤더 1방울

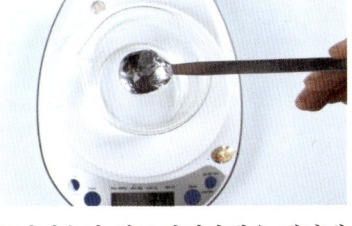

1 정제수와 알로에베라겔을 계량해
60~70도로 가열해주세요.

TIP 알로에베라겔은 완전히 점도를 풀지 않으셔도
돼요.

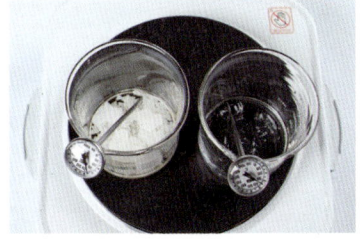

2 다른 비커에 오일류와 유화제를
계량해 60~70도로 가열해주세요.

TIP 호호바오일(화이트)는 호호바오일(골드)로 대
체 가능해요.

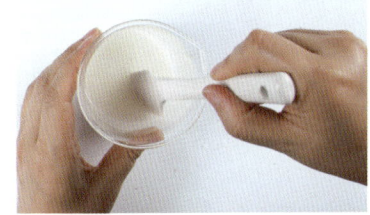

3 두 계열의 온도가 비슷해지면 오
일류를 녹인 비커에 워터류를 부은
후에 주걱과 블렌더를 번갈아 사용
해 유화시켜주세요.

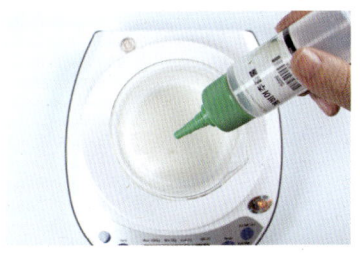

4 약한 점도가 생기면 첨가물과 방
부제를 넣고 골고루 섞어주세요.

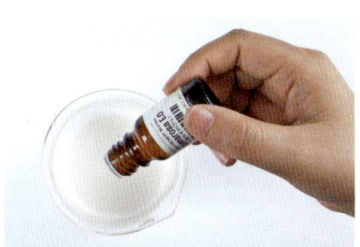

5 에센셜오일을 첨가해 섞어주세요.
완성된 크림은 유화 안정화를 위해
하루 정도 실온에 두었다가 냉장보
관하세요.

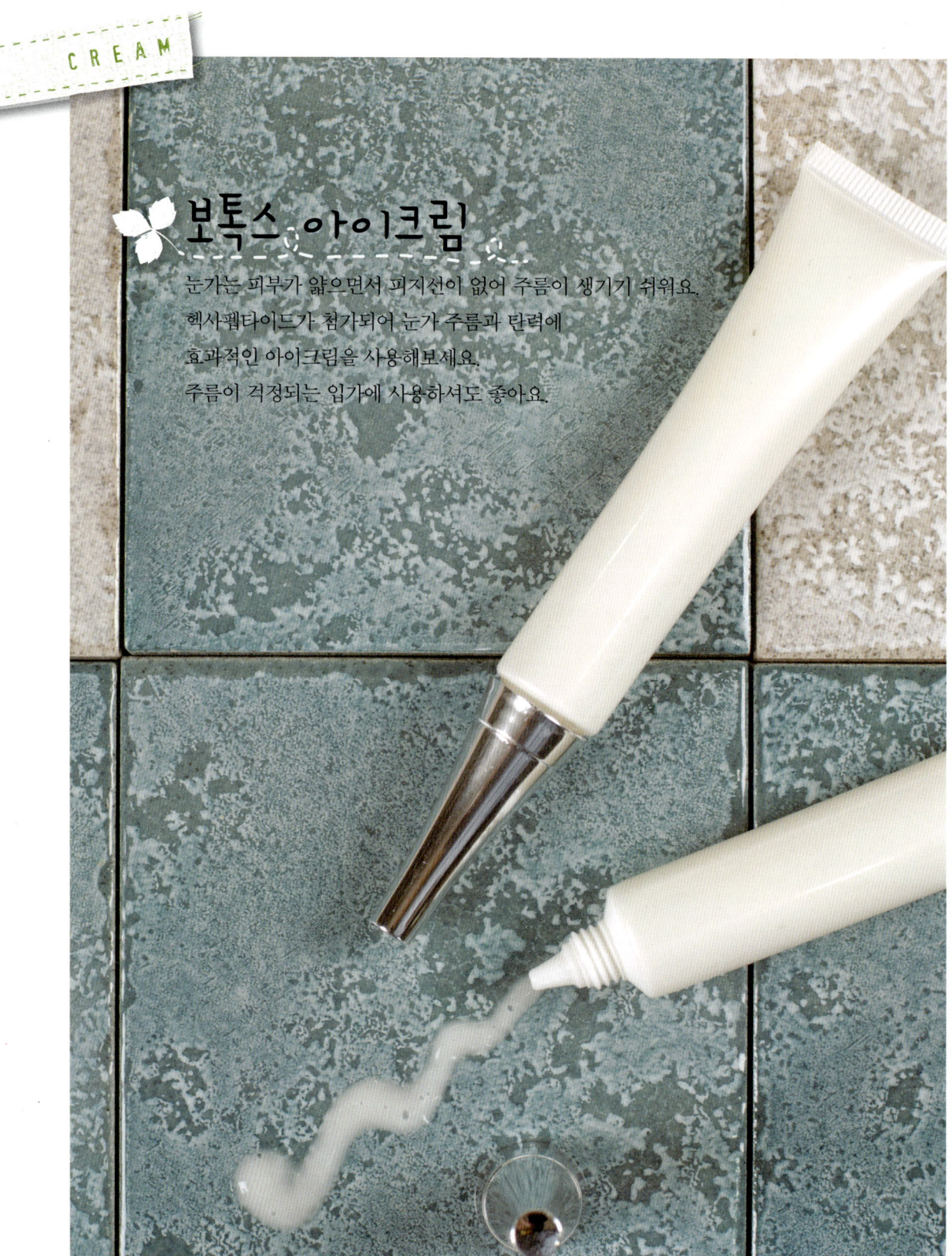

보톡스 아이크림

눈가는 피부가 얇으면서 피지선이 없어 주름이 생기기 쉬워요.
헥사펩타이드가 첨가되어 눈가 주름과 탄력에
효과적인 아이크림을 사용해보세요.
주름이 걱정되는 입가에 사용하셔도 좋아요.

난이도	예상시간(분)	사용기간(개월)	
★★★☆☆	20	냉장보관	실온보관
		3~4	1~2

INGREDIENTS (60ml)

워터류 로즈워터 36g
오일류 로즈힙오일(정제) 7g,
아르간오일 4g,
호호바오일(골드) 4g
유화제 올리브유화왁스 3g
첨가물 헥사펩타이드 5g,
모이스트24 2g, 히아루론산 2g
방부제 나트로틱스 1g
에센셜오일 네롤리 1방울,
로즈우드 1방울

KEYPOINT

헥사펩타이드는? 보톡스의 단백질 구조로 이루어져 '보톡스펩타이드(Hexa-Peptide-8)'라고도 불린답니다. 보툴리누스 독소의 부작용에 대한 대안으로 개발된 것으로, 피부에 안전하면서도 효과는 유사한 고기능성 화장품 원료예요. 안면 근육을 이완해 주름을 완화하는 데 도움을 주고 빠른 속도로 엘라스틴이나 콜라겐을 증진시켜 탄력, 재생, 상처치유 효과를 기대할 수 있어요. 보톡스 아이크림의 레시피에는 함량이 8~9% 정도로 꽤 높은 편이에요. 그래서 처음 사용할 때는 조금 당기는 느낌이 들 수도 있어요. 근육이 이완되는 과정에서 생기는 현상이니 걱정하지 않으셔도 된답니다.

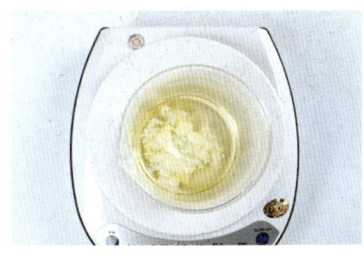

1 용기를 두 개 준비해 하나엔 워터류를, 또 하나엔 오일류와 유화제를 계량하세요.

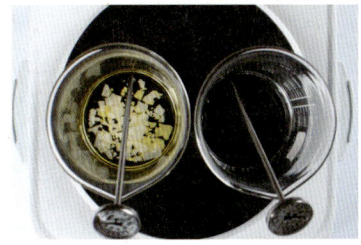

2 둘 다 60~70도로 가열해 오일류에 들어있는 올리브유화왁스를 완전히 녹여주세요

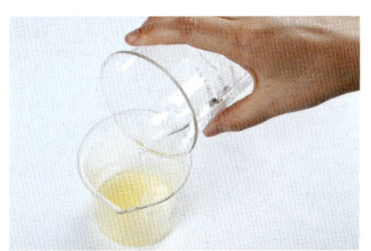

3 적정온도가 되면 가열을 멈추고 오일류에 워터류를 부어요. 블렌더와 주걱(스푼)을 번갈아 사용하면서 유화시켜주세요.

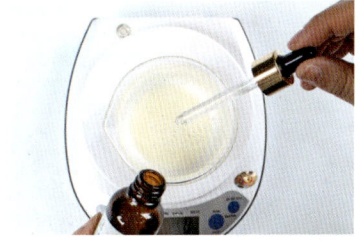

4 에센스 정도의 점도가 되면 모이스트24, 히아루론산, 나트로틱스를 넣고 헥사펩타이드를 첨가해주세요.

TIP 모이스트24는 수분을 장시간 유지시켜주는 역할을 해요. 펩타이드는 45도 이하에서 첨가하면 활성도가 가장 좋답니다. 처음부터 넣지 말고 되도록이면 마지막 에센셜오일 첨가 단계에서 넣으세요.

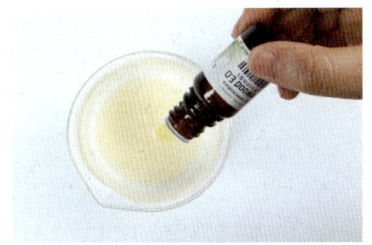

5 에센셜오일을 넣고 가볍게 섞어서 완성하세요.

TIP 네롤리 대신 에버래스팅이나 제라늄으로, 로즈우드 대신 프랑킨센스로 대체 가능해요.

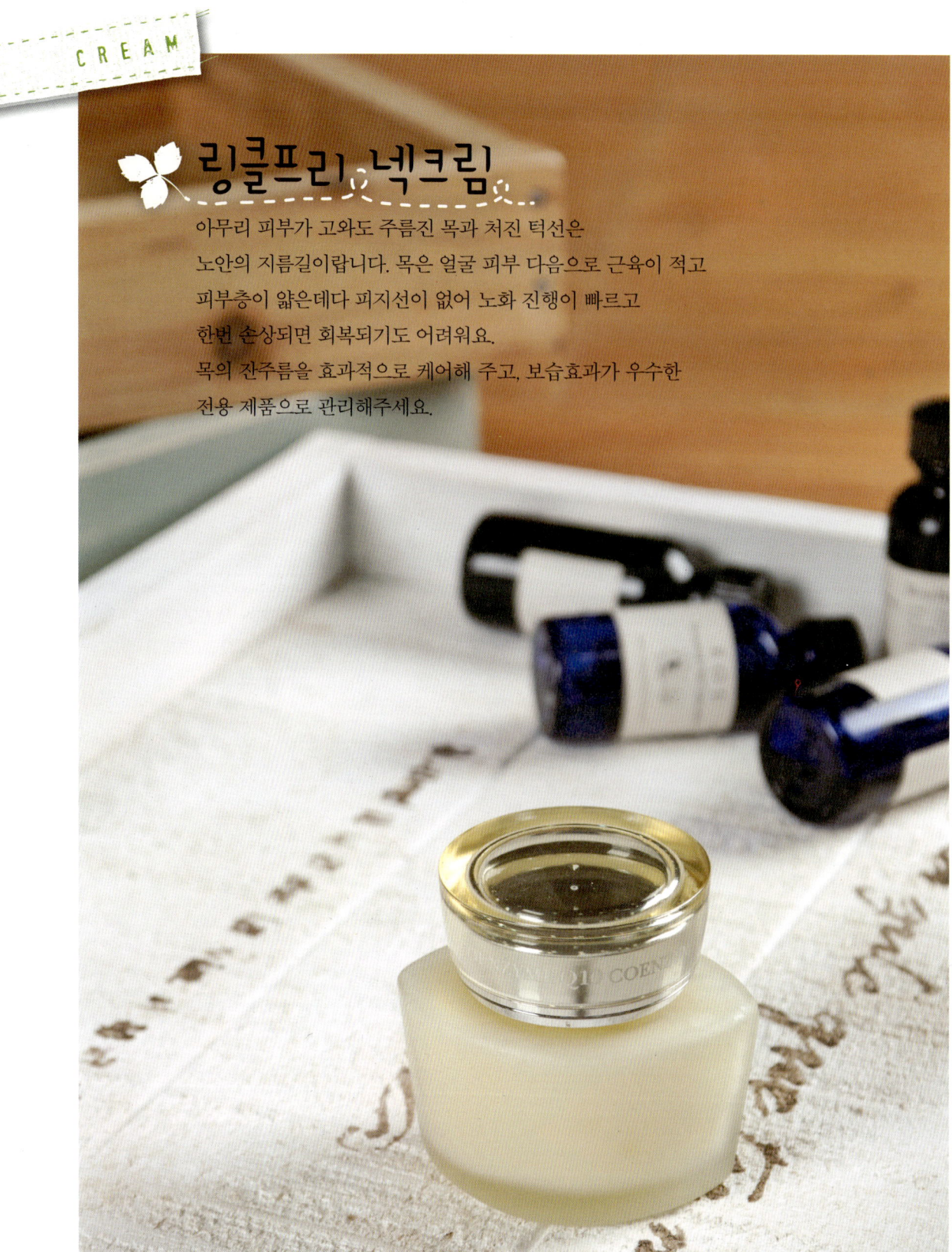

CREAM

링클프리 넥크림

아무리 피부가 고와도 주름진 목과 처진 턱선은
노안의 지름길이랍니다. 목은 얼굴 피부 다음으로 근육이 적고
피부층이 얇은데다 피지선이 없어 노화 진행이 빠르고
한번 손상되면 회복되기도 어려워요.
목의 잔주름을 효과적으로 케어해 주고, 보습효과가 우수한
전용 제품으로 관리해주세요.

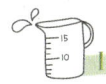

INGREDIENTS (100ml)

워터류 재스민워터 48g,
알로에베라겔 15g
오일류 아르간오일 10g,
호호바오일(골드) 6g, 스쿠알란 4g,
올리브에스터오일 3g
유화제 올리브유화왁스 5g,
세틸알코올 1g
첨가물 코엔자임Q10(수용성) 2g,
히아루론산 2g, 아카시아콜라겐 2g
방부제 나트로틱스 2g
에센셜오일 제라늄 10방울,
팔마로사 10방울

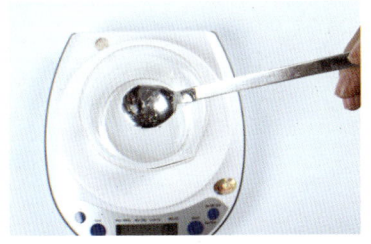

1 워터류를 계량해 60~70도로 가열
해주세요.

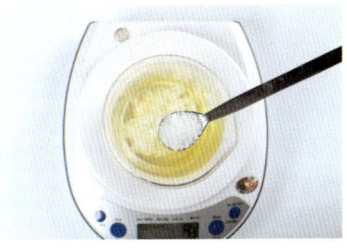

2 다른 비커에 오일류와 유화제를
계량해 60~70도로 가열해주세요.

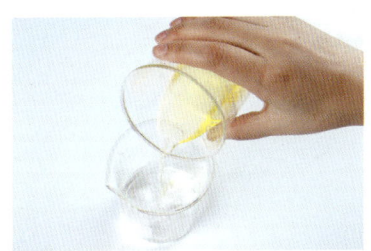

3 두 계열의 온도가 비슷해지면 오
일류를 녹인 비커에 워터류를 부어
유화시켜주세요.

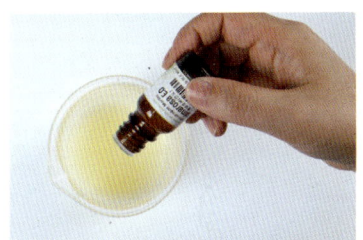

4 약한 점도가 생기면 첨가물, 방부
제, 에센셜오일을 차례대로 넣고 골
고루 섞어주세요.

BUBBLE'S TIP

생활 속의 목주름 예방법

1 세안할 때 목도 꼼꼼히 씻어주는 습관을 들이세요. 비누거품으로 아래에서 위로 쓸어올리듯
닦아내주시면 돼요.

2 세안 후 기초화장품을 바를 땐 목까지 발라주세요. 양손을 사용해 목을 위로 끌어 올리듯 쓸어
주면 더욱 효과적입니다. 또한 외출 전에는 목에도 자외선 차단제를 발라줘야 해요.

3 누웠을 때 어깨와 평행이 되는 높이의 베개를 사용해주세요. 턱을 괴거나 얼굴을 한쪽으로 기
울이거나 옆으로 비스듬히 누워있는 습관도 목주름을 만드는 원인이에요.

4 목 주위 근육을 풀어주는 스트레칭을 자주 해주는 것도 도움이 돼요. 목을 좌우로 돌리거나 턱선
을 힘껏 당기는 운동을 하면 목주름을 예방하는 데 효과가 있습니다. 또한 목을 쓸어올렸다가 턱
밑의 움푹 들어간 곳을 눌러주면 이중턱 예방에 도움이 됩니다. 시간이 날 때마다 입을 크게 벌렸
다 오므렸다 하면서 원을 그리듯 목을 천천히 돌려주는 스트레칭을 하는 것도 좋아요.

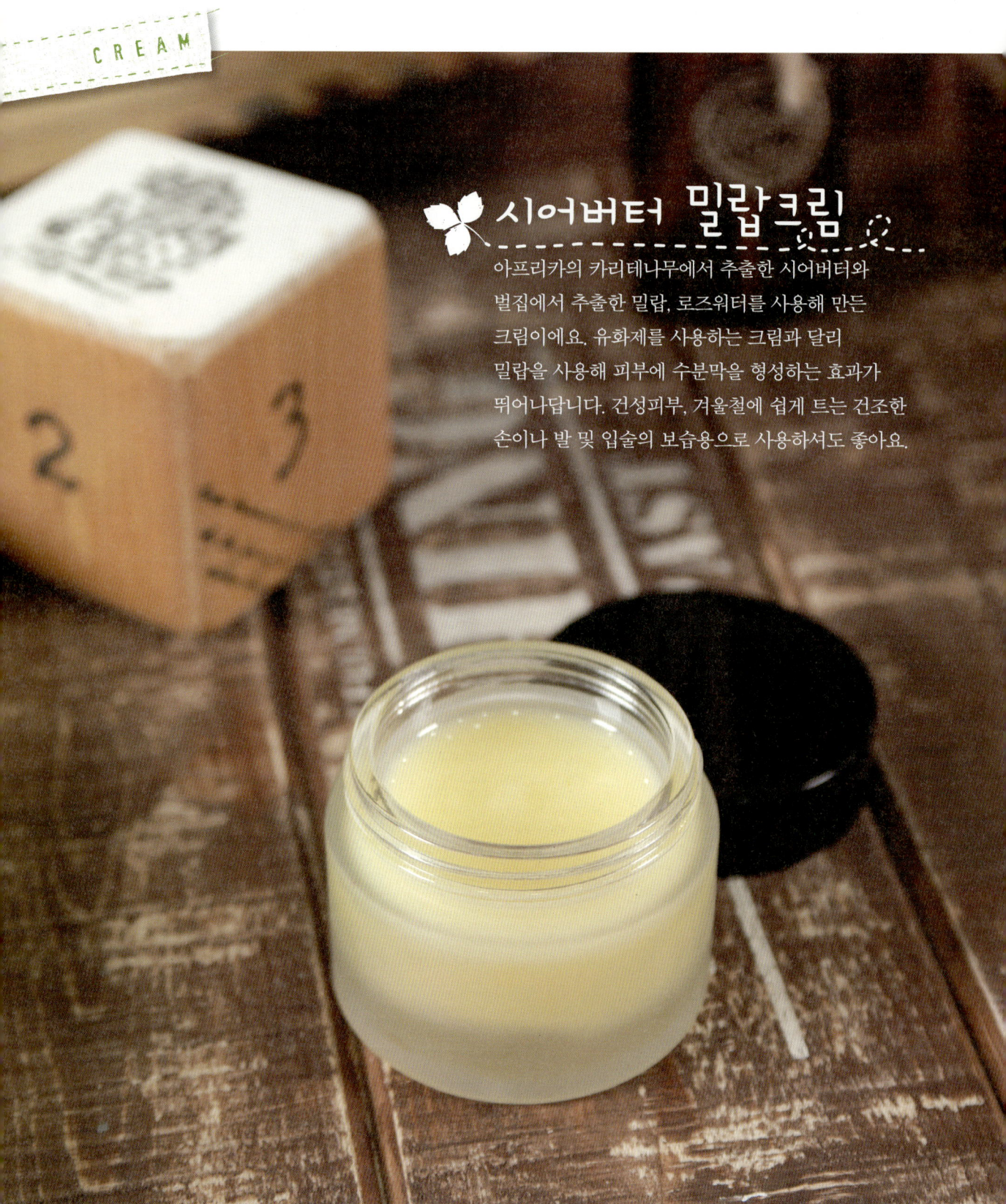

시어버터 밀랍크림

아프리카의 카리테나무에서 추출한 시어버터와
벌집에서 추출한 밀랍, 로즈워터를 사용해 만든
크림이에요. 유화제를 사용하는 크림과 달리
밀랍을 사용해 피부에 수분막을 형성하는 효과가
뛰어나답니다. 건성피부, 겨울철에 쉽게 트는 건조한
손이나 발 및 입술의 보습용으로 사용하셔도 좋아요.

INGREDIENTS (50ml)

오일류 호호바오일(골드) 32g,
시어버터 6g
경화제 밀랍 3g
워터류 로즈워터 5g
에센셜오일 제라늄 3방울

BUBBLE'S TIP

천연보습인자 NMF 천연보습인자
(Natural Moisturizing Factor)는 우리
몸에서 생산되는 천연의 수분을 말해요.
필라그린이라는 성분이 분해되면서 형
성된 부산물로 아미노산, 세라마이드, 히
아루론산, 콜레스테롤, 지방산, 트리글리
세라이드, 인지질, 다당류, 소듐 PCA 등
으로 구성되어 있어요. 각질 세포 속에서
스펀지와 같은 역할을 하며 수분을 유지
해주는 보습성분이랍니다. 표피의 자극
이 피부 깊숙이 침투하는 것을 막아주고
항박테리아 작용을 하며 피부의 면역계
와 치유 시스템을 돕는 기능도 있답니다.
나이가 들어감에 따라 점차 줄어들며 스
트레스, 냉난방장치, 자외선, 공해물질,
계면활성제 세제류 사용에 의해 감소 현
상이 뚜렷해진답니다. NMF가 부족해 각
질층의 수분 부족 현상이 생기면 어린선,
건선, 악건성피부가 악화될 수 있어요.

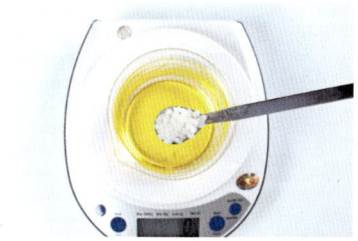

1 호호바오일과 밀랍을 계량하세요.

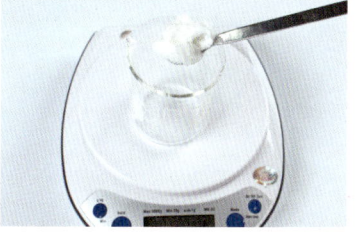

2 다른 비커에 시어버터를 계량하세
요.

TIP 시어버터는 호호바오일과 같이 계량해도 돼
요. 하지만 따로 계량해 가열하면 더 매끄럽고 부드
러운 질감을 얻을 수 있어요.

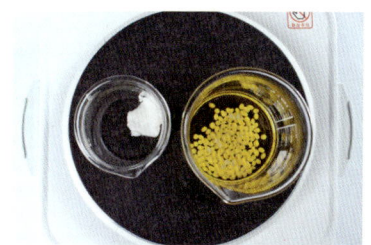

3 두 비커를 낮은 온도에서 천천히
가열하면서 녹이세요.

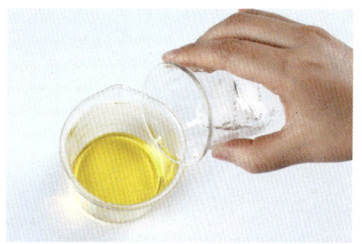

4 호호바오일과 밀랍을 녹인 비커에
녹인 시어버터를 넣어 섞어주세요.

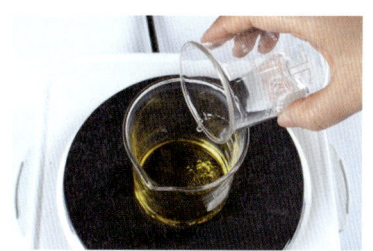

5 낮은 불로 계속 가열하면서 로즈
워터를 조금씩 나누어 넣으며 섞어
주세요.

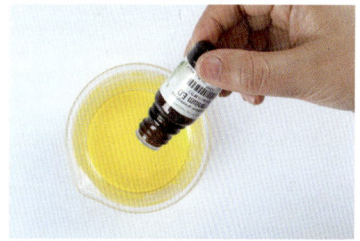

6 에센셜오일을 첨가한 후 준비한 용
기에 부어 굳혀주세요.

아쿠아 수분크림

피부에 가장 중요한 수분이 메마른다면 가뭄이 든
것과 같아요. 피부가 윤기와 탄력을 잃을 뿐 아니라
노화도 빨라지지요. 아쿠아 수분크림은 빠르게 수분을
채워 피부 갈증을 해결해줄 뿐 아니라 하루 종일
촉촉하게 유지시켜줍니다.

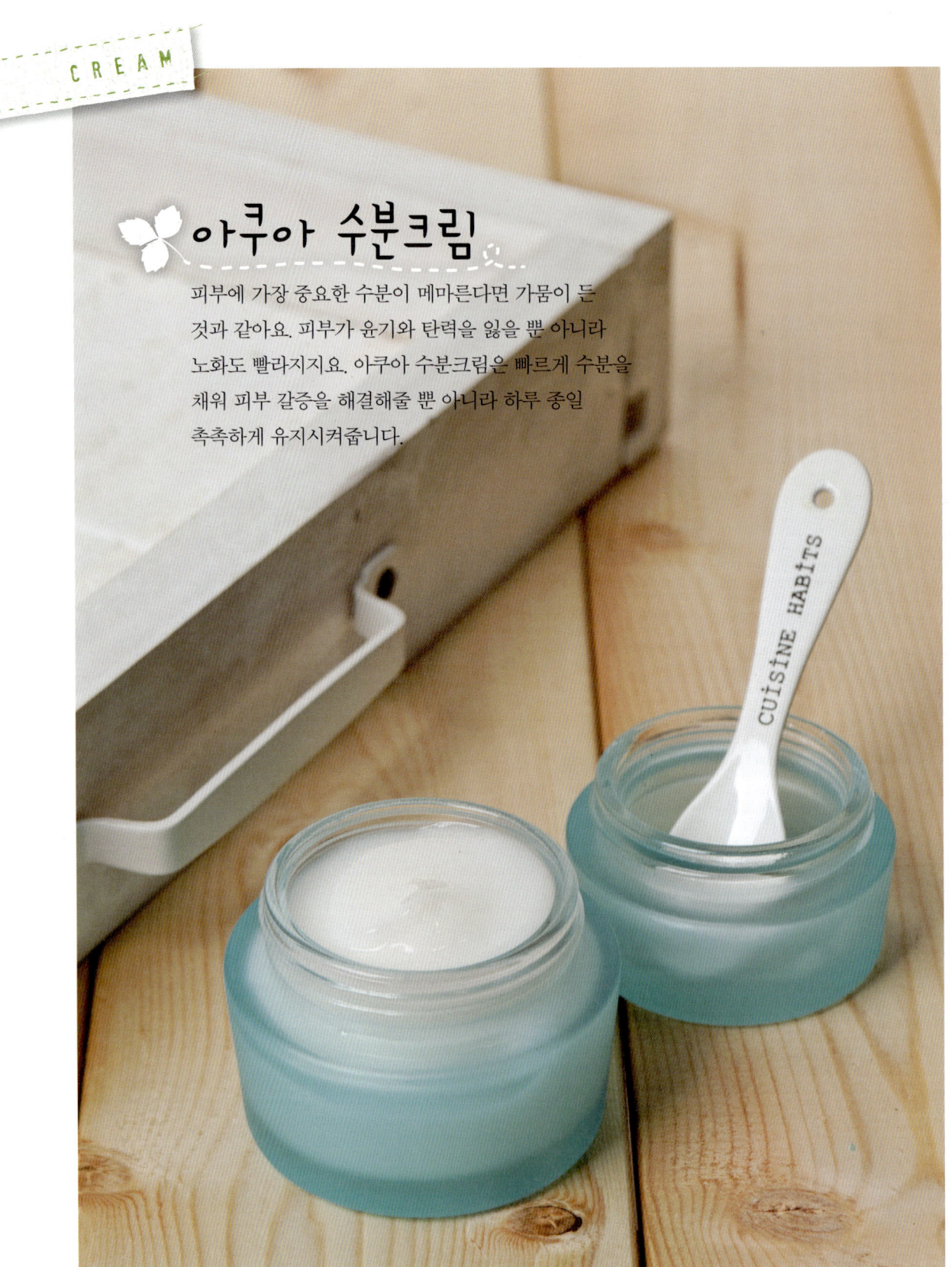

난이도	예상시간(분)	사용기간(개월)	
★★☆☆☆	10	냉장보관 2~3	실온보관 1

INGREDIENTS (100ml)

원재료 알로에베라겔 82g
첨가물 아르간 리포좀 8g,
세라마이드(수용성) 3g,
보습펩타이드 1g, 히아루론산 2g,
마린콜라겐 4g
방부제 로즈마리오일추출물 2방울
에센셜오일 제라늄 5방울

KEYPOINT

로즈마리오일추출물(ROE, Rosemary Oil Extract)은? 지용성 산화방지제로 오일의 산패와 세균 번식을 막는 방부제 역할을 해요. 비타민E보다 항산화효과가 더 크기 때문에 100ml 베이스오일에 2~3방울을 첨가하면 보존기간을 늘릴 수 있답니다. 소량으로도 강력한 항산화 효과를 낼 뿐 아니라 노화를 예방하는 데 도움을 줍니다. 로즈마리 에센셜오일이나 수용성 첨가물인 로즈마리추출물과는 성상이나 효능이 다르기 때문에 대체해서 사용할 수 없어요.

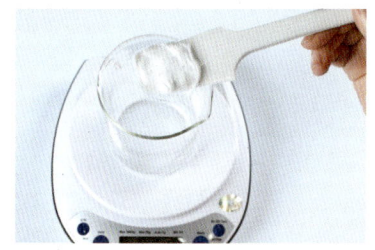

1 알로에 베라겔을 계량해주세요.

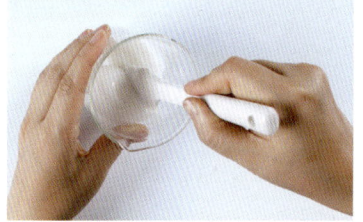

2 아르간 리포좀을 첨가해 골고루 섞어주세요.

TIP 아르간 리포좀이 없을 경우 아르간오일 5g과 올리브리퀴드 3g을 첨가해 섞어주셔도 돼요.

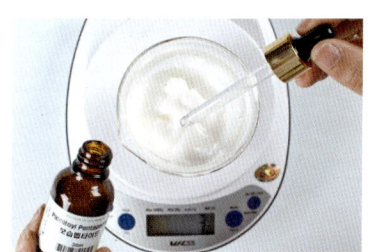

3 세라마이드, 보습펩타이드, 히아루론산과 마린콜라겐을 첨가해 섞어주세요.

TIP 세라마이드 수용성은 지용성으로 대체할 경우 1g 으로 줄여서 첨가해주세요. 마린콜라겐은 아카시아콜라겐으로 동량 대체 가능해요.

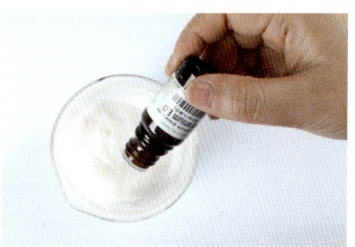

4 로즈마리오일추출물과 제라늄 에센셜오일을 첨가해 섞어주세요.

BUBBLE'S TIP

화장품에 베이스로 사용하는 워터

- **정제수나 증류수** : 정제수는 물을 양이온과 음이온으로 분리한 후 이것을 다시 재결합시켜 얻은 물이고 증류수는 물을 끓인 후 수증기를 응축시켜 수집해 얻은 물입니다. 불순물이나 금속염류 등을 포함하지 않은 순수한 물로 다른 성분에 영향을 미치지 않아 안정적이에요.
- **생수나 정수기물** : 불순물을 제거한 깨끗한 물이지만 금속염류 등의 미네랄 성분이 함유되어 유화과정을 방해하거나 변색시킬 수 있기 때문에 로션, 크림 등에는 잘 사용하지 않는답니다. 스킨이나 미스트에 일부 사용했을 때는 냉장보관하면서 한 달 이내에 사용하세요.
- **플로럴워터** : 에센셜오일을 증류할 때 부산물로 나오는 워터예요. 열에 안정적이라서 가열해도 성분이 파괴되지 않아요. 에센셜오일의 유효성분이 소량 함유되어 있어 그 자체로도 훌륭한 화장품이 된답니다. 산도가 있는 재료라서 매우 민감한 피부이거나 추출물이 많이 함유된 레시피에는 정제수를 사용하는 것이 좋아요.

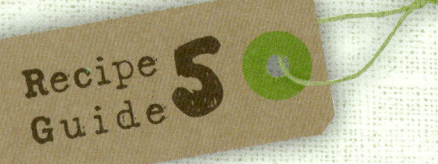

BALM · SALVE

수용성 재료는 거의 첨가하지 않고 오일베이스로 구성되며 연고나 립밤, 보습밤 등을 만드는 제형이에요. 크림에 비해 피부 표면에 좀 더 오래 남아있으며 보존기간이 길다는 장점이 있어요. 피부의 수분손실을 예방하고 윤기 있는 피부를 가꾸어 줍니다. 오일이나 버터에 왁스 형태의 고형제와 소량의 첨가물만 넣어 굳히면 쉽게 만들 수 있어요.

레시피 구성하기

Step1 제품을 결정하고 총용량 정하기
사용할 사람의 나이, 피부 상태, 계절 등을 고려해 밤의 종류와 용량을 정하세요.

Step2 경화제의 종류와 양 정하기
오일을 단단하게 굳혀주는 역할을 하며 주로 사용되는 경화제로는 밀랍과 칸데릴라왁스가 있어요. 적정 사용량은, 묽은 액상 타입의 밤을 만들 때는 총량의 5% 이하, 크림 타입은 5~10%, 스틱 타입은 10~25%예요. 여름철에는 경화제의 양을 조금 늘리는 것이 좋고, 버터류를 첨가할 때는 경화제의 양을 조금 줄여도 돼요. 너무 많은 양의 경화제를 넣으면 밤이 딱딱해 사용하기가 불편하니 주의하세요.

Step3 기능성 첨가물의 종류와 양 정하기
대부분 지용성 첨가물들이 사용되며, 수용성 첨가물을 사용할 때는 총량의 10% 이내로 첨가하는 것이 좋아요. 수용성 첨가물의 양이 너무 많으면 베이스가 되는 오일과 섞이지 않고 분리될 수 있으니 주의하세요.

Step4 산화방지제의 종류와 양 정하기
비타민E 1% 이내 또는 로즈마리오일추출물을 0.1~0.2% 이내로 사용하세요.

Step5 에센셜오일의 종류와 양 정하기
전체 총량의 5% 이내가 적당해요. 경우에 따라 국소부위 사용 시 5~10%까지 첨가하기도 해요.

Step6 베이스오일의 종류와 양 정하기
전체 총량에서 다른 재료들의 양을 제외한 나머지가 베이스오일이에요. 참고로 오일 1ml는 0.8~0.9g이기 때문에 만들고자하는 양의 80~90%를 전체양으로 계산하시면 돼요 (60ml = 48g~54g). 베이스오일은 밤에서 가장 큰 비중을 차지하며 피부 타입이나 기능에 따른 적절한 선택이 중요하답니다. 인퓨즈드오일이나 버터류를 사용해도 좋아요. 버터류는 대체적으로 영양이 풍부하므로 겨울철이나 건성피부, 아토피 피부를 위한 밤에 사용하면 효과적입니다.

레시피 구성 예

❶ 수딩밤(크림 타입 보습밤) 60ml
❷ 경화제 : 칸데릴라왁스 4g
❸ 기능성 첨가물 : 세라마이드(지용성) 2g, 히아루론산 4g
❹ 산화방지제 : 비타민E 1g
❺ 에센셜오일 : 제라늄 4방울, 에버래스팅 2방울
❻ 베이스오일 : 시어버터 12g, 아보카도오일 10g, 호호바오일(골드) 8g, 호호바오일(자초 인퓨즈드) 4g, 올리브에스터오일 4g

피부 타입별로 어울리는 베이스오일을 정리했어요. 반드시 이에 따를 필요는 없고 직접 레시피를 구성하실 때 참고용으로만 봐주세요.

	건성	중성	지성	노화	민감성	트러블	여드름	베이비	아토피
녹차씨오일		O	O			O	O		
달맞이꽃종자유	O	O		O	O	O		O	O
동백오일	O	O		O	O			O	O
라놀린	O					O			
라즈베리시드오일		O	O	O				O	O
로즈힙오일	O	O		O					
마카다미아넛오일	O	O		O	O			O	
모링가오일	O	O	O	O				O	O
밍크오일	O	O		O			O	O	O
바오밥오일	O	O						O	O
보리지오일	O	O		O				O	O
브로콜리시드오일		O	O				O		
샤카잉키오일	O	O		O	O			O	
살구씨오일			O				O		
스위트아몬드오일	O	O		O	O			O	O
시벅턴오일	O			O					
아르간오일	O	O				O		O	O
아보카도오일	O	O	O		O			O	O
연꽃오일	O	O		O					
오트밀오일	O	O			O			O	O
윗점오일	O			O					
카렌듈라오일		O			O	O		O	O
타마누시드오일	O	O		O	O	O		O	O
타조오일	O	O				O		O	O
포도씨오일			O						
해바라기씨오일			O				O		
햄프시드오일	O	O		O				O	O
헤이즐넛오일		O	O				O		
호호바오일	O	O	O	O	O	O	O	O	O

수딩밤

피부에 보습막을 형성해주고 건조함을 개선해주는
밤이에요. 세안 후 스킨케어 마지막 단계에 살짝 떠서
체온으로 녹인 후 얼굴 전체에 감싸듯 발라주시면 돼요.
입술이나 팔꿈치, 무릎 등 건조한 다른 부위에 바르셔도
좋답니다. 메이크업 후 건조한 부위에 덧발라주면
촉촉한 물광 피부를 유지할 수 있어요.

INGREDIENTS (60ml)

오일류 시어버터 12g,
아보카도오일 10g,
호호바오일(골드) 8g,
호호바오일(자초 인퓨즈드) 4g,
올리브에스터오일 4g
경화제 칸데릴라왁스 4g
첨가물 세라마이드(지용성) 2g,
히아루론산 4g
에센셜오일 제라늄 4방울,
에버래스팅 2방울

KEYPOINT

올리브에스터오일은? 올리브오일의 지방산에서 추출한 것으로 천연에스터오일 중에서 가장 순하고 품질이 높은 것으로 알려져 있습니다. 적당한 보습력을 가지며 모든 식물성오일과 잘 어울리는 재료예요. 특히, 화장품을 만들었을 때 사용감(발림성)을 높여주기 때문에 합성실리콘오일인 디메치콘 등의 대체품으로 좋습니다.

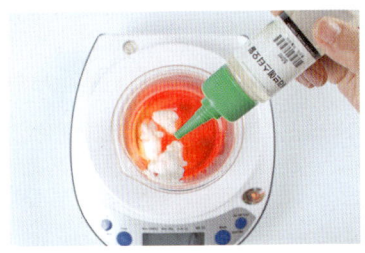

1 오일류와 경화제를 계량해주세요.
TIP 원하는 수딩밤의 색상에 따라 호호바오일과 자초인퓨즈드 호호바오일의 사용량을 조절하셔도 돼요.

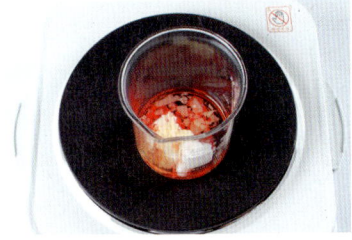

2 약한 불로 서서히 가열해 시어버터와 칸데릴라왁스를 깨끗이 녹여주세요.

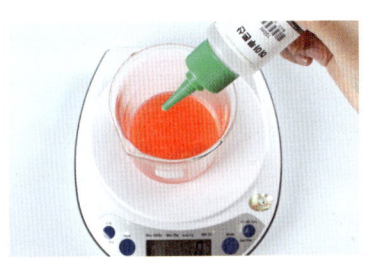

3 세라마이드와 히아루론산을 계량해 첨가해주세요.
TIP 지용성 세라마이드는 처음에 오일류를 계량할 때 함께 넣고 가열하셔도 무방합니다.

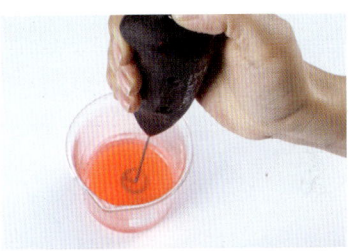

4 에센셜오일을 첨가하고 10초 정도 미니 블렌더를 살짝 돌려 섞어준 후에 준비한 용기에 담고 천천히 굳혀주세요.
TIP 히아루론산은 수용성 재료이기 때문에 그대로 두면 다른 재료들과 섞이지 않고 분리된답니다.

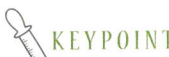

BUBBLE'S TIP

자초 인퓨즈드 오일 만들기

1 적당한 유리 용기에 자초근을 5g 담아주세요. 우려내는 시간이 짧거나 진한 색상을 원하면 자초근의 양을 더 첨가해도 돼요.

2 식물성오일을 100ml 부어주세요. 항산화효과가 좋은 호호바오일, 해바라기씨유, 올리브오일 등을 사용하세요.

3 2시간~2주 정도 우려내세요. 수시로 흔들어 유효성분이 잘 추출되도록 해주세요.

4 걸러낸 후 서늘한 곳이나 냉장고에 보관하면서 사용해주세요. 1%의 비타민E를 첨가하면 보존기간을 더 늘릴 수 있어요.

비타민 아이스틱

비타민 성분으로 칙칙한 눈가 피부를 환하게 밝혀줄 눈가 전용 밤이에요.
예민한 눈가의 피부에 자극 없이 수분을 공급해주는 고농축 보습
제품이기도 해요. 밀착력이 우수해 메이크업 한 후에도 톡톡 두드려주면
들뜨지 않고 보습이 오래 유지돼요.
스틱 타입이라 휴대하면서 눈가가 건조할 때마다 덧발라줄 수 있는
간편한 아이템이지요.

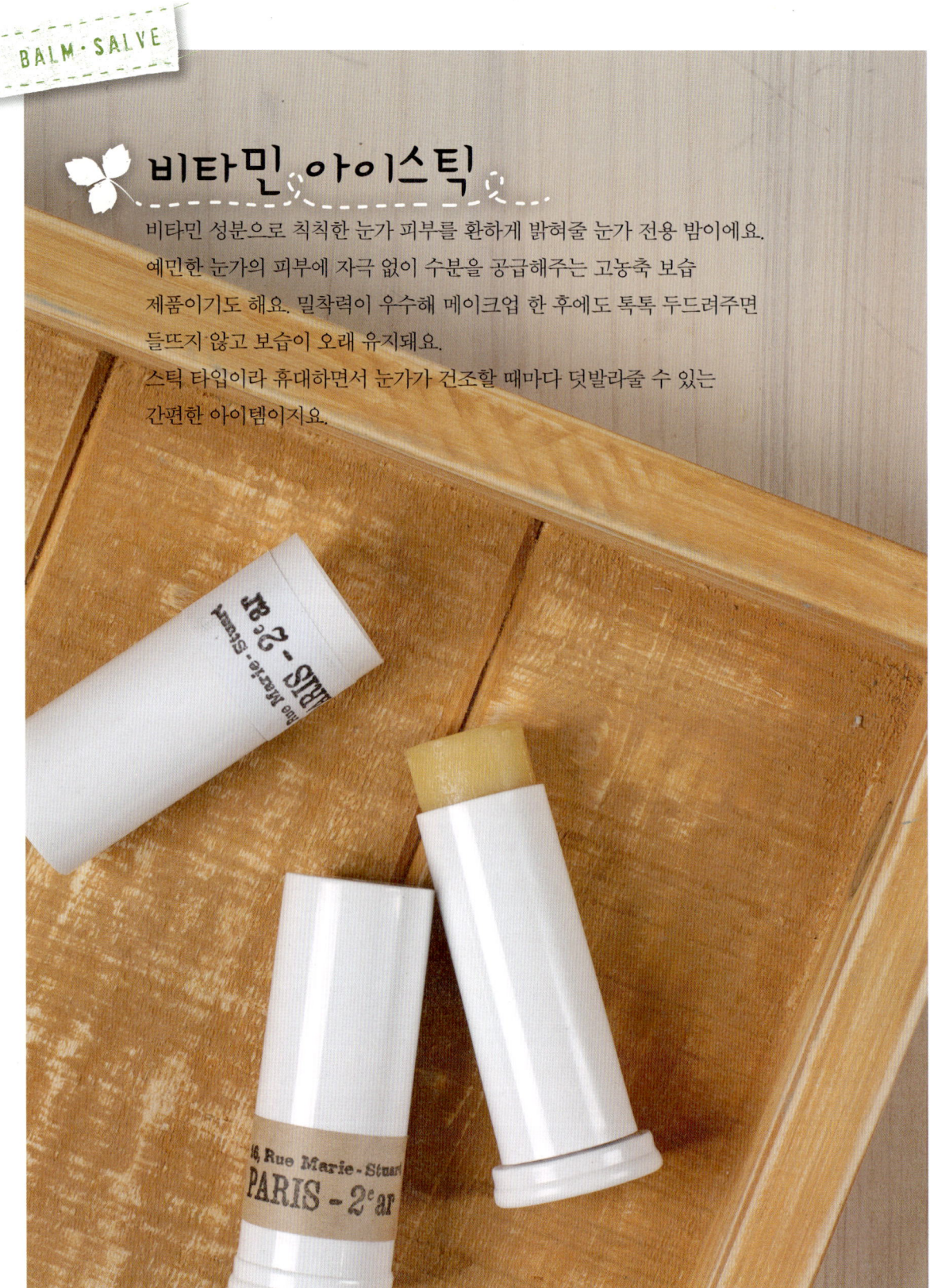

난이도	예상시간(분)	사용기간(개월)	
		냉장보관	실온보관
★★★★☆	25	12	6

INGREDIENTS (20ml)

오일류 로즈힙오일(정제) 5g,
브로콜리시드오일 3g,
세라마이드(지용성) 1g
경화제 칸데릴라왁스 3g,
올리왁스LC 1g
첨가물 비타민E 2g, 판테놀 1g,
나이아신아미드 1g, 아데노신 1g
에센셜오일 제라늄 1방울

BUBBLE'S TIP

비타민 아이스틱에 함유된 비타민의 효능

• **비타민A(브로콜리시드오일)** : 피부
재생 효과로 눈가 주름을 예방해줘요.
레티놀로 대체 가능하며 대체 시 밤에
만 사용하세요.
• **비타민B3(나이아신아미드)** : 화이트
닝과 탄력을 높여주는 효과가 있어요.
• **비타민B5(판테놀)** : 자극에 민감한 눈
가 피부를 진정시켜주고 보습 작용을
해요.
• **비타민C(로즈힙오일)** : 눈가의 다크
닝 현상을 완화해줘요.
• **비타민E(토코페롤)** : 항산화효과로 보
습막을 유지하며 주름을 완화시켜줘요.
윗점오일로 대체 가능해요.

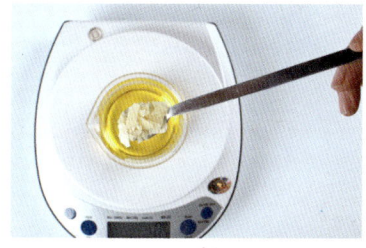

1 오일류와 경화제를 계량해주세요.

TIP 지용성 세라마이드는 처음부터 오일류와 함께
가열하셔도 되고 첨가물로 나중에 넣으셔도 돼요.

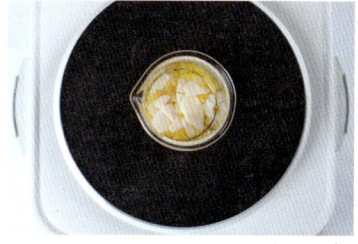

2 약한 불로 경화제가 모두 녹을 때
까지 서서히 가열해 주세요.

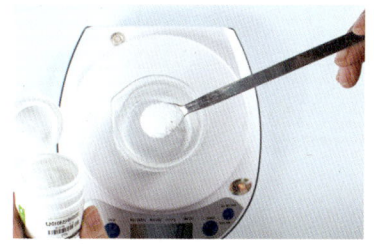

3 다른 용기에 판테놀과 아데노신,
나이아신아미드를 계량해 나이아신
아미드가 모두 녹을 때까지 잘 저어
주세요.

TIP 나이아신아미드는 분말 타입으로 미리 판테
놀, 아데노신 등의 수용성 재료에 개어두면 만들기가
편해요.

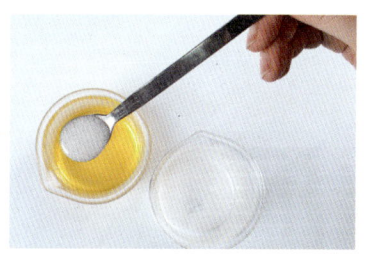

4 나이아신아미드를 녹인 비커를 오
일류와 경화제를 녹인 비커에 부어
섞으세요.

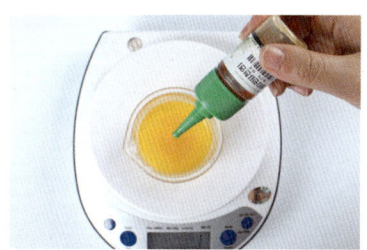

5 비타민E와 에센셜오일을 첨가한
후 골고루 섞이도록 저어주세요. 블
렌더를 10초 정도 돌려서 완전히 섞
은 후 스틱 용기에 부어 천천히 굳혀
주세요.

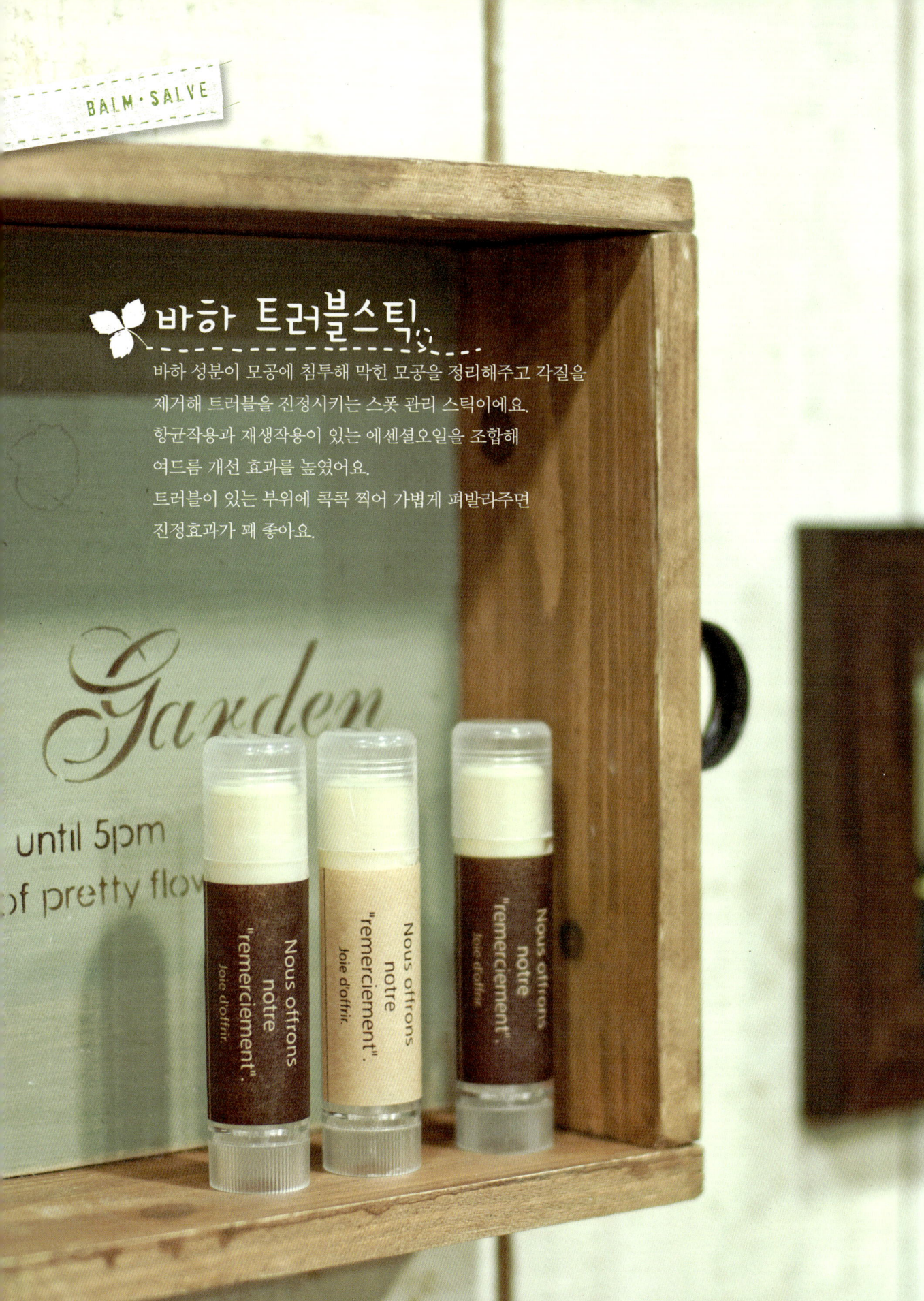

바하 트러블스틱

바하 성분이 모공에 침투해 막힌 모공을 정리해주고 각질을
제거해 트러블을 진정시키는 스폿 관리 스틱이에요.
항균작용과 재생작용이 있는 에센셜오일을 조합해
여드름 개선 효과를 높였어요.
트러블이 있는 부위에 콕콕 찍어 가볍게 펴발라주면
진정효과가 꽤 좋아요.

INGREDIENTS (30ml)

오일류 호호바오일(화이트) 14g
경화제 칸데릴라왁스 10g
첨가물 바하 분말 2g,
식물성에탄올 3g
방부제 자몽씨추출물 8방울
에센셜오일 티트리 12방울,
사이프러스 8방울,
프랑킨센스 8방울

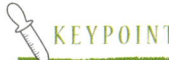

KEYPOINT

바하(BHA)는? 버드나무 껍질에서 유래된 성분으로 살리실산(Salicylic acid) 이라고도 불려요. 모공을 막고 있는 각질을 녹여 피지 분비를 원활하게 하고 여드름이 곪지 않도록 해주는 역할을 해요. 아하(AHA)와 비교했을 때 침투력이 더 높아 트러블 부위에 사용 시 효과적이랍니다. 스킨케어용으로 사용할 때는 2% 이내로, 국소부위에 사용할 때는 10% 이내로 사용하시면 돼요. 피부과에서는 모공각화증(닭살)에 5% 살리실산 연고를 치료제로 사용하기도 한답니다.

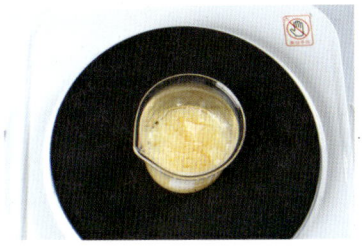

1 적당한 용기에 호호바오일과 칸데릴라왁스를 계량해 가열해주세요.

TIP 호호바오일은 항균효과를 가지고 있으며 침투성이 높아 모공 속의 노폐물을 효과적으로 용해시키는 작용을 해요. 칸데릴라왁스 대신 밀랍을 사용하셔도 돼요.

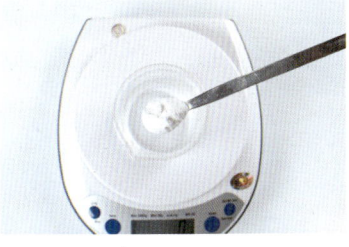

2 다른 용기에 바하 분말과 식물성에탄올을 계량해 섞어주세요.

TIP 바하 분말을 오일에 바로 첨가하면 굳히는 과정에서 아래로 가라앉아 효과가 떨어져요. 바하가 분말 타입이라 계량이 어렵다면 시약스푼을 이용하세요. 큰 쪽으로 약간 볼록하게 한 스푼을 약 1g으로 보시면 돼요.

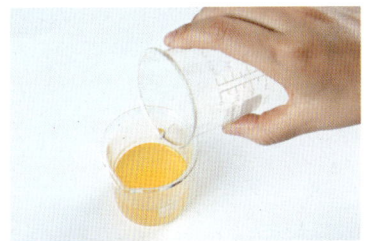

3 칸데릴라왁스가 완전히 녹으면 바하와 식물성에탄올 혼합액을 붓고 골고루 저으세요.

TIP 에탄올을 부을 때는 반드시 핫플레이트에서 내려주세요.

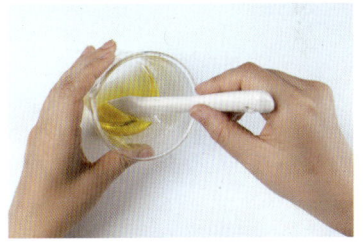

4 자몽씨추출물을 넣고 가볍고 섞어주세요.

TIP 바하는 pH값이 3~4일 때 가장 효과가 높답니다. 자몽씨추출물은 pH값을 맞추기 위해 첨가했어요.

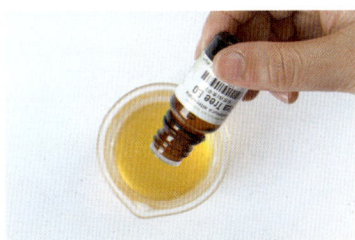

5 에센셜오일을 차례대로 넣고 섞어 용기에 부어 상온에서 굳히세요.

TIP 에센셜오일은 티트리 대신 마누카로, 사이프러스 대신 주니퍼베리로, 프랑킨센스 대신 라벤더나 제라늄을 사용하셔도 돼요.

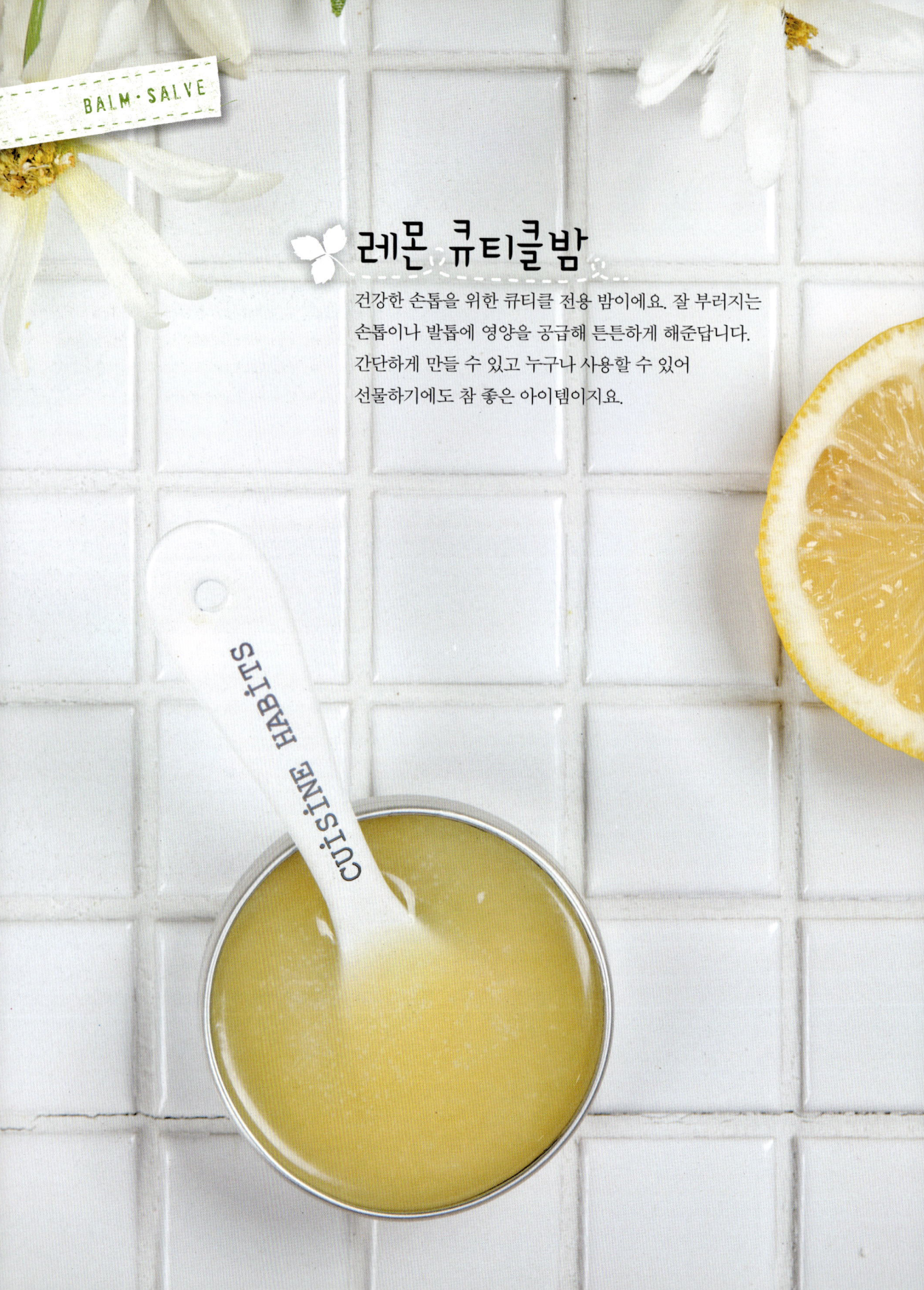

레몬 큐티클밤

건강한 손톱을 위한 큐티클 전용 밤이에요. 잘 부러지는
손톱이나 발톱에 영양을 공급해 튼튼하게 해준답니다.
간단하게 만들 수 있고 누구나 사용할 수 있어
선물하기에도 참 좋은 아이템이지요.

INGREDIENTS (30ml)

오일류 스위트아몬드오일 12g,
라놀린 6g, 코코아버터 8g

경화제 밀랍 2g

방부제 비타민E 10방울

에센셜오일 레몬 20방울

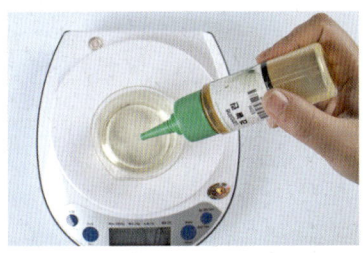

1 스위트아몬드오일, 라놀린, 코코아
버터를 계량해주세요.

TIP 스위트아몬드오일은 아보카도오일이나 동백
오일로 대체 가능해요.

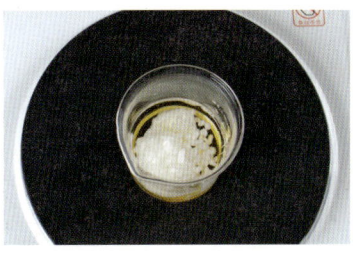

2 밀랍을 계량한 후 핫플레이트에
올려 약한 불로 천천히 가열하세요.

TIP 밀랍 대신 칸데릴라왁스를 동량 사용하셔도
돼요.

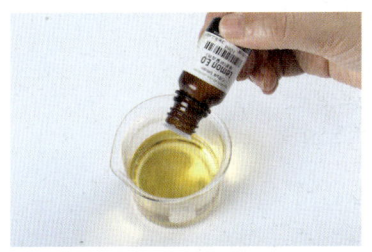

3 재료가 모두 녹으면 가열을 멈추고
1분 정도 기다린 다음 비타민 E와 레
몬 에센셜오일을 첨가해서 섞으세요.

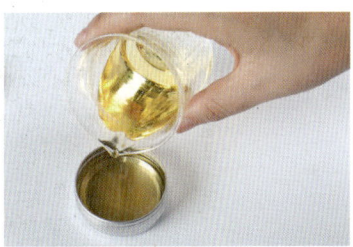

4 준비한 용기에 부어서 굳혀주세요.

TIP 크림 용기에 담아 적당량을 떠서 체온으로 부
드럽게 녹여 사용하면 됩니다.

BUBBLE'S TIP

큐티클밤 사용법 큐티클이란 '각피'라고 하며 손, 발톱의 뿌리를 덮고 있는 단단한 피부층이에
요. 미생물이나 세균의 침입을 막고 보호해주는 역할을 하기 때문에 큐티클층을 촉촉하게 관리하
는 것이 손발톱 건강에도 중요해요. 깨끗이 손을 씻은 후에 큐티클밤을 손톱이나 손톱 주위의 건
조하고 각질이 일어나는 부위에 문질러 흡수시켜주세요. 보습력이 높아 큐티클뿐만 아니라 손등
및 손을 전체적으로 마사지해줘도 좋아요. 가을, 겨울철에는 건조한 손끝에 발라주시면 정전기
예방에도 효과적이에요.

자운고

자운고는 당귀와 자초근을 기본재료로 하는 천연한방연고의
이름이에요. 동의보감에는 '지혈과 통증을 멎게 하는 데
효과가 있고 피부 재생이 빠르며 화상, 동상, 화농성 종기,
타박에도 좋다'라고 기록되어 있어요. 트거나 건조한 부위,
아토피성 피부, 화상, 벌레 물려 가려운 부위 등에 발라주면
진정 효과가 우수해요.

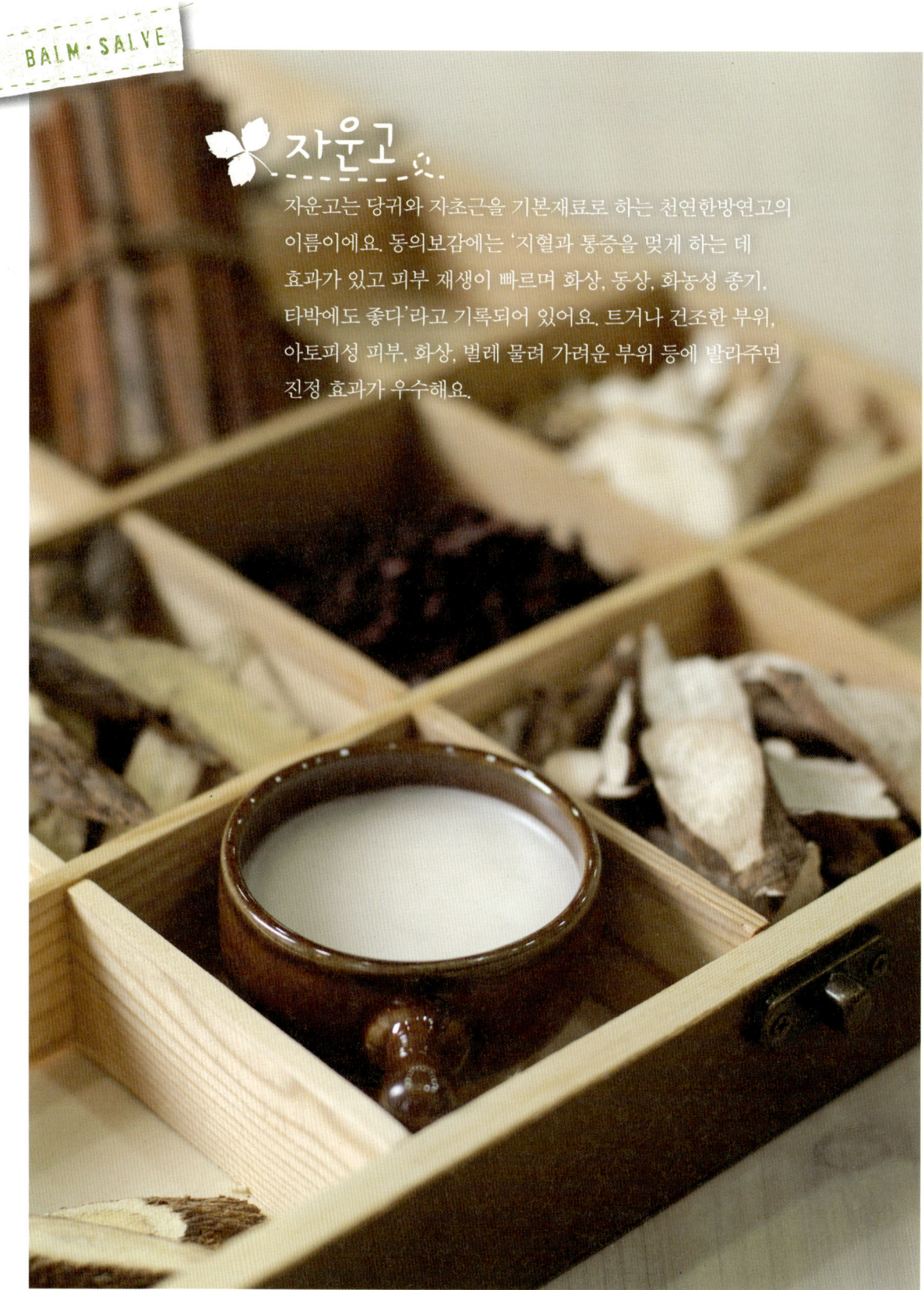

난이도	예상시간(분)	사용기간(개월)
★★★☆☆	15	냉장보관 : 실온보관 12 : 6

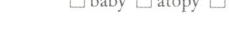

INGREDIENTS (100ml)

오일류 자운유 70g
경화제 밀랍 20g
방부제 로즈마리오일추출물 2방울
에센셜오일 티트리 30방울,
라벤더 20방울

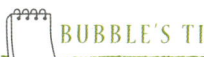

BUBBLE'S TIP

자운유 만들기 제가 사용한 한약재는
당귀 20g, 자초 10g, 감초 15g, 백지
12g, 작약 12g, 황기 8g, 황금 5g, 유근
피 8g, 진피 5g, 황련 5g으로 총 100g
이에요. 한약재의 종류나 비율은 만드는
사람에 따라 달라질 수 있어요.

온침하기 적당한 용기에 한약재 100g
을 담고 올리브오일을 1리터 부어주세
요. 50~55도의 온도를 유지하면서 약
12~36시간 정도 중탕해주세요. 온도가
너무 높아지면 유효성분이 파괴될 수 있
으니 약한 불로 중탕하세요. 적정시간 동
안 우려낸 후 깨끗이 걸러주세요.

냉침하기 적당한 용기에 한약재 100g
을 담고 올리브오일을 1리터 부어주세요.
입구를 뚜껑으로 밀봉해 햇볕이 잘 드는
곳(실온)에 두고 약 2주~4주간 숙성시
켜주세요. 수시로 흔들어주면 한약재의
유효성분을 효과적으로 추출할 수 있어
요. 숙성 후 깨끗하게 걸러낸 오일은 소독
한 용기에 담아 냉장보관하면서 사용하
시면 돼요.

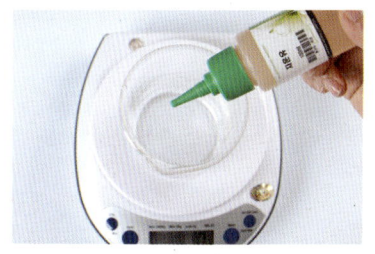

1 비커에 자운유를 계량해주세요.

TIP 자운유는 당귀와 자초근만으로 만드셔도 괜찮
아요.

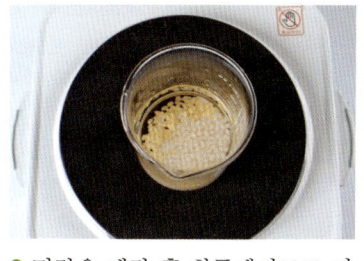

2 밀랍을 계량 후 핫플레이트로 가
열해서 모두 녹여주세요.

TIP 크림 타입으로 만들어 사용할 경우 밀랍의 양
을 13~15g으로 줄여서 만드시면 돼요.

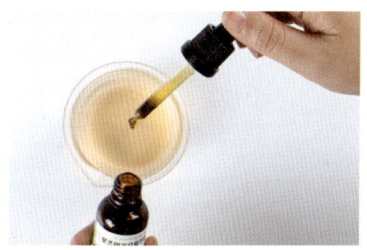

3 핫플레이트에서 내려 30초~1분
정도 기다린 후 로즈마리오일추출물
을 첨가하세요.

TIP 로즈마리오일추출물 2방울 대신 비타민E 1g
으로 대체 가능해요.

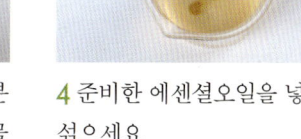

4 준비한 에센셜오일을 넣고 골고루
섞으세요.

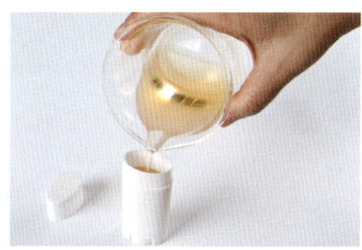

5 적당한 스틱 용기에 부어서 굳히
면 완성이에요.

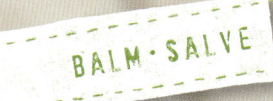

버그릴리프밤

모기나 벌레 등에 물렸을 때 가렵다고 마구 긁으면 가려움증이
더 심해지고 2차 감염에 의해 상처나 진물이 생길 수 있어요.
물린 부위에 가볍게 바르면 가려움증을 완화시키면서
항염작용으로 빠른 시간에 진정시켜준답니다.

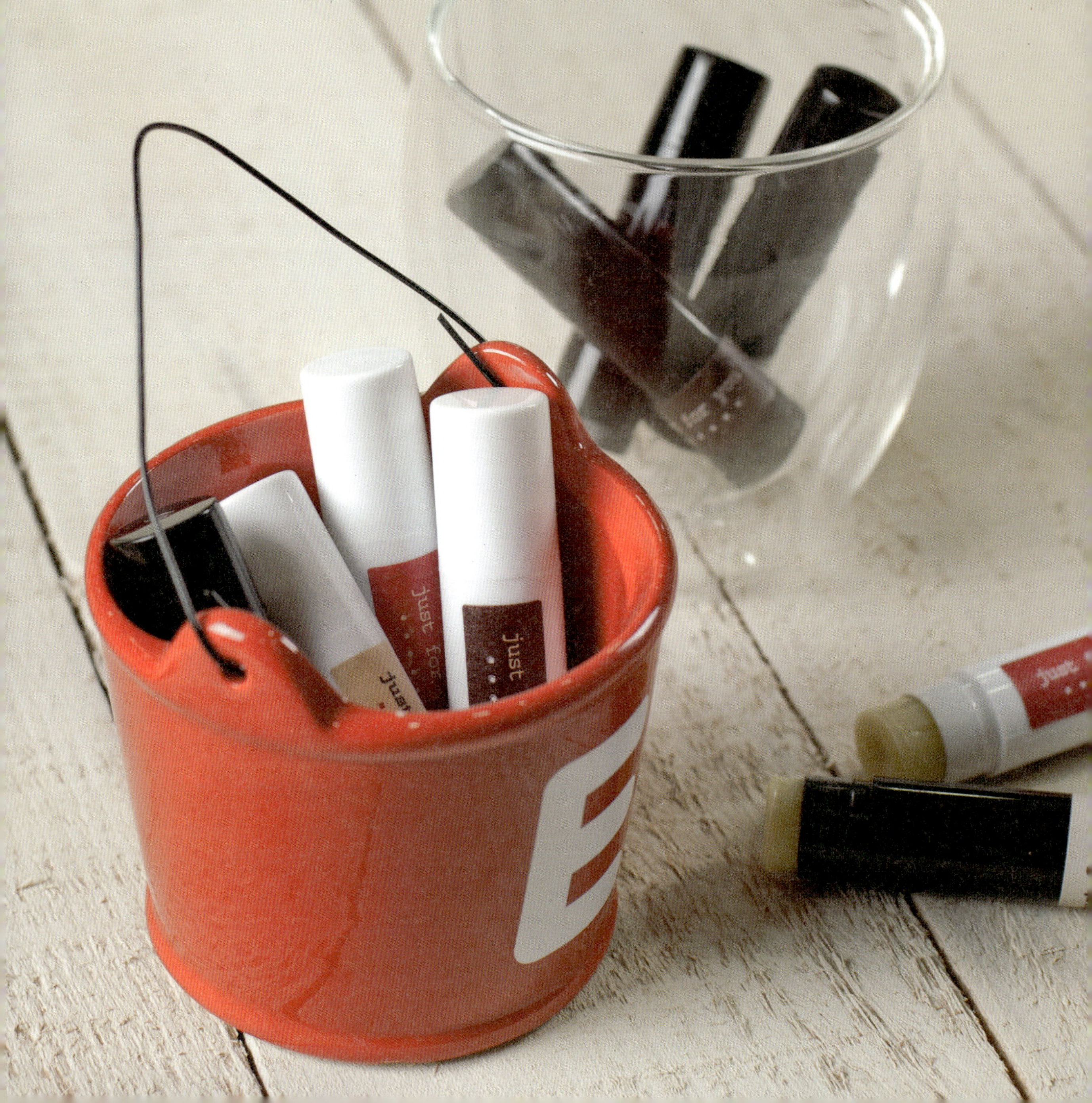

난이도	예상시간(분)	사용기간(개월)	
★★★☆☆	20	냉장보관 12	실온보관 6~8

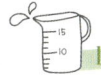

INGREDIENTS (50ml)

오일류 햄프시드오일 16g,
달맞이꽃종자유 10g,
올리브에스터오일 5g
경화제 밀랍 14g,
멘톨크리스털 0.5~1g
방부제 비타민E 10방울
에센셜오일 라벤더 8방울,
티트리 6방울, 페퍼민트 6방울

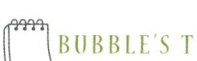

BUBBLE'S TIP

밤류 만들 때 주의점 경화제와 버터가 완전히 녹을 때까지 가열하면 액상 오일류의 온도가 너무 높이 올라가서 유효 성분이 파괴되고 산패가 빨라질 수 있답니다. 가열하는 동안 한두 번 저어주거나 비커를 가끔 흔들어주어 열이 골고루 전달되도록 해주세요. 90% 정도 녹으면 핫플레이트에서 내려 저어주면 깨끗하게 잘 녹는답니다. 또 다른 방법으로 경화제와 버터를 먼저 계량해 가열한 후 모두 녹으면 액상 오일류를 첨가해도 돼요.

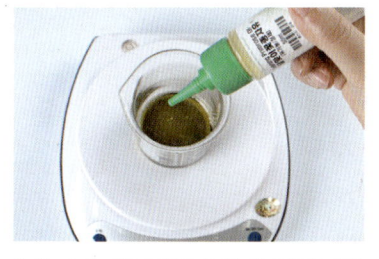

1 용기에 햄프시드오일과 달맞이꽃종자유, 올리브에스터오일을 계량해 주세요.

TIP 햄프시드오일 대신 카렌듈라오일이나 자운유, 달맞이꽃종자유 대신 보리지오일로 대체하셔도 돼요.

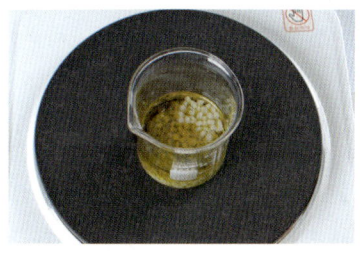

2 밀랍을 계량한 후 약한 불로 가열해주세요.

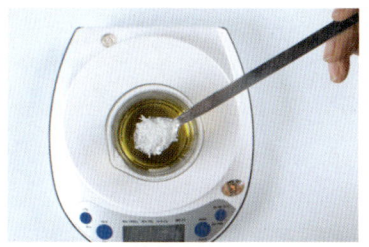

3 밀랍이 녹으면 핫플레이트에서 내려서 멘톨크리스털을 넣고 천천히 저어주세요.

TIP 멘톨을 넣으면 순간적으로 매운 가스가 올라오니 너무 가까이서 쳐다보지는 마세요. 따로 식물성에탄올 3g에 녹여두었다가 에센셜오일 넣는 단계에 넣으셔도 돼요.

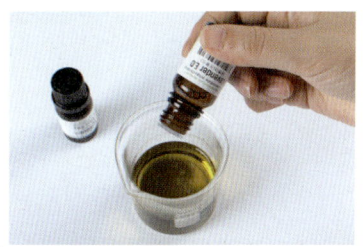

4 비타민E와 에센셜오일을 넣고 섞은 후에 미리 준비한 용기에 부어서 굳혀주세요.

TIP 유아용으로 만드실 때는 멘톨을 빼고 에센셜오일은 라벤더만 6방울 첨가하면 돼요. 눈가에는 되도록이면 사용하지 않는 것이 좋고, 상처 난 부위에도 사용을 피해주세요.

PLUS RECIPE

버그릴리프겔
밤 타입보다 좀 더 산뜻한 제형을 원한다면 겔 타입으로 만들어보세요. 벌레 물린 곳에 바르면 끈적임 없이 가려움증과 부기를 완화시켜줍니다.

재료 30ml
카모마일로만워터 20g, 카보폴프리젤 1g, 식물성에탄올 15g, 판테놀 2g, 멘톨크리스털 1~2조각, 티트리 에센셜오일 6방울, 라벤더 에센셜오일 5방울, 페퍼민트 에센셜오일 2방울

비커에 카모마일로만워터, 판테놀과 카보폴프리젤을 섞어요. 다른 비커에 식물성에탄올을 계량하고 멘톨크리스털, 에센셜오일류를 첨가해요. 다 녹으면 모두 섞어 완성합니다.

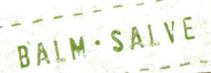

유칼립투스 감기연고

아로마 테라피 효과로 기침이나 콧물 등 가벼운 감기 증상 완화에
도움을 주는 연고예요. 또한 목과 코의 점막에 염증 발생을 효과적으로
억제시키면서 막힌 코도 시원하게 뚫어준답니다.
공기 중의 세균을 감소시키고 면역력을 높이는 효과도 있어요.
겨울철이나 환절기에 유용하게 사용해보세요

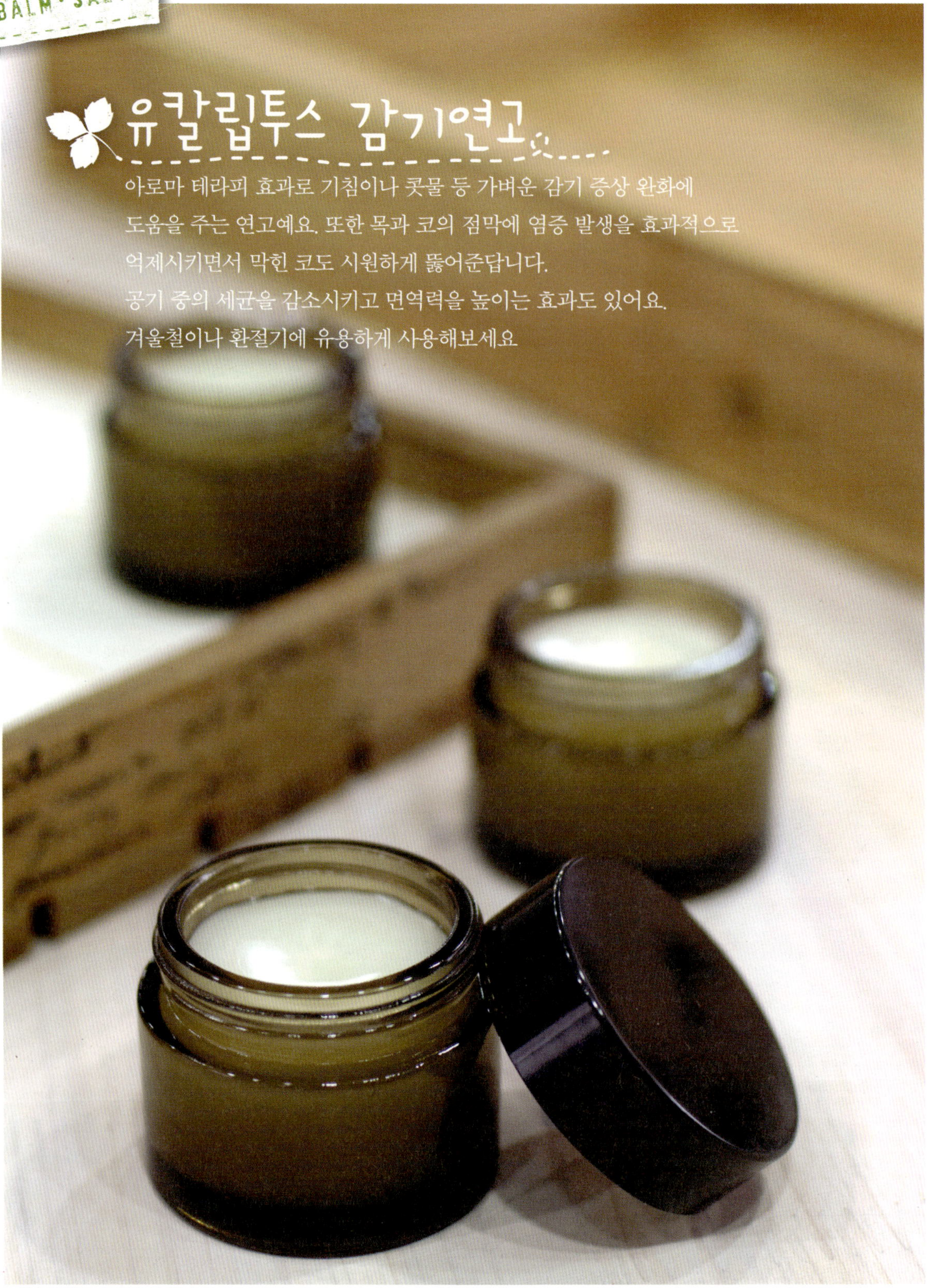

난이도	예상시간(분)	사용기간(개월)	
★★★☆☆	20	냉장보관 12	실온보관 8

INGREDIENTS (30ml)

오일류 스위트아몬드오일 22g
경화제 밀랍 5g
방부제 비타민E 5방울
에센셜오일 유칼립투스 12방울,
페퍼민트 5방울, 레몬 5방울,
스타아니스 3방울,
스파이크라벤더 3방울

BUBBLE'S TIP

감기연고 활용법 코밑에 살짝 바르면 코 막힘을 해소하고 콧물이 흐르는 것을 방지해줘요. 가슴 부위에 마사지하면 거담 작용을 돕고 호흡을 편안하게 해준답니다. 척추를 중심으로 둥글게 원을 그리며 등을 마사지하면 기침이 멎는 데 도움이 되고 면역력을 높여주는 효과도 있어요. 그러나 이 연고는 아로마 테라피를 활용한 보조제일 뿐 의약품은 아니에요. 여기에 의존해 기본적인 감기예방 및 치료를 게을리하면 안 돼요. 그리고 임신 중에는 사용하지 않는 것이 좋아요.

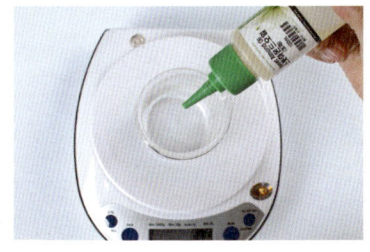

1 스위트아몬드오일을 계량해주세요.

TIP 호호바오일이나 올리브오일 등 가지고 계신 다른 오일로 대체하셔도 돼요.

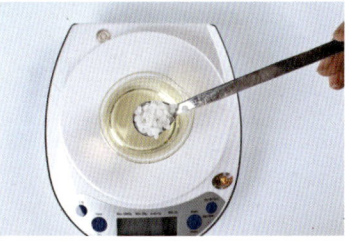

2 밀랍을 계량해 첨가하고 낮은 온도로 가열해주세요.

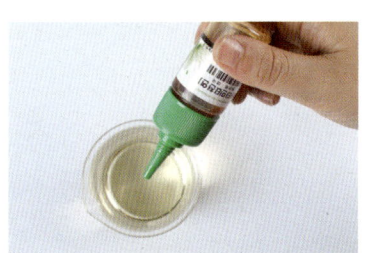

3 밀랍이 다 녹으면 1분 정도 기다린 후 방부제인 비타민E를 넣으세요.

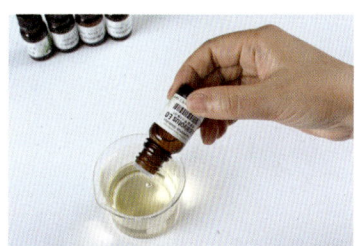

4 에센셜오일을 첨가하고 섞은 후에 준비한 용기에 담아 굳혀주세요.

PLUS RECIPE

감기 예방 스프레이
항바이러스 효과로 감기를 예방하고 공기 정화 효과가 있어요.

재료 200ml
식물성에탄올 165g, 정제수 20g, 레몬 에센셜오일 70방울, 스파이크라벤더 에센셜오일 30방울, 페퍼민트 에센셜오일 20방울

에센셜오일과 식물성에탄올을 섞은 후 정제수를 첨가해 스프레이 용기에 담아 사용하세요. 공기 중이나 커텐 등에 뿌려주세요.

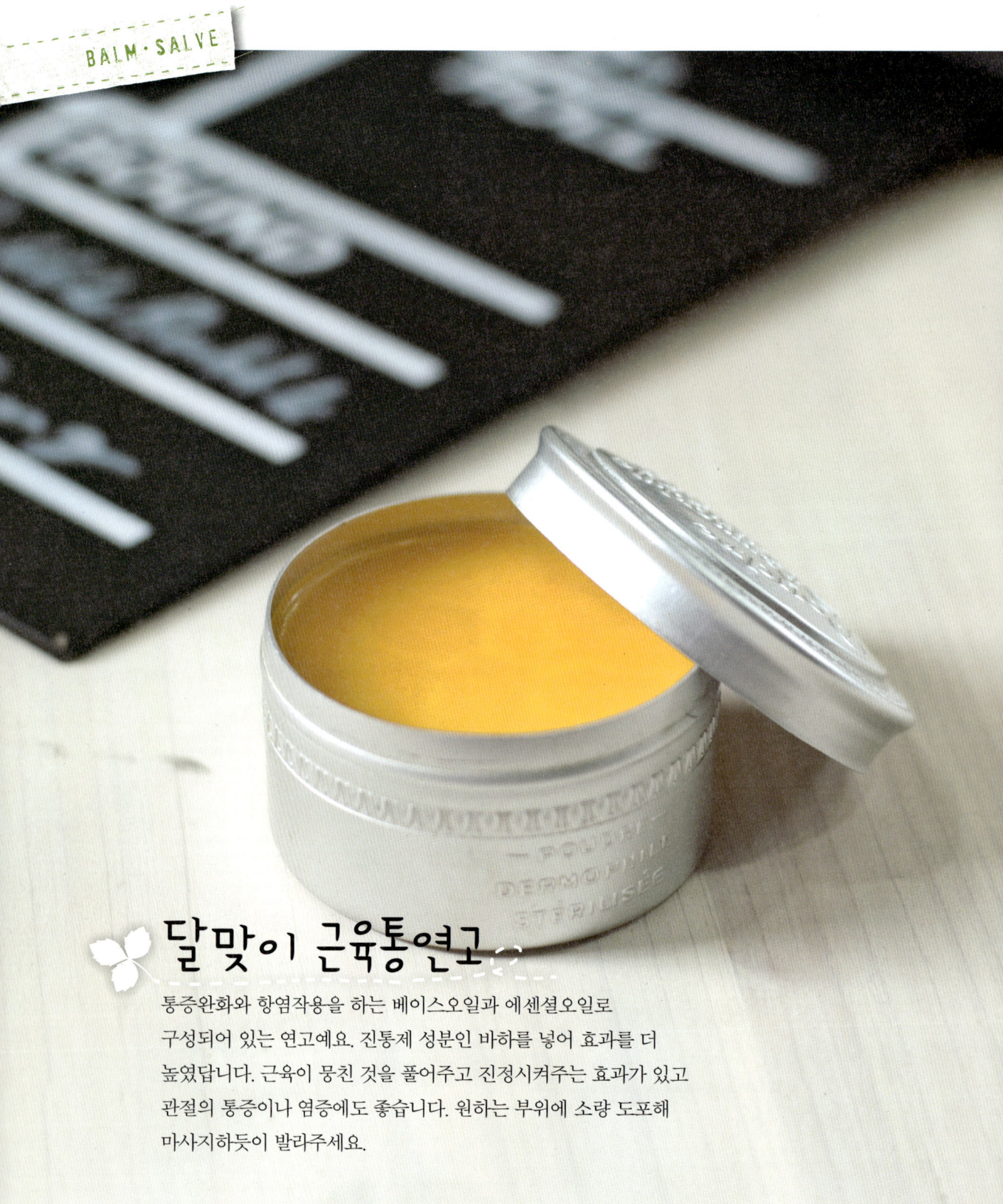

달맞이 근육통연고

통증완화와 항염작용을 하는 베이스오일과 에센셜오일로
구성되어 있는 연고예요. 진통제 성분인 바하를 넣어 효과를 더
높였답니다. 근육이 뭉친 것을 풀어주고 진정시켜주는 효과가 있고
관절의 통증이나 염증에도 좋습니다. 원하는 부위에 소량 도포해
마사지하듯이 발라주세요.

난이도	예상시간(분)	사용기간(개월)
★★★★☆	25	냉장보관 : 실온보관 12 : 8

INGREDIENTS (100ml)

오일류 달맞이꽃종자유 43g,
타조오일 20g,
세인트존스워터오일 10g
경화제 밀랍 12g
첨가물 식물성에탄올 4g,
바하 분말 2g
에센셜오일 스파이크라벤더 35방울,
주니퍼베리 25방울, 타임 15방울,
카모마일저먼 10방울

PLUS RECIPE

신경통 연고

근육통 연고와 달리 신경계통의
진정 효과가 우수한 에센셜오일로
블렌딩한 신경통 연고입니다.

재료 30ml

세인트존스워터오일 8g, 카렌듈라오
일 8g, 호호바오일 5g, 밀랍 4g, 비타
민E 5방울, 라벤더 에센셜오일 10방
울, 일랑일랑 에센셜오일 9방울, 네롤
리 에센셜오일 6방울, 제라늄 에센셜
오일 5방울

오일과 밀랍을 계량해 가열한 후
다 녹으면 비타민E와 에센셜오일
류를 첨가해주세요. 크림통에 넣
어 굳힌 후 사용합니다.

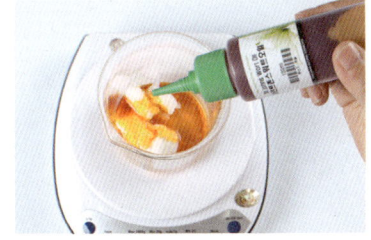

1 오일류를 계량해 주세요

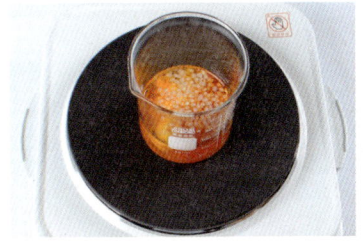

2 밀랍을 계량한 후 핫플레이트에
올려 약한 불로 천천히 가열하세요.

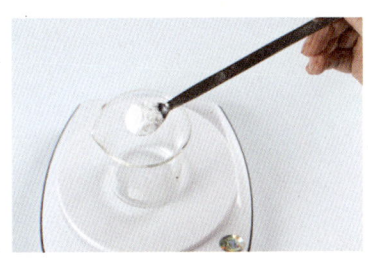

3 다른 비커에 미리 식물성에탄올과
바하 분말을 녹여주세요.

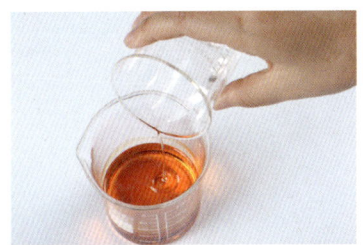

4 밀랍이 녹으면 핫플레이트에서 내
려 ③을 첨가해주세요.

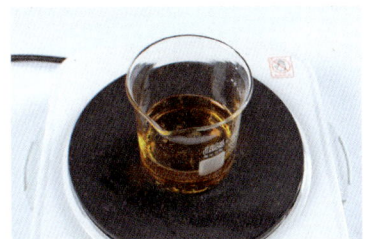

5 다시 약한 불로 1~2분 정도 가열해
바하 분말을 고루 섞어주세요.

TIP 식물성에탄올과 바하 분말을 그냥 굳히면 알
갱이가 생길 수 있어요.

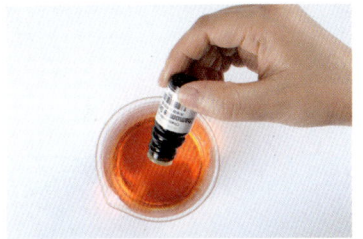

6 에센셜오일을 모두 첨가한 후 섞어
준비한 용기에 담아 굳히면 돼요.

TIP 눈 주위는 피해서 사용해주시고 입안에 들어
가지 않도록 주의하세요.

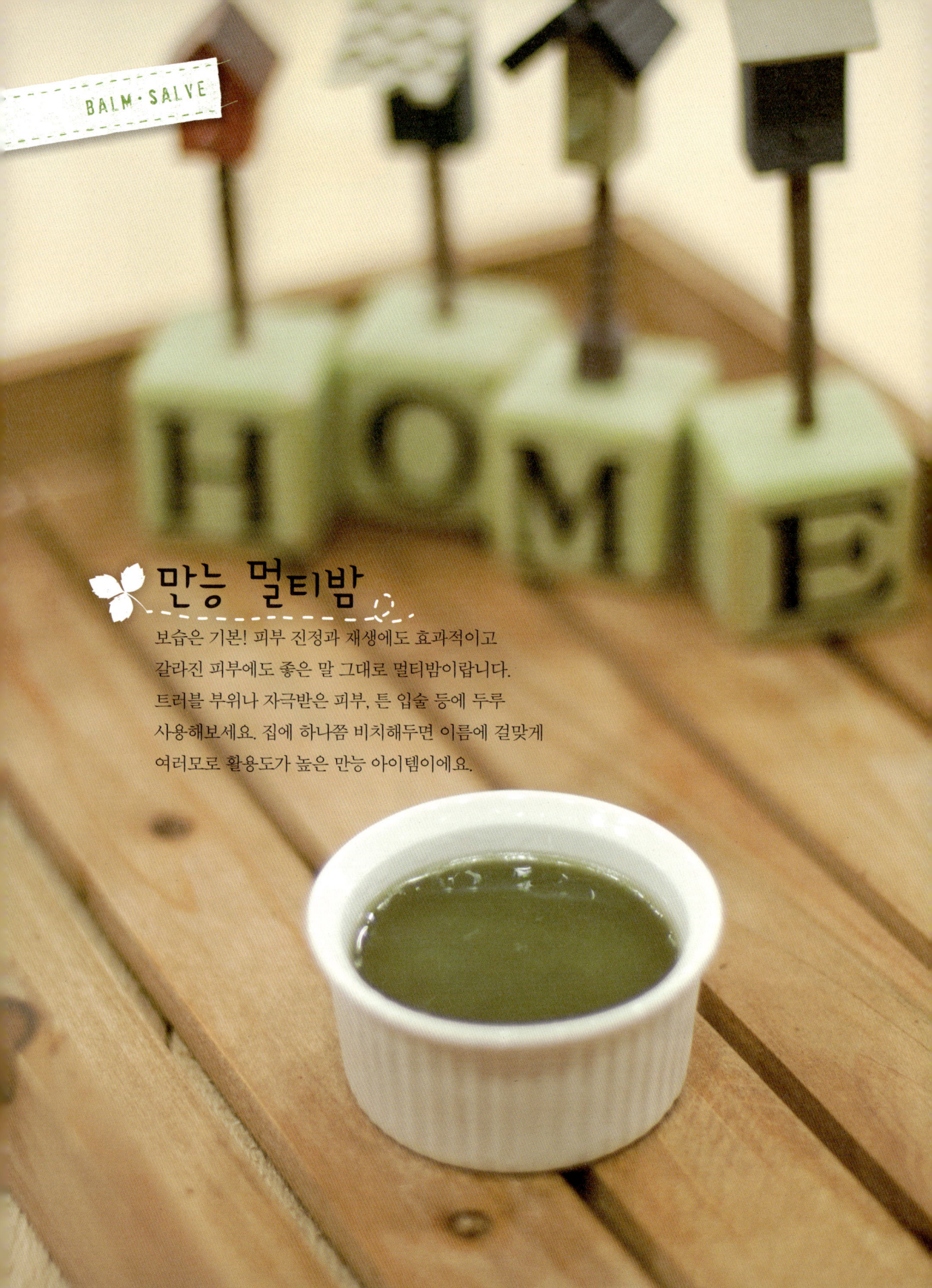

만능 멀티밤

보습은 기본! 피부 진정과 재생에도 효과적이고
갈라진 피부에도 좋은 말 그대로 멀티밤이랍니다.
트러블 부위나 자극받은 피부, 튼 입술 등에 두루
사용해보세요. 집에 하나쯤 비치해두면 이름에 걸맞게
여러모로 활용도가 높은 만능 아이템이에요.

난이도	예상시간(분)	사용기간(개월)	
★★★☆☆	20	냉장보관 12	실온보관 6~8

INGREDIENTS (30ml)

오일류 타조오일 12g,
로즈힙오일(정제) 5g,
타마누시드오일 5g, 윗점오일 2g
경화제 밀랍 2g
방부제 로즈마리오일추출물 1방울
에센셜오일 라벤더 30방울,
미르 5방울

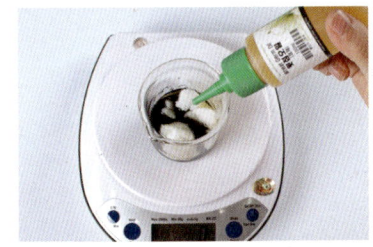

1 오일류와 밀랍을 계량해 주세요.

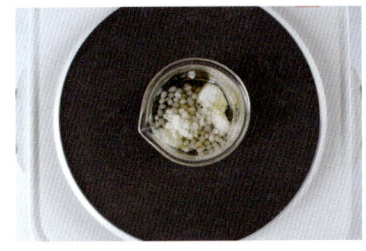

2 약한 불로 가열해 녹여주세요.

KEYPOINT

타조오일(Ostrich oil) 기원전 3천년 전부터 이집트, 로마, 아프리카인들이 피부 보호나 질병의 치료에 사용했다고 해요. 타조의 날개 아래 가슴 부위의 많은 영양분을 함유한 지방을 정제한 오일로 오메가-3, 오메가-6, 올레인산과 리놀렌산 등 필수지방산과 에스트로겐이 풍부해요. 인체의 피부 지방산 구조와 유사해 피부 흡수력이 좋고 보습력이 뛰어나요. 강력한 피부 침투력으로 빠르게 흡수되어 모공을 막지 않으며 염증이나 붉어진 피부를 진정시켜줄 뿐만 아니라 피부를 재생시키는 역할을 한답니다. 손상된 피부의 치료를 도와 아토피 피부, 튼살이나 흉터, 손상되거나 갈라진 피부에 두루 적용하는 오일이에요. 항염 효과도 탁월해 류머티스, 관절염, 근육통에도 많이 사용되고 있어요. 에뮤오일과 대체 사용 가능해요.

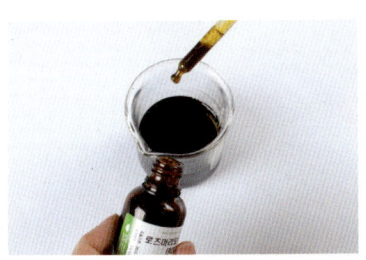

3 보존기간을 늘리기 위해 로즈마리오일추출물을 첨가해주세요.

TIP 로즈마리오일추출물은 비타민E 5방울로 대체 가능해요.

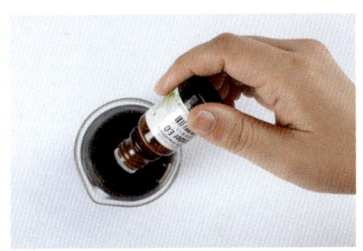

4 에센셜오일을 첨가한 후 준비한 용기에 부어 굳혀주세요.

TIP 미르 에센셜오일 대신 프랑킨센스 에센셜오일로 대체하셔도 돼요.

BUBBLE'S TIP

만능 멀티밤 사용법

1 햇빛에 노출 후 달아오른 피부에 애프터 선케어 효과가 있어요. 가벼운 화상에 얇게 발라주면 화끈거림을 진정시켜줘요.
2 트고 갈라진 팔꿈치, 발꿈치에 발라주면 촉촉하게 유지시켜줘요.
3 습진이나 알레르기 등 트러블 부위에 발라주면 피부 진정, 재생 효과가 좋아요.
4 건조하거나 가려운 부위에 마사지하듯 흡수시켜주면 촉촉한 피부를 가꿔줘요.
5 자기 전에 입술 부위에 바르면 립트리트먼트용으로 활용할 수 있어요.

Part2 | 스페셜 케어

CLEANSING
SCRUB
MASK
BODY CARE
HAIR CARE
LIFE ITEMS
SUN CARE
MAKE-UP

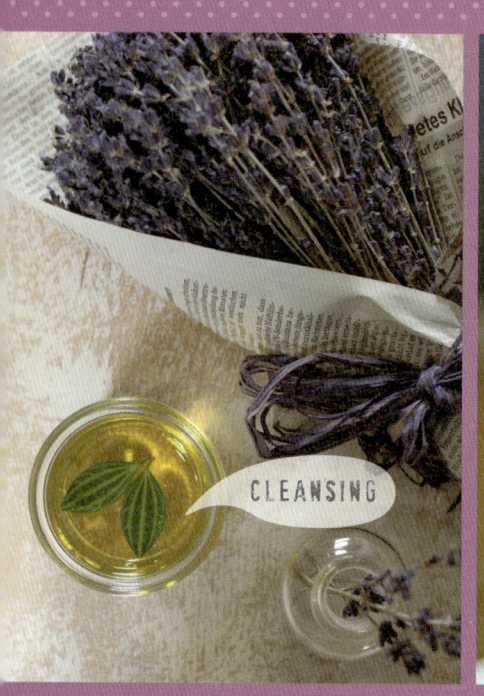

CLEANSING

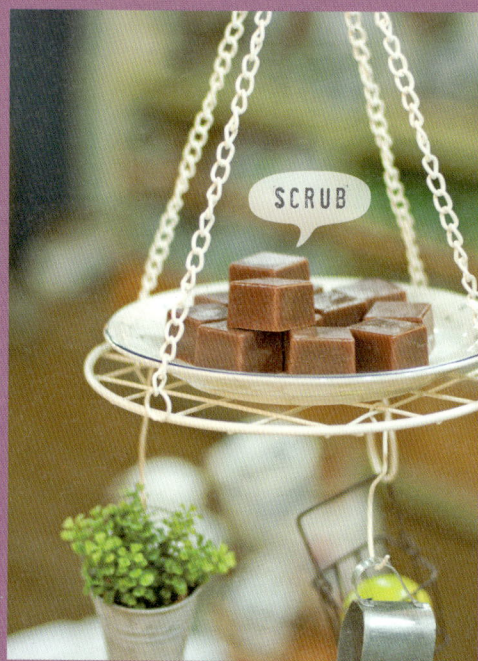

SCRUB

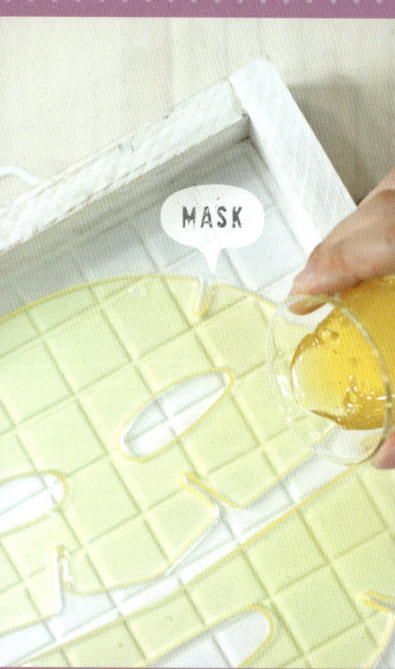

MASK

천연화장품으로 스킨이나 에센스, 로션 등의 기초화장품만 만들 수
있는 것은 아니에요. 이 장에서는 보디와 헤어를 위한 천연화장품을 비롯해서
연고, 치약 등의 생활용품, 클렌징 제품, 마스크팩은 물론 색조화장품까지
다양하게 소개했어요. 하나씩 차근차근 따라 만들다보면 어느새
천연화장품의 매력에 푹 빠지실거예요.

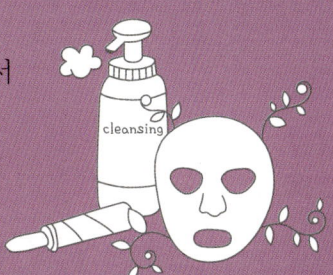

SPECIAL CARE

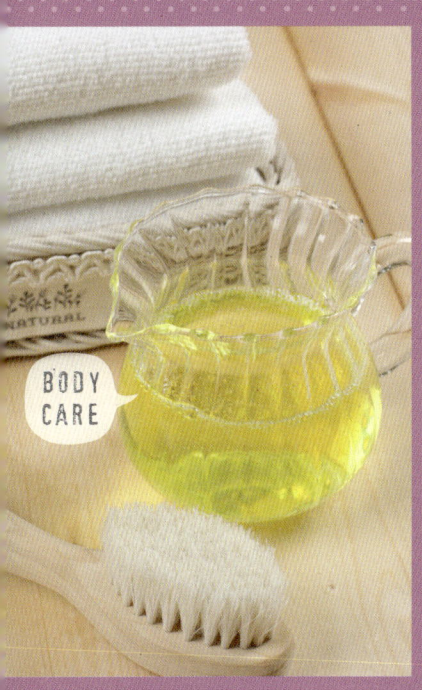

BODY CARE

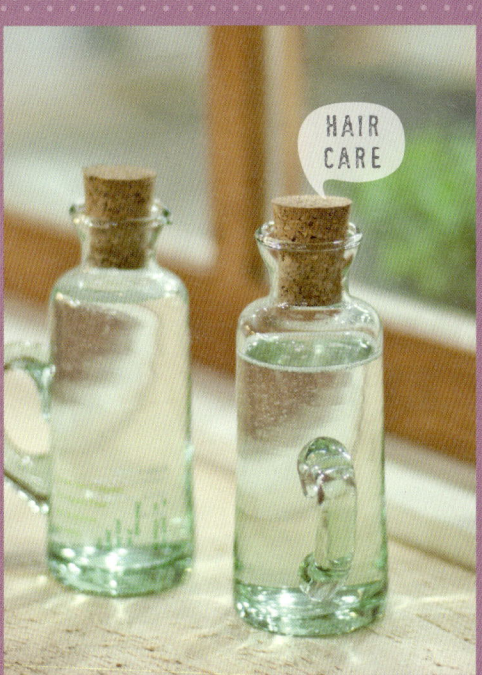

HAIR CARE

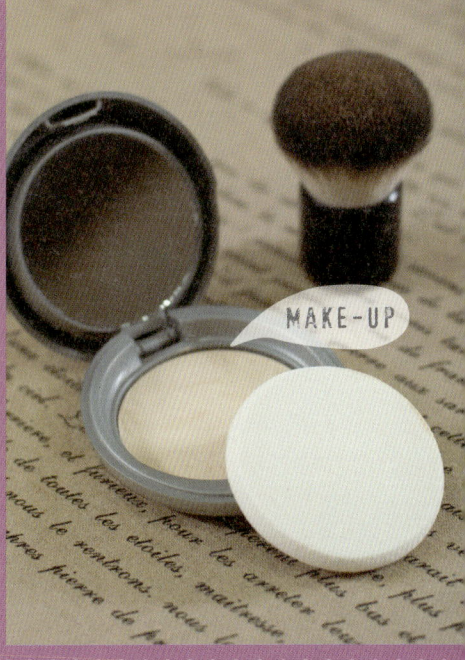

MAKE-UP

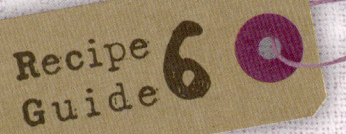
CLEANSING

시중에서 판매하는 클렌저는 석유에서 추출한 합성 계면활성제를 많이 이용해요. 가격이 싸고 세정력이 높지만 피부에 자극을 줄 수 있고 생분해성이 떨어져 독성이 쌓일 가능성이 있어요. 식물에서 추출한 계면활성제는 피부 자극이 적고 보습에도 탁월한 효과가 있어요. 또한 자연에서 분해도 빨라 친환경적이랍니다.

레시피 구성하기

Step1 제품을 결정하고 총용량 정하기
용도를 먼저 결정한 후 피부 타입이나 모발 타입 등을 고려해 제품을 정해요.

Step2 음이온성 계면활성제의 종류와 양 정하기
총용량의 10~40% 이내로 첨가해주세요. 세정력이 좋고 거품이 잘 나는 성질로 가장 기본이 되는 계면활성제예요.

Step3 양쪽성 계면활성제의 종류와 양 정하기
권장 사용량은 5~30% 이내입니다. 세정력과 거품은 음이온성에 비해 약하지만 피부 안전성이 뛰어나요. 보통 음이온성과 같이 첨가하지만 저자극 샴푸에서는 단독으로 사용하기도 해요.

Step4 비이온성 계면활성제의 종류와 양 정하기
총용량의 30% 이내로 첨가하시면 돼요. 피부 자극이 적어 계면활성제 중 가장 순한 성질을 가지고 있어요.

Step5 양이온성 계면활성제와 점증제의 종류와 양 정하기
양이온성 계면활성제인 폴리쿼터는 0.5~1%가 적정용량으로 컨디셔닝, 살균, 소독, 점증작용을 합니다. 점도를 높이기 위해 세정용 점증제인 글루카메이트를 같이 첨가하기도 해요.

Step6 기능성 첨가물, 보습제, 방부제의 종류와 양 정하기
원하는 기능성 첨가물을 10% 이내로 결정해주세요. 보습제는 10%이내 첨가하며 주로 글리세린, 내추럴베타인 등을 많이 사용해요. 방부제는 계면활성제가 방부역할을 하기 때문에 생략 가능해요.

Step7 워터의 종류와 양 정하기
원하는 기능에 맞게 워터를 결정하세요. 클렌저 총량에서 위의 재료들을 제외한 용량이 워터의 양이에요. 정제수, 플로럴워터, 허브 우린 물, EM발효액 등을 사용할 수 있어요.

Step8 에센셜오일의 종류와 양 정하기
총량의 3% 이내로 첨가해요. 유아용은 성인용의 절반 이하로 사용해주세요.

레시피 구성 예
❶ 쿠퍼탈모샴푸 250ml
❷ 음이온성 계면활성제: LES 40g
❸ 양쪽성 계면활성제: 코코베타인 30g
❹ 비이온성 계면활성제: 라우릴글루코사이드 40g
❺ 양이온성 계면활성제, 점증제: 폴리쿼터 1g, 글루카메이트 1g
❻ 기능성 첨가물, 보습제, 방부제: 유카추출물 10g, 쿠퍼펩타이드 4g, 에스피노질리아 3g, 네틀추출물 2g, 글리세린 6g
❼ 워터류: 로즈마리워터 113g
❽ 에센셜오일 : 인디안베이 10방울, 로즈마리 10방울

식물성 계면활성제의 종류

계면활성제는 '표면활성제'라고도 하며 묽은 용액 속에서 계면에 흡착해 그 표면장력을 감소시키는 물질이에요. 수용액에서 이온화 여부에 따라 크게 이온성 계면활성제와 비이온성 계면활성제로 나뉘어요. 계면활성제 중 수용액에서 이온화해 활성제의 주체가 음이온이 되는 것을 음이온성 계면활성제, 양이온이 되는 것을 양이온성 계면활성제, 수용액의 pH에 따라 음이온, 양이온으로 바뀌는 것을 양쪽성 계면활성제라고 해요. 그리고 이온화하지 않는 것을 비(非)이온성 계면활성제라 하여 구별한답니다.

음이온성 계면활성제	양쪽성 계면활성제	비이온성 계면활성제
LES(Disodium Laureth sulfosuccinate)	코코베타인(Cocamidopropyl Betaine)	코나코파(Decyl glucoside, APG)
코코넛오일에서 추출한 것으로 샴푸, 보디워시, 세제 등에 세정력과 거품을 위해 기본적으로 사용하는 재료예요. 부드럽고 풍부한 거품을 가지고 있으며 세정력이 우수하답니다. 적정 사용량은 10~40% 입니다.	코코넛 오일에서 얻는 식물성 계면활성제이며 세정력, 기포력, 컨디셔닝 효과가 우수해요. 피부 점막을 자극하지 않는 순한 성질로 자극을 줄여 주며 점도를 올려줍니다. 컨디셔너, 점성제, 거품 촉진제로 주로 사용되고 적정 사용량은 총량의 20% 이내입니다.	옥수수전분에서 추출한 글루코오스와 코코넛 등 식물성 오일에서 추출한 지방알코올의 반응으로 만들어져요. 피부자극이 적고 보습력이 높아 양쪽성 계면활성제와 블렌딩해 저자극 샴푸를 만들 때 사용하면 좋아요. 거품이 풍부해 민감성이나 아토피, 베이비 샴푸의 주세정제로 사용하셔도 된답니다. 적정 사용량은 총량의 30% 이내입니다.
올리브계면활성제(Sodium PEG-7 Olive oil Carboxylate)	애플워시(Sodium Cocoyl Apple Amino Acids)	라우릴 글루코사이드(Lauryl Glucoside)
올리브오일에서 추출한 천연계면활성제로 카스틸비누만큼이나 부드럽고 안전한 원료로 알려져 있어요. 컨디셔닝 효과와 보습력이 매우 우수하고 다른 계면활성제에 소량 첨가하면 자극을 최소화하는 역할을 해요. 거품양은 적지만 세정력이 우수하고 눈이 따갑지 않아 아이들용으로도 사용하기 적당하답니다. 적정 사용량은 총량의 25% 이내입니다.	사과에서 얻은 필수 아미노산에서 만들어지는 것으로 순한 성질의 계면활성제예요. 피부 단백질을 변성시키지 않으며 피부 각질 방어체계에 영향을 미치지 않아요. 미생물에 의해 완전히 분해되기 때문에 친환경적입니다. 아기와 어린이, 민감성피부의 클렌저로 사용하기 적합해요. 100% 사용이 가능하나 보통 총량의 10~40% 이내로 첨가합니다.	코코넛오일에서 얻어지는 라우릴알코올과 옥수수나 감자전분에서 추출한 글루코오스의 축합반응물이에요. 유기농 샴푸에서 설페이트 계열의 대체재로 많이 사용되고 있는 식물성 계면활성제랍니다. 자극이 거의 없이 안전하며 거품과 세정력이 매우 뛰어난 특징이 있으며 자체의 점도가 높아 점도 조절이 쉬워요. 적정 사용량은 총량의 5~30% 정도입니다.

* 계면활성제의 이온성 분류는 자료마다 다를 수 있으니 참고용으로만 봐주세요.

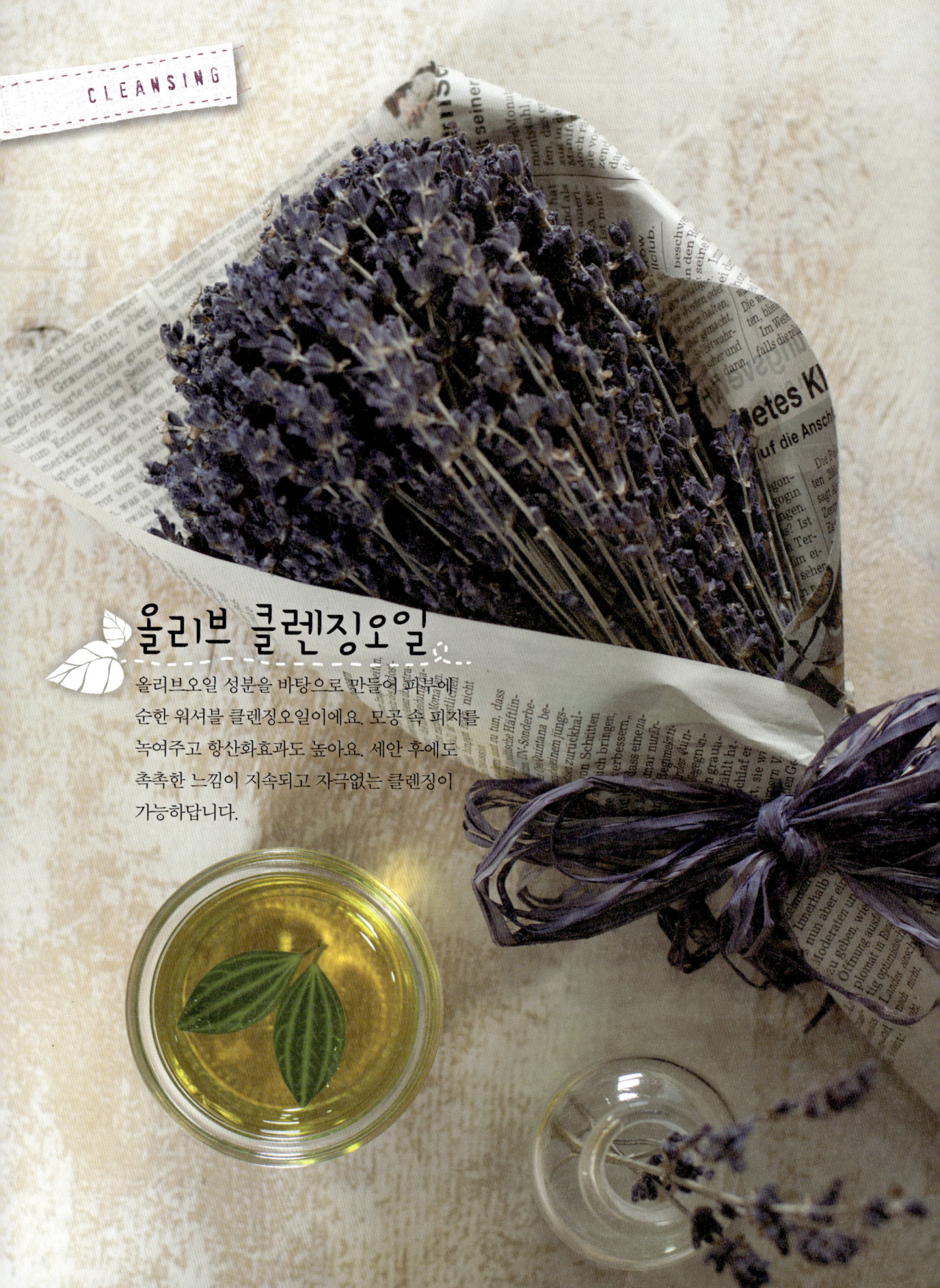

올리브 클렌징오일

올리브오일 성분을 바탕으로 만들어 피부에
순한 워셔블 클렌징오일이에요. 모공 속 피지를
녹여주고 항산화효과도 높아요. 세안 후에도
촉촉한 느낌이 지속되고 자극없는 클렌징이
가능하답니다.

난이도	예상시간(분)	사용기간(개월)	
★☆☆☆☆	10	냉장보관 12	실온보관 6

INGREDIENTS (100ml)

● 건성용

오일류
올리브오일(엑스트라버진) 33g,
살구씨오일 20g, 포도씨오일 17g,
올리브에스터오일 10g
가용화제 올리브리퀴드 10g
방부제 비타민E 1g
에센셜오일 스위트오렌지 5방울,
라벤더 5방울

● 중복합성용

오일류
올리브오일(엑스트라버진) 32g,
살구씨오일 20g, 포도씨오일16g,
올리브에스터오일 10g
가용화제 올리브리퀴드 12g
방부제 비타민E 1g
에센셜오일 스위트오렌지 5방울,
라벤더 5방울

● 지성용

오일류
올리브오일(엑스트라버진) 30g,
살구씨오일 20g, 포도씨오일 15g,
올리브에스터오일 10g
가용화제 올리브리퀴드 15g
방부제 비타민E 1g
에센셜오일 스위트오렌지 5방울,
라벤더 5방울

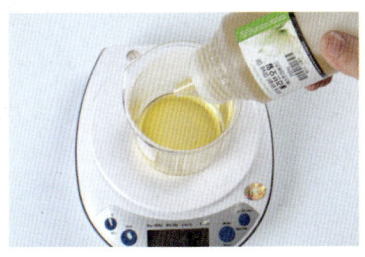

1 올리브오일을 계량해주세요.

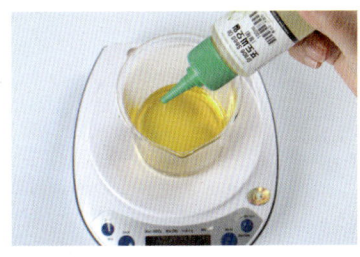

2 살구씨오일과 포도씨오일을 첨가해주세요.

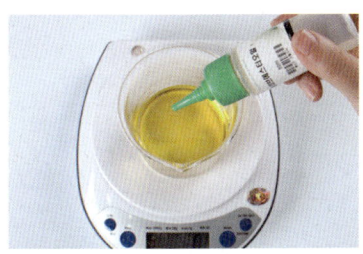

3 올리브에스터오일을 섞어주세요.

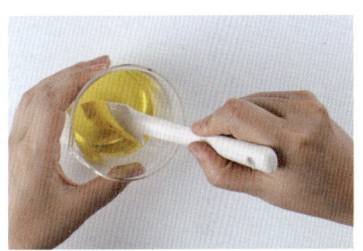

4 가용화제인 올리브리퀴드를 첨가해 골고루 섞으세요.

TIP 오일 성분이 물에 잘 씻기도록 해줘요.

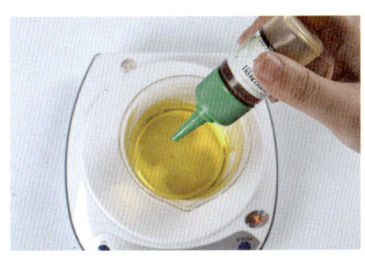

5 비타민E와 에센셜오일을 첨가해서 저어주세요.

BUBBLE'S TIP

올리브 클렌징오일 사용법

1 화장솜에 묻혀 눈과 입술 등 포인트 메이크업을 살짝 눌러 녹여주세요

2 오일을 물기 없는 손에 적당량 덜어내 얼굴 전체에 작은 원을 그리며 마사지해주세요. 노폐물이 다시 흡수될 수 있으니 시간은 2분을 넘기지 않도록 합니다.

3 마사지가 끝나면 미지근한 물로 부드럽게 씻어주세요. 너무 세게 문지르면 피부에 주름이 지고 피부가 민감해질 수 있어요. 비누나 폼클렌저로 2차 세안해주세요.

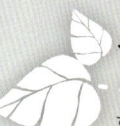

퓨어 클렌징워터

화장솜에 묻혀 가볍게 닦아내는 것만으로도 자극 없이 메이크업을
지워주는 편리한 클렌징워터예요. 클렌징 아이템이지만 피부에
즉각적으로 수분을 공급해 촉촉한 느낌이 든답니다. 이제 산뜻한
워터클렌저로 매끈하고 맑은 피부를 완성해보세요.

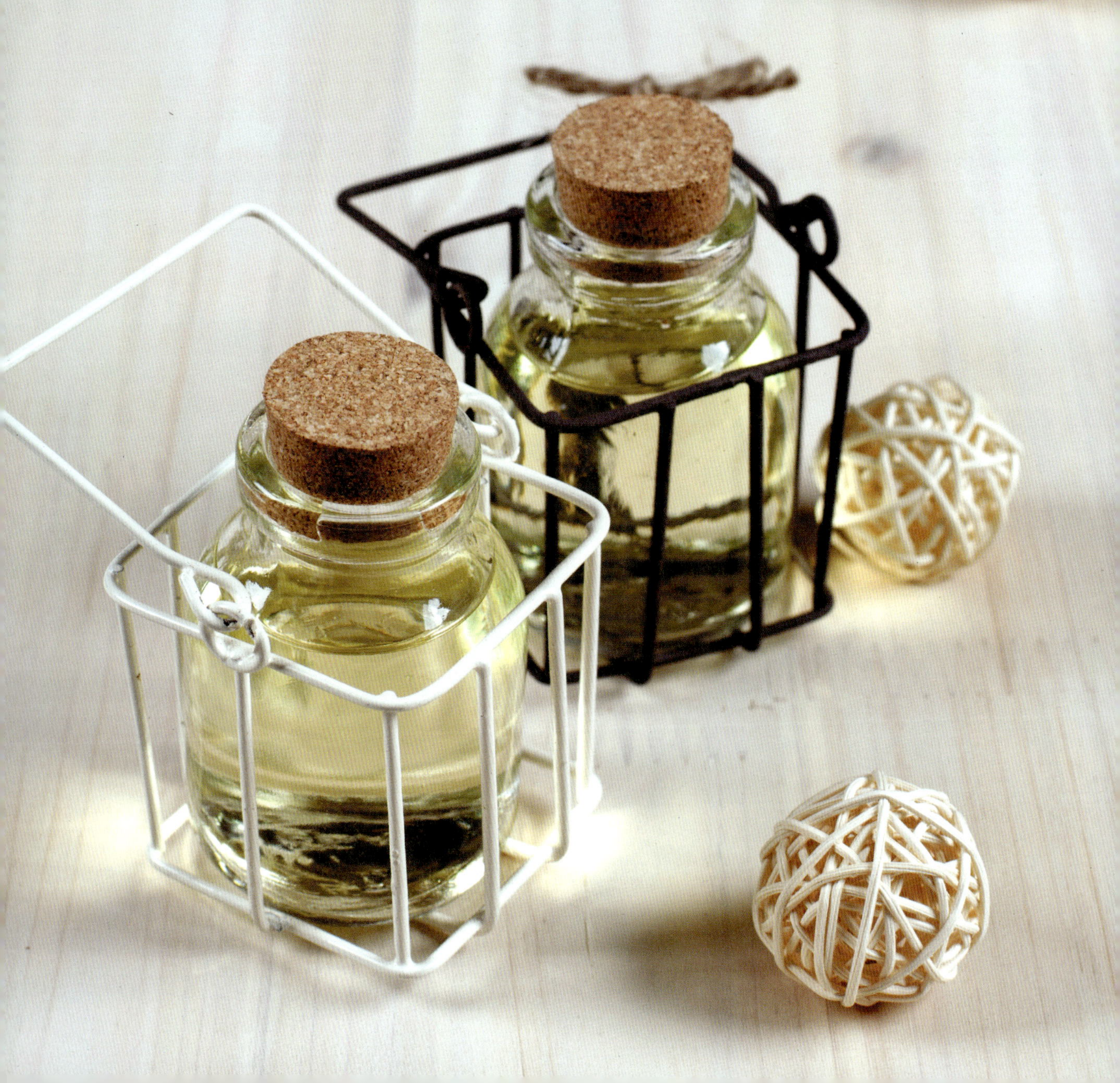

난이도	예상시간(분)	사용기간(개월)	
★★☆☆☆	10	냉장보관 6	실온보관 2

INGREDIENTS (100ml)

워터류 라벤더워터 40g,
위치헤이즐워터 37g
가용화제 올리브리퀴드 12g
첨가물 파파야효소 2g,
알란토인(액상) 3g, 글리세린 4g
방부제 나트로틱스 2g
에센셜오일 레몬 3방울,
그레이프프루트 3방울,
제라늄 2방울

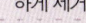

PLUS RECIPE

포인트 메이크업 리무버

립 색조 제품이나 아이라인, 마스
카라 등의 포인트 메이크업을 깨끗
하게 제거해주는 전용 제품이에요.

재료 50ml
워터류 라벤더워터 20g
가용화제 올리브리퀴드 6g
오일류 피마자오일 18g
첨가물 글리세린 6g
방부제 자몽씨추출물 5방울, 비타민 E
3방울

모든 재료를 잘 섞어주세요. 사용
시 잘 흔들어 준 후 화장솜에 500
원 동전 크기만큼 덜어 메이크업
부위에 잠시 올려두었다가 부드럽
게 닦아냅니다.

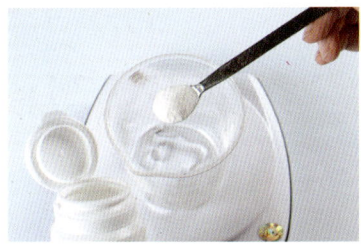

1 글리세린에 파파야효소를 첨가해
골고루 섞어주세요.

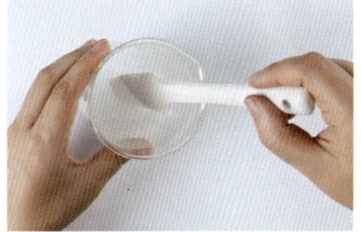

2 라벤더워터와 위치헤이즐워터를
계량해 섞어주세요.

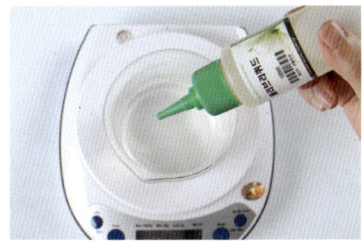

3 올리브리퀴드를 넣고 골고루 섞어
주세요.

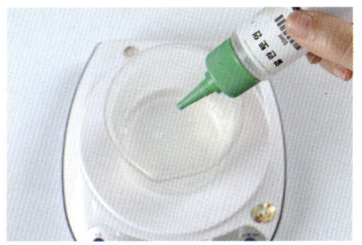

4 알란토인과 나트로틱스를 첨가해
주세요.

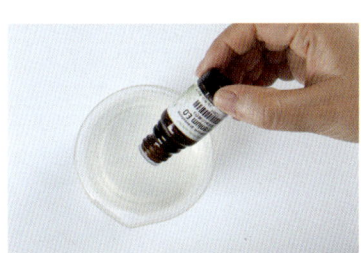

5 마지막으로 에센셜오일을 넣고 준
비한 용기에 담아요.

TIP 화장솜에 덜어 피부를 닦아내는 방식으로 클
렌징합니다.

클렌징젤

아름다운 피부를 표현하기 위해서는 가장 신경써야
하는 것이 클렌징이에요. 메이크업이나 노폐물을
산뜻하게 클렌징하면서 각질 제거도 같이
할 수 있는 클렌징젤이랍니다.

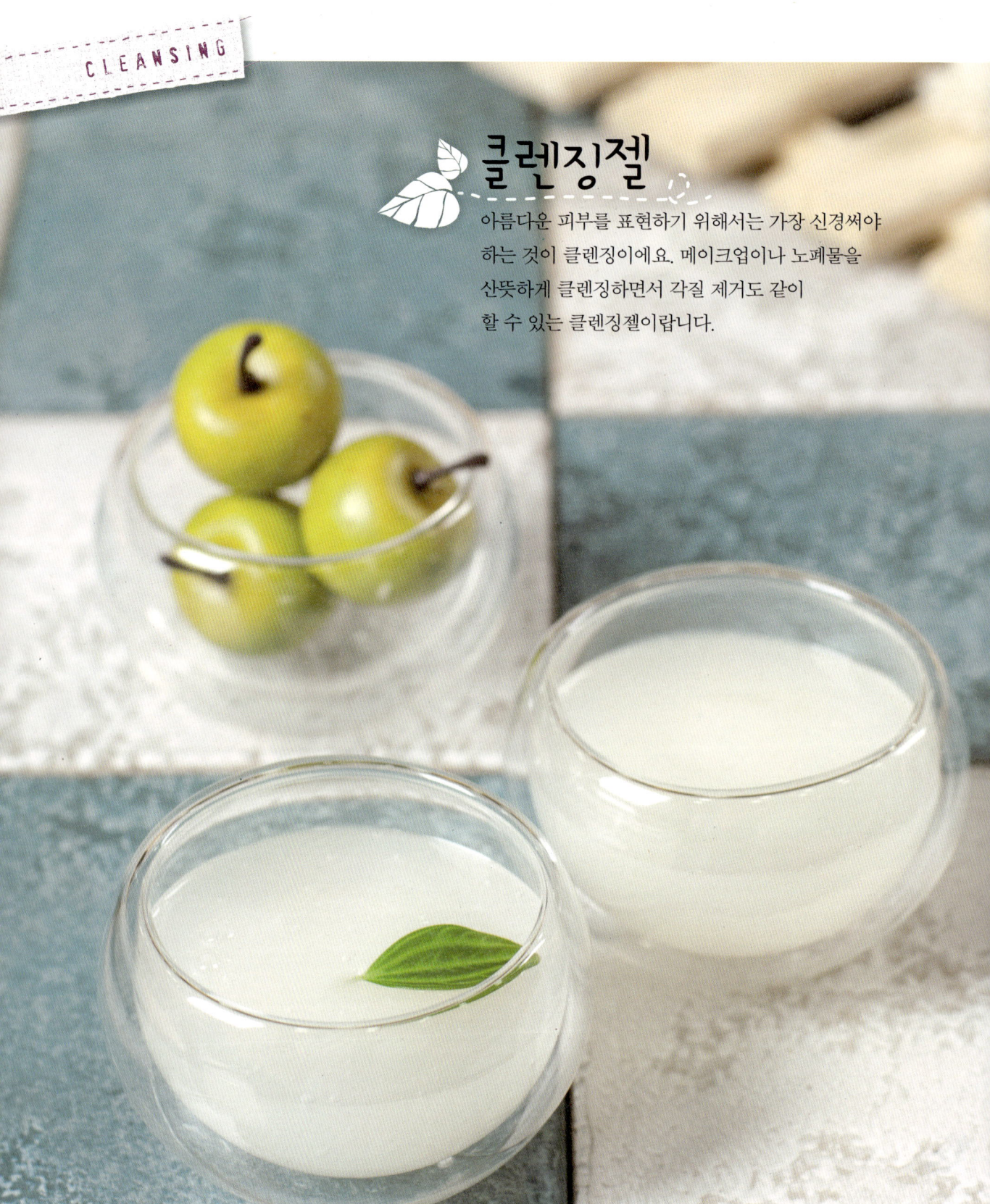

난이도	예상시간(분)	사용기간(개월)
★★☆☆☆	15	냉장보관 : 실온보관 6 : 3

INGREDIENTS (100ml)

워터류 위치헤이즐워터 52g

점증제 카보폴프리젤 20g

첨가물 올리브리퀴드 12g,

글리세린 10g,

내추럴셀룰로오스 2g,

내추럴베타인 2g

방부제 나트로틱스 2g

에센셜오일 레몬 10방울

BUBBLE'S TIP

클렌징젤 사용법

1 적당량을 손에 덜어주세요.

2 이마, 양볼, 턱에 클렌징젤을 발라 손
끝으로 부드럽게 마사지하듯 문질러주
세요.

3 티슈로 가볍게 닦아내거나 물로 3~4
번 헹구어주세요.

4 비누나 폼클렌징으로 2차 세안을 해주
세요.

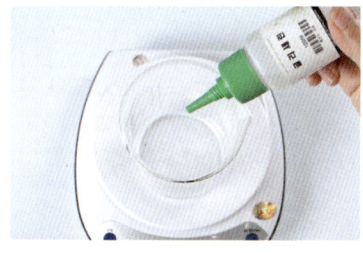

1 파이렉스 용기에 글리세린을 10g
계량해주세요.

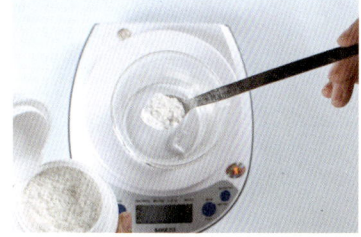

2 내추럴셀룰로오스를 첨가해 글리
세린에 고르게 섞어주세요.

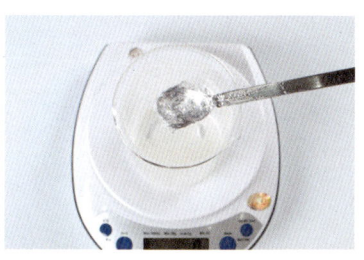

3 카보폴프리젤을 계량해주세요.

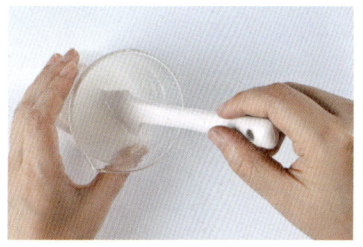

4 위치헤이즐워터를 첨가해 점도를
고르게 내주세요.

TIP 처음부터 전량을 넣으면 점도를 내는 작업이
조금 힘드실 거예요. 두세 번에 나누어 넣고 섞으면
쉽게 고른 점도를 낼 수 있어요.

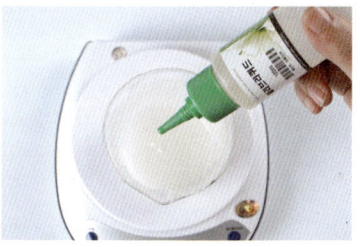

5 올리브리퀴드와 내추럴베타인, 나
트로틱스를 첨가해주세요.

TIP 올리브리퀴드는 피부 타입에 따라 첨가량을
조절해주세요. 지성 타입이면 15g 정도, 건성 타입이
면 10g 정도가 적당합니다.

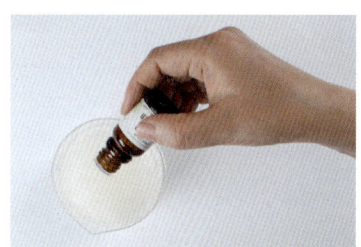

6 레몬 에센셜오일을 첨가해 가볍게
섞어주세요.

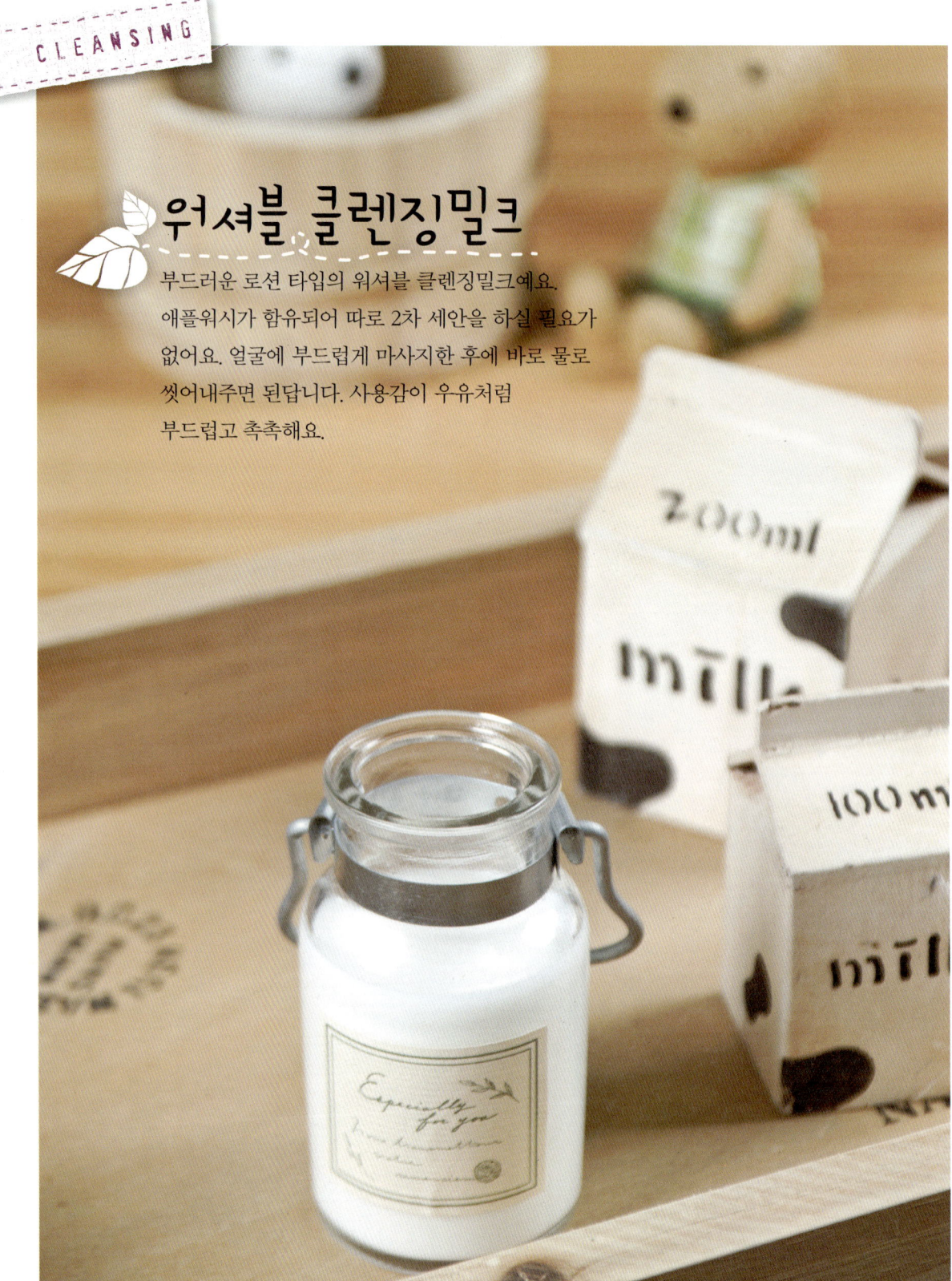

워셔블 클렌징밀크

부드러운 로션 타입의 워셔블 클렌징밀크예요.
애플워시가 함유되어 따로 2차 세안을 하실 필요가
없어요. 얼굴에 부드럽게 마사지한 후에 바로 물로
씻어내주면 된답니다. 사용감이 우유처럼
부드럽고 촉촉해요.

난이도	예상시간(분)	사용기간(개월) 냉장보관 : 실온보관
★★★★☆	25	6 : 3

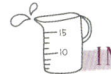

INGREDIENTS (150ml)

워터류 정제수 76g

오일류 아보카도오일(정제) 12g,
살구씨오일 10g

유화제 올리브유화왁스 7g,
글루카메이트 2g

첨가물 애플워시 30g,
내추럴베타인 5g, 알란토인(액상) 5g

방부제 나트로틱스 3g

에센셜오일 그레이프프루트 15방울

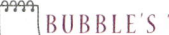

BUBBLE'S TIP

워셔블 클렌징밀크 사용법 포인트메이크업을 했거나 지성, 여드름 피부라면 클렌징밀크 사용 후에 따로 비누나 폼클렌저로 2차 세안을 하는 것이 좋아요. 건성 피부나 가벼운 메이크업 시에는 굳이 2차 세안을 하지 않으셔도 됩니다. 일주일에 2회 정도 클렌징밀크에 녹두나 오트밀 같은 천연분말을 한 티스푼 가량 섞어서 클렌징을 하면 스크럽 효과와 함께 딥 클렌징을 할 수 있어요.

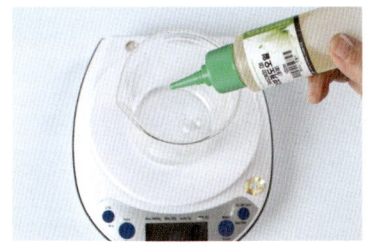

1 비커나 파이렉스 용기 2개를 준비해 하나에는 워터류, 또 다른 용기에는 오일류와 유화제를 계량하세요.

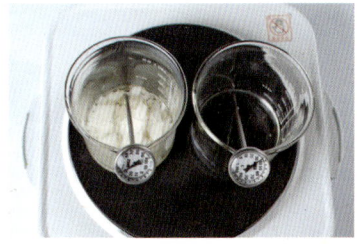

2 둘 다 핫플레이트에 올려 60~70도로 가열해주세요.

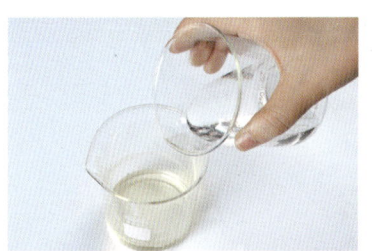

3 두 계열이 적당한 온도로 가열되면 섞은 후 블렌더와 주걱을 번갈아 사용해 유화시켜주세요.

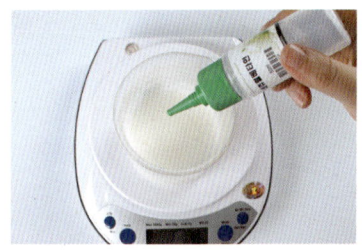

4 에센스 정도의 점도가 되면 내추럴베타인, 알란토인, 나트로틱스를 차례대로 넣고 골고루 섞어주세요.

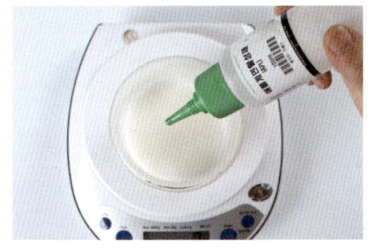

5 온도가 50도 이하가 되면 애플워시를 첨가하고 섞어주세요

TIP 온도가 높을 때 애플워시를 첨가하면 분리현상이 일어나요. 꼭 50도 이하에서 첨가하세요. 섞을 때 블렌더를 사용하면 거품이 많이 생기므로 주걱이나 시약스푼으로 저어주세요.

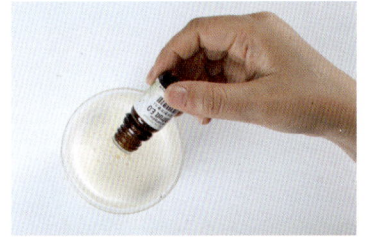

6 에센셜오일을 넣고 가볍게 저어주세요.

TIP 그레이프프루트 같은 감귤계 에센셜오일은 피지나 지방을 분해하는 성질이 있어 클렌징 효과를 높여줘요. 레몬 에센셜오일, 버가못 에센셜오일 등으로 대체할 수 있어요.

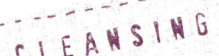
애플 폼클렌저

수분 장벽을 깨지 않고 노폐물과 모공에 쌓인 피지를 제거해주는
부드럽고 순한 폼클렌저예요. 사과에서 추출한 계면활성제인
애플워시로 만들어 피부에 자극 없이 세안할 수 있고 씻은 후에도
촉촉한 수분감을 느낄 수 있어요. 집에서 온 가족이 함께 사용해도 좋고
아이들과 함께 나들이할 때 손세정용으로도 좋아요.

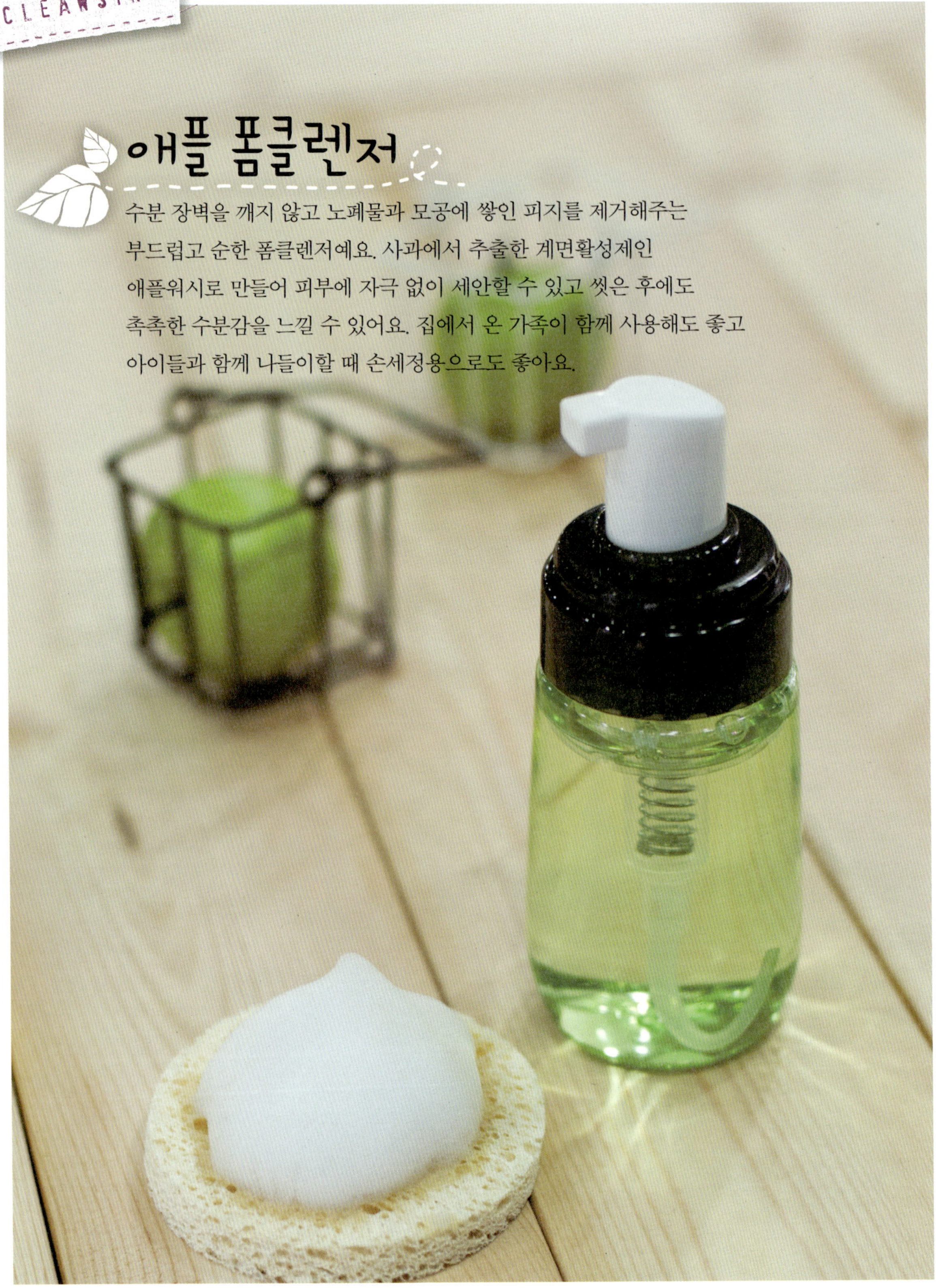

INGREDIENTS (50ml)

● 건성용

원재료 애플워시 25g, 코나코파 3g,
올리브리퀴드 2g

워터류 로즈워터 15g

첨가물 녹차추출물 1g,
내추럴베타인 4g

에센셜오일 제라늄 3방울,
팔마로사 3방울

● 중복합성용

원재료 애플워시 25g, 코나코파 3g,
올리브리퀴드 3g

워터류 라벤더워터 15g

첨가물 알란토인 1g,
내추럴베타인 4g

에센셜오일 일랑일랑 2방울,
프랑킨센스 2방울

● 지성용

원재료 애플워시 25g, 코나코파 3g,
올리브리퀴드 3g

워터류 위치헤이즐워터 15g

첨가물 프로폴리스 1g,
내추럴베타인 3g

에센셜오일 사이프러스 3방울,
티트리 3방울

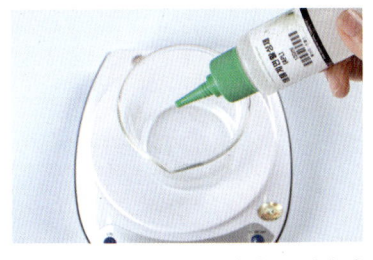

1 깨끗한 용기에 애플워시를 계량해
주세요.

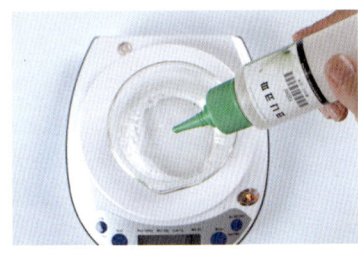

2 코나코파를 첨가해 스푼이나 주걱
으로 섞어주세요.

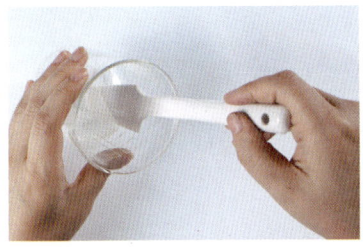

3 올리브리퀴드와 에센셜오일을 차
례대로 넣고 섞어주세요.

TIP 올리브리퀴드는 피부에 남아있는 피지나 메이
크업 잔여물을 더 깨끗이 제거하는 역할을 해요.

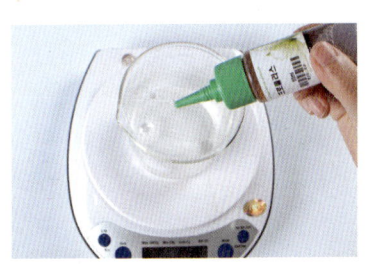

4 첨가물을 넣어주세요.

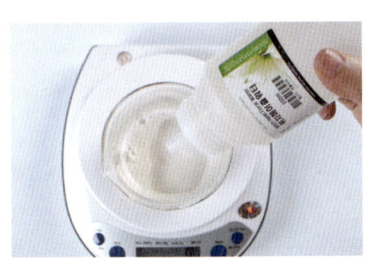

5 마지막으로 워터류를 넣은 후 골
고루 섞어주세요. 거품 용기에 담아
실온에 두고 사용해요.

TIP 애플워시는 자체적인 방부효과가 있어 방부제
를 따로 사용하지 않았어요. 보존기간을 늘리려면 천
연 한방방부제나 나트로틱스를 1g 첨가하세요.

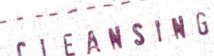

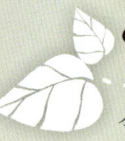

엔자임 파우더워시

식물성 엔자임인 파파야효소를 이용한 가루 타입의 세안제예요.
세안을 하면서 각질과 거친 피부 결을 관리해준답니다. 또한 신진대사를
원활하게 만들어 독소 배출을 촉진해주고 적당한 보습 효과까지 누릴
수 있어요. 무엇보다 자극이 없어 피부가 민감한 분들도 매일 사용할 수
있답니다.

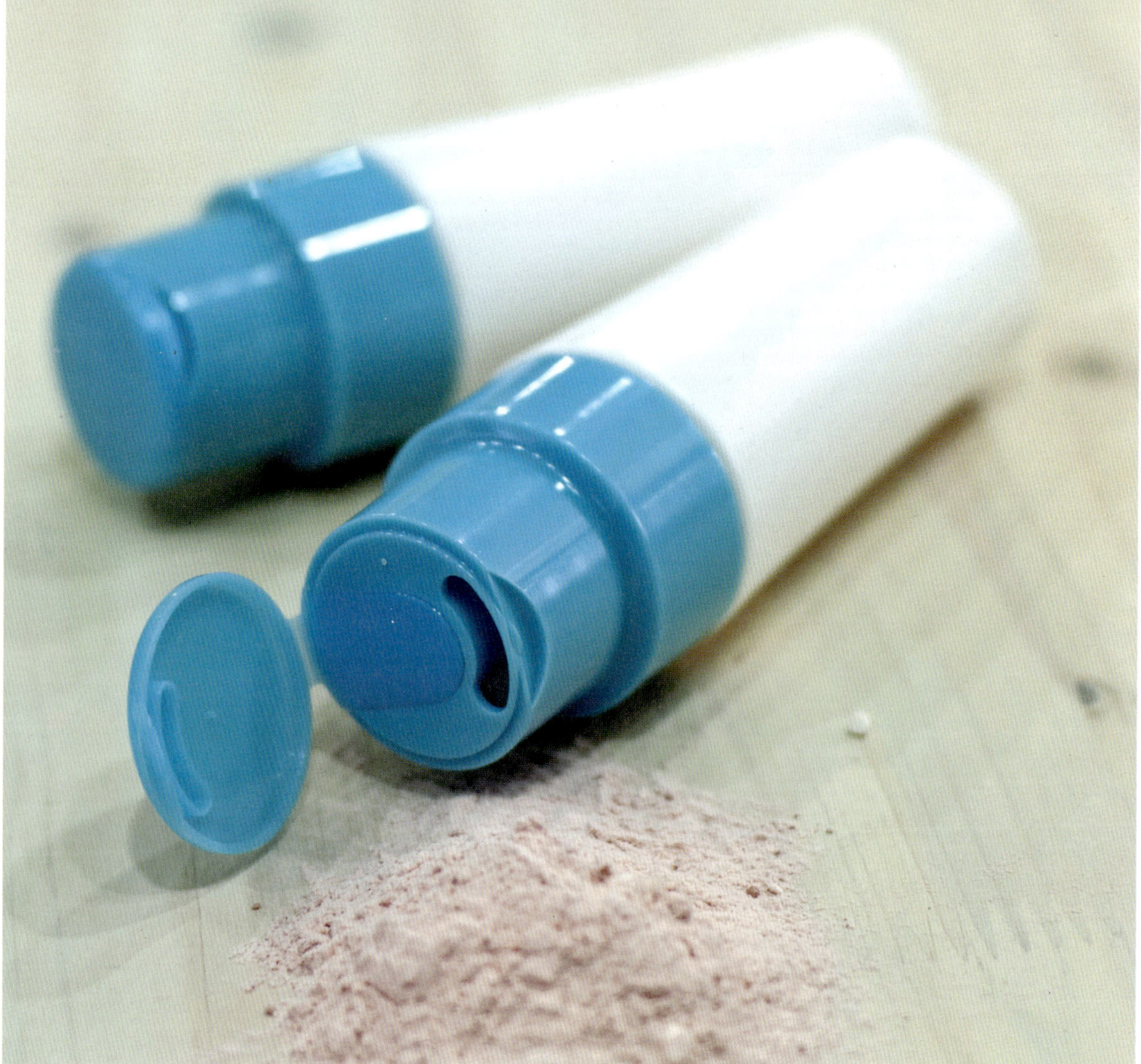

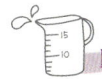

INGREDIENTS (75g)

원재료 애플워시 15g, 코나코파 5g
분말류 콘스타치 45g,
핑크클레이 5g, 파파야효소 3g,
트레할로스 2g
에센셜오일 그레이프프루트 7방울,
제라늄 3방울

✛ 클레이는 피부 타입에 따라 골라 쓰세요.
지성, 여드름피부에는 카올린클레이,
그린클레이를 사용하고 건성, 민감성피부에는
핑크클레이, 화이트클레이가 좋습니다.

KEYPOINT

파파야효소는? 파파야 열매에서 추출한
효소로 '파파인'이라고도 불려요. 단백질
을 분해하는 성질을 가져 피부에 오래 쌓
인 각질이나 노폐물을 세정하는 용도로 많
이 사용된답니다. 또한 피부의 재생을 촉
진하고 영양분을 공급해 전체적으로 피부
결을 매끈하고 밝게 해주는 재료예요. 피
지 분비를 조절해 번들거림을 방지해주고
모공을 수축시켜주는 효과도 있어요.

BUBBLE'S TIP

엔자임 파우더워시 사용법 우선 손에
물을 묻힌 후 파우더워시를 적당량 덜어
거품을 내주세요. 얼굴을 마사지하듯 부
드럽게 문지르며 1분 이상 클렌징하세
요. 파파야효소가 물과 반응해서 활성화
되는 시간이 약 45초랍니다. 그래서 파우
더워시로 클렌징을 할 때는 1분 이상 마
사지를 해주는 것이 효과적이에요. 거품
이 풍성하지는 않지만 세정력은 적당한
수준입니다.

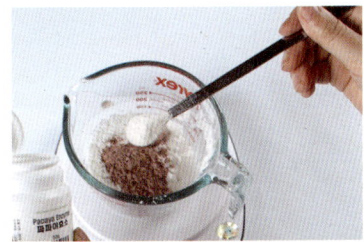

1 적당한 용기에 콘스타치와 클레이,
파파야효소, 트레할로스를 차례대로
계량하세요.

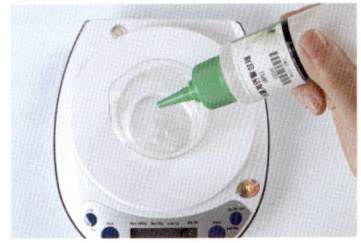

2 다른 비커에 애플워시와 코나코
파, 에센셜오일 등 액상 재료를 계량
해주세요.

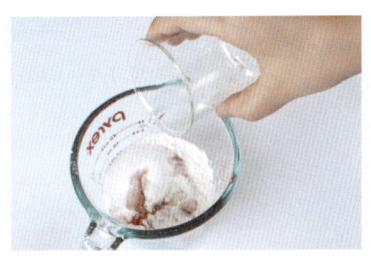

3 분말류에 액상 재료를 부어주세요.

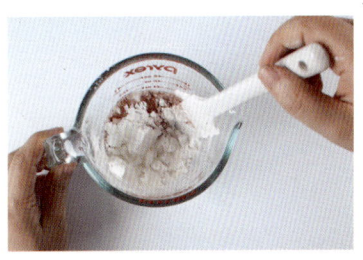

4 분말류와 액상재료를 섞어주세요.

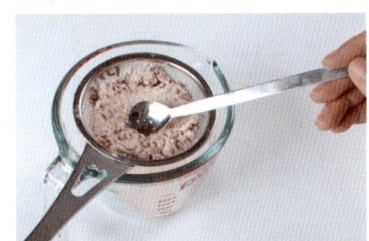

5 체에 걸러내 입자를 고르게 만들
어주세요.

TIP 하루~이틀 정도 건조시킨 후 용기에 담으시
면 더 좋아요. 습기에 약하기 때문에 사용 후에는 뚜
껑을 꼭 닫고 실온에 보관하세요.

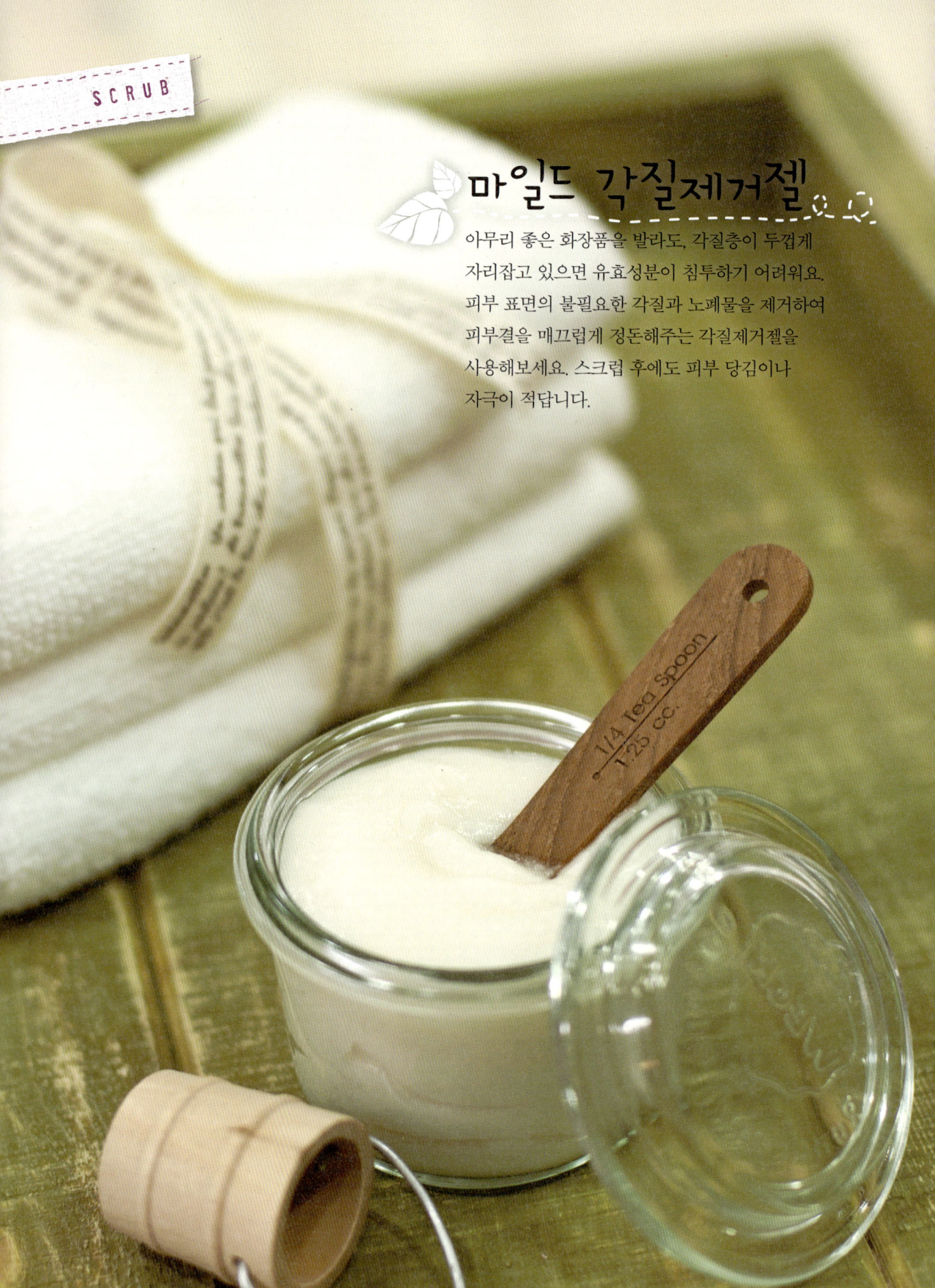

마일드 각질제거젤

아무리 좋은 화장품을 발라도, 각질층이 두껍게
자리잡고 있으면 유효성분이 침투하기 어려워요.
피부 표면의 불필요한 각질과 노폐물을 제거하여
피부결을 매끄럽게 정돈해주는 각질제거젤을
사용해보세요. 스크럽 후에도 피부 당김이나
자극이 적답니다.

난이도	예상시간(분)	사용기간(개월)	
		냉장보관	실온보관
★★★☆☆	15	6	2

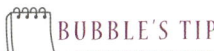

INGREDIENTS (100ml)

워터류 카모마일저먼 65g
점증제 카보폴프리젤 12g
첨가물 내추럴셀룰로오스 10g,
알란토인(액상) 3g, 아하추출물 2g,
글리세린 6g
방부제 나트로틱스 2g
에센셜오일 스위트오렌지 10방울

BUBBLE'S TIP

마일드 각질제거젤 사용법 세안 후 물기를 제거하고 젤을 눈 주위를 피해 얇게 펴 발라주세요. 손가락 끝으로 살살 마사지하듯 부드럽게 문질러주세요. 미온수로 세안하고 피부 타입에 적합한 스킨으로 마무리해줍니다. 복합성피부나 지성피부는 일주일에 2~3회, 건성·민감성피부는 일주일에 1회 사용하시면 됩니다.

PLUS RECIPE

각질 제거 페이스트
각질을 부드럽게 제거하는 페이스트입니다.

재료 100g
분말류 카올린클레이 15g, 오트밀분말 25g, 약쑥분말 12g
워터류 재스민워터 20g
오일류 살구씨오일 10g
첨가물 글리세린 15g
방부제 나트로틱스 2g, 비타민 E 1g
에센셜오일 티트리 3방울, 제라늄 2방울

모든 재료를 골고루 섞어 반죽한 후 밀봉해 냉장보관하세요. 세안 후 물기가 있는 상태에서 소량 떼어내어 얼굴에 부드럽게 마사지해주세요.

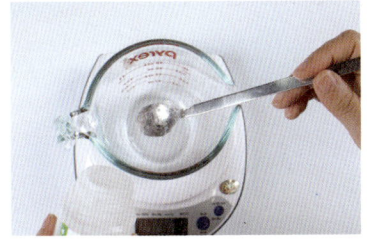

1 카보폴프리젤을 계량하고 카모마일저먼워터를 첨가해주세요.
TIP 워터는 한꺼번에 넣지 말고 2~3번 나누어 첨가하면서 스푼이나 주걱으로 골고루 섞어주세요.

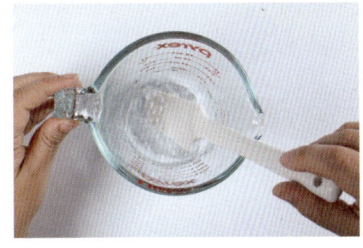

2 골고루 섞으면서 점도를 균일하게 만들어주세요.
TIP 카보폴프리젤의 점도는 제조사마다 조금씩 달라요. 원하는 점도에 따라 워터류의 양을 조절하세요.

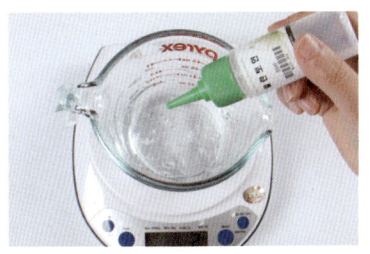

3 글리세린과 알란토인을 첨가하세요.
TIP 글리세린 대신 히아루론산을 동량 첨가하셔도 돼요.

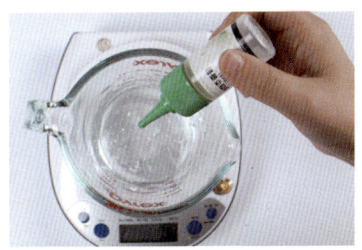

4 아하추출물과 나트로틱스를 계량해 골고루 섞으세요.

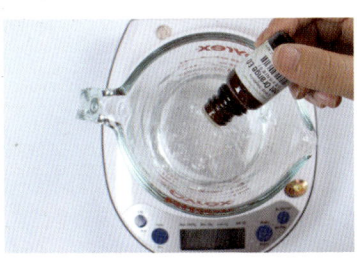

5 에센셜오일을 넣고 가볍게 저어주세요.

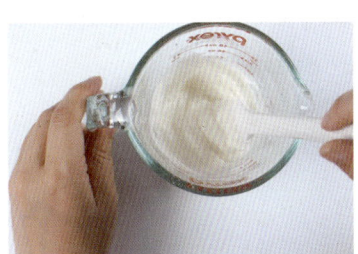

6 내추럴셀룰로오스를 계량하고 스푼이나 주걱으로 골고루 섞어 완성하세요.

슈거 큐브 스크럽

각질제거와 세안을 한 번에 할 수 있는
1회용 스크럽이에요. 하나씩 꺼내
사용하기 때문에 휴대가 간편하고
위생적이랍니다. 예쁜 유리 용기에
담아 선물하기에도 좋아요.

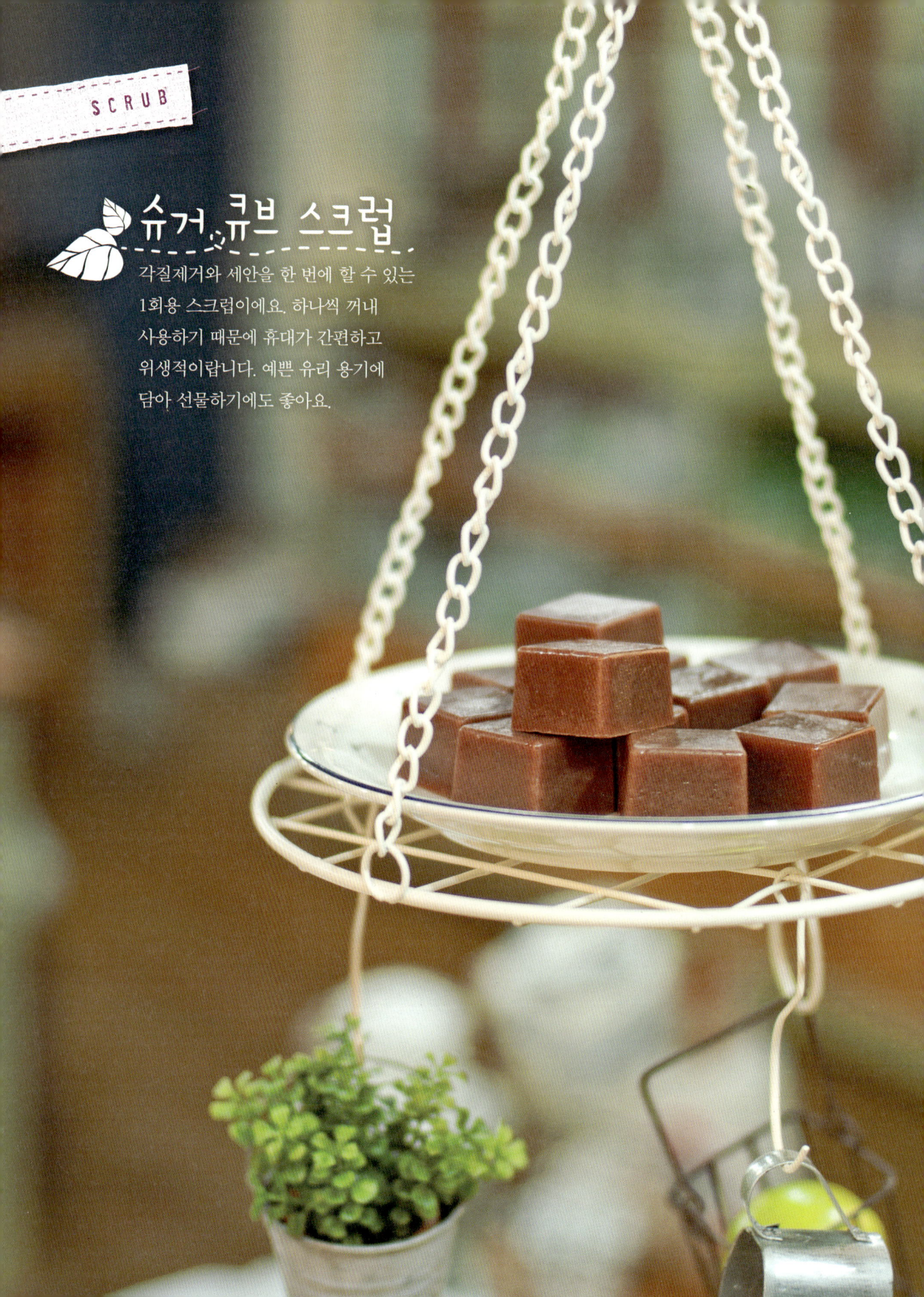

난이도	예상시간(분)	사용기간(개월)
★★★★☆	35	6 (실온보관)

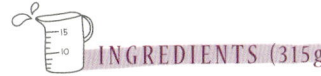

INGREDIENTS (315g)

원재료 MP 비누베이스(화이트) 70g
오일류 살구씨오일 60g
첨가물 유기농 흑설탕 180g,
코코아 분말 2g
에센셜오일 레몬 60방울(3ml)

✤ 비누베이스의 양이 많으면 결과물이 너무
단단해 사용하기 불편하고 오일이나 설탕의
양이 많으면 쉽게 부서져요.
비누베이스 : 오일 : 흑설탕의 비율이 1 : 1 :
3 정도가 적당해요. 조금 단단하게 만들려면
비누베이스를, 조금 무르게 만들려면 오일이나
흑설탕의 양을 늘려주세요.

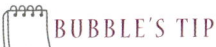

BUBBLE'S TIP

큐브 스크럽 사용법 물기 있는 손으로
큐브 스크럽을 눌러 으깨주면 쉽게 부서
져요. 부드럽게 눈가를 피해 얼굴을 골고
루 마사지하고 깨끗하게 물로 씻어내세
요. 일주일에 2~3회 스크럽하면 각질이
제거되어 매끄러운 피부를 가꿀 수 있고,
블랙헤드 제거에도 효과적이에요.

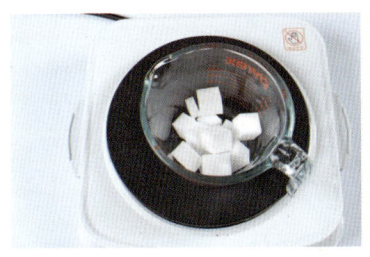

1 비누베이스를 깍둑썰기해서 핫플
레이트에 녹여주세요.

TIP 화이트 비누베이스와 투명 비누베이스 모두
사용 가능해요.

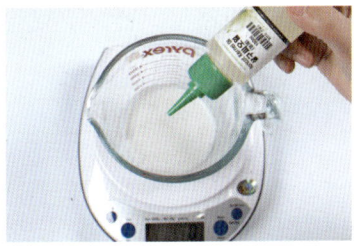

2 다 녹은 비누베이스에 살구씨오일
을 넣고 섞으세요.

TIP 살구씨오일 대신 포도씨오일, 올리브오일 등
을 사용하셔도 좋아요.

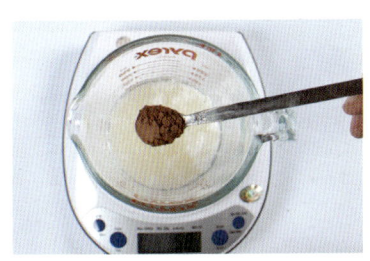

3 코코아 분말과 흑설탕을 넣으세요.

TIP 코코아 분말은 보습력을 높이고, 색상을 진하
게 만들기 위해 첨가한 것인데 다른 색상을 원하시면
천연분말이나 일본입욕제로 대체해도 괜찮아요. 피
부가 민감하신 분들은 흑설탕을 미리 갈아서 넣는 것
이 좋아요.

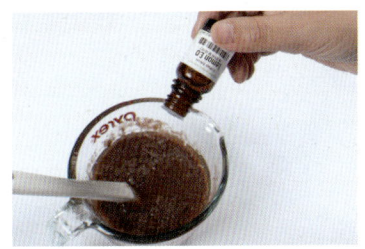

4 레몬 에센셜오일을 첨가해 주세요.

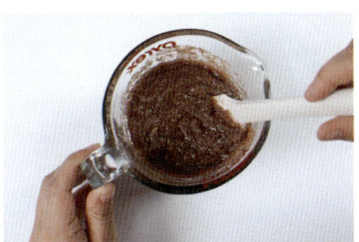

5 첨가한 재료들을 반죽하듯이 스푼
으로 골고루 섞으세요.

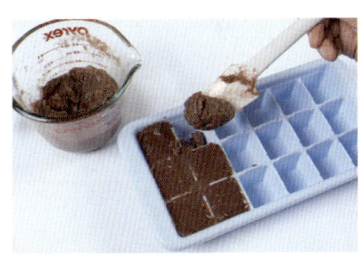

6 얼음 트레이에 조금씩 덜어 담고 스
푼으로 꾹꾹 눌러준 후 굳혀주세요.

TIP 얼음 트레이 대신 비누몰드에 넣어 만들어도
좋아요. 몰드에서 꺼낸 후 적당한 크기로 잘라서 사
용하세요. 수분에 약하기 때문에 반드시 밀폐용기에
담아 실온에 보관하세요.

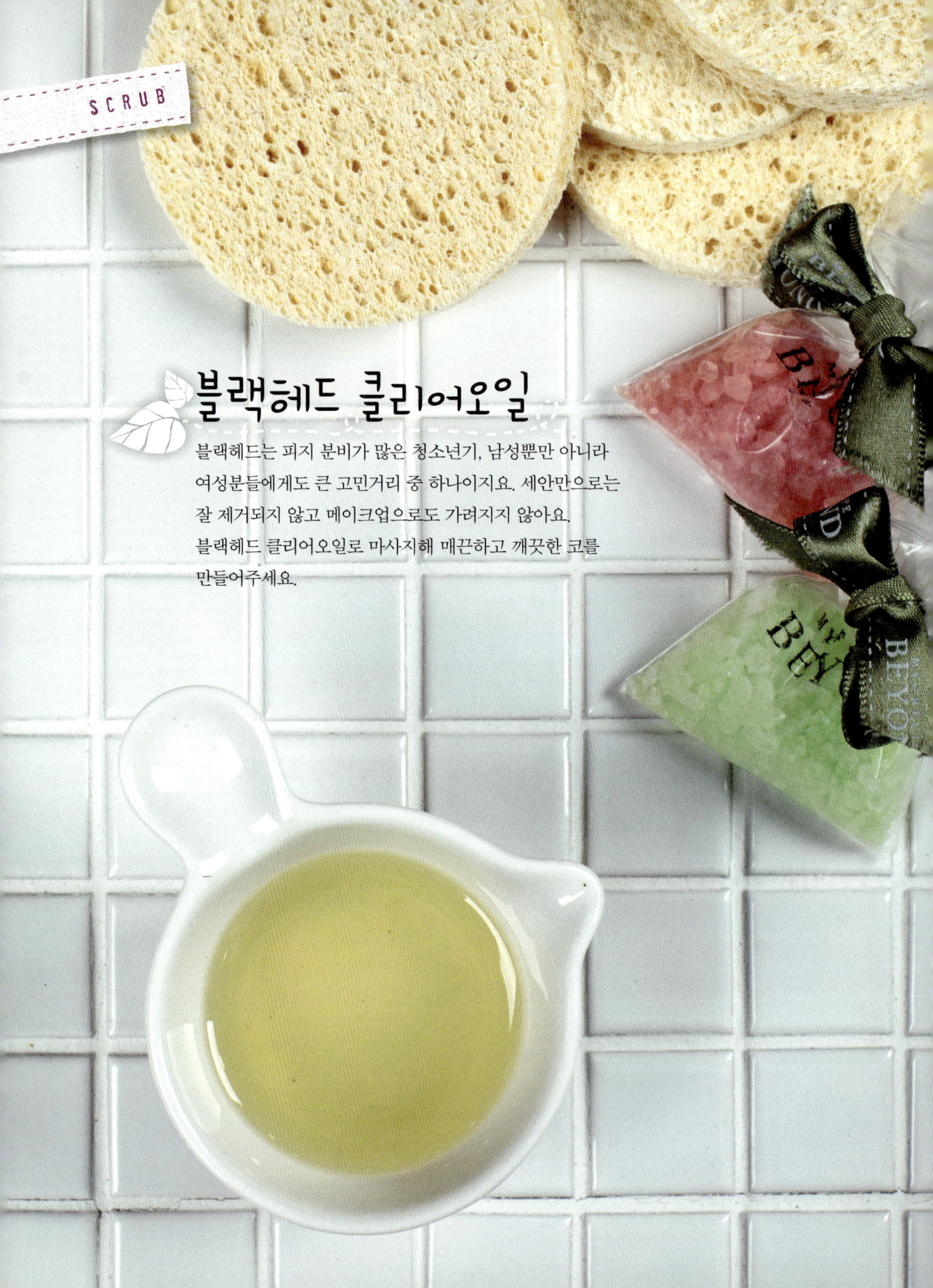

블랙헤드 클리어오일

블랙헤드는 피지 분비가 많은 청소년기, 남성뿐만 아니라
여성분들에게도 큰 고민거리 중 하나이지요. 세안만으로는
잘 제거되지 않고 메이크업으로도 가려지지 않아요.
블랙헤드 클리어오일로 마사지해 매끈하고 깨끗한 코를
만들어주세요.

난이도	예상시간(분)	사용기간(개월)	
		냉장보관	실온보관
★★☆☆☆	10	12	6

INGREDIENTS (30ml)

오일류 포도씨오일 8g,
호호바오일(화이트) 6g, 스쿠알란 3g
첨가물 올리브리퀴드 3g,
식물성에탄올 2g, 바하 분말 1g
에센셜오일 레몬 25방울,
티트리 20방울, 제라늄 10방울,
레몬그라스 5방울

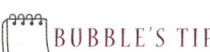

BUBBLE'S TIP

블랙헤드 클리어오일 사용법 세안 후
물기를 제거한 상태에서 오일을 덜어 코
주변을 3분 정도 마사지해주세요. 물로
씻어내면 돼고 오일감이 신경쓰인다면
비누나 폼클렌징으로 한 번 더 클렌징하
세요. 일주일에 3회 정도 꾸준히 관리해
주면 효과적이에요.
바하 성분과 에센셜오일의 함량이 높기
때문에 블랙헤드가 신경 쓰이는 코 주변
이나 턱 부분 등 국소부위에만 사용하세
요. 코팩처럼 즉각적인 효과는 없지만 모
공이 넓어지는 걱정 없이 부드럽게 블랙
헤드를 제거할 수 있어요. 필오프 타입의
코팩은 자주 하게 되면 모공을 더 넓게 하
고 오히려 피지 분비가 늘어나므로 특수
케어로만 간혹 사용하시는 것이 좋아요.

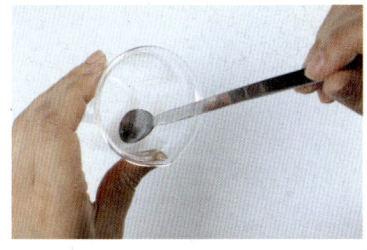

1 식물성에탄올에 바하를 첨가해 녹
여주세요.

TIP 바하 성분은 지용성으로 피지가 쌓인 모공 속
으로 쉽게 침투해 블랙헤드 제거에 강력한 효과를 발
휘해요.

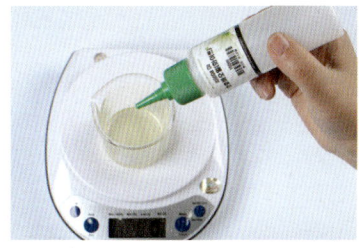

2 포도씨오일, 호호바오일, 스쿠알
란을 첨가해 섞어주세요.

TIP 포도씨오일은 살구씨오일로 대체하셔도 돼요.

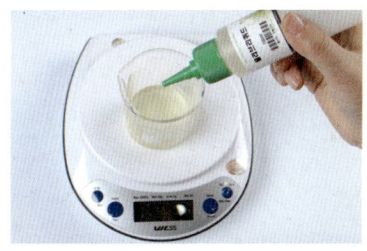

3 올리브리퀴드를 계량해 가볍게 섞
어주세요.

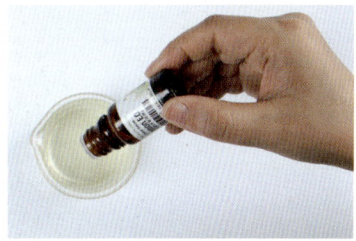

4 마지막으로 에센셜오일을 첨가해
준비한 용기에 담아주시면 됩니다.

TIP 레몬 에센셜오일 30방울, 티트리 에센셜오일
30방울로 대체하셔도 돼요.

트리트먼트 마스크시트팩

보습과 피부결 개선, 각질제거까지 빠른 효과를 볼 수 있는
마스크시트예요. 갈락토미세스 트리트먼트 에센스가
시트 한 장에 고함량으로 들어가있어요.
피부 속의 노폐물을 배출하고 단시간에 다량의 수분과
영양성분을 피부에 공급하는 역할을 해요.

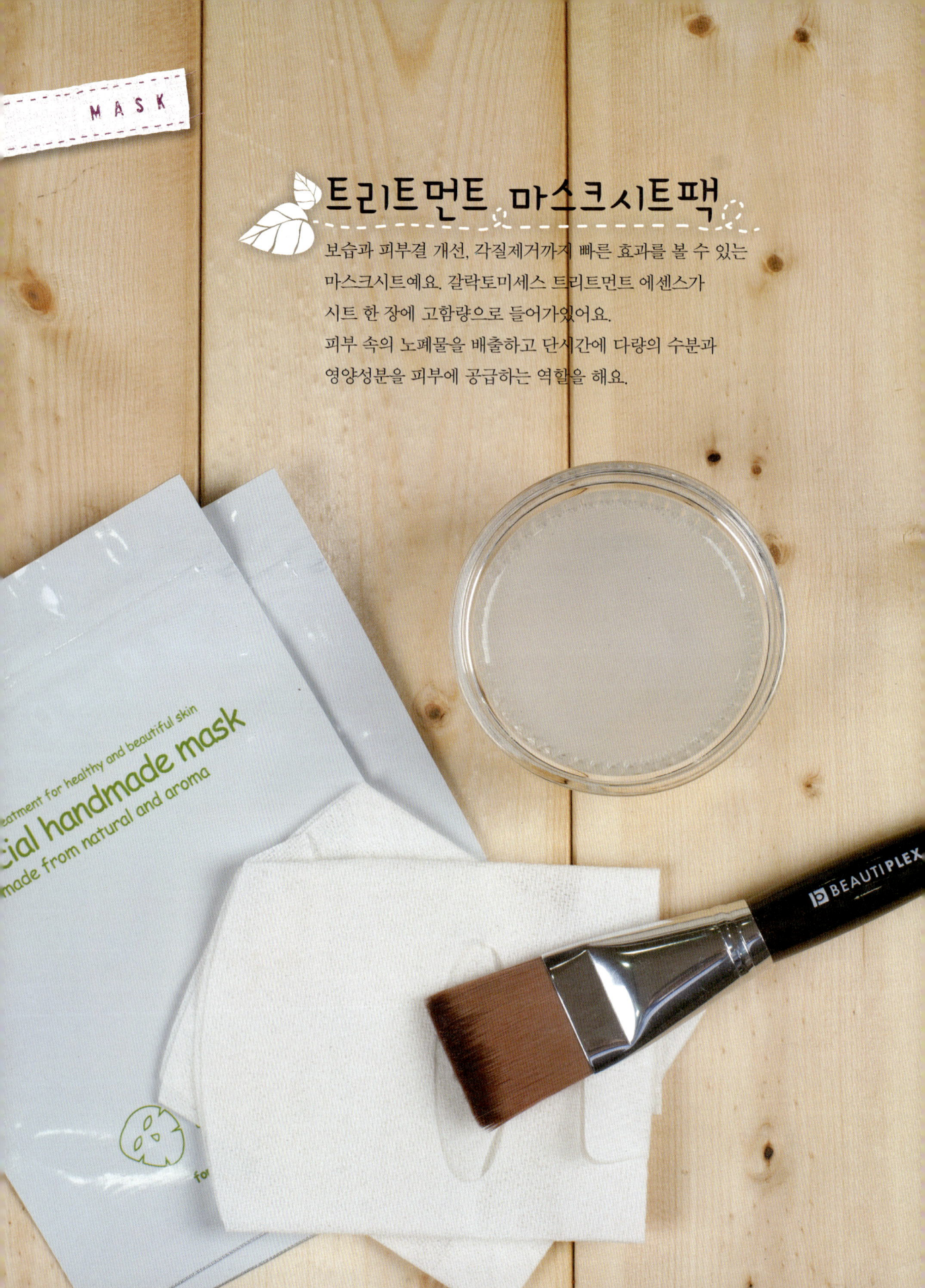

난이도	예상시간(분)	사용기간(개월)	
★★★★☆	25	냉장보관 5~6	실온보관 1~2

INGREDIENTS (60ml, 시트 2장)

워터류 로즈워터 30g,
갈락토미세스발효과물 20g
점증제 하이셀 0.3g
첨가물 히아루론산 5g,
모이스트24 2g, 상백피추출물 2g
방부제 나트로틱스 1g,
에탄올(소독용) 소량

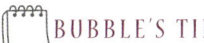

BUBBLE'S TIP

트리트먼트 마스크시트팩 사용법 보통
마스크시트가 15~30분 정도 사용하는
것과는 다르게 이 마스크시트는 5~10분
이내로 짧은 시간 동안 팩을 하고 떼어내
는 것이 좋습니다. 또한 한 번 사용한 시
트팩을 재사용하거나 더 오래 사용하셔
도 좋지 않아요. 팩을 하는 동안 노폐물
이 빠져나오기 때문에 시트나 피부에 남
아있을 수 있어요. 마무리로 스킨이나 트
리트먼트 에센스를 화장솜에 묻혀 잔여
물을 가볍게 닦아내시거나 물로 헹구어
주세요. 시트 케이스에 남아있는 에센스
는 목이나 팔, 다리 등에 발라주시면 좋아
요. 일주일에 1~2회 정도 사용하세요.

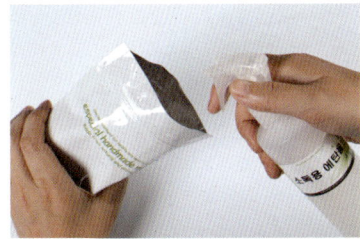

1 마스크시트에 에탄올을 골고루 뿌
려 소독해주세요.

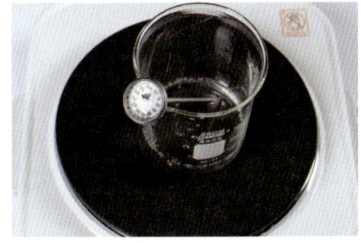

2 로즈워터와 갈락토미세스발효과
물을 계량해 60도로 가열해주세요.

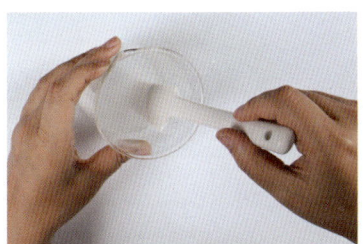

3 하이셀을 첨가해 완전히 녹여주세
요.

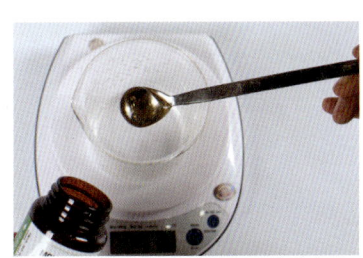

4 첨가물과 나트로틱스를 넣고 골고
루 섞어 에센스를 완성해요.

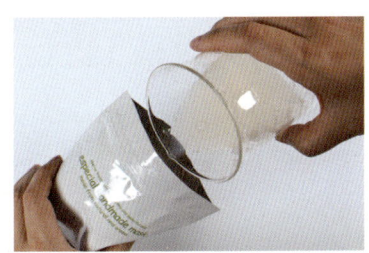

5 지퍼백에 에센스의 반(30ml)을 부
어 골고루 흡수되도록 꾹꾹 눌러주
세요.

TIP 냉장, 냉동보관 모두 가능하고 만들어 바로 사
용할 경우 나트로틱스를 빼도 돼요.

벤토나이트 모공팩

화산재에서 얻은 벤토나이트클레이가 피지를 강하게 흡착하고
모공을 깨끗하게 케어해주는 팩이에요.
일주일에 1~2회 사용으로 매끈하고 쫀쫀하게
좁아진 모공을 느껴보세요.

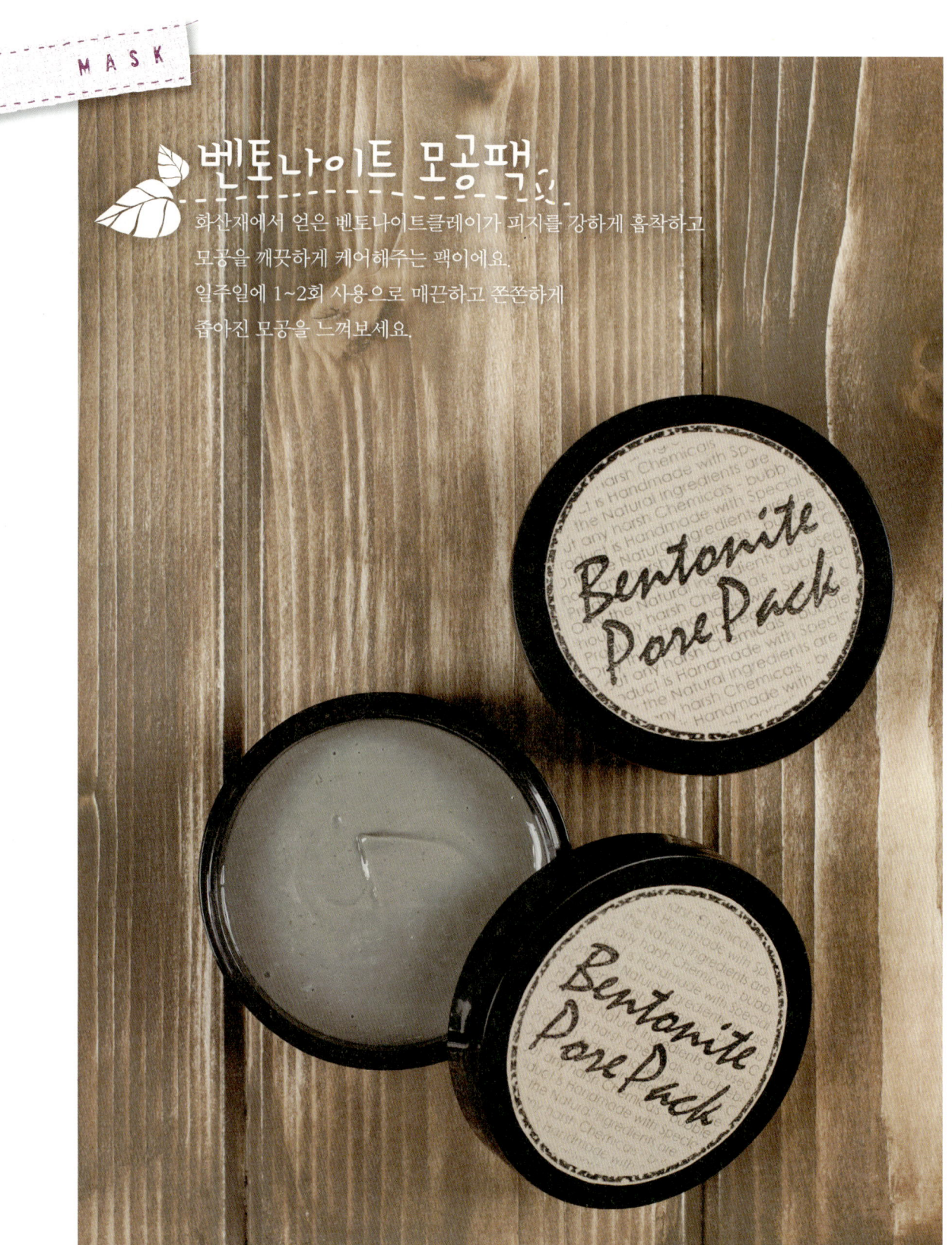

난이도	예상시간(분)	사용기간(개월)
★★★☆☆	15	2 (냉장보관)

INGREDIENTS (80g)

워터류 글리세린 45g

분말 벤토나이트클레이 16g,

카올린클레이 12g,

알란토인(분말) 1g, 트레할로스 1g

오일류 모링가오일 3g

방부제 나트로틱스 2g

에센셜오일 주니퍼베리 5방울,

파인 4방울

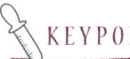

KEYPOINT

모링가오일은? 모링가는 '기적의 나무' 또는 '생명의 나무'로 불리며 기원전 150년경부터 고대 로마, 이집트, 그리스 등에서 민간요법의 재료로 많이 이용되었어요. 불포화지방산인 올레인산의 함유량이 높아 피부의 수분을 유지시켜 건조함을 막아주는 효과가 있어요. 또한 각종 비타민과 아미노산이 풍부해서 거칠고 노화된 피부에 잘 맞는 오일이에요. 아르간오일, 사카잉키오일과 더불어 피부 노화에 효과적인 베이스오일로 알려져있답니다. 피부 정화작용이 우수해서 마사지 오일로도 많이 이용되고 모공 수축에도 효과가 뛰어나요.

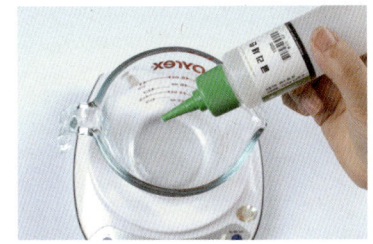

1 글리세린을 계량해주세요.

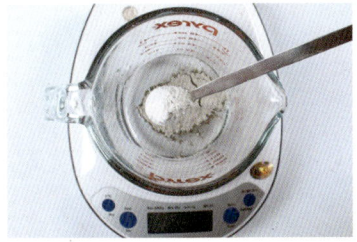

2 벤토나이트클레이와 카올린클레이를 첨가해 골고루 섞어주세요.

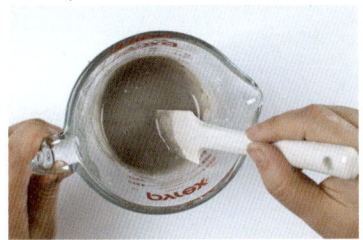

3 알란토인, 트레할로스를 넣고 섞어주세요.

TIP 알란토인은 액상을 사용해도 돼요.

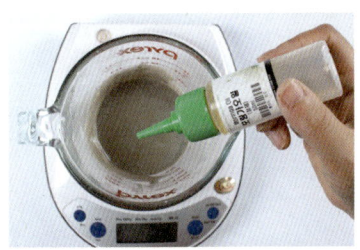

4 모링가오일, 나트로틱스를 첨가해 주세요.

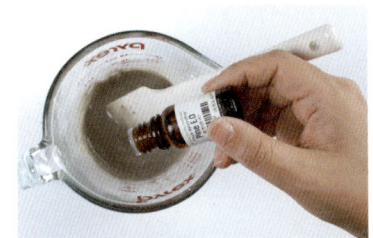

5 에센셜오일을 넣고 미리 준비한 용기에 담아 냉장보관하시면 됩니다.

BUBBLE'S TIP

모공팩 사용법 눈가를 피해 얼굴에 골고루 도포합니다. 10~15분 정도 후에 따뜻한 물로 헹궈내시면 돼요. 글리세린 베이스로 바르면 살짝 열감을 느낄 수 있어요. 유효성분의 흡수를 빠르게 하기 때문에 팩제의 효능을 높여준답니다.

코엔자임 겔 수분팩

팩 자체가 에센스 덩어리인 말랑말랑한 겔 타입의 수분팩이에요.
피부관리실에서 볼 수 있는 고가의 마스크팩을 직접 만들어
사용해보세요. 짧은 시간에 피부가 진정되면서 촉촉한 수분감을
느낄 수 있어요. 이제 집에서 편안하게 관리해요!

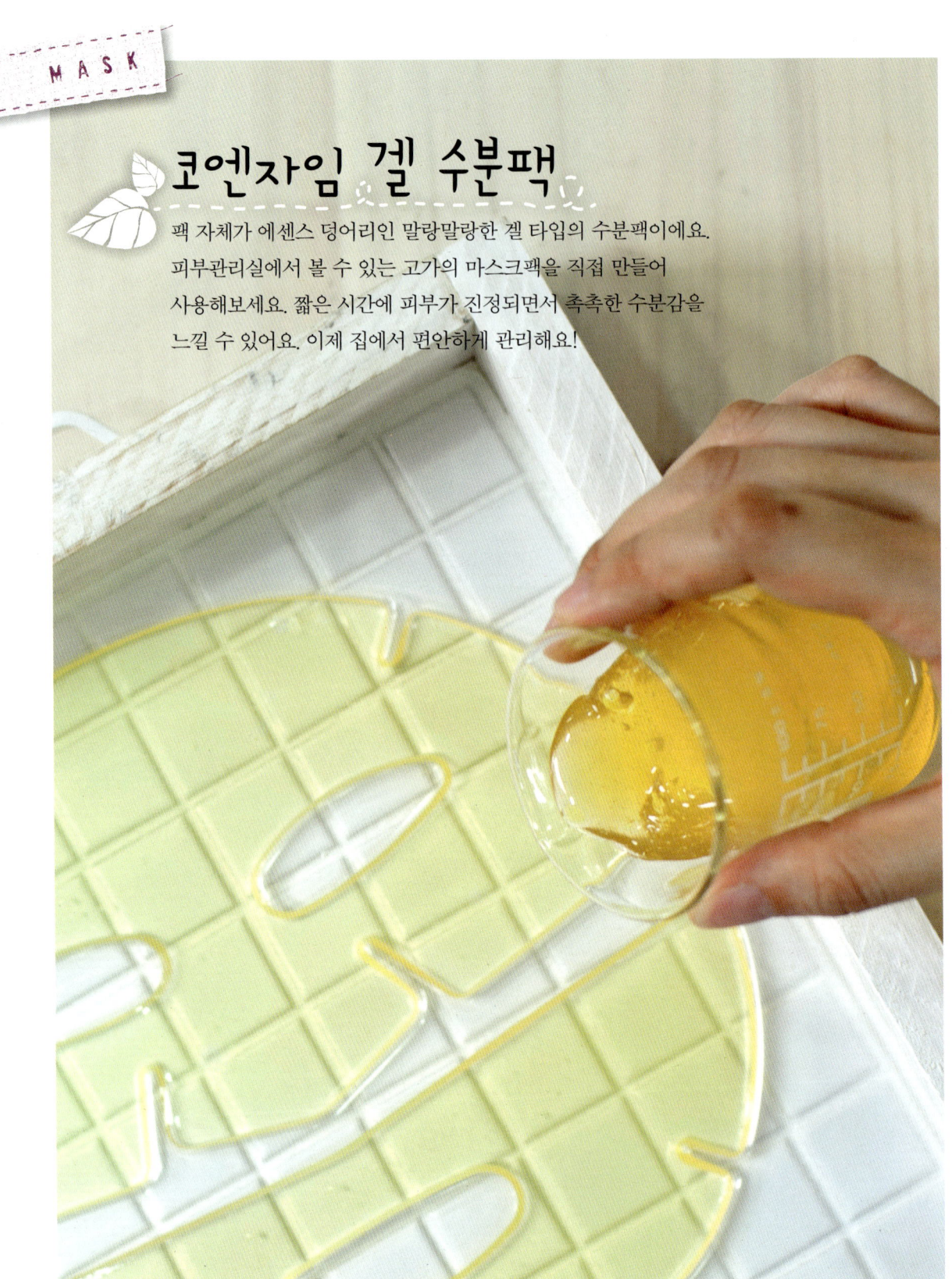

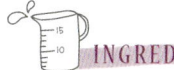

INGREDIENTS (120ml)

워터류 정제수 100g

점증제 카라기난 4g

첨가물 코엔자임Q10(수용성) 2g,
아카시아콜라겐 4g, 글리세린 10g

에센셜오일 네롤리 5방울

✛ 피부상태에 따라 코엔자임Q10뿐 아니라
다양한 첨가물을 넣어 팩을 구성해보세요.
첨가물을 넣으실 때 기능성 첨가물은 5%
이내, 보습제는 10% 이내로 사용하는 것이
좋아요. 화이트닝 효과를 보려면 멜라슬로우,
감초추출물, 상백피추출물, 화이텐스 등을
넣고 지성피부나 여드름 피부는 아스트린AG,
어성초추출물, 병풀추출물, 프로폴리스 등이
좋습니다. 노화예방, 탄력 효과를 보려면
EGF, 펩타이드, 황금추출물, 당근추출물,
옥용산추출물 등을 첨가하세요.

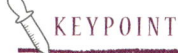

KEYPOINT

카라기난은? 청정해역에서 자라는 홍
조류 식물에서 추출한 천연점증제로 수
분공급 효과도 있어요. 식품이나 화장품,
치약, 연고 등에 폭넓게 쓰이며 시중 마
스크팩의 재료로 수분공급과 겔화를 위
해 사용되고 있어요. 카라기난은 열가역
성이 있어 사용한 수분팩을 따뜻한 물에
넣으면 다시 녹는답니다. 이런 방법으로
세안하실 때 재활용하는 것도 좋아요.

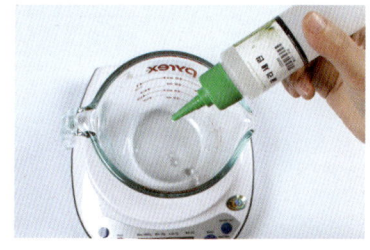

1 글리세린을 계량해주세요.

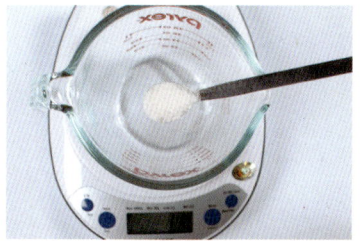

2 카라기난을 첨가해 고르게 섞어주
세요.

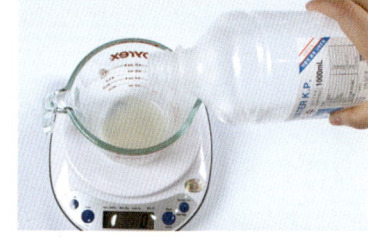

3 정제수를 첨가해 섞어주세요.

TIP 뻑뻑한 제형의 젤 타입이 나온답니다.

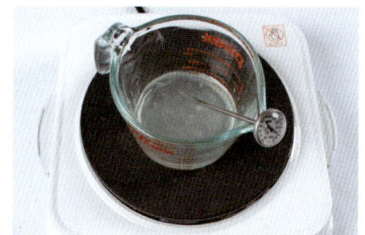

4 80~90도로 가열해주세요.

TIP 열이 고르게 전달되도록 가열하는 동안 저어
주세요.

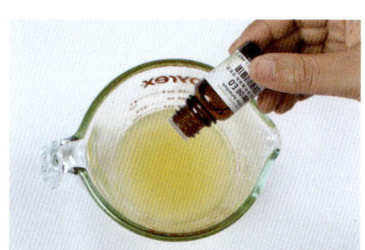

5 첨가물과 에센셜오일을 넣고 골고
루 섞어주세요.

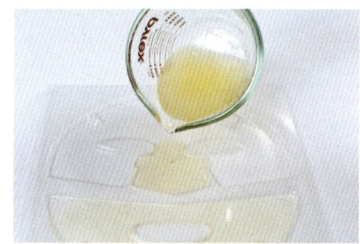

6 마스크 몰드에 부어 식히면 탱탱한
수분팩이 완성이에요.

TIP 되도록이면 얇게 부어주어야 밀착력이 좋아집
니다. 만든 후 바로 사용하는 것이 좋고 보관 시에는
지퍼백에 밀봉해 냉장고나 냉동실에 넣어두세요.

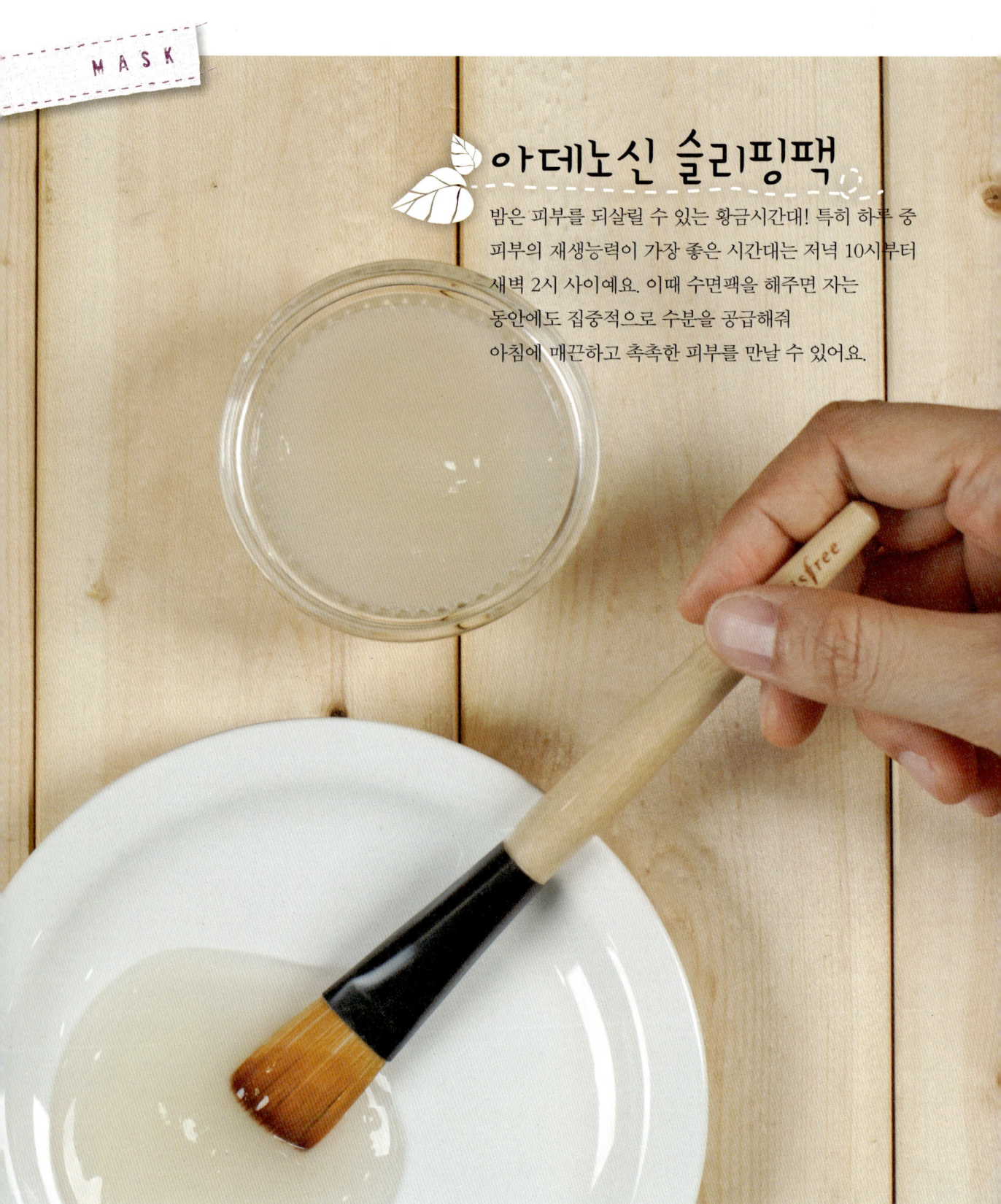

아데노신 슬리핑팩

밤은 피부를 되살릴 수 있는 황금시간대! 특히 하루 중
피부의 재생능력이 가장 좋은 시간대는 저녁 10시부터
새벽 2시 사이예요. 이때 수면팩을 해주면 자는
동안에도 집중적으로 수분을 공급해줘
아침에 매끈하고 촉촉한 피부를 만날 수 있어요.

난이도	예상시간(분)	사용기간(개월)	
		냉장보관	실온보관
★★☆☆☆	15	3	1

INGREDIENTS (100ml)

워터류 라벤더워터 68g

점증제 카보폴프리젤 10g,
쟁탄검 0.5g

첨가물 글리세린 10g, 알부틴 2g,
세라마이드(수용성) 3g,
아데노신 2g, 황금추출물 3g

방부제 나트로틱스 2g

에센셜오일 라벤더 10방울,
프랑킨센스 8방울

BUBBLE'S TIP

슬리핑팩 사용법 일주일에 1~2회 크림
다음 단계에 사용하거나 크림 대용으로
쓰시면 돼요. 세안 후에 일반 크림보다 조
금 넉넉하게 바른 후 잠자리에 드세요. 금
세 스며들기 때문에 자면서 베개에 묻을
걱정이 없고 아침 세안할 때 씻어주면 돼
요. 사용하시기 전에 각질 제거를 해주면
효과가 더 좋답니다.

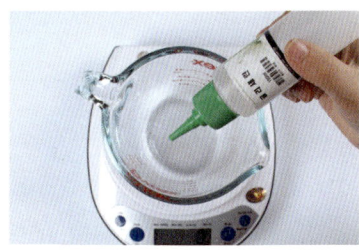

1 글리세린에 쟁탄검을 계량해 덩어
리가 없도록 섞어주세요.

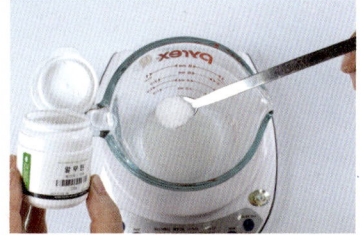

2 알부틴을 첨가해 분말을 고르게
풀어주세요.

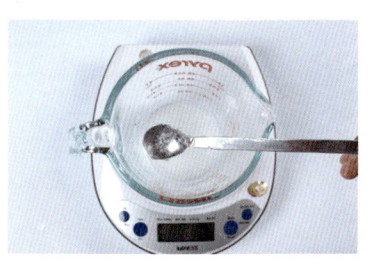

3 카보폴프리젤을 계량해 섞어주세
요.

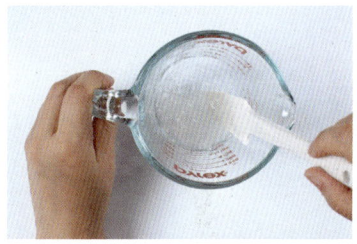

4 라벤더워터를 조금씩 부으면서 점
도를 고르게 만들어주세요.

TIP 원하는 점도에 따라 라벤더워터의 양을 조절
하세요.

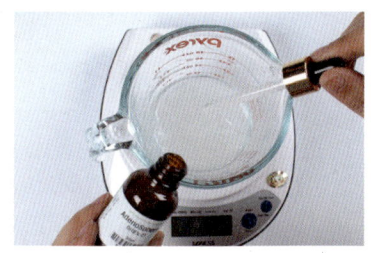

5 세라마이드, 아데노신, 황금추출
물과 방부제를 섞어주세요.

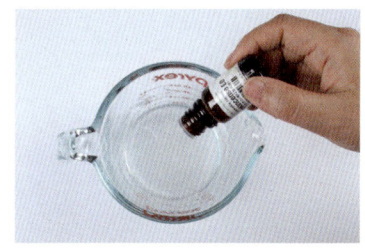

6 에센셜오일을 첨가해 섞어주세요.

TIP 라벤더와 프랑킨센스는 피부 진정효과와 재생
효과가 있으며 숙면을 취하도록 도와줍니다.

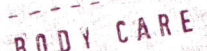

코엔자임 보디 스프레이

샤워 후에 칙칙 가볍게 뿌려주면 촉촉한 피부를
오랫동안 유지할 수 있는 보디 스프레이예요. 항산화성분인
코엔자임Q10을 함유해 피부의 탄력을 개선해주고 상쾌하고
은은한 향으로 리프레시 효과도 볼 수 있어요.

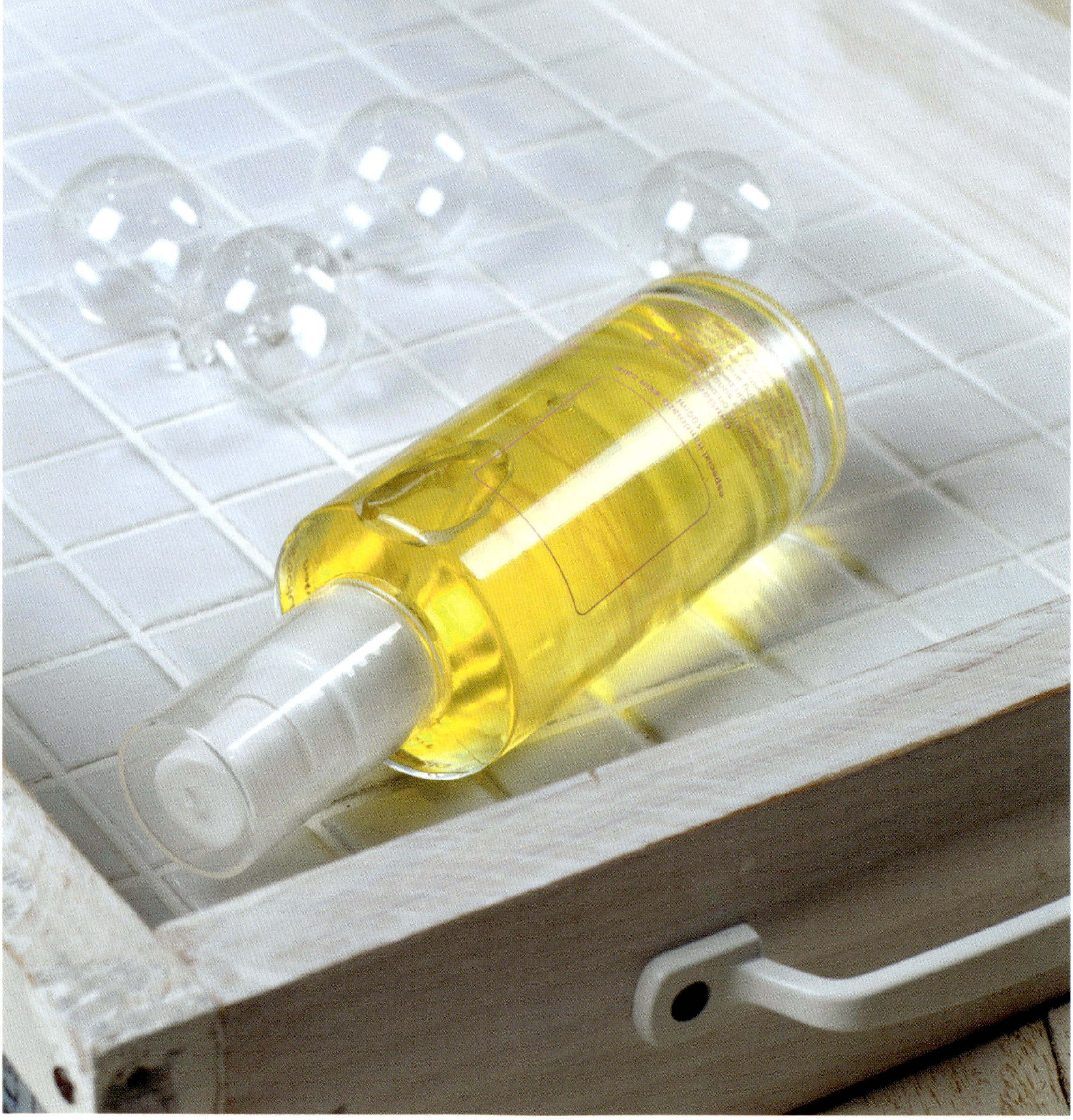

154

난이도	예상시간(분)	사용기간(개월)	
★☆☆☆☆	5	냉장보관	실온보관
		3	1

INGREDIENTS (100ml)

워터류 네롤리워터 89g
첨가물 코엔자임Q10(수용성) 3g,
세라마이드(수용성) 2g,
리피듀어 1g
방부제 자몽씨추출물 10방울
가용화제 올리브리퀴드 3g
에센셜오일 네롤리 10방울,
로즈우드 10방울

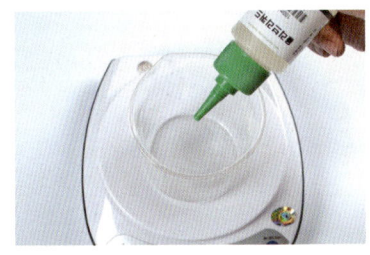

1 올리브리퀴드를 계량해주세요.

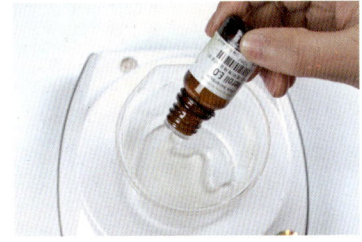

2 에센셜오일을 첨가해 가볍게 섞어
주세요.

PLUS RECIPE

샤워코롱
보디 트러블을 진정시켜주는 효과
와 퍼퓸 역할을 함께 하는 샤워코
롱이에요.

재료 100ml
식물성에탄올 60g, 정제수 20g, 아
카시아콜라겐 5g, 글리세린 10g, 리
피듀어 1g, 스위트오렌지 에센셜오일
30방울, 일랑일랑 에센셜오일 10방울
식물성에탄올에 스위트오렌지 에
센셜오일과 일랑일랑 에센셜오일
을 첨가한 후 나머지 재료를 넣어
골고루 섞어주면 완성이에요.

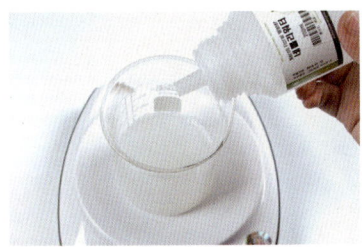

3 네롤리워터를 계량해 섞어주세요.

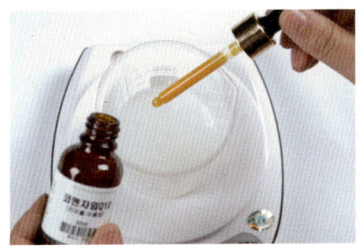

4 코엔자임Q10과 세라마이드를 계
량해주세요.

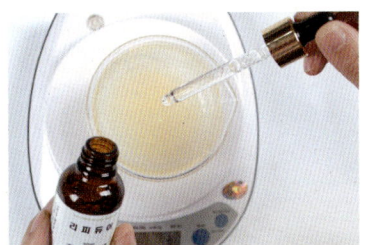

5 리피듀어를 첨가해주세요.
TIP 저울로 계량하지 않고 스포이트로 20방울을
첨가해도 돼요.

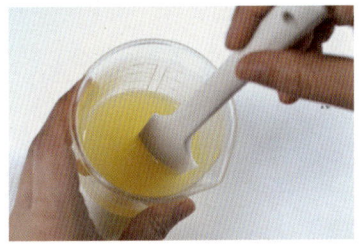

6 방부제인 자몽씨추출물을 첨가한
후 가볍게 섞어주면 완성이에요.

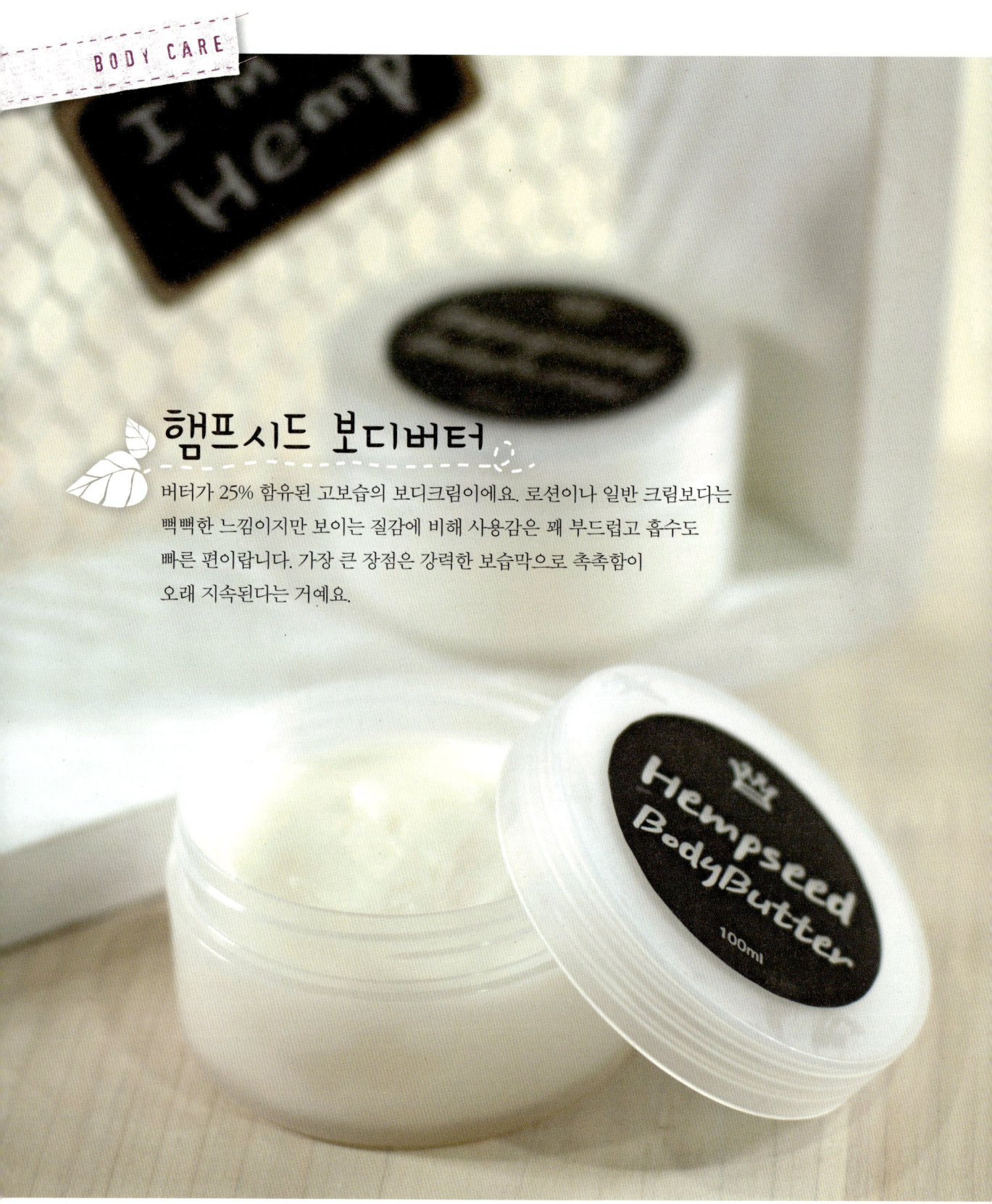

햄프시드 보디버터

버터가 25% 함유된 고보습의 보디크림이에요. 로션이나 일반 크림보다는
빽빽한 느낌이지만 보이는 질감에 비해 사용감은 꽤 부드럽고 흡수도
빠른 편이랍니다. 가장 큰 장점은 강력한 보습막으로 촉촉함이
오래 지속된다는 거예요.

156

SKIN TYPE ☐dry ☐oily ☐normal ☐aging ☐complex ☐sensitive ☐baby ☐atopy ☑etc.

난이도	예상시간(분)	사용기간(개월)
★★★★☆	25	냉장보관: 3~4 실온보관: 1

INGREDIENTS (100ml)

워터류 로즈워터 38g

오일류 햄프시드버터 20g,
시어버터 5g, 아보카도오일 8g,
올리브에스터오일 4g,

유화제 올리브유화왁스 5g,
올리왁스LC 3g

첨가물 글리세린 5g,
아카시아콜라겐 3g

방부제 나트로틱스 2g, 비타민E 1g

에센셜오일 그레이프프루트 20방울,
제라늄 10방울

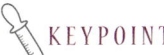

KEYPOINT

햄프시드버터는? 보습력이 뛰어나 피부의 수분 손실을 최소화하면서 가려움증을 가라앉히고 아토피, 건선 등 피부 면역 이상 반응을 케어하는 데 효과적이에요. 또한 필수지방산, 오메가-3와 오메가-6가 풍부하고 비타민A, D, E, 미네랄 등을 포함하고 있어 피부 탄력에도 도움을 줍니다. 버터이지만 끈적임이 적어 체온으로 녹여 건조하거나 가려운 곳에 발라주어도 좋습니다.

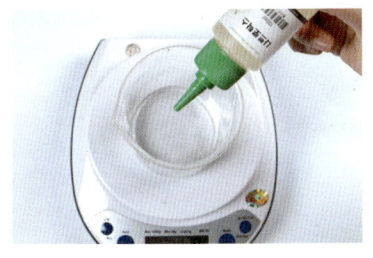

1 로즈워터, 글리세린, 아카시아콜라겐, 나트로틱스를 계량해주세요.

TIP 글리세린과 아카시아콜라겐, 나트로틱스는 나중에 첨가물로 넣어도 되지만 안정적인 유화를 위해 처음부터 첨가했어요.

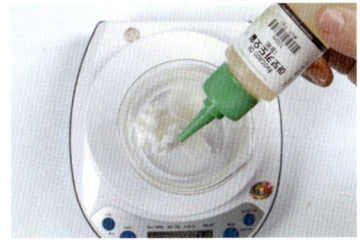

2 다른 용기에 오일류와 유화제를 계량하세요.

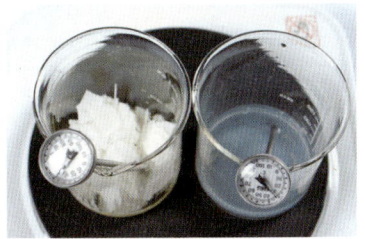

3 두 용기를 모두 핫플레이트에 약한 불로 60~70도까지 가열하세요.

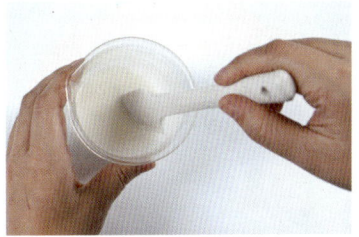

4 두 계열의 온도가 60~70도로 가열되면 핫플레이트에서 내려 오일류에 워터류를 섞고 블렌더와 주걱을 번갈아가며 유화시켜주세요.

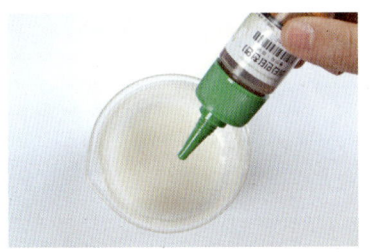

5 50도 이하로 내려가면 비타민E를 첨가하세요.

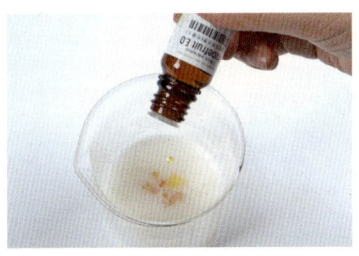

6 에센셜오일을 첨가해 가볍게 섞은 후 미리 소독해둔 용기에 담아주세요.

TIP 유아용으로 만들 때는 에센셜오일의 양을 절반으로 줄이세요.

핫슬리밍젤

고추에서 추출한 캡사이신추출물이 피하지방의 분해 및
셀룰라이트 개선에 도움을 주는 슬리밍젤이에요.
또한 온열효과로 피부의 긴장을 풀어주고 노폐물을
배출해주지요. 림프계를 활성화 시켜주는 에센셜오일을
함께 활용해 효과를 더 높였어요.

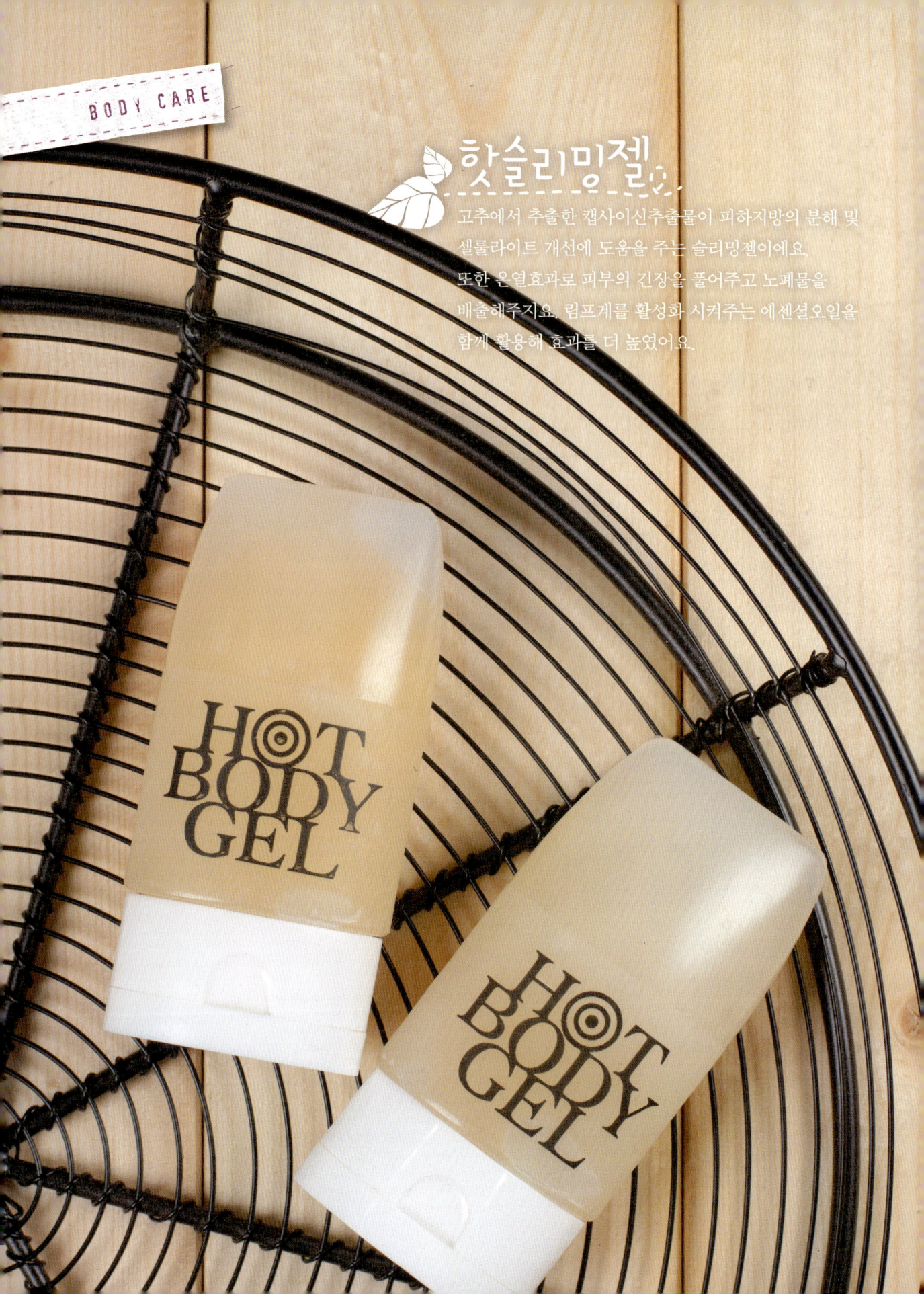

SKIN TYPE □dry □oily □normal □aging □complex □sensitive □baby □atopy ☑etc.

난이도	예상시간(분)	사용기간(개월)	
★★☆☆☆	10	냉장보관 12	실온보관 4~6

INGREDIENTS (120ml)

워터류 정제수 110g
점증제 카보폴프리젤 6g
첨가물 캡사이신추출물 1g,
녹차추출물 1g
에센셜오일 그레이프프루트 30방울,
주니퍼베리 16방울, 페넬 5방울

❖ 캡사이신추출물은 피부에 자극을 주는
성분이므로 민감하신 분들이 처음 사용하실
때는 양을 조금 줄여서 넣으세요. 사용 중에
자극이 약하다는 느낌이 들면 완성품에
캡사이신추출물을 추가로 더 첨가하셔도 돼요.

BUBBLE'S TIP

핫슬리밍젤 사용법 운동 효과를 높이고
땀 분비를 촉진해주므로 샤워 후나 운동
전에 바르고 20분 정도 지나면 바른 부
위에서 열이 발생하고 세포를 활성화시
킨답니다. 피부의 휴식을 위해 5일 정도
연속으로 사용한 후에 2일은 쉬어주는
것이 좋아요. 얼굴이나 상처가 있는 부위
에는 사용을 피하고 젤을 바른 후에는
손을 반드시 씻어주세요.

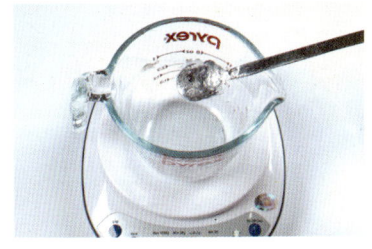

1 깨끗한 용기에 카보폴프리젤을 계
량하세요.

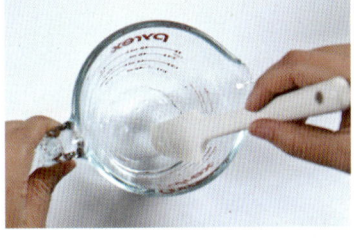

2 정제수를 조금씩 넣으면서 주걱으
로 골고루 섞어주세요.

TIP 정제수를 한꺼번에 넣으면 점도를 균일하게
만드는 데 시간이 오래 걸려요. 세 번 정도 나누어 골
고루 섞어주시면 됩니다.

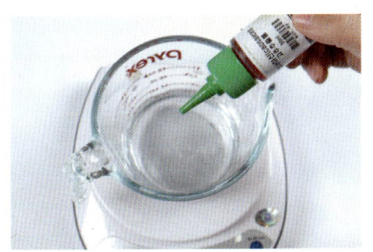

3 캡사이신추출물을 첨가해주세요.

TIP 부종 마사지젤로 사용할 경우에는 캡사이신추
출물을 빼고 만드셔도 돼요.

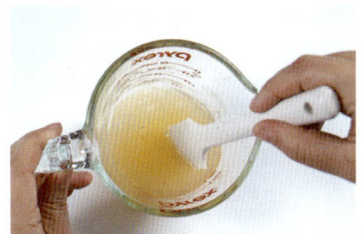

4 녹차추출물을 첨가해 섞어주세요.

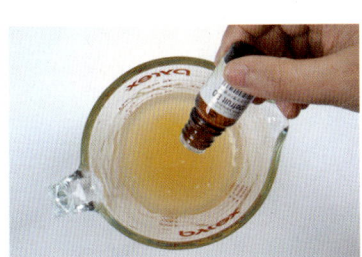

5 에센셜오일을 첨가해 다시 한 번
더 골고루 섞으면 완성이에요.

TIP 입구가 좁은 튜브 용기에 담을 때는 주사기를
이용하는 것이 편리해요.

콜라겐 버블워시

풍부한 거품이 피부의 노폐물과 피지, 각질을 부드럽게
제거하고 피부의 탄력을 높여주는 보디워시예요.
수분막을 형성해 샤워 후에도 건조하지 않고 매끄러운
피부를 유지시켜준답니다.

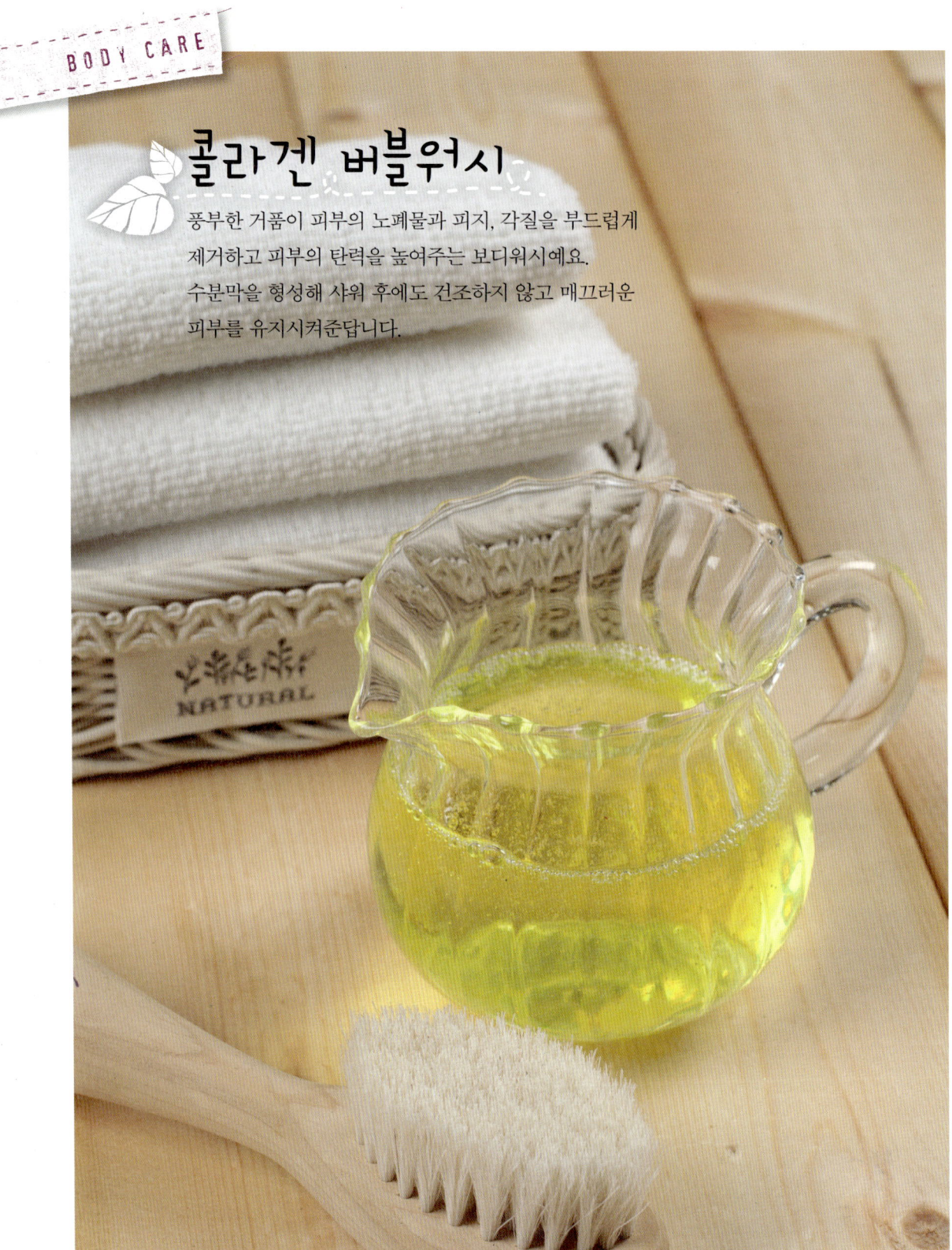

160

SKIN TYPE / □dry □oily □normal □aging □complex □sensitive □baby □atopy ☑etc.

난이도	예상시간(분)	사용기간(개월)
★★★☆☆	20	6(실온보관)

INGREDIENTS (350ml)

● 건성용
원재료 LES 60g, 애플워시 50g, 코코베타인 50g
점증제 글루카메이트 10g
워터류 정제수 156g
첨가물 내추럴베타인 10g, 글리세린 8g, 아카시아콜라겐 5g, 일본입욕제 1g
에센셜오일 라벤더 30방울

● 중복합성용
원재료 LES 75g, 애플워시 35g, 코코베타인 50g
점증제 글루카메이트 9g
워터류 정제수 159g
첨가물 내추럴베타인 10g, 글리세린 6g, 아카시아콜라겐 5g, 일본입욕제 1g
에센셜오일 라벤더 30방울

● 지성용
원재료 LES 90g, 애플워시 20g, 코코베타인 50g
점증제 글루카메이트 8g
워터류 정제수 162g
첨가물 내추럴베타인 10g, 글리세린 4g, 아카시아콜라겐 5g, 일본입욕제 1g
에센셜오일 라벤더 30방울

KEYPOINT

글루카메이트는? 옥수수에서 추출한 식물성 점증제예요. 세정용으로 개발되었기 때문에 계면활성제와 상응성이 좋아 점증이 잘 되고 거품을 부드럽게 만들어주는 역할을 해요.

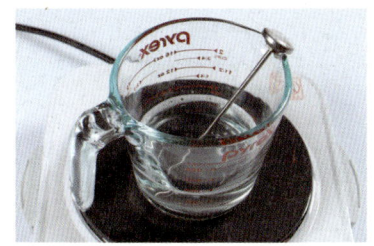

1 정제수를 계량해 50~60도로 가열해주세요.

TIP 원하는 플로럴워터로 대체하셔도 좋아요.

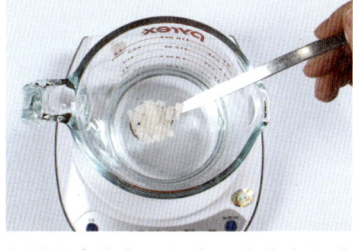

2 글루카메이트를 넣고 완전히 녹여주세요.

TIP 작은 덩어리가 없도록 꼼꼼하게 녹여야 고른 점도를 얻을 수 있어요.

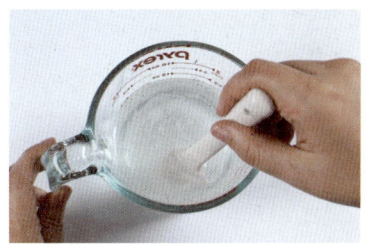

3 LES, 애플워시, 코코베타인을 넣고 섞어주세요. 온도가 내려가면서 점도가 조금씩 높아진답니다.

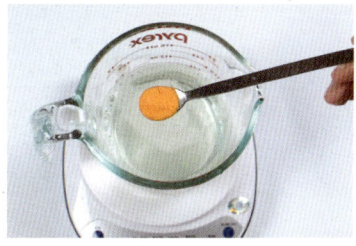

4 일본입욕제를 1g 첨가해 잘 녹여주세요.

TIP 투명한 보디워시를 원하시면 일본입욕제는 빼고 만드세요.

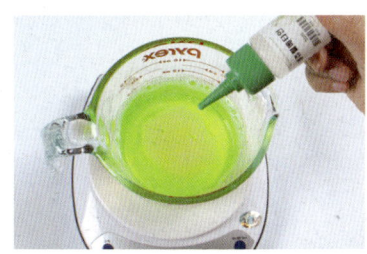

5 내추럴베타인, 글리세린, 아카시아콜라겐을 첨가해주세요.

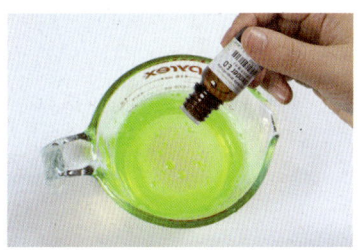

6 마지막으로 에센셜오일을 넣고 가볍게 저어주세요.

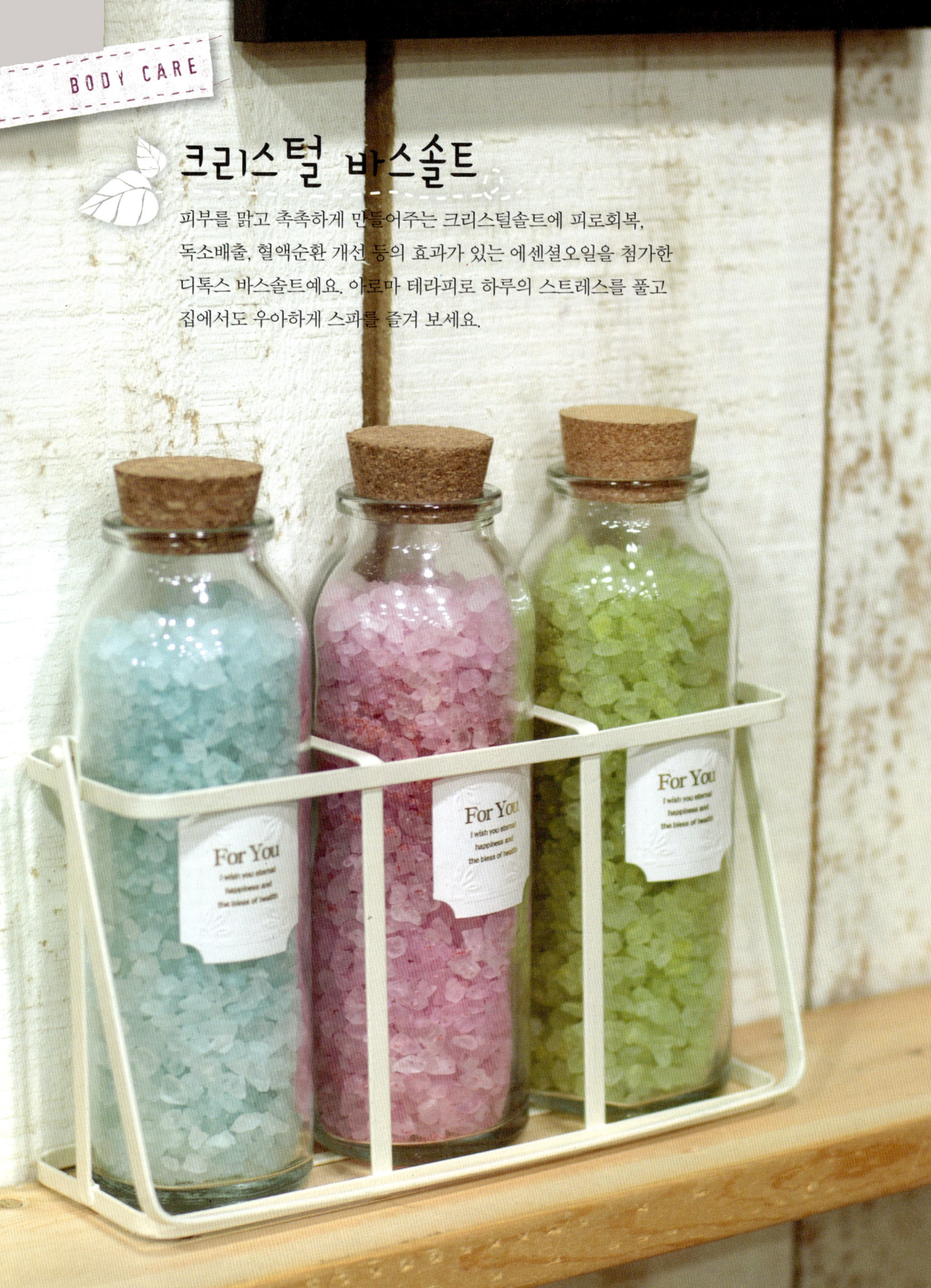

크리스털 바스솔트

피부를 맑고 촉촉하게 만들어주는 크리스틸솔트에 피로회복,
독소배출, 혈액순환 개선 등의 효과가 있는 에센셜오일을 첨가한
디톡스 바스솔트예요. 아로마 테라피로 하루의 스트레스를 풀고
집에서도 우아하게 스파를 즐겨 보세요.

For You
I wish you eternal
happiness and
the bless of health

For You
I wish you eternal
happiness and
the bless of health

For You
I wish you eternal
happiness and
the bless of health

난이도	예상시간(분)	사용기간(개월)
★☆☆☆☆	20	12 (실온보관)

INGREDIENTS (100g)

원재료 크리스털솔트 95g
첨가물 일본입욕제 5g,
식물성에탄올 소량
에센셜오일 그레이프프루트 32방울,
제라늄 32방울, 캐롯시드 5방울

PLUS RECIPE

릴렉스 바스솔트

크리스털 바스솔트 레시피를 응용
해 릴렉스 효능을 가진 바스솔트
를 만들어보세요. 스트레스를 해
소하고 심신을 안정시켜주는 효과
가 있답니다.

재료 100ml
원재료 크리스털솔트 95g
첨가물 일본입욕제 5g, 식물성에탄올
소량
에센셜오일 라벤더 40방울, 만다린
14방울, 일랑일랑 10방울, 제라늄 10
방울, 팔마로사 5방울,

만드는 방법은 크리스털 바스솔트
와 동일해요.

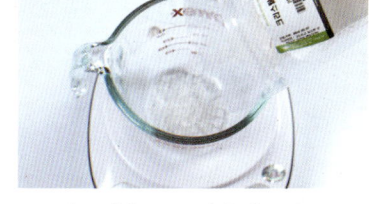

1 크리스털솔트를 계량해주세요.

TIP 크리스털솔트 대신 엡섬솔트나 사해솔트 등을
사용하셔도 좋아요. 마사지용 미세소금이나 식용소
금은 적당하지 않아요.

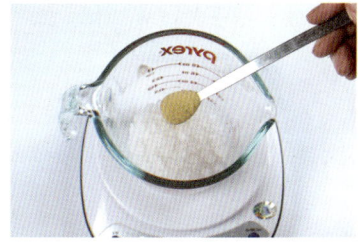

2 일본입욕제를 첨가해주세요.

TIP 클레이로 대체하셔도 돼요.

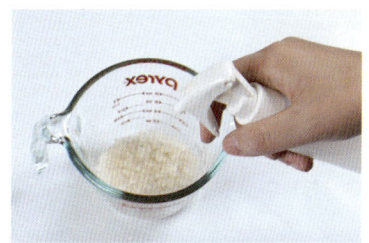

3 식물성에탄올을 한두 번 뿌리고
입욕제를 고루 섞어주세요.

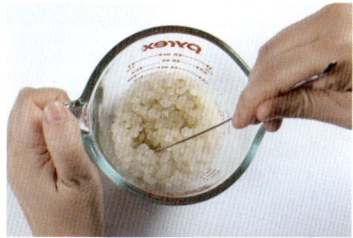

4 솔트를 뒤적여 식물성에탄올을 건
조시켜주세요.

TIP 약한 불로 가열해 에탄올과 소금에 있는 수분
을 휘발시켜주셔도 좋아요.

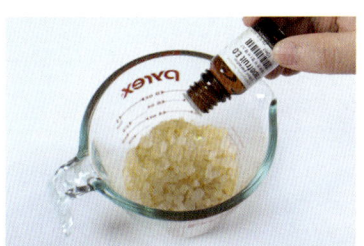

5 에센셜오일을 첨가해 골고루 섞어
주세요.

TIP 1회 사용량은 전신욕 20~40g, 반신욕 10~
20g, 족욕과 수욕은 5g 이에요.

버블 바스붐

아이들과 재미있는 거품목욕을 즐길 수 있는 버블
바스붐이에요. 탄산가스 발생으로 온천욕의 효과를 볼 수
있고 식물성 계면활성제의 작용으로 부드러운 세정효과도
얻을 수 있어요.

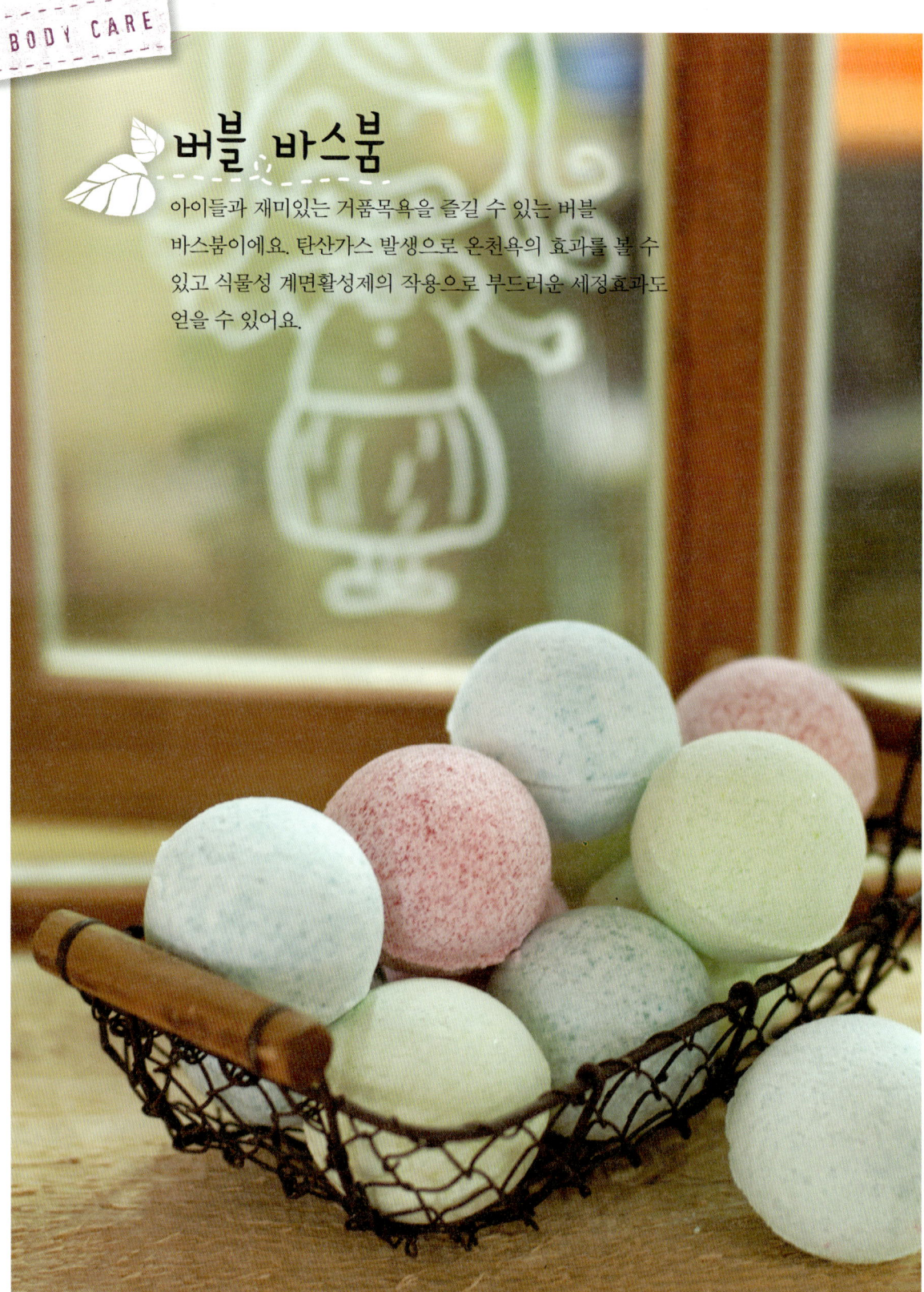

난이도	예상시간(분)	사용기간(개월)
★★★★★	35	3 (실온보관)

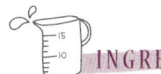

INGREDIENTS (840g)

원재료 중조 400g, 구연산 200g,
콘스타치 200g, 코나코파 30g
첨가물 일본입욕제 10g,
위치헤이즐워터 소량
에센셜오일 레몬 15방울,
제라늄 12방울

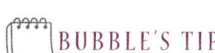

BUBBLE'S TIP

버블 바스 사용법 버블 바스붐 1~2개를
욕조에 넣고 샤워기로 물을 받으면 풍성
한 거품이 생긴답니다. 다만 코나코파는
식물성 계면활성제라서 시중에 판매되는
것처럼 거품이 오래 지속되지는 않아요.
10~15분 정도 거품 목욕을 하고 물로
만 헹궈내시면 됩니다. 식물성 계면활성
제가 함유되어 따로 보디워시를 사용하
실 필요가 없어요. 24개월 이하의 아기
들은 거품을 먹을 수 있기 때문에 코나코
파를 빼고 만드는 것이 좋아요.

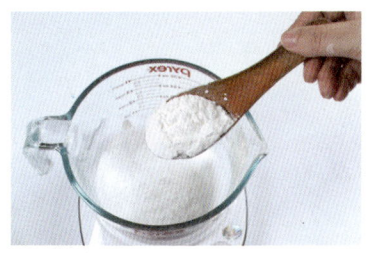

1 중조, 콘스타치를 계량해 섞어주
세요.

TIP 체에 한두 번 내려주셔도 좋아요.

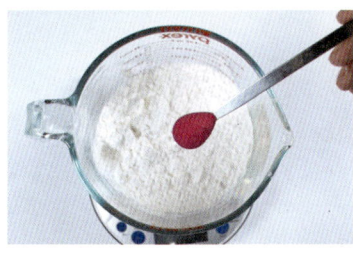

2 일본입욕제를 첨가해 섞어주세요.

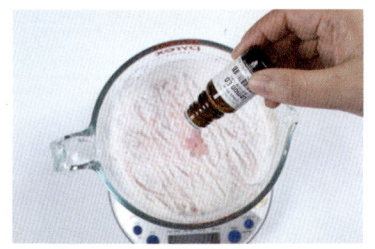

3 코나코파와 에센셜오일을 첨가해
덩어리가 없도록 꼼꼼히 섞어주세요.

TIP 일반 바스붐을 만들 경우에는 코나코파를 빼
고 나머지 과정은 동일하게 해주시면 됩니다.

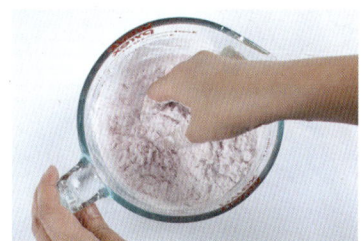

4 구연산을 넣어 골고루 섞어주세요.

TIP 처음부터 구연산을 넣으면 부푸는 현상이 강
하게 나타나요. 코나코파를 넣어 섞은 후 구연산을
넣으세요.

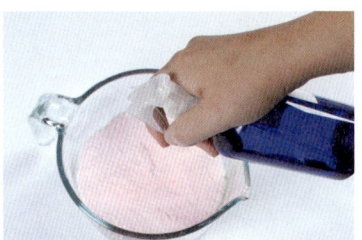

5 위치헤이즐워터를 적당량 뿌려 뭉
치기 적당한 점도가 되도록 섞어주
세요.

TIP 위치헤이즐워터 대신 다른 플로럴워터를 사용
해도 무방해요.

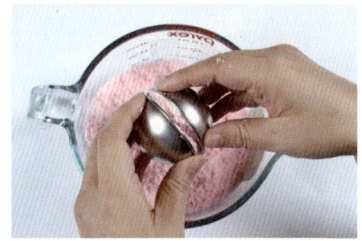

6 손으로 잡았을 때 적당한 형태가
유지되면 반구틀로 뭉쳐 모양을 만
들어주세요.

TIP 한두 시간 정도 상온에 두어 굳힌 다음 랩으로
싸서 보관하세요. 뭉치지 않고 가루 상태로 밀폐용기
에 보관해 사용해도 됩니다.

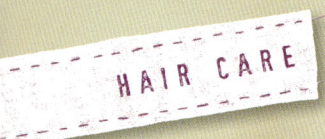

쿠퍼 탈모샴푸

쿠퍼펩타이드와 에스피노질리아, 네틀을 사용해 탈모가
걱정되는 두피에 안심하고 사용할 수 있는 샴푸예요.
민감성 두피나 모발이 가늘어 고민인 분에게도 좋아요.

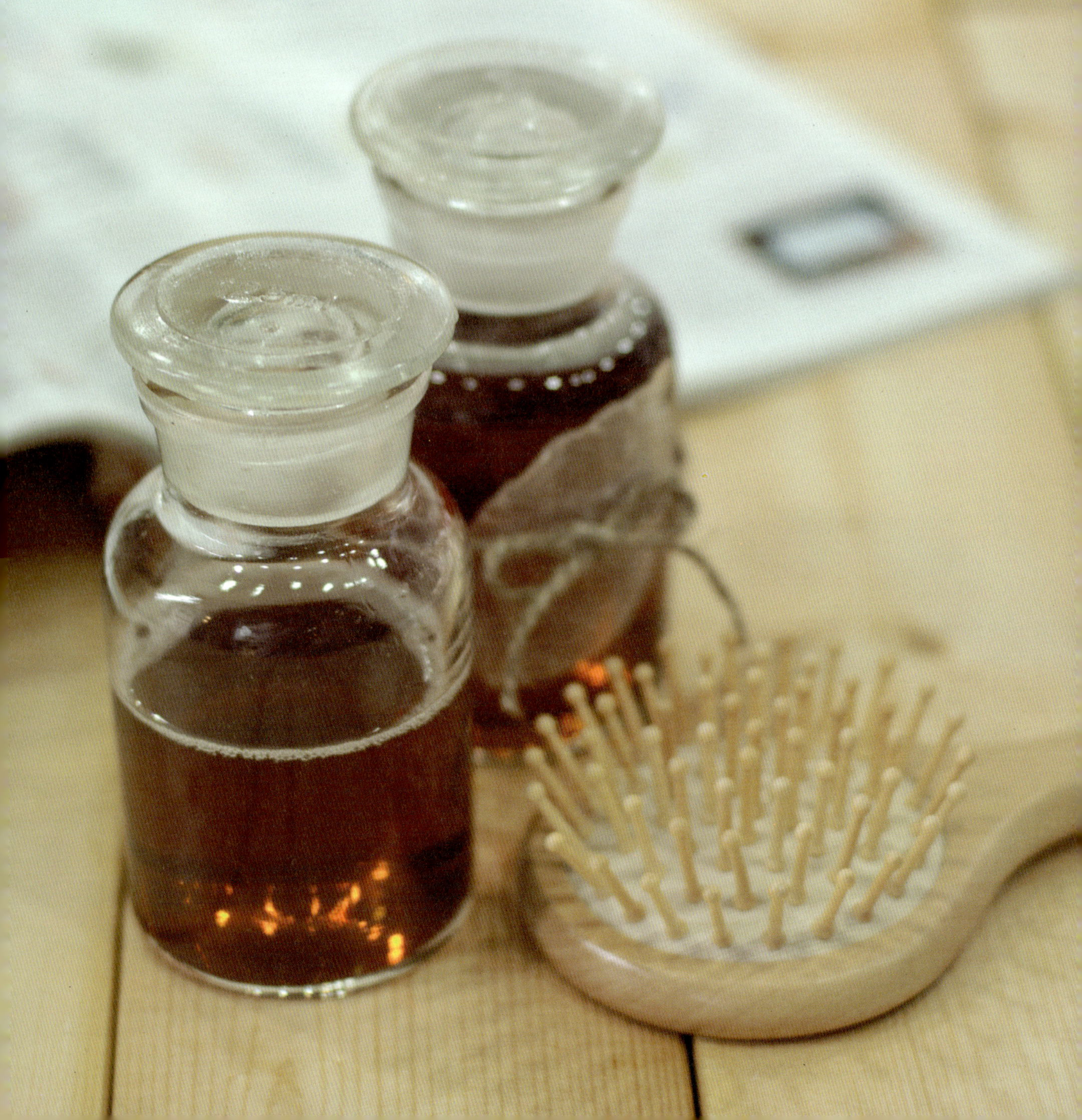

SKIN TYPE ☐ dry ☐ oily ☐ normal ☐ aging ☐ complex ☐ sensitive
☐ baby ☐ atopy ☑ etc.

난이도	예상시간(분)	사용기간(개월)
★★★★☆	25	6 (실온보관)

INGREDIENTS (250ml)

원재료 LES 35g,
라우릴글루코사이드 40g,
코코베타인 30g, 유카추출물 10g
점증제 폴리쿼터 1g,
글루카메이트 1g
워터류 로즈마리워터 118g
첨가물 쿠퍼펩타이드 4g
에스피노질리아추출물 3g,
네틀추출물 2g, 글리세린 6g
에센셜오일 인디안베이 10방울,
로즈마리 10방울

KEYPOINT

라우릴글루코사이드는? 코코넛오일에서 얻는 비이온성 계면활성제로 유기농 샴푸에 설페이트 계열의 계면활성제 대체로 많이 사용되고 있어요. 자극이 거의 없는 매우 안전한 계면활성제로 순하면서 거품이 잘 나고 세정력도 뛰어나답니다. 총량의 5~30% 첨가하세요.

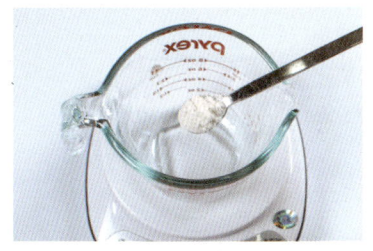

1 글리세린과 폴리쿼터를 계량해 덩어리가 없도록 꼼꼼히 섞어주세요.

TIP 폴리쿼터는 워터를 가열 후 글루카메이트와 함께 녹여주셔도 되지만 글리세린에 미리 녹여주면 깨끗하게 점도가 난답니다.

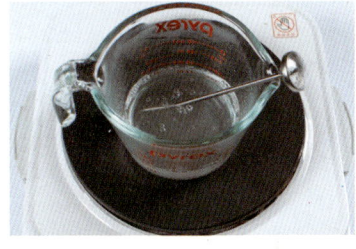

2 로즈마리워터를 첨가해 50~60도로 가열해주세요.

TIP 로즈마리워터 대신 탈모에 좋은 한약재 우린 물을 사용하셔도 좋아요. 이때는 천연방부제를 넣어주세요. (자몽씨추출물은 1~2g, 나트로틱스나 천연한방방부제는 3~4g)

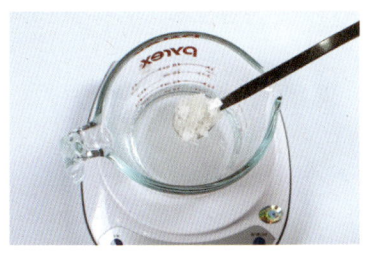

3 글루카메이트 넣고 녹여주세요. 시간이 지나면서 점도가 높아져요.

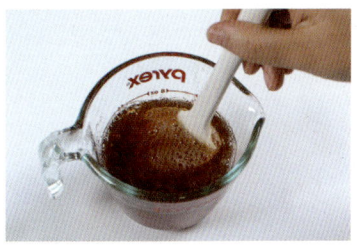

4 원재료를 넣고 골고루 섞어주세요.

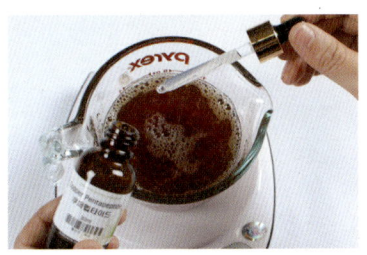

5 쿠퍼펩타이드와 에스피노질리아추출물, 네틀추출물을 첨가해주세요.

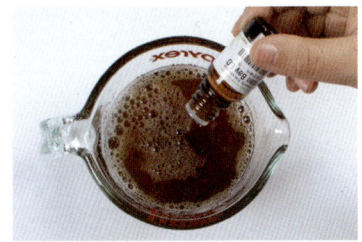

6 에센셜오일을 첨가한 후 샴푸 용기에 담아 사용하시면 돼요.

스칼프 쿨샴푸

두피에 청량감을 주는 쿨샴푸에요. 비듬이나 지성 두피에
사용하시면 하루 종일 상쾌한 모발을 유지할 수 있답니다.
두피 속 피지와 각질을 깨끗하게 클렌징해주고 과잉 피지를
제거해 두피에서 나는 좋지 않은 냄새를 케어해준답니다.

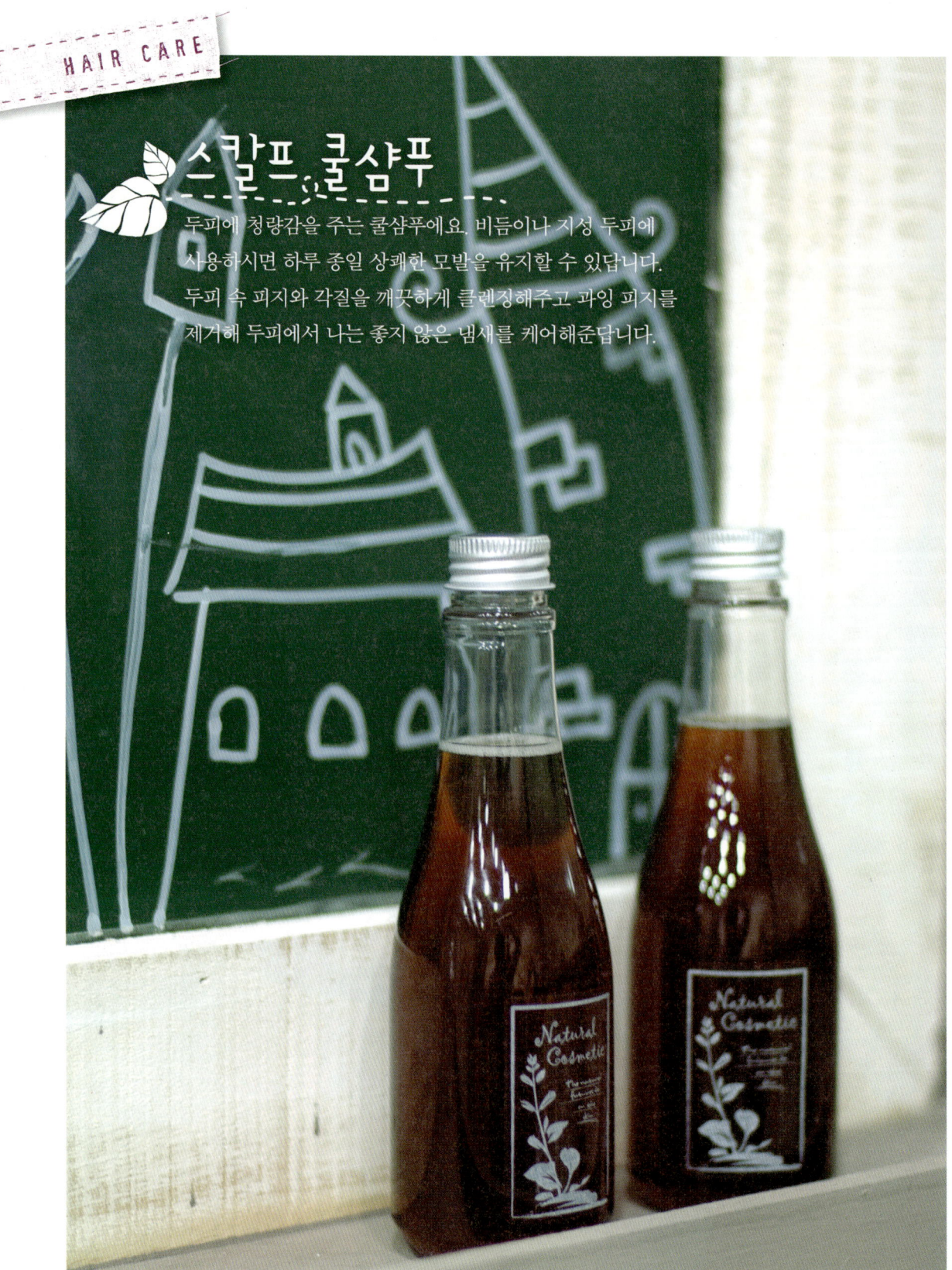

SKIN TYPE ☐dry ☐oily ☐normal ☐aging ☐complex ☐sensitive
☐baby ☐atopy ☑etc.

난이도	예상시간(분)	사용기간(개월)
★★★★☆	25	6(실온보관)

INGREDIENTS (250ml)

원재료 LES 35g,
라우릴글루코사이드 35g,
코코베타인 25g, 유카추출물 30g
점증제 폴리쿼터 1g,
글루카메이트 1g
워터류 페퍼민트워터 98g
첨가물 올리브리퀴드 10g,
병풀추출물 5g, 판테놀 4g,
글리세린 3g, 멘톨크리스털 1g,
식물성에탄올 2g
에센셜오일 페퍼민트 12방울,
스파이크라벤더 8방울

PLUS RECIPE

지루성·아토피성 두피 샴푸

재료 250ml
원재료 LES 35g, 라우릴글루코사이드 40g, 코코베타인 25g,
유카추출물 15g
점증제 폴리쿼터 1g,
글루카메이트 1g
워터류 편백워터 108g
첨가물 올리브리퀴드 10g, 황금추출물 5g, 판테놀 4g, 글리세린 6g
에센셜오일 시더우드 12방울, 라벤더
스파이크 8방울

만드는 방법은 스칼프 쿨샴푸와
동일해요.

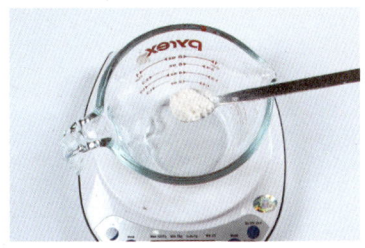

1 글리세린에 폴리쿼터를 계량해 섞어주세요.

TIP 폴리쿼터를 1% 이상 과량 첨가하거나 완전히 녹이지 않아 덩어리가 남으면 두피 가려움증을 유발할 수 있어요.

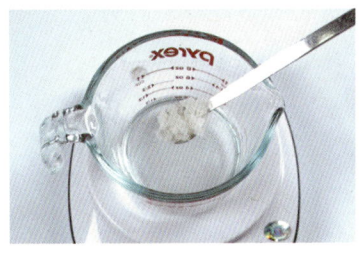

2 페퍼민트워터를 첨가해 골고루 섞은 후 50~60도로 가열해요. 적정온도가 되면 글루카메이트를 넣고 녹여주세요.

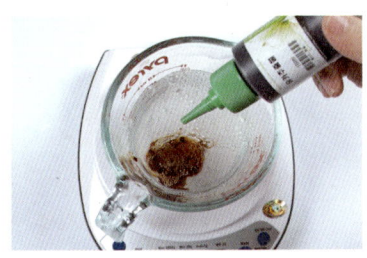

3 원재료를 첨가해 섞어주세요.

TIP 유카추출물을 넣으면 샴푸가 진한 색으로 바뀝니다. 거품이 많이 생기지 않도록 재료가 섞일 정도로만 살짝 저어주세요.

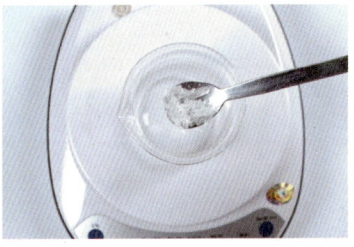

4 다른 비커에 멘톨크리스털과 식물성에탄올을 첨가해 멘톨을 미리 녹여주세요.

TIP 멘톨크리스털은 식물성에탄올에 첨가하지 않고 페퍼민트워터 가열 시 같이 넣어 녹여도 돼요.

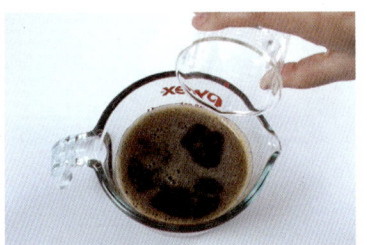

5 ④번 재료와 올리브리퀴드, 병풀추출물, 판테놀을 첨가해주세요.

TIP 올리브리퀴드는 모발을 부드럽게 하고 세정력을 높이는 역할을 해요.

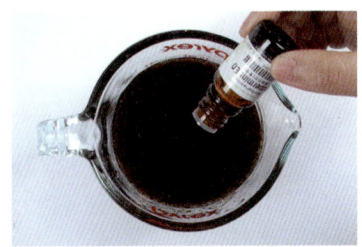

6 마지막으로 에센셜오일을 첨가해 가볍게 섞어주면 완성입니다.

창포 모이스처 샴푸

부드럽고 순한 세정력과 보습작용으로 건성이나
손상된 모발에 사용하는 샴푸예요.
건조하고 푸석한 두피에 영양을 공급하면서 가늘고
힘없는 모발을 탄력 있고 건강하게 케어해주세요.

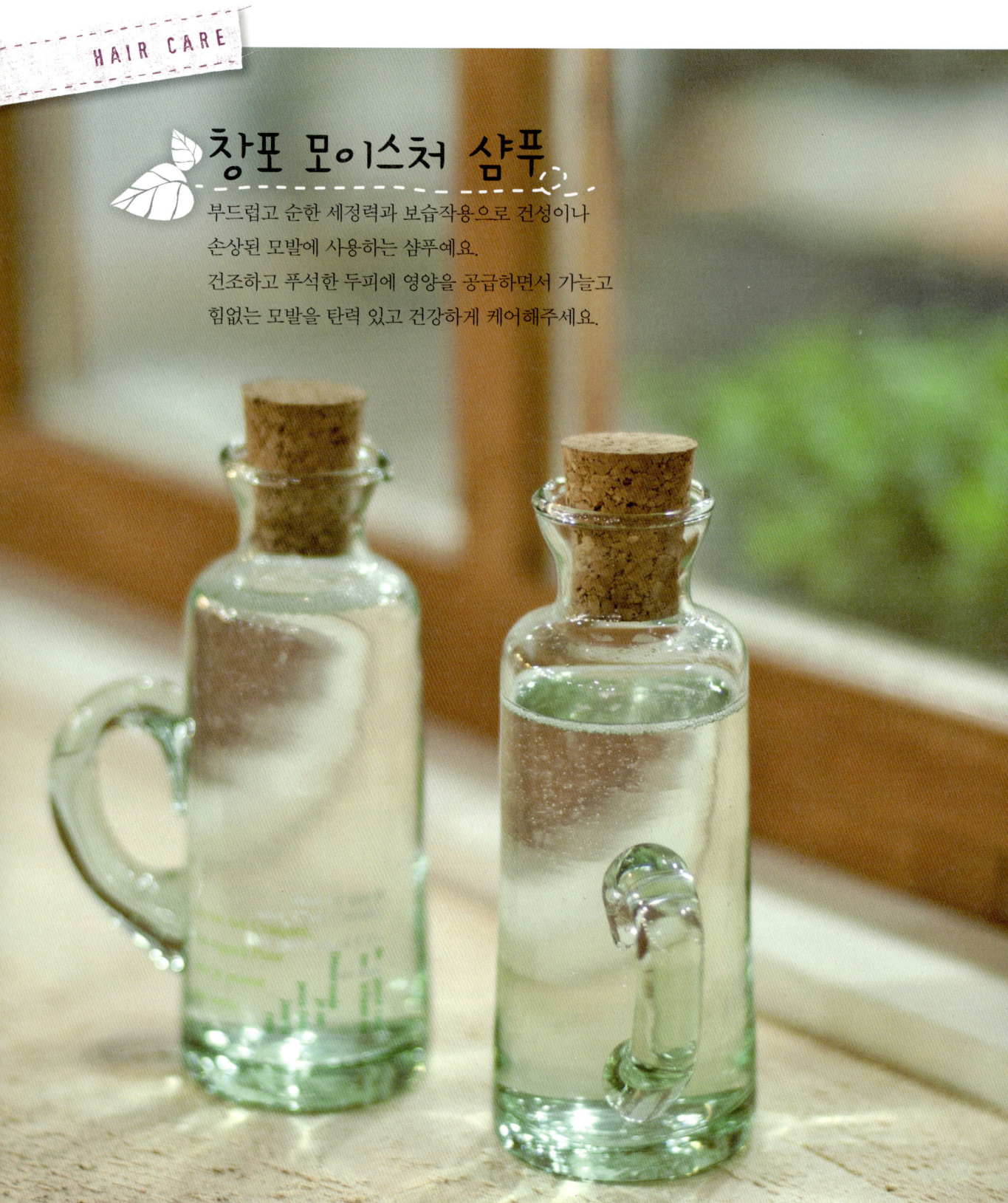

SKIN TYPE ☐dry ☐oily ☐normal ☐aging ☐complex ☐sensitive ☐baby ☐atopy ☑etc.

난이도	예상시간(분)	사용기간(개월)
★★★★☆	25	6(실온보관)

INGREDIENTS (250ml)

원재료 LES 25g,
라우릴글루코사이드 55g,
코코베타인 25g
점증제 폴리쿼터 1g,
글루카메이트 1g
워터류 로즈워터 116g
첨가물 올리브리쿼드 10g,
엘라스틴 5g, 창포추출물 4g,
글리세린 8g
에센셜오일 라벤더 12방울,
로즈우드 12방울

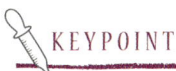

KEYPOINT

창포추출물은? 세시풍속으로 단옷날 아침에 부녀자들은 창포를 삶은 물에 머리를 감았다고 해요. 창포추출물은 모발에 윤기와 탄력을 유지시키고 발모 촉진, 진정, 항염 효과가 있어요. 부작용이 적고 모근을 튼튼하게 하기 때문에 모발을 건강하게 가꾸는 데 도움을 주는 재료예요.

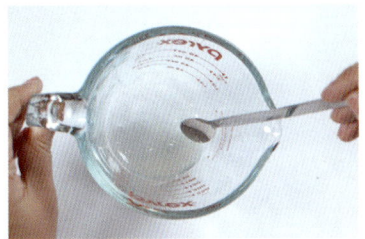

1 글리세린과 폴리쿼터를 계량해 덩어리가 없도록 섞어주세요.

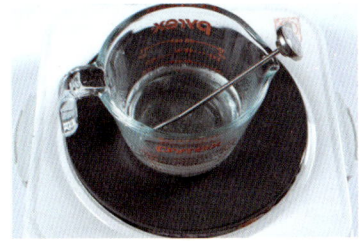

2 로즈워터를 넣고 50~60도로 가열해주세요.

TIP 폴리쿼터를 녹인 글리세린을 로즈워터에 골고루 섞어 덩어리가 생기지 않도록 해주세요.

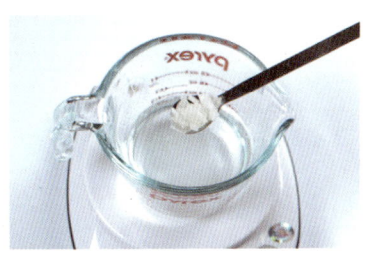

3 글루카메이트를 넣고 녹여주세요.

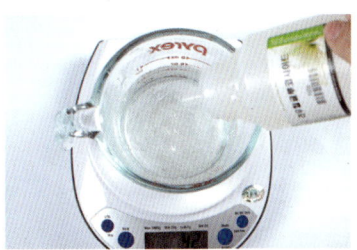

4 원재료를 첨가해 섞어주세요.

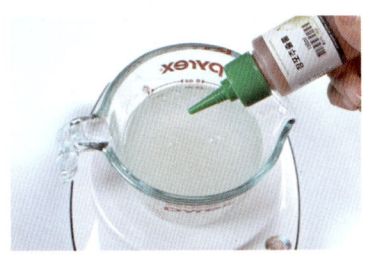

5 올리브리쿼드, 엘라스틴, 창포추출물을 계량해 넣어주세요.

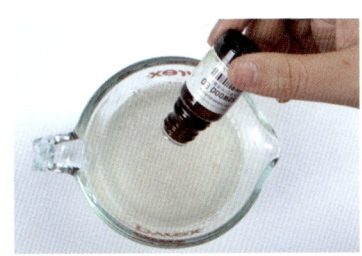

6 에센셜오일을 첨가해 섞어주세요.

BUBBLE'S TIP

(100ml 기준)

계면활성제 종류에 따른 글루카메이트 사용량

정제수 60g	정제수 60g	정제수 60g
LES 30g	올리브계면활성제 30g	애플워시 30g
코코베타인 10g	코코베타인 10g	코나코파 10g
글루카메이트 2g	글루카메이트 3g	글루카메이트 4g

실크 트리트먼트 린스

영양분을 채워주고 거칠어진 부분을 감싸주는 것이 트리트먼트이고,
모발 표면에 보호막을 만들고 유수분 공급을 통해 윤기를 주는 것이
린스의 역할이랍니다. 두 가지 효과를 한 번에 누릴 수 있는
크림 타입의 린스로 모발을 부드럽고 건강하게 가꾸어보세요.

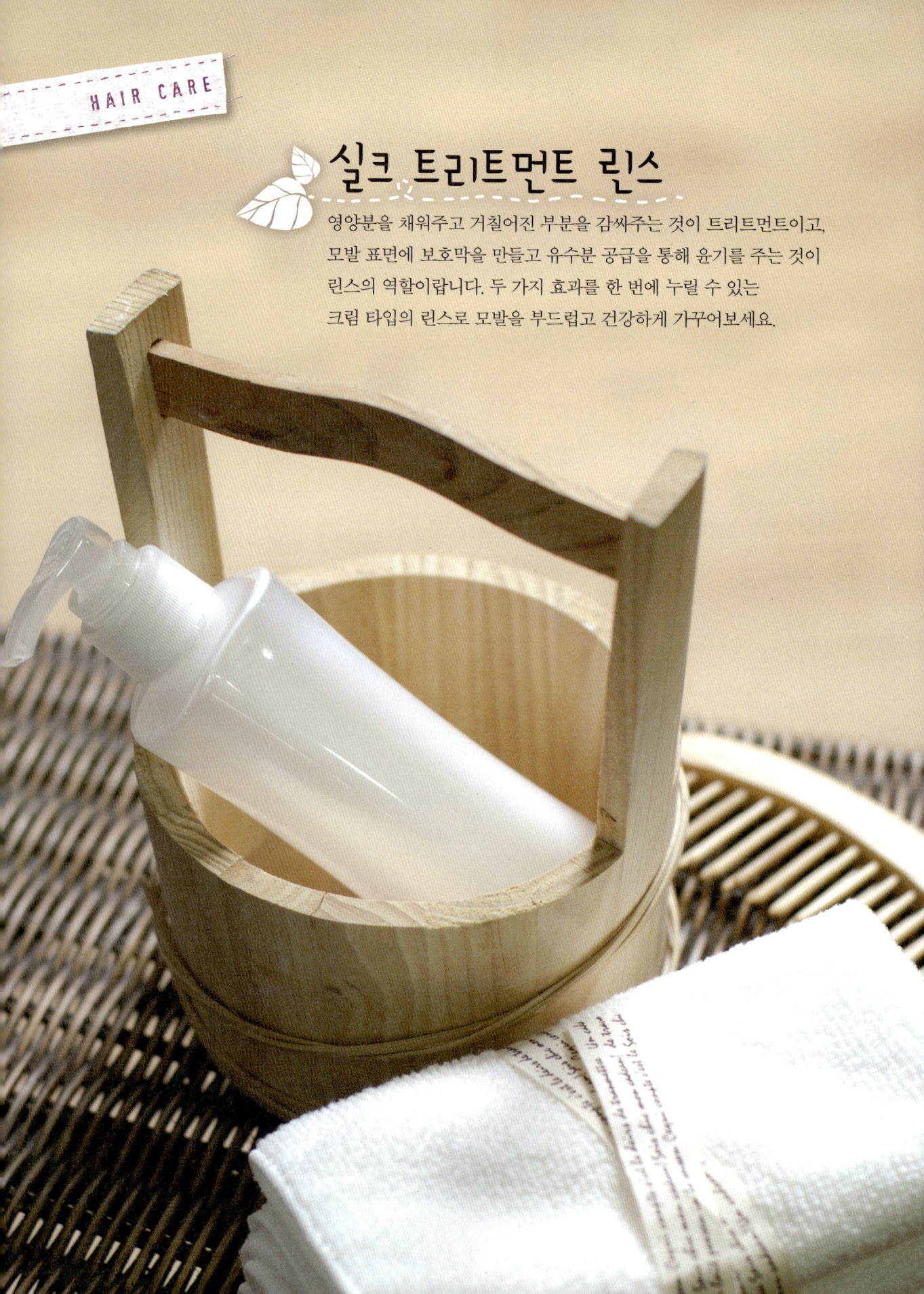

난이도	예상시간(분)	사용기간(개월)	
★★★★☆	25	냉장보관	실온보관
		3~4	2

INGREDIENTS (200ml)

워터류 일랑일랑워터 158g
오일류 올리브에스터오일 6g,
동백오일 4g
유화제 이멀시파잉왁스 5g,
세틸알코올 5g, 폴리쿼터 1g
첨가물 내추럴베타인 10g,
실크아미노산 5g, 글리세린 4g
방부제 자몽씨추출물 2g
에센셜오일 일랑일랑 10방울,
스위트오렌지 6방울

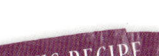

PLUS RECIPE

실키 헤어젤
모발에 윤기와 부드러움을 주고 적
당한 세팅력을 가진 헤어젤이에요.

재료 100ml
워터류 로즈워터 72g
점증제 카보폴 프리젤 8g, 잰탄검 1g
첨가물 글리세린12g, 실크아미노산 5g
방부제 나트로틱스 2g
에센셜오일 일랑일랑 5방울

글리세린에 잰탄검을 넣어 저어준
후 카보폴프리젤을 첨가해 섞어주
세요. 로즈워터, 실크아미노산, 방
부제, 에센셜오일을 순서대로 넣
어주세요.

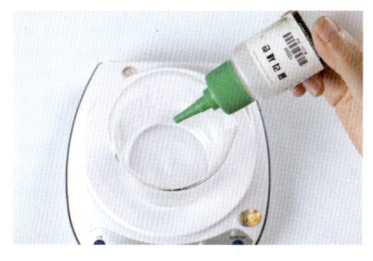

1 글리세린과 폴리쿼터를 계량해 섞
어주세요.

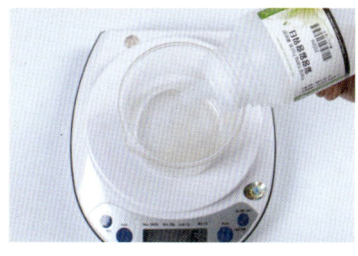

2 일랑일랑워터를 넣고 골고루 섞어
준 후 60~70도로 가열해주세요.

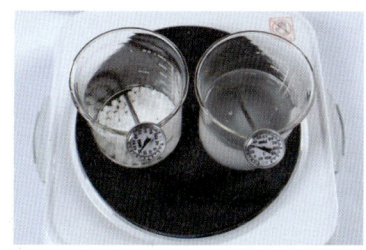

3 다른 비커에 오일류와 이멀시파잉
왁스, 세틸알코올을 첨가해 60~70
도로 가열해주세요.

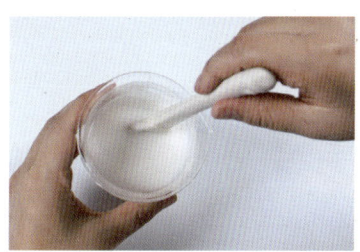

4 비슷한 온도가 되면 섞어준 후 주
걱과 블렌더를 번갈아 사용해 유화
를 시켜주세요.

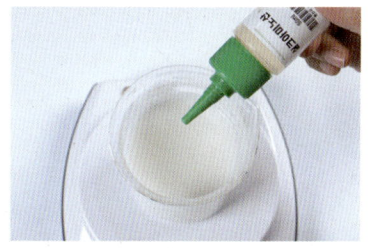

5 에센스 정도의 점도가 생기면 내추
럴베타인과 실크아미노산, 자몽씨추
출물을 차례대로 넣으세요.

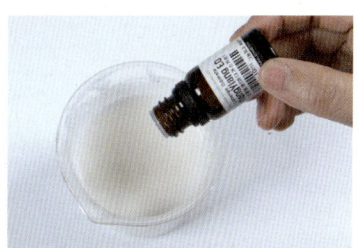

6 에센셜오일을 넣고 가볍게 섞은 후
준비한 용기에 담아주세요.

아르간 헤어에센스

찰랑이는 머릿결은 모든 여성의 로망이지요. 아르간오일을
함유한 스프레이 타입의 헤어에센스로 모발에 얇은 코팅막을
형성해 모발을 보호하고 수분 손실을 방지해준답니다.

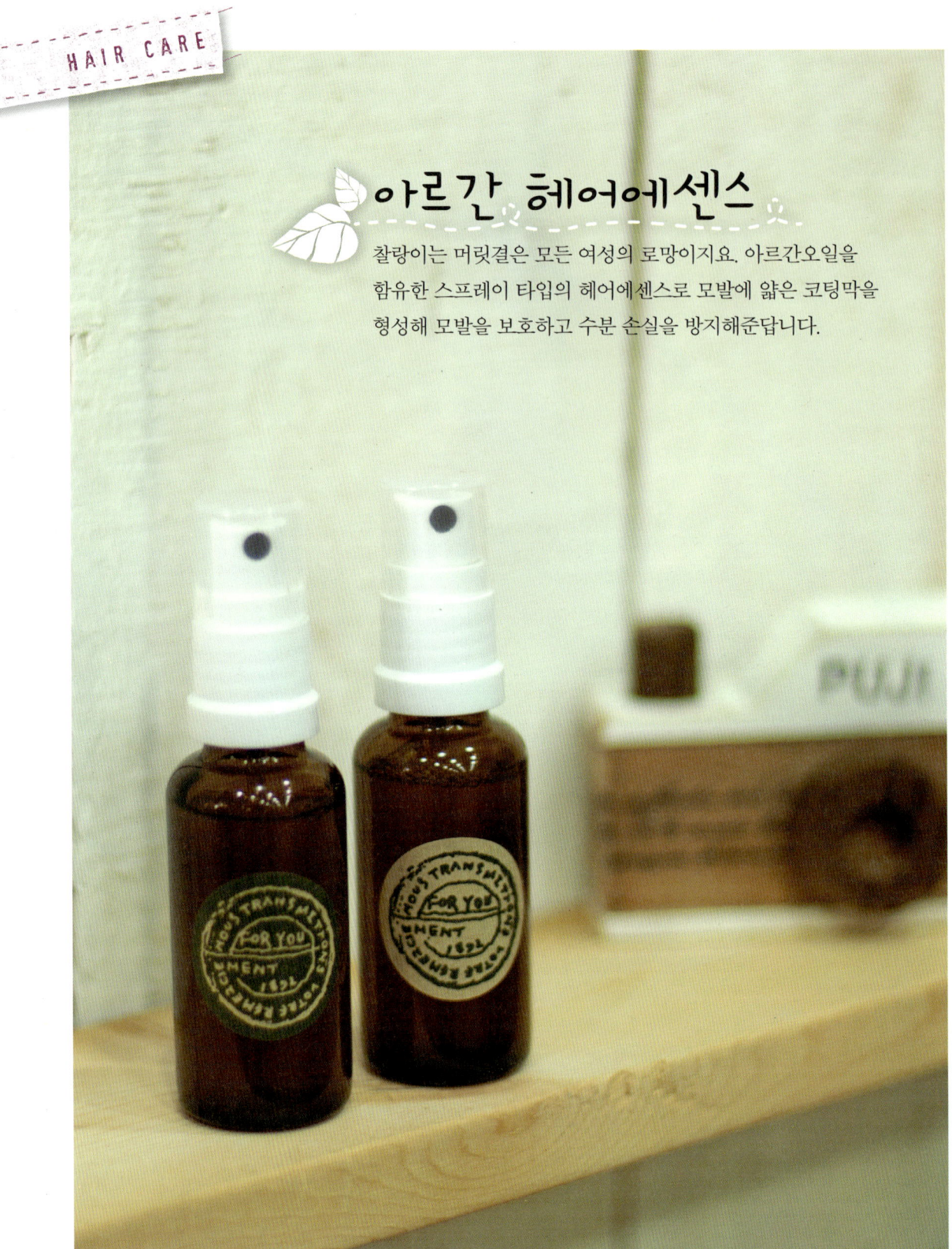

난이도	예상시간(분)	사용기간(개월)
★☆☆☆☆	5	냉장보관 : 실온보관
		3~4 : 1~2

INGREDIENTS (50ml)

워터류 로즈워터 24g
첨가물 아르간오일 3g,
실크아미노산 10g,
내추럴베타인 5g, 리피듀어 1g
방부제 나트로틱스 1g
가용화제 올리브리퀴드 6g
에센셜오일 로즈우드 5방울

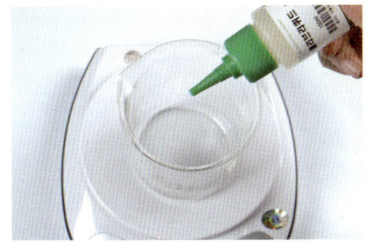

1 올리브리퀴드를 계량해주세요.

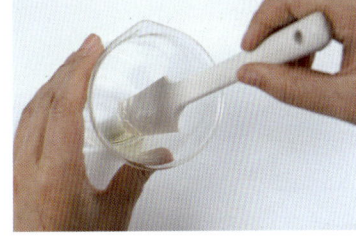

2 아르간오일과 에센셜오일을 첨가
해 섞으세요.

PLUS RECIPE

헤어 오일에센스
끈적임이 적은 가벼운 타입의 오
일로 구성된 헤어에센스예요.

재료 30ml
올리브에스터오일 12g, 호호바오일
(골드) 7g, 동백오일 5g, 비타민E 1g,
네롤라 에센셜오일 5방울

모든 재료를 순서대로 넣고 섞어
주면 돼요.

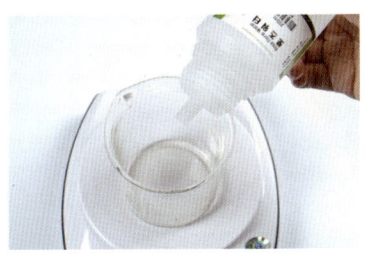

3 로즈워터를 넣고 골고루 섞어주세
요.

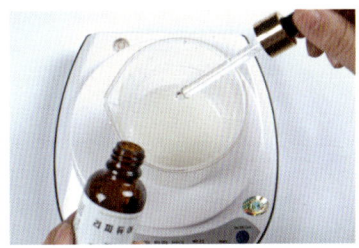

4 실크아미노산과 내추럴베타인, 리
피듀어 등 첨가물을 넣으세요.

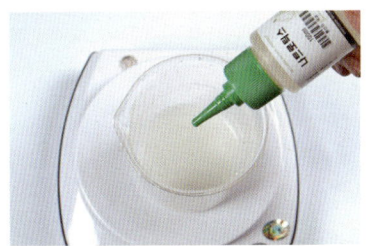

5 나트로틱스를 첨가하고 가볍게 섞
어서 완성하세요.

KEYPOINT

리피듀어는? 인공세포막, 인공 혈관 등 의료분야에서 개발된 신폴리머 성분으로 사람의 세포막
을 만드는 단백질의 일종을 인공적으로 합성한 재료예요. 체내에 매입하는 인공혈관으로 개발되
어 화장품에 사용할 때도 생체 친화성이 높아요. 히아루론산의 2배 이상의 보습력을 가지며 피부
나 모발에 얇은 보습막을 형성하여 물로 씻어도 보습효과가 유지된답니다. 사용감이 가볍고 지속
성이 우수해 미스트나 에센스, 아이케어 제품에 많이 사용되는 재료예요.

HAIR CARE

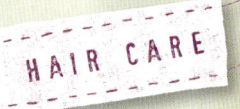

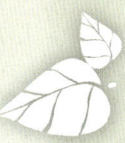

쿠퍼토닉 앰플

탈모 예방과 초기 탈모를 집중 관리하는 두피 전용 앰플이에요.
탈모에 효과적인 쿠퍼 펩타이드에 혈액순환을 촉진시키는 천연재료들로
구성되어 모근을 튼튼하게 해주는 효과가 있답니다.

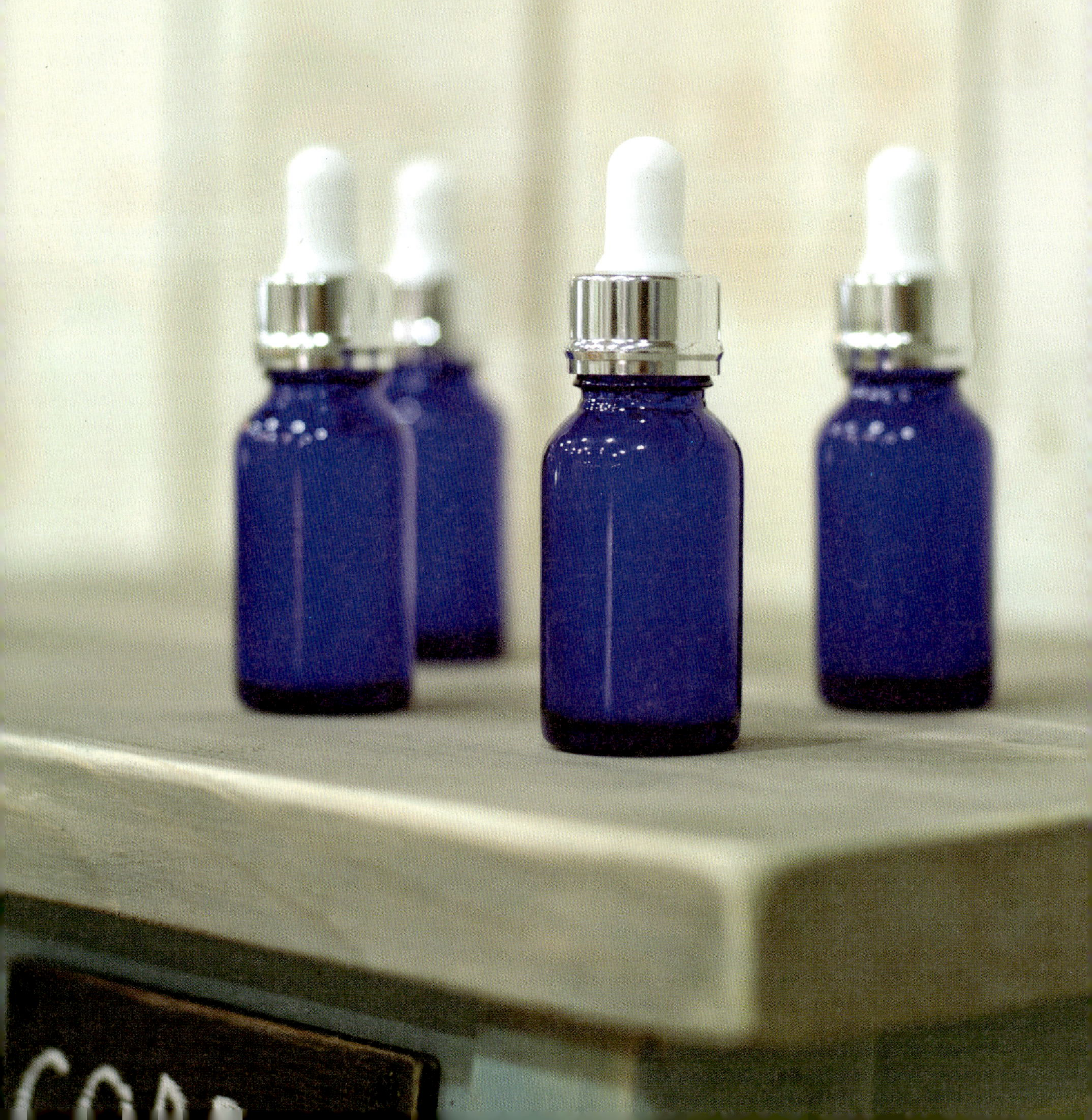

난이도	예상시간(분)	사용기간(개월)
★★☆☆☆	10	냉장보관 : 실온보관 3~4 : 1~2

INGREDIENTS (40ml)

워터류 쿠퍼펩타이드 20g

점증제 알로에베라겔 15g

첨가물 식물성플라센타 3g,
아카시아콜라겐 2g

에센셜오일 로즈마리 3방울,
시더우드 2방울

BUBBLE'S TIP

쿠퍼토닉 앰플 사용법 샴푸 후 건조한
상태에서 앰플 10~20방울을 두피에 발
라 마사지하듯 흡수시켜주세요. 특히 탈
모가 신경 쓰이는 부위에 집중적으로 발
라주면 좋아요. 쿠퍼펩타이드의 함유량
이 높아 매일 사용하면 두피에 자극이 될
수 있어요. 2~3일에 한 번씩 사용하거
나 5일 사용 후 2일 휴지기를 가지는 것
이 좋아요. 의약품이 아니기 때문에 적절
한 탈모 치료와 함께 두피 관리용으로 사
용하세요.

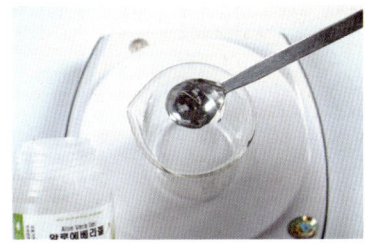

1 알로에베라겔을 계량해주세요.

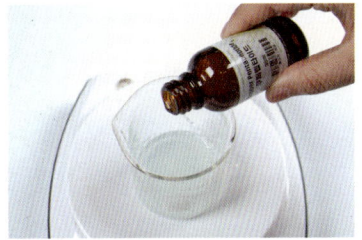

2 쿠퍼펩타이드를 첨가해 골고루 섞
어주세요.

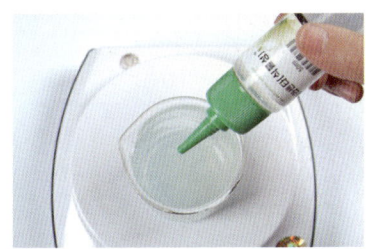

3 식물성플라센타를 첨가해주세요.

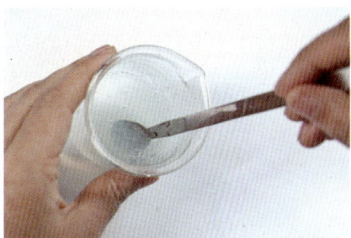

4 아카시아콜라겐을 첨가해 잘 섞어
주세요.

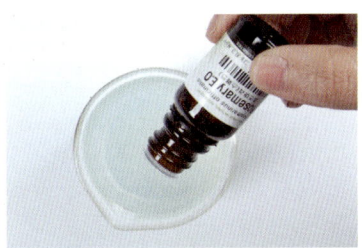

5 에센셜오일을 떨어뜨린 후 가볍게
섞어주세요.

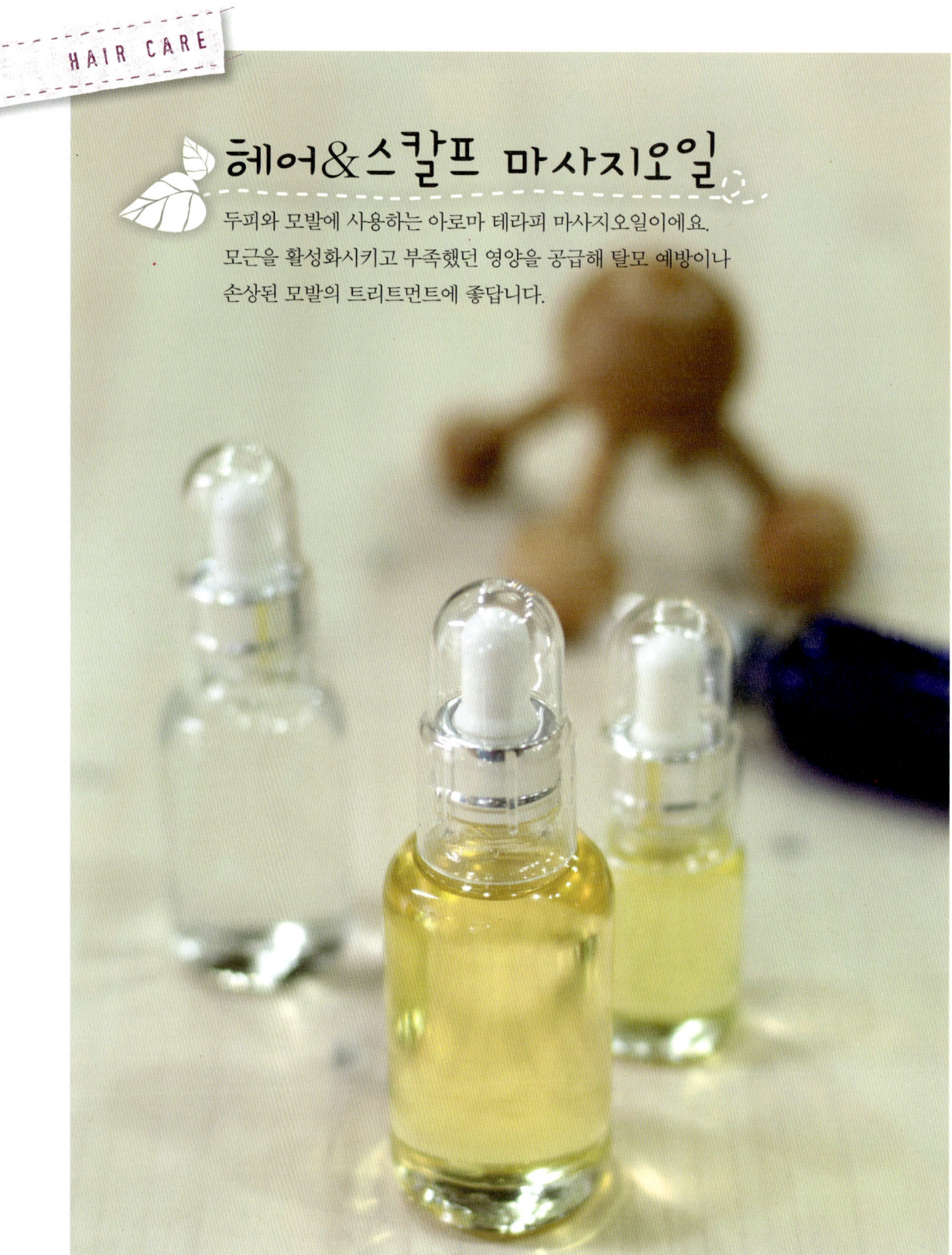

헤어&스칼프 마사지오일

두피와 모발에 사용하는 아로마 테라피 마사지오일이에요.
모근을 활성화시키고 부족했던 영양을 공급해 탈모 예방이나
손상된 모발의 트리트먼트에 좋답니다.

난이도	예상시간(분)	사용기간(개월)	
		냉장보관	실온보관
★☆☆☆☆	5	12	6

INGREDIENTS (100ml)

오일류 아보카도오일(정제) 76g,
올리브에스터오일 3g
첨가물 식물성에탄올 5g
방부제 비타민E 1g
에센셜오일 인디안베이 18방울,
로즈마리 15방울, 시더우드 15방울,
패출리 9방울, 일랑일랑 3방울

BUBBLE'S TIP

마사지오일 사용법 오일을 두피와 모
발에 골고루 바르세요. 타월로 머리카
락을 감싼 후 30분정도 두었다 씻어내
면 돼요. 스팀타월을 사용하시면 더 효
과적이에요. 손상 정도에 따라 1주일에
1~2회 정도 실시하세요. 1회 사용량은
짧은 머리에는 5~10ml, 긴 머리에는
10~20ml 정도가 적당해요.

PLUS RECIPE

비듬 예방 두피오일
지루성 두피염이나 비듬을 예방하
는 데 효과적인 에센셜오일 블렌
딩이에요.

재료 100ml
오일류 호호바오일 50g, 카렌듈라오
일 24g, 올리브에스터오일 5g
첨가물 식물성에탄올 5g
방부제 비타민E 1g
에센셜오일 티트리 20방울, 로즈마리
18방울, 유칼립투스 13방울, 시더우
드 9방울

모든 재료를 섞어주세요. 사용법
은 헤어&스칼프 마사지오일과 동
일해요.

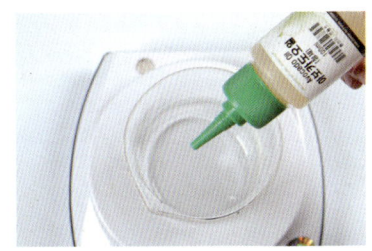

1 아보카도오일을 계량해주세요.
TIP 호호바오일이나 동백오일, 마카다미아넛오일
등으로 대체해도 괜찮아요.

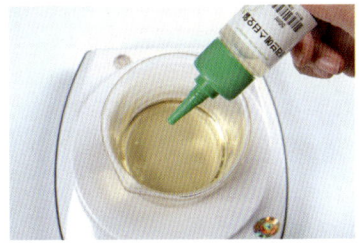

2 올리브에스터오일을 첨가해주세
요.

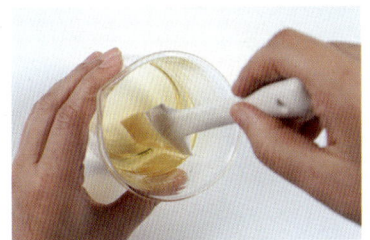

3 비타민E를 계량해 섞어주세요.
TIP 비타민E 1g이 저울로 계량하기 어려울 때는
뾰족용기로 20방울 첨가하시면 돼요.

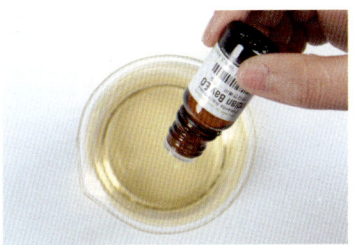

4 에센셜오일을 첨가해 섞어주세요.

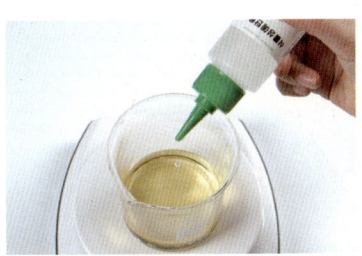

5 마지막으로 식물성에탄올을 첨가
해주세요.
TIP 두피가 민감한 경우 식물성에탄올을 빼고 만
드셔도 좋아요.

EGF젤연고

EGF 성분을 활용해 상처가 난 곳의 흉터를 완화시키는
젤 타입의 연고예요. 스테로이드나 항생제 성분이
들어있지 않아 수시로 발라도 괜찮아요. 단, 이 연고는
의약품이 아니기 때문에 보조적으로만 사용하세요.

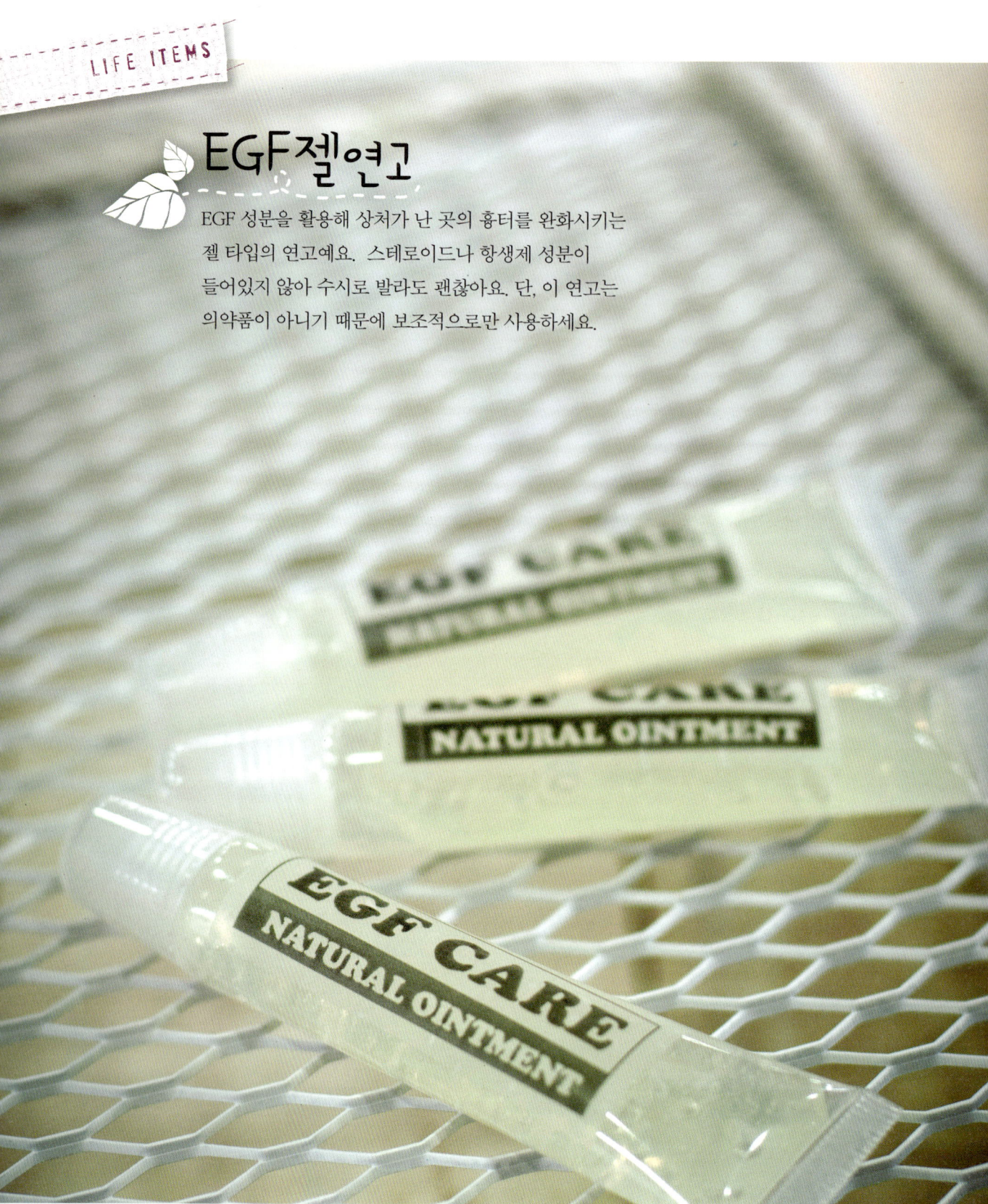

SKIN TYPE ☐ dry ☐ oily ☐ normal ☐ aging ☐ complex ☐ sensitive
☐ baby ☐ atopy ☑ etc.

난이도	예상시간(분)	사용기간(개월)
★★★☆☆	15	냉장보관 : 실온보관 5~6 : 1~2

INGREDIENTS (20ml)

워터류 EGF 5g, 글리세린 5g
점증제 카보폴프리젤 3g
첨가물 알란토인(액상) 2g,
식물성에탄올 5g
방부제 자몽씨추출물 5방울
에센셜오일 라벤더 3방울,
프랑킨센스 2방울

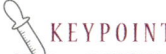

KEYPOINT

프랑킨센스 에센셜오일 '유향'이라고도 불리며 나무의 수지를 증류해 추출하는 에센셜오일이에요. 세포 재생효과가 우수해 반흔 형성, 세포 방어, 상처 치료 효과로 잘 알려져 있으며 건조한 피부, 노화 피부, 상처, 주름진 피부에 효능이 뛰어나답니다. 이 외에도 기관지염이나 천식 등의 호흡기 증상을 가라앉혀 주는 효과가 있고 불안, 긴장, 스트레스 관련 증상을 해소시켜주는 항우울작용도 가지고 있어요.

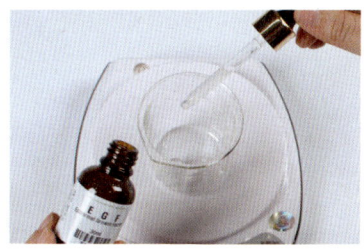

1 깨끗한 용기에 카보폴프리젤과 EGF를 차례로 계량하세요.

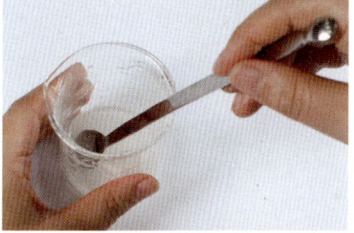

2 글리세린을 넣고 꼼꼼히 저어서 고른 점도를 내주세요.

TIP 글리세린은 연고의 유효성분이 증발되지 않고 피부에 오래 머물게 하는 보류제 역할을 해요.

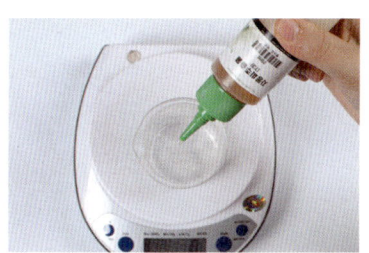

3 알란토인과 자몽씨추출물을 넣고 섞어주세요.

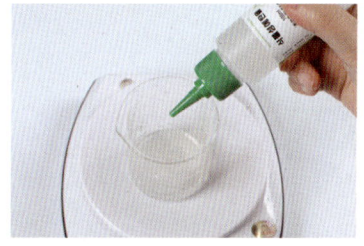

4 식물성에탄올을 넣고 다시 골고루 섞어주세요.

TIP 식물성에탄올은 소독, 방부효과와 함께 흡수율을 높여주는 역할을 한답니다.

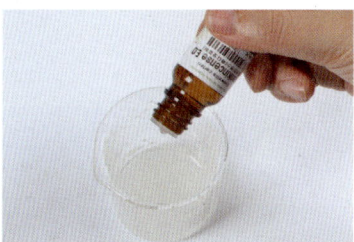

5 에센셜오일을 넣고 가볍게 섞은 후에 용기에 담아주세요.

TIP EGF 젤연고는 냉장보관하면 더 효과적이에요. 상처 부위에 감염 우려가 있을 때에는 반드시 항생제 연고를 사용하세요.

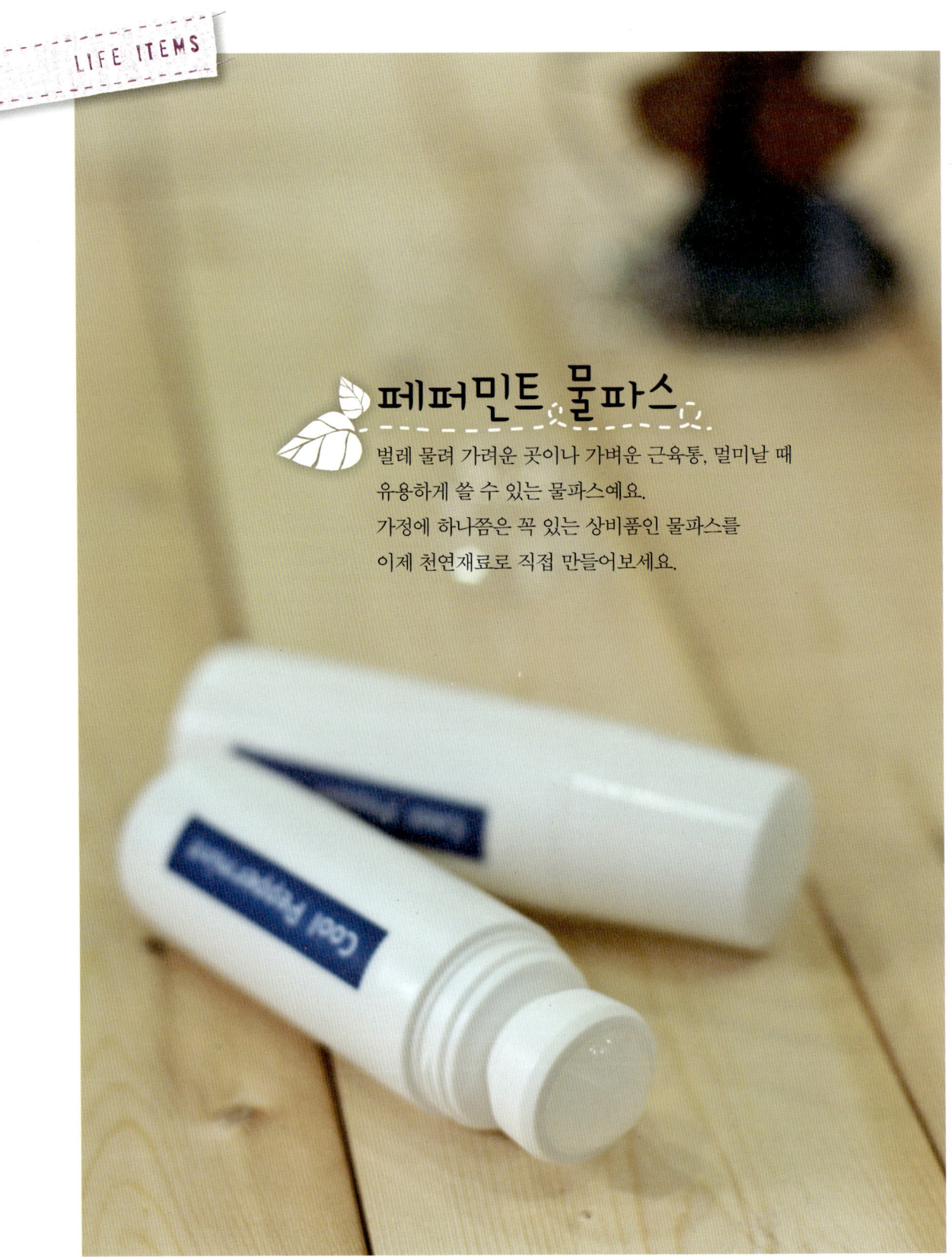

페퍼민트 물파스

벌레 물려 가려운 곳이나 가벼운 근육통, 멀미날 때
유용하게 쓸 수 있는 물파스예요.
가정에 하나쯤은 꼭 있는 상비품인 물파스를
이제 천연재료로 직접 만들어보세요.

난이도	예상시간(분)	사용기간(개월)
★★★★☆	20	12 (실온보관)

INGREDIENTS (50ml)

워터류 페퍼민트워터 30g
점증제 카보폴프리젤 3g
첨가물 식물성에탄올 14g,
판테놀 2g, 멘톨크리스털 1g
에센셜오일 라벤더 5방울,
페퍼민트 5방울

PLUS RECIPE

천연 멘톨로션
운동 후 근육통이나 혈액순환이
잘 되지 않을 때 시원한 멘톨로션
으로 마사지해주세요.

재료 100ml
워터류 정제수 74g
오일류 호호바오일(화이트) 15g,
유화제 올리브유화왁스 4g
첨가물 멘톨크리스털 1g,
바하 분말 2g
방부제 나트로틱스 2g
에센셜오일 페퍼민트 20방울, 로즈마
리 20방울

일반 로션 만드는 방법과 동일해
요. 다만 바하 분말은 오일류 계량
시 같이 넣어 가열해주세요.

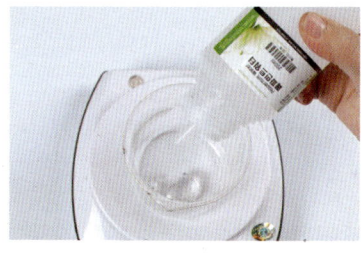

1 카보폴프리젤에 페퍼민트워터를
부어 점도를 고르게 만들어주세요.

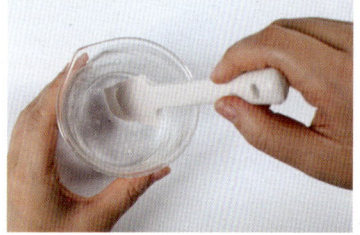

2 판테놀을 첨가해 섞어주세요.

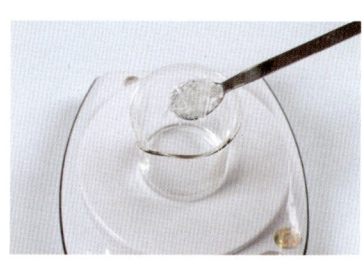

3 다른 비커에는 식물성에탄올을 계
량하고 멘톨크리스털을 녹여주세요.

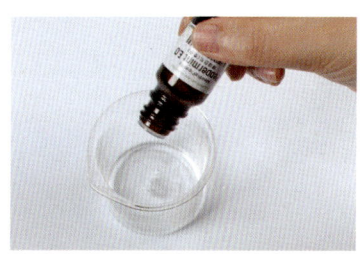

4 ③의 비커에 에센셜오일을 첨가해
주세요.

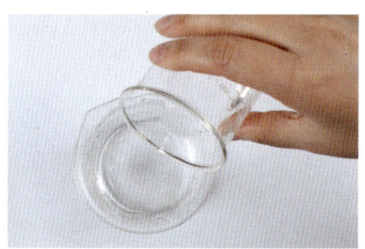

5 두 비커의 내용물을 잘 섞은 후 롤
러볼 용기에 담아주세요.

칼라민 수딩파우더

여드름이나 트러블 진정에 효과적인 칼라민 수딩파우더예요.
일반적인 파우더 타입이 아니라 두 층으로 분리된 구조로
위층(워터층)은 항균과 각질 제거, 보습에 좋고 아래층(분말층)은
집중적인 트러블 케어에 효과적이에요.

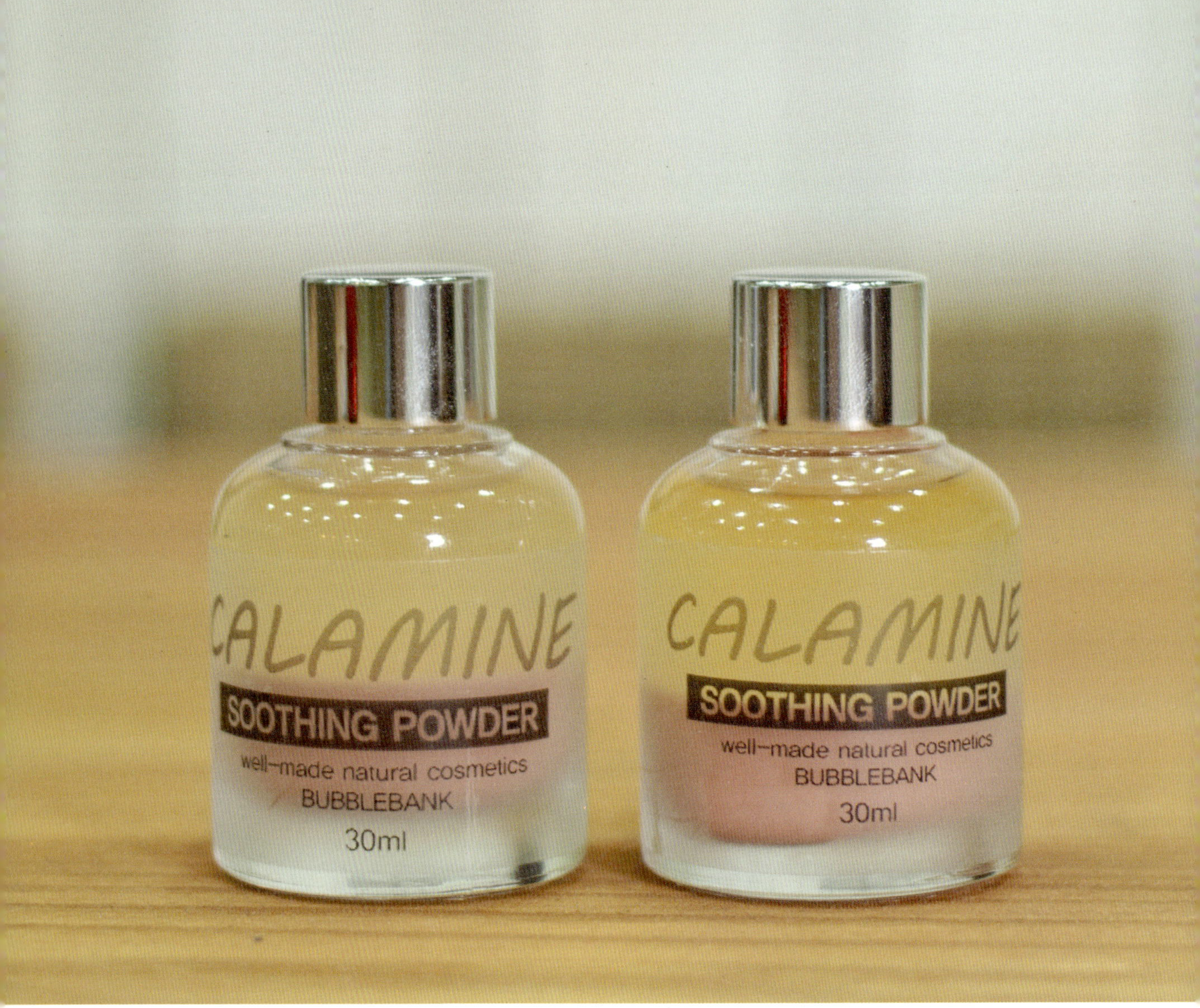

184

INGREDIENTS (30ml)

워터류 편백워터 8g,
식물성에탄올 12g
분말 첨가물 칼라민파우더 5g,
바하 분말(살리실산) 2g
액상 첨가물 글리세린 6g,
알란토인(액상) 2g, 아스트린AG 2g
방부제 자몽씨추출물 1g
에센셜오일 티트리 5방울

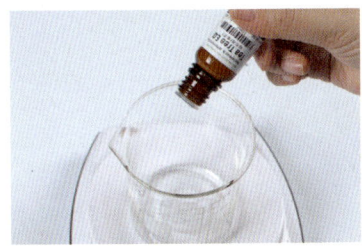

1 식물성에탄올에 티트리 에센셜오
일을 첨가해 섞어주세요.

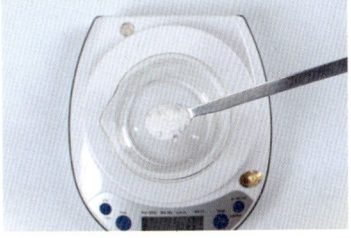

2 바하 분말을 넣고 깨끗하게 녹여
주세요.

TIP 바하 성분은 각질을 제거하고 과잉 피지를 컨
트롤해줍니다.

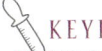

KEYPOINT

칼라민파우더는? 산화아연과 산화철
의 복합제로 소염과 피부보호, 진정작
용 등에 우수한 효과를 가진 핑크빛 분말
이에요. 이 재료를 이용한 대표적인 것이
칼라민로션이에요. 묽은 분홍색 물약으
로 바르면 뿌옇게 되면서 가려움증을 가
라앉혀주는 것인데 수두에 사용하는 바
로 그 약이지요. 수두 바이러스 자체를
치료하는 것이 아니라 항균효과로 2차
감염과 흉터를 예방하기 위한 용도랍니
다. 외국에서는 가려움증을 진정시키기
위해 입욕제나 비누에 첨가하기도 해요.

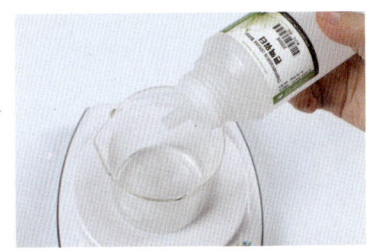

3 편백워터를 첨가해 섞어주세요.

TIP 편백워터 대신 위치헤이즐워터나 알로에베라
워터를 사용하셔도 돼요.

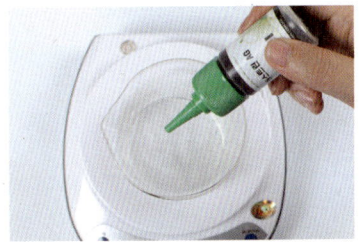

4 액상 첨가물과 방부제를 넣어주세
요.

TIP 아스트린AG는 감초추출물이나 어성초추출
물, 편백추출물 등으로 대체할 수 있어요. 분말 타입
의 알란토인을 사용한다면 액상과 동량을 넣고 칼라
민파우더를 넣을 때 같이 첨가하면 돼요.

BUBBLE'S TIP

수딩파우더 사용법 가만히 두면 두개
의 층으로 분리됩니다. 흔들지 말고 아래
쪽 분말층을 면봉으로 찍어서 트러블 부
위에 콕콕 발라주면 됩니다. 뿌옇게 바른
흔적이 남기 때문에 저녁에 사용하는 것
이 좋아요. 낮에는 위쪽 워터층만 면봉에
살짝 적셔 트러블 부위에 바르세요.

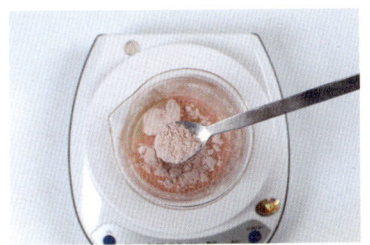

5 칼라민파우더를 넣고 골고루 섞은
후 용기에 부어주세요.

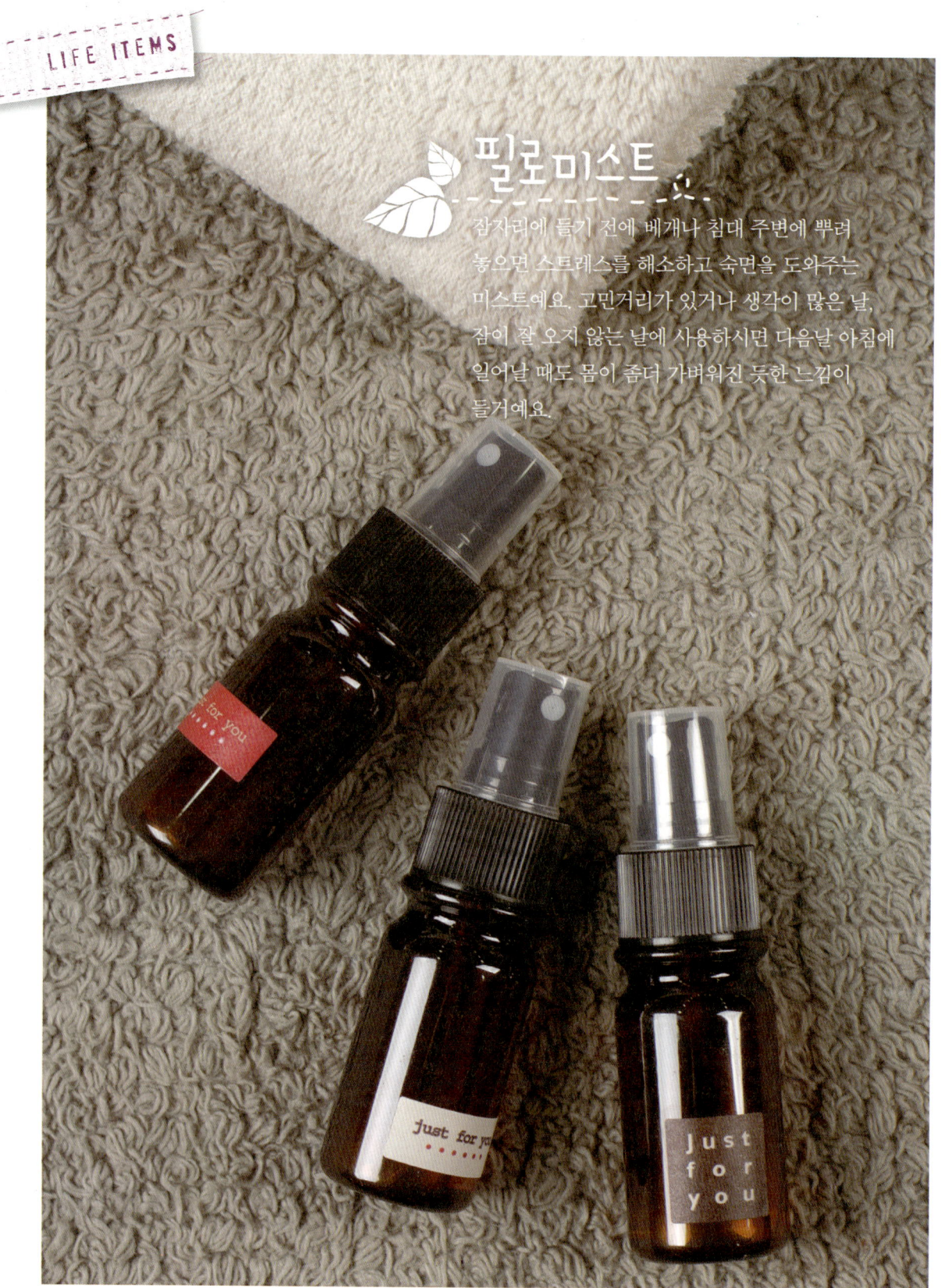

필로미스트

잠자리에 들기 전에 베개나 침대 주변에 뿌려
놓으면 스트레스를 해소하고 숙면을 도와주는
미스트예요. 고민거리가 있거나 생각이 많은 날,
잠이 잘 오지 않는 날에 사용하시면 다음날 아침에
일어날 때도 몸이 좀더 가벼워진 듯한 느낌이
들거예요.

난이도	예상시간(분)	사용기간(개월)
★☆☆☆☆	5	12 (실온보관)

INGREDIENTS (60ml)

원재료 식물성에탄올 40g
워터류 정제수 12g
에센셜오일 라벤더 15방울,
네롤리 9방울, 스위트오렌지 8방울,
카모마일로만 4방울

PLUS RECIPE

에티켓 휴대용 스프레이
화장실 사용 후 다음 사람을 위해,
신발을 벗고 난 후 등 냄새가 신경
쓰일 때 휴대하면서 간편하게 뿌
려주는 스프레이예요. 살균 소독
작용도 가지고 있어요.

재료 50ml
식물성에탄올 30g, 정제수7g, 사이프
러스 에센셜오일 15방울, 레몬 에센셜
오일 8방울, 제라늄 에센셜오일 7방울
식물성에탄올에 에센셜오일을 첨
가한 후 정제수를 넣어주면 돼요.

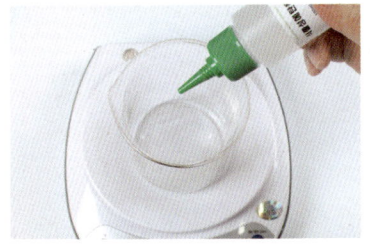

1 비커에 식물성에탄올을 먼저 계량
해주세요.

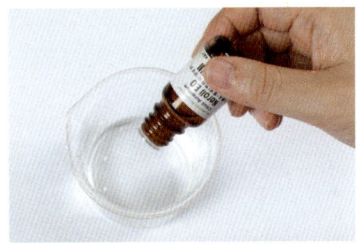

2 에센셜오일을 차례대로 떨어뜨려
가볍게 섞어주세요.

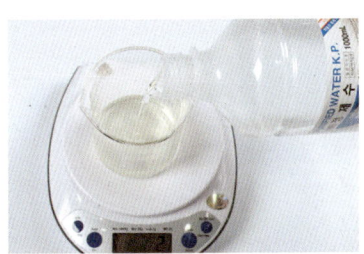

3 정제수를 부어 다시 한 번 더 섞어준
후 스프레이 용기에 옮겨 담으세요.

 TIP 만드신 후에 바로 사용해도 되지만 일주일 정
도 그늘진 곳에 뒀다가 사용하면 에탄올 냄새도 날아
가고 향이 서로 어우러져 부드럽고 은은한 꽃향기가
난답니다.

BUBBLE'S TIP

보통 에센셜오일을 3% 정도 첨가하지만 저혈압이신 분들은 1%로 낮춰서 만드시는 것이 좋아
요. 보관할 때는 플라스틱 용기보다는 유리 용기에 담으시길 권합니다. 장기간 보관해도 향의 변
화가 적고, 비교적 첨가비율이 높은 에센셜오일로 인해 용기가 파손되는 것도 막을 수 있거든요.
레시피에 사용된 에센셜오일들은 모두 진정과 숙면에 효과적이고 각각을 따로 쓰는 것보다 블렌
딩했을 때 시너지 효과가 더 높아요. 네롤리나 카모마일로만 에센셜오일이 없으면 스위트오렌지
에센셜오일을 그 양만큼 더 첨가하면 됩니다.

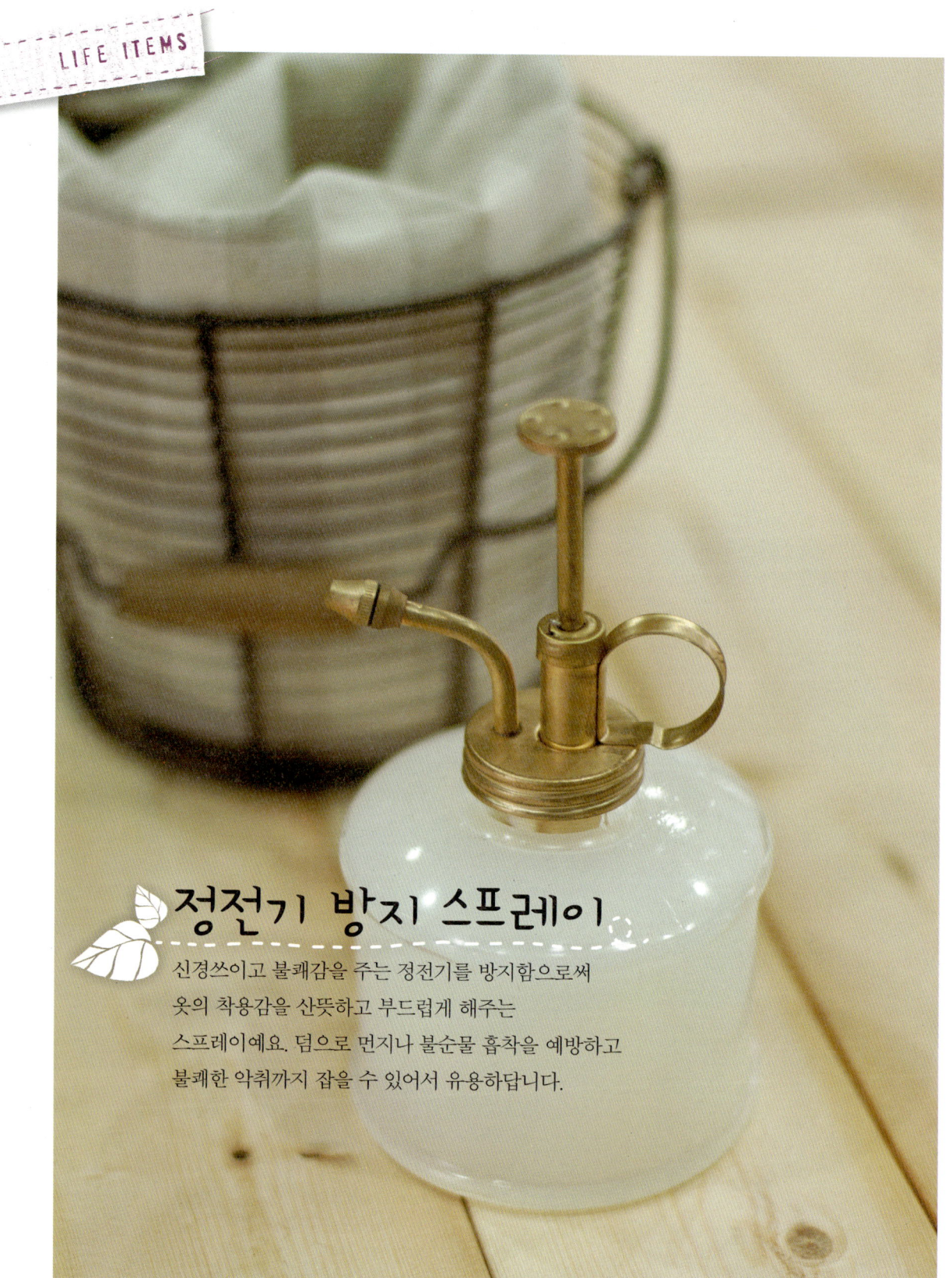

정전기 방지 스프레이

신경쓰이고 불쾌감을 주는 정전기를 방지함으로써
옷의 착용감을 산뜻하고 부드럽게 해주는
스프레이예요. 덤으로 먼지나 불순물 흡착을 예방하고
불쾌한 악취까지 잡을 수 있어서 유용하답니다.

난이도	예상시간(분)	사용기간(개월)
★☆☆☆☆	5	6 (실온보관)

INGREDIENTS (100ml)

워터류 정제수 76g
첨가물 내추럴베타인 15g,
올리브리퀴드 6g
방부제 자몽씨추출물 2g
에센셜오일 라벤더 25방울,
스위트오렌지 8방울,
로즈우드 5방울

KEYPOINT

내추럴베타인은? 사탕무에서 추출한 천
연 아미노산 습윤제로 자체 글리세린을
함유하고 있어 '글리세린 베타인'이라고
도 해요. 히아루론산의 3배 보습력을 가
지며 수분 장벽을 튼튼하게 해주고 계면
활성제의 자극을 줄여준답니다. 또한 양
이온성 계면활성제의 성격을 띠어 정전기
방지와 컨디셔닝 효과를 가지고 있어요.

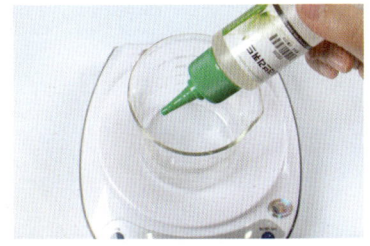

1 올리브리퀴드를 계량해주세요.

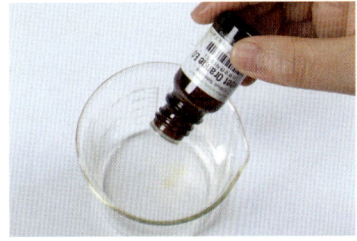

2 에센셜오일을 첨가하고 가볍게 섞
어주세요.

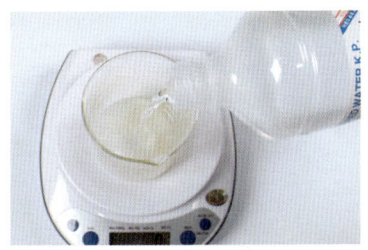

3 정제수를 부어 골고루 섞어주세요.

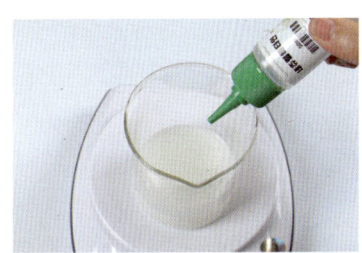

4 내추럴베타인을 첨가해주세요.

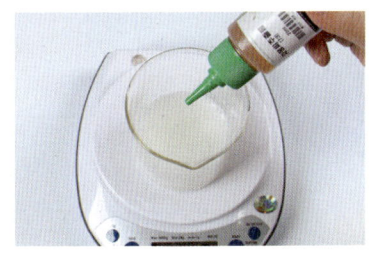

5 자몽씨추출물을 넣고 스프레이 용
기에 담아 사용하시면 돼요.

BUBBLE'S TIP

정전기 방지 스프레이 사용법 사용 전 충분히 흔들어 성분이 균일하게 혼합되도록 해주세요. 옷
에서 약 20cm 거리를 두고 균일하게 분무하세요. 또한 직접 피부에 닿는 옷은 입기 전에 미리 뿌
려두면 좋아요.

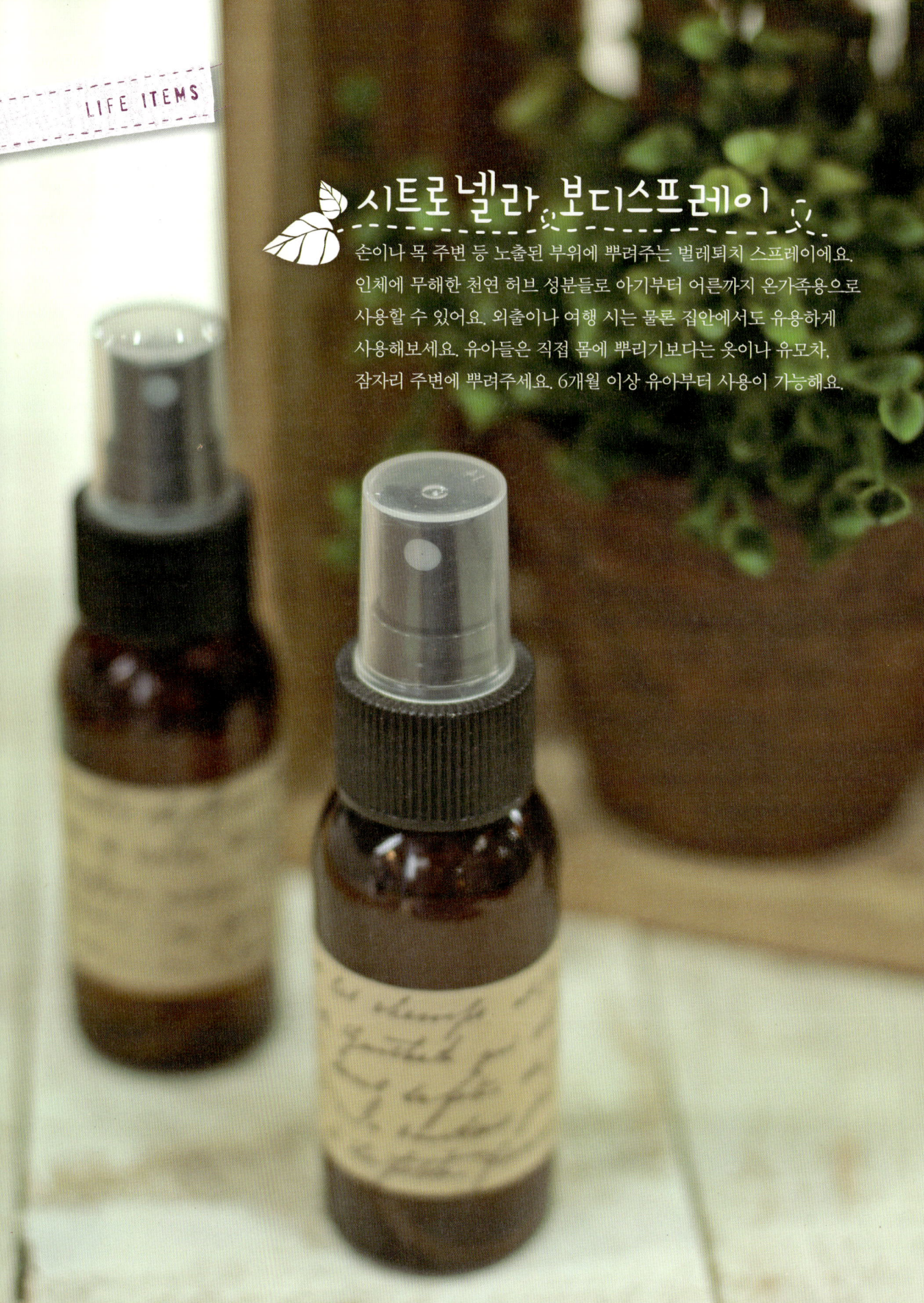

시트로넬라 보디스프레이

손이나 목 주변 등 노출된 부위에 뿌려주는 벌레퇴치 스프레이에요.
인체에 무해한 천연 허브 성분들로 아기부터 어른까지 온가족용으로
사용할 수 있어요. 외출이나 여행 시는 물론 집안에서도 유용하게
사용해보세요. 유아들은 직접 몸에 뿌리기보다는 옷이나 유모차,
잠자리 주변에 뿌려주세요. 6개월 이상 유아부터 사용이 가능해요.

난이도	예상시간(분)	사용기간(개월)
★☆☆☆☆	5	6~8 (실온보관)

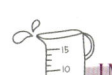

INGREDIENTS (100ml)

원재료 식물성에탄올 60g

워터류 정제수 20g

첨가물 글리세린 5g

에센셜오일 시트로넬라 20방울,
제라늄 20방울, 유칼립투스 20방울

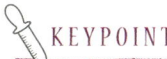

KEYPOINT

시트로넬라 에센셜오일 모기와 벌레들이 싫어하는 강한 레몬향이 벌레들의 신경계를 자극해 접근하지 못하게 해요. 애완동물의 벼룩이나 진드기를 차단시켜주는 기능도 있어요.

제라늄 에센셜오일 '구문초'라고도 불리며 벌레들이 싫어하는 독특한 향을 가져 '모기쫓는 허브'로 알려져 있어요. 감염을 방지하는 특성이 있어 병실에 사용 시 미생물 번식을 억제시켜준답니다.

유칼립투스 에센셜오일 벌레 퇴치에 효과적이면서 벌레 물린 곳에 살짝 발라주면 진정 작용이 뛰어나답니다. 상쾌한 향으로 공기 청정효과도 있어요.

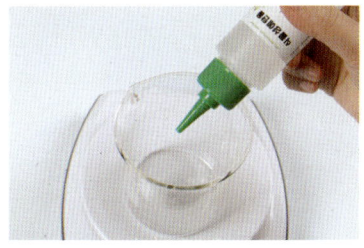

1 식물성에탄올을 계량해주세요.

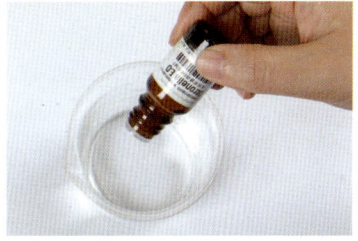

2 에센셜오일을 떨어뜨려 가볍게 섞어주세요.

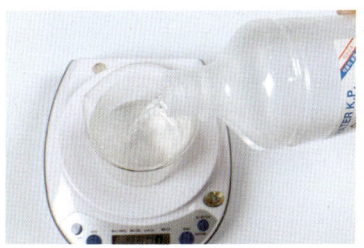

3 정제수를 부어 다시 한 번 더 섞어주세요.

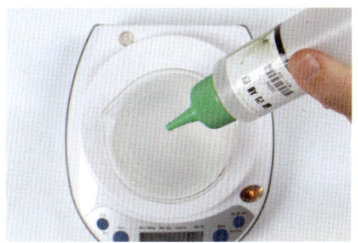

4 글리세린을 첨가해 섞은 후 스프레이 용기에 담아주세요.

TIP 글리세린은 에탄올로 인한 피부 자극을 줄여주고 향의 보류제 역할로 효과를 높여줘요.

PLUS RECIPE

벌레퇴치 밤

밤 타입으로 효과가 더 오래 지속되고 휴대하기도 간편한 벌레퇴치 밤입니다. 야외활동에 앞서 손목, 발목 등의 노출된 부위에 발라두세요.

재료 15ml

호호바오일 10g, 밀랍 3g, 비타민E 1g, 파인 에센셜오일 15방울, 스파이크라벤더 에센셜오일 25방울, 레몬그라스 에센셜오일 20방울

호호바오일과 밀랍을 계량해 가열한 후 비타민E와 에센셜오일을 첨가해 스틱 용기에 굳혀주세요.

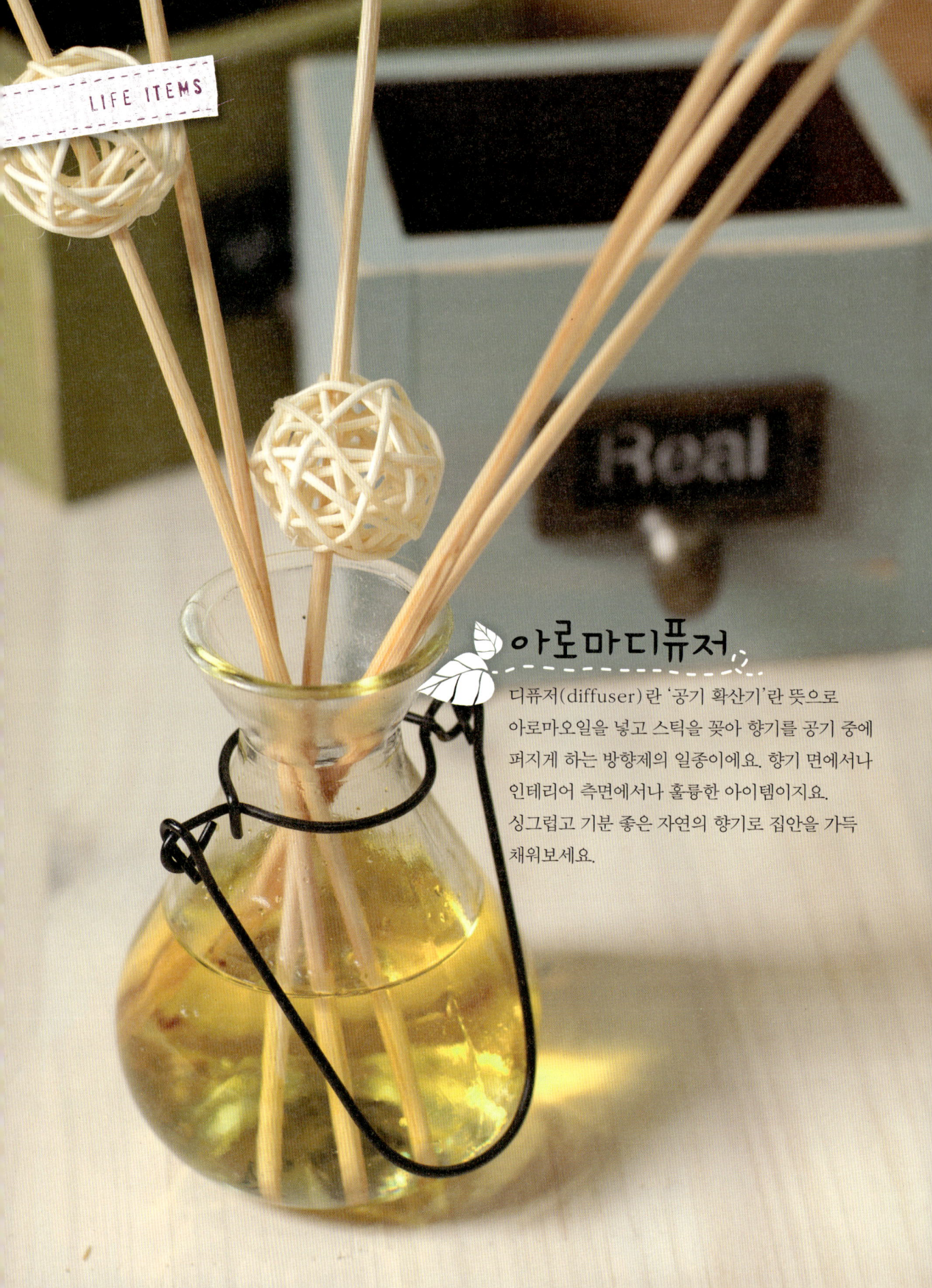

아로마디퓨저

디퓨저(diffuser)란 '공기 확산기'란 뜻으로
아로마오일을 넣고 스틱을 꽂아 향기를 공기 중에
퍼지게 하는 방향제의 일종이에요. 향기 면에서나
인테리어 측면에서나 훌륭한 아이템이지요.
싱그럽고 기분 좋은 자연의 향기로 집안을 가득
채워보세요.

SKIN TYPE ☐dry ☐oily ☐normal ☐aging ☐complex ☐sensitive
☐baby ☐atopy ☑etc.

난이도	예상시간(분)	사용기간(개월)
★★☆☆☆	15	12 (실온보관)

INGREDIENTS (100ml)

원재료 식물성에탄올 68g
워터류 정제수 10g
오일류 윗점오일 3g
에센셜오일 레몬 80방울(4ml),
메이창 30방울(1.5ml),
유칼립투스 30방울(1.5ml),
파인 20방울(1ml)

✛ 향기가 강한 것을 원하면 정제수 대신 식물성
에탄올을 더 첨가하셔도 돼요.

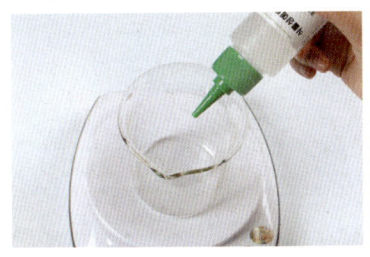

1 식물성에탄올을 계량하세요.

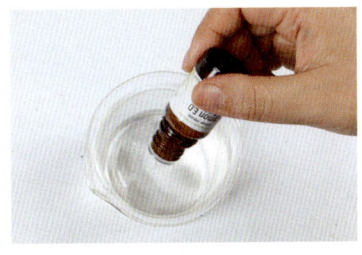

2 에센셜오일을 첨가해 가볍게 섞어
주세요.

TIP 에센셜오일은 저울로 계량하기보다는 스포이
트로 방울 수를 세는 것이 더 정확해요.

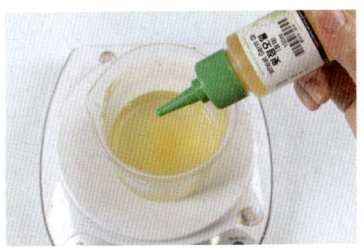

3 윗점오일을 넣어 섞어주세요.

TIP 윗점오일은 노란색을 내기 위해 첨가한 것이
기 때문에 넣지 않아도 무방한 재료예요.

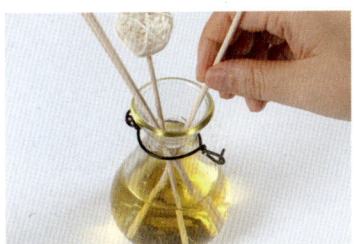

4 정제수를 첨가해 골고루 섞은 후
준비한 용기에 담아 발향스틱을 4~6
개 정도 꽂아주세요.

TIP 발향 스틱에는 작은 구멍이 뚫려 있어 에센셜
오일을 흡수한 후 서서히 향기를 배출하는 역할을 해
요. 스틱의 개수로 향의 강도를 조절할 수 있어요.

PLUS RECIPE

허브 파우치 방향제
허브와 에센셜오일을 이용한 방향제로 집중력 강화와 졸음 예방에 효과적인 레시피에요.

재료
로즈마리 허브 50g, 로즈마리 에센셜오일 40방울, 레몬 에센셜오일 30방울, 페퍼민트 에센셜오일
30방울, 소독용 에탄올 소량

허브를 계량해 소독용 에탄올을 뿌려 살균해주세요. 에탄올을 건조시킨 후 에센셜오일을
첨가해 골고루 섞어주세요. 주머니에 담아 차 안이나 공부방에 방향제로 사용하면 돼요.

밸런싱 펄스포인트

스트레스나 지나친 업무로 항상 목이 아프고 어깨가
결리는 분을 위한 펄스포인트예요. 스트레스를
완화해주고 몸의 밸런스를 찾아주어 피로 회복에 도움이
되며 소염 작용으로 근육의 긴장을 풀어주고 활력을
준답니다.

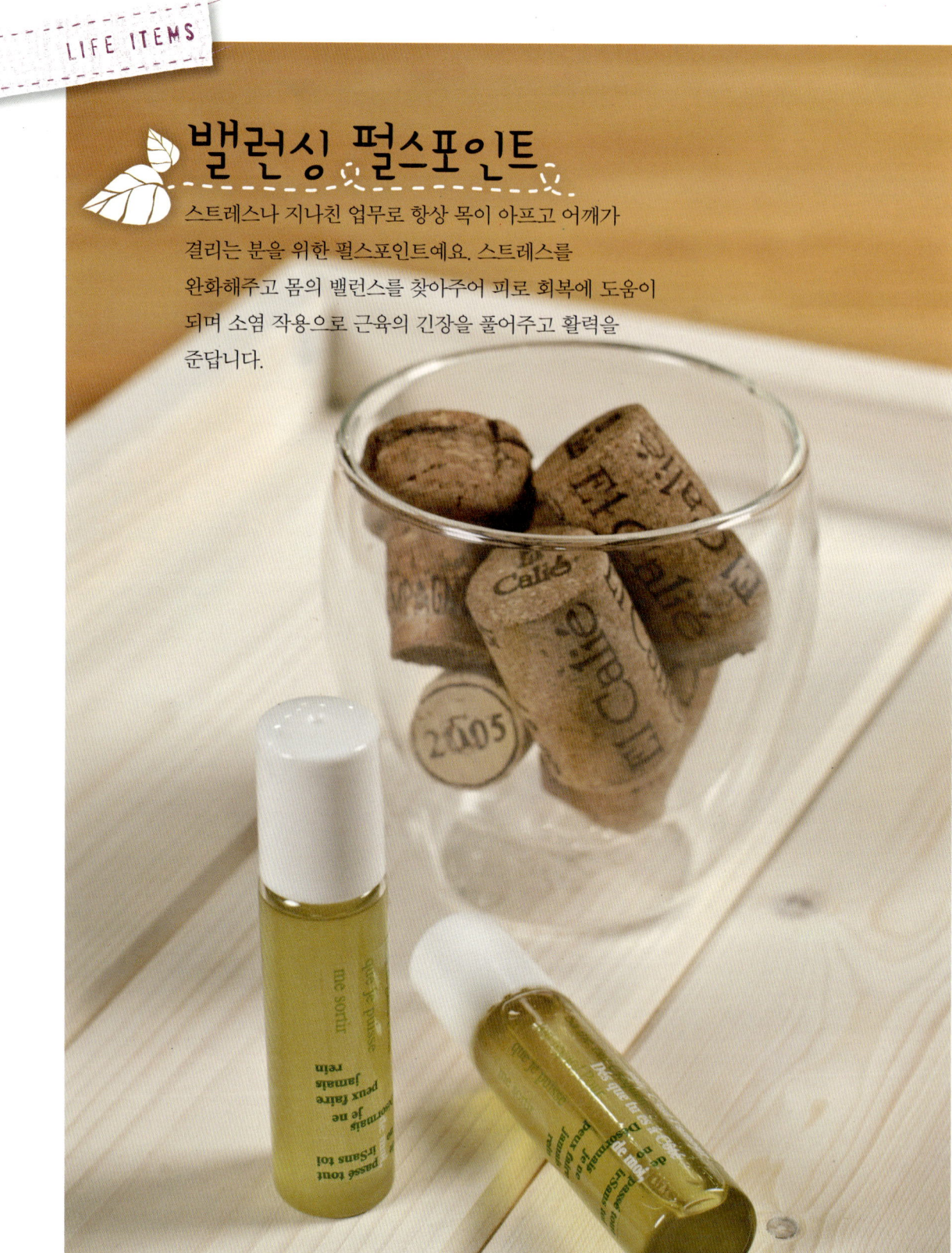

194

SKIN TYPE ☑dry ☑oily ☑normal ☑aging ☑complex ☑sensitive
☑baby ☑atopy ☐etc.

난이도	예상시간(분)	사용기간(개월)
★★☆☆☆	15	12 (실온보관)

INGREDIENTS (15ml)

오일류 메도폼시드오일 6g,
호호바오일(화이트) 5g
첨가물 멘톨크리스털 3~4조각,
식물성에탄올 2g
방부제 비타민E 3방울
에센셜오일 페퍼민트 8방울,
카모마일저먼 6방울, 레몬 3방울

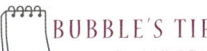

BUBBLE'S TIP

펄스포인트(Pulse point) 펄스포인트
란 관자놀이나 귀뒤, 손목 등 맥박이 뛰
는 부위에 발라 은은한 향과 함께 에센셜
오일 성분이 퍼지며 심신을 치유하는 아
로마 테라피 제품이에요. 체내 흡수가 빠
른 호호바오일을 베이스로 에센셜오일
은 5% 정도 첨가하시면 돼요. 좋아하는
향을 블렌딩해서 향수로 사용해도 좋습
니다.

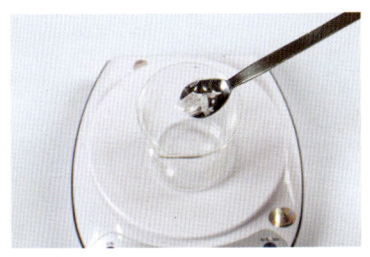

1 식물성에탄올에 멘톨크리스털을
첨가해 녹여주세요.

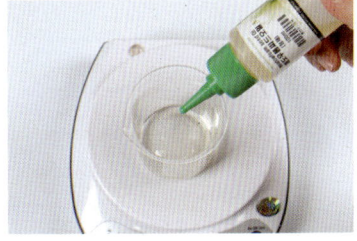

2 메도폼시드오일과 호호바오일을
첨가해 섞어주세요.

> **TIP** 호호바오일로 전량 대체하셔도 돼요.

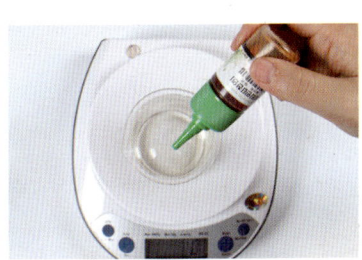

3 비타민E를 첨가해주세요.

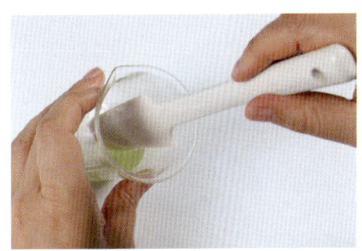

4 에센셜오일을 첨가하고 가볍게 섞
어주세요.

> **TIP** 가만히 두면 완전히 섞이지 않고 약간 분리됩
니다. 사용 전에 살짝 흔들어주세요.

PLUS RECIPE

아로마 펄스포인트
상황에 따라 다양하게 아로마 테라피를 활용할 수 있는 펄스포인트 레시피에요.

- **집중력 향상** 호호바오일 10ml, 로즈마리 4방울, 레몬 3방울, 페퍼민트 3방울
- **스트레스 완화** 호호바오일 10ml, 샌달우드 4방울, 네롤리 4방울, 레몬2방울
- **우울증** 호호바오일 10ml, 클라리세이지 3방울, 네롤리3방울, 버가못 3방울

원하는 기능의 레시피를 선택한 후 모든 재료를 그대로 섞어 볼용기에 담아주시면 돼요.

시어버터 핸드로션

보습효과가 뛰어난 시어버터를 넣어 거칠어진 손을 촉촉하게
보호해주는 핸드로션을 만들어보았어요. 손은 피부가 얇고 노출이
많아 쉽게 건조해지고 주름이나 각질도 잘 생기지요.
평소에 핸드크림만 꾸준히 발라도, 매끄럽고 보들보들한 손을
유지할 수 있답니다.

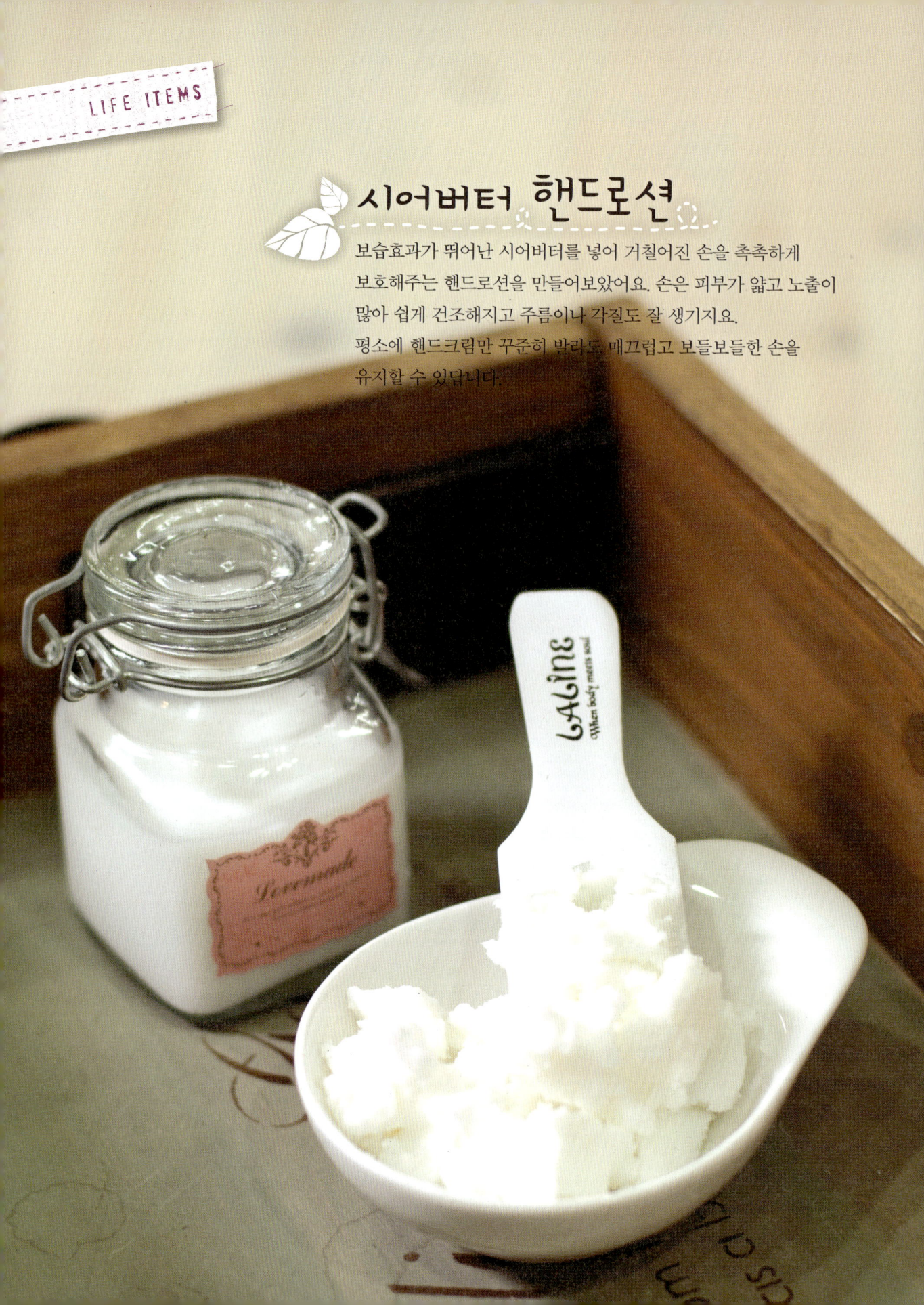

난이도	예상시간(분)	사용기간(개월)
★★★☆☆	20	냉장보관 : 실온보관 3~4 : 1~2

INGREDIENTS (100ml)

워터류 정제수 55g,
알로에베라겔 15g
오일류 시어버터 5g,
올리브에스터오일 3g
유화제 올리브소프트왁스 6g,
올리왁스LC 2g
첨가물 아카시아콜라겐 4g,
글리세린 8g
방부제 나트로틱스 2g
에센셜오일 만다린 20방울

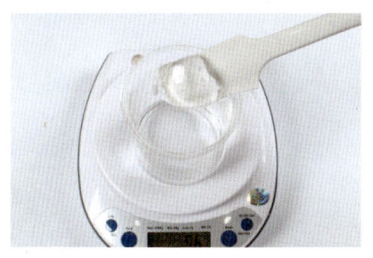

1 정제수와 알로에베라겔을 계량해 60~70도로 가열해주세요.

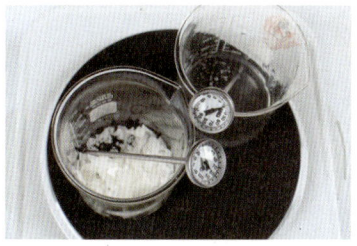

2 다른 비커에는 오일류와 유화제를 계량해 60~70도로 가열해주세요.

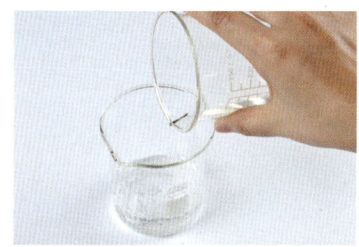

3 두 계열의 온도가 비슷해지면 섞어주세요.

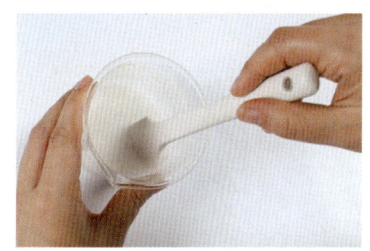

4 주걱과 블렌더를 번갈아가며 사용해 유화시켜주세요.

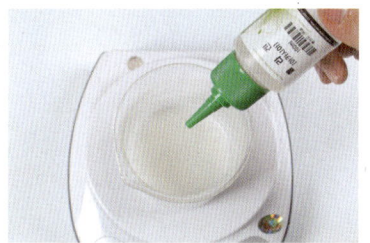

5 크림수프 정도의 점도가 나면 첨가물과 방부제를 넣어주세요.

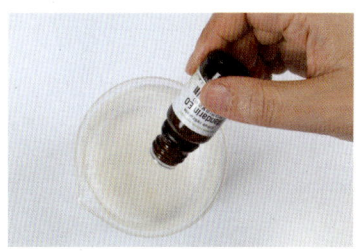

6 에센셜오일을 넣고 준비한 용기에 담아주세요.

PLUS RECIPE

라놀린 풋크림

발의 각질 제거와 보습에 좋은 크림이에요. 발 냄새 제거에 좋은 에센셜오일을 첨가해 더욱 효과를 높였답니다.

재료 100ml
워터류 정제수 45g, 알로에베라겔 20g
오일류 라놀린 8g, 스위트아몬드오일 6g, 올리브에스터오일 5g
유화제 올리브유화왁스 5g
첨가물 글리세린 8g, 파파야효소 2g
방부제 나트로틱스 2g
에센셜오일 레몬 20방울, 파인 14방울, 제라늄 10방울

일반 크림 만드는 방법과 동일해요.

내추럴 민트 치약

튼튼한 치아는 오복 중에 하나라는 옛말이 있어요.
덴털 타입 실리카와 자일리톨 등을 첨가해 양치 후
개운하고 효과도 우수해요. 구취 예방, 염증 개선
효과가 있고 잇몸을 튼튼하게 하는 에센셜오일을
블렌딩해 입 속의 여러 문제를 케어해준답니다.

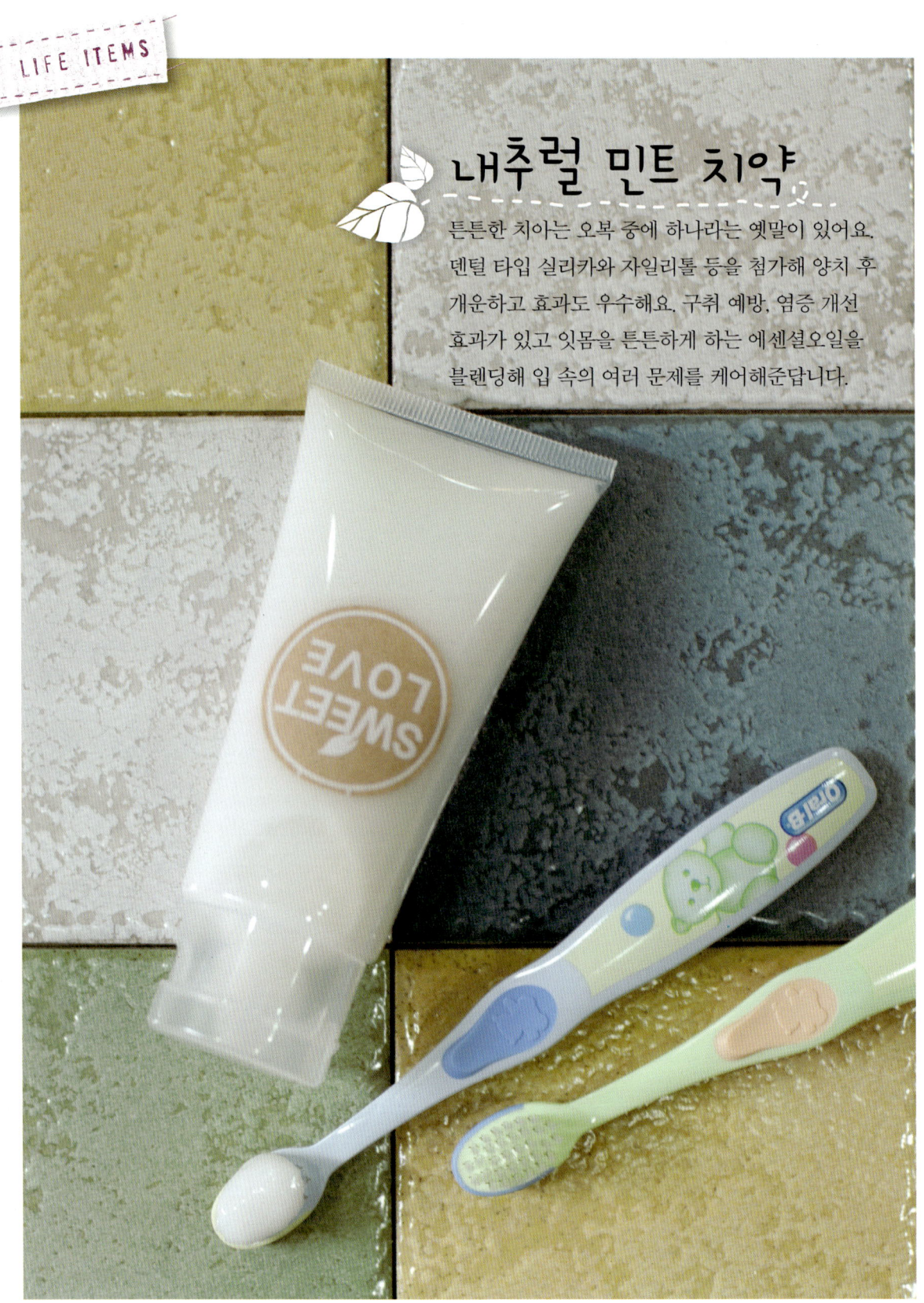

난이도	예상시간(분)	사용기간(개월)
★★★★★	25	1

INGREDIENTS (100g)

워터류 페퍼민트워터 57g,

점증제 글리세린 15g, 카라기난 1g, 쟁탄검 0.3g

분말 첨가물 덴탈 타입 실리카 15g, 자일리톨 5g, 콘스타치 3g

액상 첨가물 애플워시 2g

방부제 나트로틱스 2g

에센셜오일 페퍼민트 5방울, 레몬 5방울, 미르 2방울

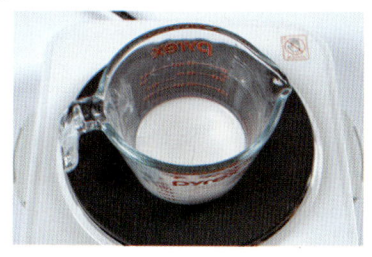

1 페퍼민트워터에 분말 첨가물을 넣고 50~60도로 가열해주세요.

TIP 덴탈 타입 실리카는 10~15%를 첨가하면 적절하며 잇몸이나 치아가 약한 분은 10% 이내, 치석이 많은 분은 15~20% 정도 첨가하세요.

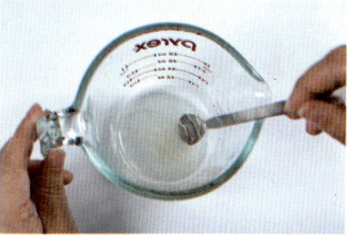

2 다른 비커에 글리세린을 계량해 카라기난과 쟁탄검을 첨가해 분말을 고르게 섞어주세요.

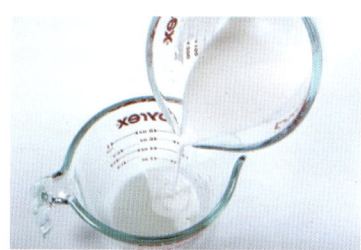

3 ①과 ②를 섞어주세요

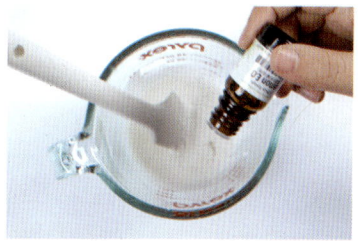

4 애플워시와 나트로틱스를 첨가해주세요.

TIP 입거품이 나지 않는 것을 원할 경우 애플워시를 빼고 만드세요.

PLUS RECIPE

키즈용 딸기 치약

아이들을 위해 덴탈 타입 실리카의 양을 줄이고 딸기향이 나는 치약으로 만들어 보았어요.

재료 100g

워터류 정제수 50g, 페퍼민트워터 15g, 글리세린 15g

점증제 카라기난 1g, 쟁탄검 0.2g

분말첨가물 덴탈 타입 실리카 8g, 자일리톨 5g, 콘스타치 3g, 딸기분말 1g

방부제 나트로틱스 2g

플레이버오일 딸기향 8방울

만드는 방법은 내추럴 민트 치약과 동일해요.

5 에센셜오일을 첨가해 가볍게 섞어주세요.

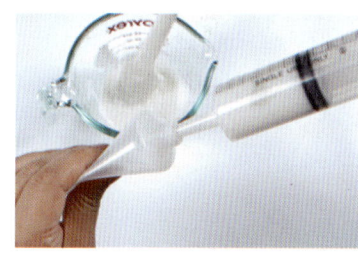

6 준비한 튜브 용기에 담아주세요.

TIP 입구가 좁은 튜브 용기에 담을 때는 주사기나 짤주머니를 이용하세요. 치약의 점도가 너무 높으면 페퍼민트워터를 더 추가해주세요.

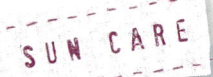

선스프레이

스프레이 타입 자외선 차단제로 간편하게 뿌려주고
자주 덧바를 수 있어요. 특히 야외활동을 할 때
유용하게 사용할 수 있답니다.

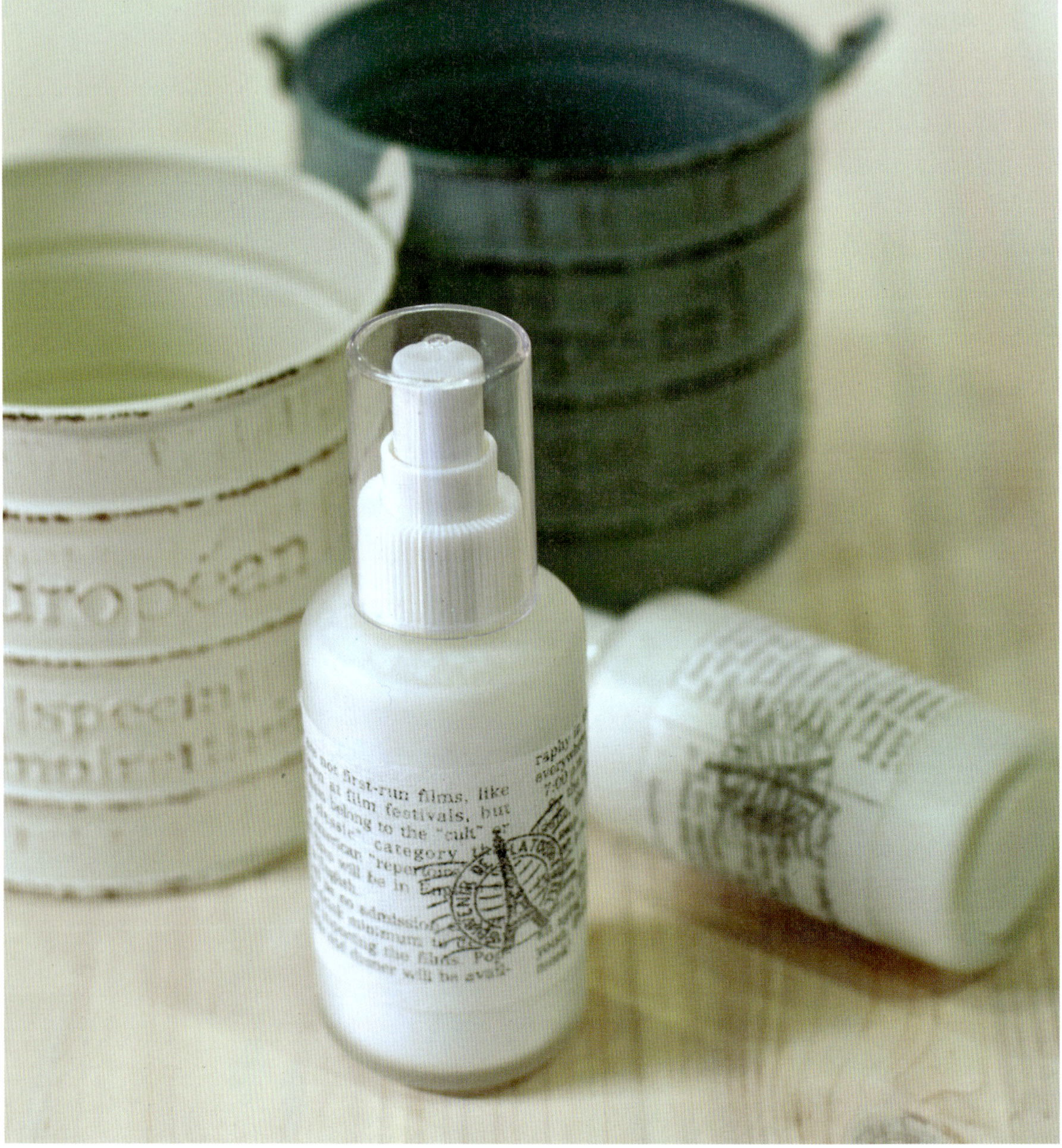

난이도	예상시간(분)	사용기간(개월)
★★★★☆	25	2~3 (실온보관)

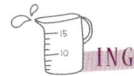

INGREDIENTS (100ml)

워터류 라벤더워터 60g

오일류 호호바오일(골드) 6g,
블랙세서미오일 3g, 시어버터 2g,
시너메이트 3g

유화제 올리브소프트왁스 5g,
올리왁스LC 1g

첨가물 티타늄디옥사이드(액상) 8g,
산화아연(액상) 6g,
알란토인(액상) 3g, 트레할로스 1g

방부제 나트로틱스 2g

에센셜오일 라벤더 4방울,
팔마로사 3방울

BUBBLE'S TIP

작용기전에 따른 자외선 차단제의 종류
자외선 차단 성분에는 크게 물리적 차단제와 화학적 차단제가 있어요.

- **물리적 차단제** : 무기 자외선 차단제로 자외선을 반사, 산란해 피부를 보호합니다. 대표적인 성분으로는 티타늄디옥사이드(이산화티탄), 산화아연, 철산화물, 마그네슘산화물 등이 있어요. 백탁현상이 생기지만 가시광선과 적외선을 비롯한 광범위한 파장대의 자외선을 차단할 수 있어요.

- **화학적 차단제** : 유기 자외선 차단제로 자외선을 흡수해 피부에 도달하는 자외선의 양을 줄여주는 역할을 합니다. 차단율이 높고 백탁현상이 없는 장점이 있지만 물리적 차단제에 비해 피부 자극이 강해요. 시너메이트, PABA, 벤조페논 등이 대표적입니다.

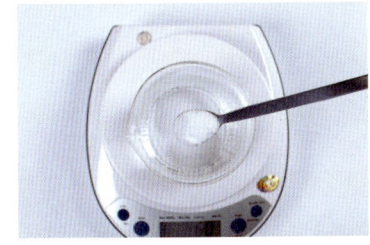

1 라벤더워터와 트레할로스를 계량해주세요.

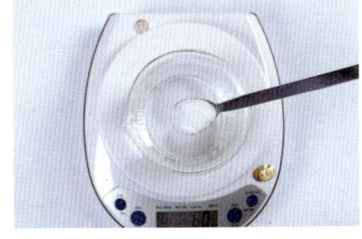

2 다른 비커에 오일류와 유화제를 계량해주세요.

> **TIP** 올리왁스LC는 올리브오일에서 추출한 유화 보조제로 유화 안정도를 개선시켜주고 보습력, 발림성에 도움을 줘요. 자외선 차단 제품에 사용 시 차단지수를 향상시켜줍니다.

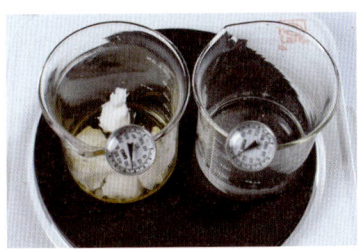

3 60~70도로 가열해주세요.

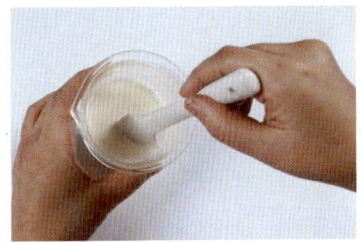

4 오일류에 워터류를 부어 블렌더와 알뜰주걱을 이용해 유화시켜주세요.

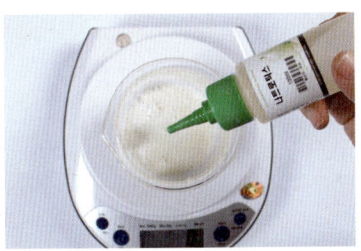

5 첨가물과 방부제를 넣은 후 다시 알뜰주걱으로 2분 정도 저어주세요.

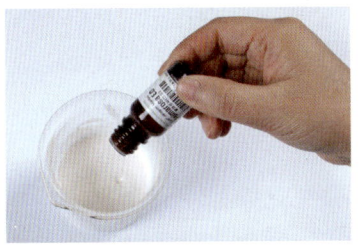

6 에센셜오일을 첨가해 준비한 스프레이 용기에 담아주세요.

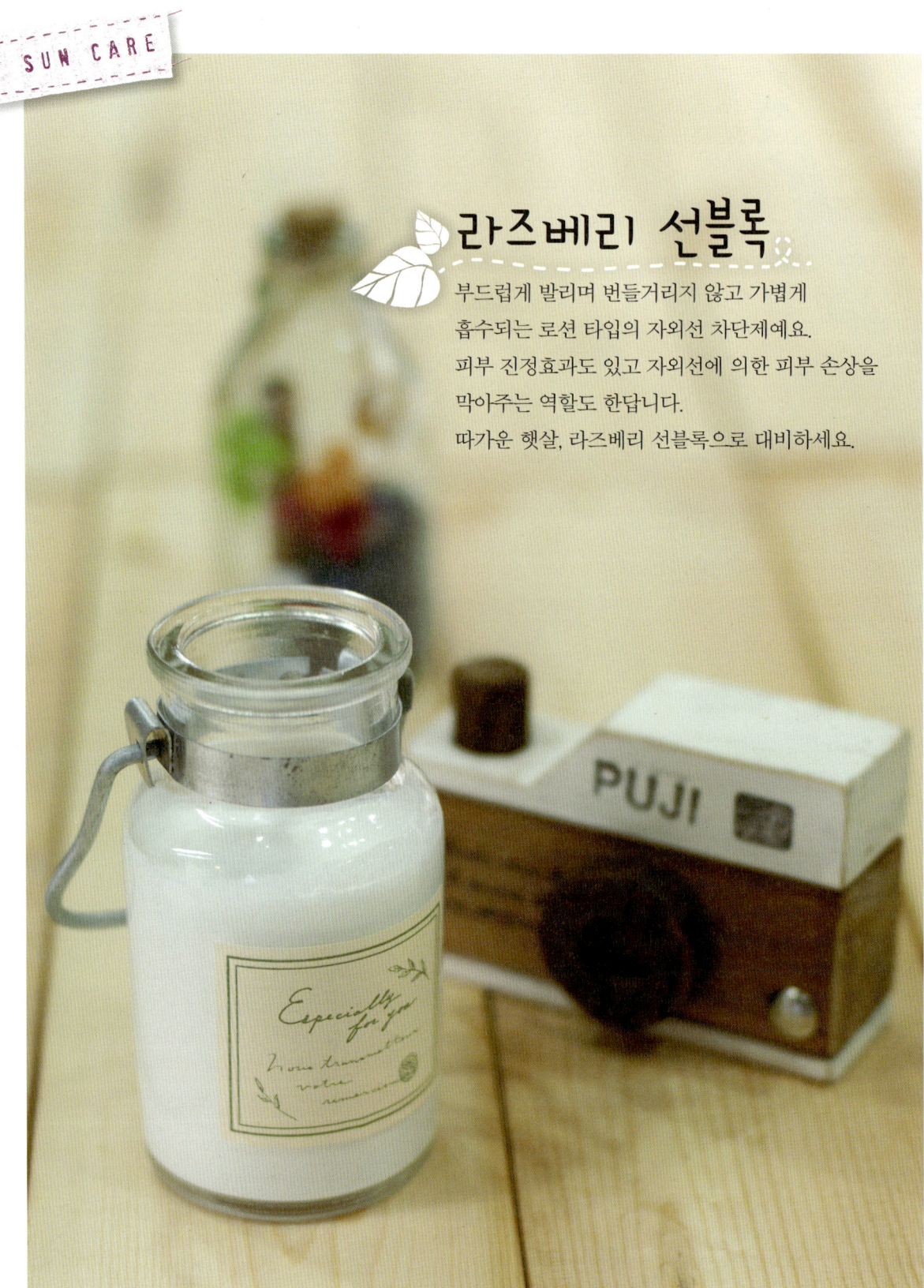

라즈베리 선블록

부드럽게 발리며 번들거리지 않고 가볍게
흡수되는 로션 타입의 자외선 차단제예요.
피부 진정효과도 있고 자외선에 의한 피부 손상을
막아주는 역할도 한답니다.
따가운 햇살, 라즈베리 선블록으로 대비하세요.

202

INGREDIENTS (50ml)

워터류 정제수 20g,
알로에베라겔 8g

오일류 라즈베리시드오일 3g,
블랙세서미오일 2g, 시너메이트 2g

유화제 올리브소프트왁스 3g,
올리왁스LC 2g

첨가물 티타늄디옥사이드(액상) 4g,
산화아연(액상) 3g, 모이스트24 2g

방부제 나트로틱스 1g

에센셜오일 네롤리 3방울,
프랑킨센스 2방울

KEYPOINT

라즈베리시드오일은? 딸기과에 속하는 라즈베리 씨앗을 냉압착해 추출한 오일로 타닌과 폴리페놀이 다량 함유되어 피부 미용효과가 우수해요. 특히 지친 피부를 윤기 있고 건강하게 회복시키는 데 도움을 준답니다. 피부에 겉돌거나 번들거리지 않고 잘 스며들며 보습력도 뛰어납니다. 천연오일 중 비교적 높은 자외선 차단지수를 가져 선 제품에 사용 시 스킨케어 기능과 자외선 차단 효과를 동시에 볼 수 있어요.

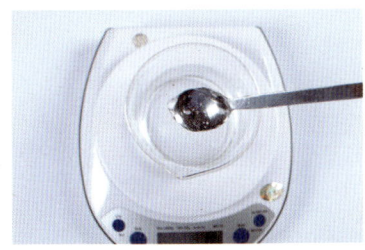

1 정제수와 알로에베라겔을 계량해 60~70도로 가열해주세요.

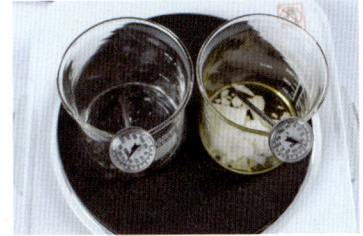

2 다른 비커에 오일류와 유화제를 계량해 60~70도로 가열해주세요.

TIP 화학적 자외선 차단제인 시너메이트는 민감성 피부의 경우 빼고 만드는 것이 좋아요.

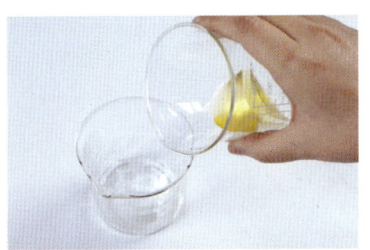

3 두 계열의 온도가 비슷해지면 섞어주세요.

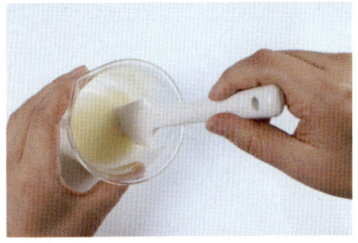

4 주걱과 블렌더를 번갈아 사용해 유화시켜주세요.

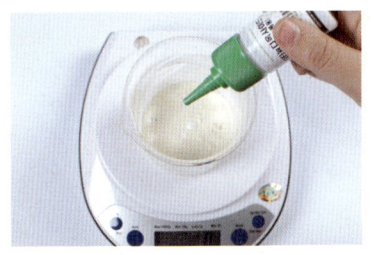

5 첨가물과 방부제를 첨가해주세요.

TIP 티타늄디옥사이드와 산화아연은 수용성 액상을 사용했어요. 분말을 사용할 경우 오일류와 유화제를 계량할 때 같이 첨가해 가열하면 분말이 비교적 고르게 분산된답니다.

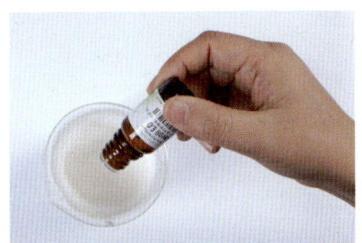

6 마지막으로 에센셜오일을 넣고 가볍게 섞어주세요.

선스틱

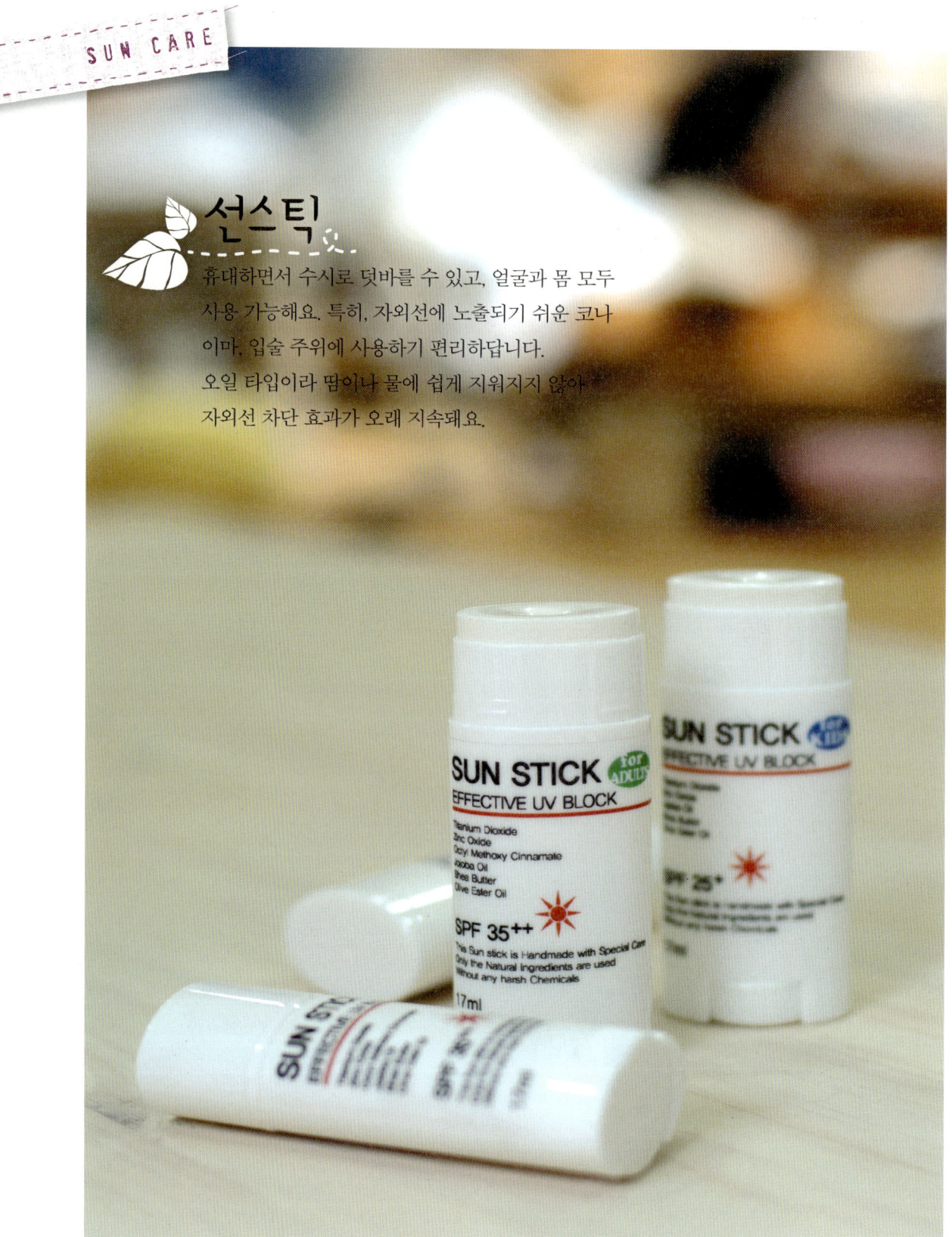

휴대하면서 수시로 덧바를 수 있고, 얼굴과 몸 모두
사용 가능해요. 특히, 자외선에 노출되기 쉬운 코나
이마, 입술 주위에 사용하기 편리하답니다.
오일 타입이라 땀이나 물에 쉽게 지워지지 않아
자외선 차단 효과가 오래 지속돼요.

난이도	예상시간(분)	사용기간(개월)	
★★★★☆	25	냉장보관	실온보관
		12	6~8

INGREDIENTS (36ml)

● 성인용

오일류 호호바오일 10g,
시어버터(정제) 4g,
올리브에스터오일 10g

경화제 칸데릴라왁스 6g,
올리왁스LC1g

첨가물 티타늄디옥사이드(분말) 2g,
산화아연(분말) 1g, 시너메이트 1g

방부제 비타민E 1g

에센셜오일 라벤더 4방울

● 어린이용

오일류 호호바오일 10g,
시어버터(정제) 8g,
올리브에스터오일 8g

경화제 칸데릴라왁스 5g,
올리왁스LC 1g

첨가물 티타늄디옥사이드(분말) 1g,
산화아연(분말) 1g

방부제 비타민E 1g

에센셜오일 라벤더 2방울

BUBBLE'S TIP

SPF와 PA SPF값은 Sun Protection Factor의 약자로 주로 자외선 B 방지 효과를 나타냅니다. SPF값은 최소 홍반을 일으키는 시간을 측정한 이후에 제품을 도포한 후 최소 홍반 발생 시간을 측정해 계산합니다.

PA는 Protection grade of UVA의 약자로 자외선 A의 차단 정도를 나타내는 수치입니다. 3단계로 구분되며 통상 〔+〕로 표기합니다.

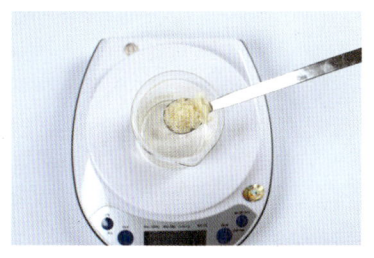

1 오일류와 경화제, 시너메이트를 계량하세요.

TIP 호호바오일은 골드와 화이트 모두 사용 가능해요. 시너메이트는 ③번의 첨가물 넣는 단계에 넣어도 돼요.

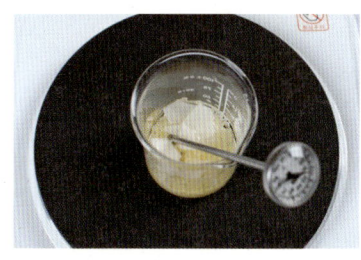

2 핫플레이트에 올려서 약한 불로 천천히 가열하세요.

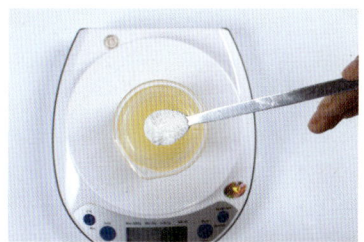

3 재료가 모두 녹으면 티타늄디옥사이드와 산화아연 분말을 첨가하세요.

TIP 돌 이전 아기의 경우에는 산화아연 분말은 빼고 만들어주세요.

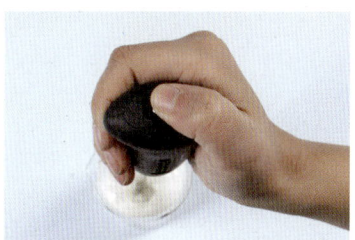

4 골고루 저어 섞어주세요. 분말을 고르게 분산시키기 위해 미니 블렌더를 잠시 사용하는 것이 좋아요. 마무리는 항상 스푼으로 저어줍니다.

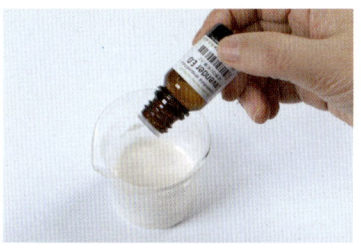

5 비타민E와 에센셜오일을 넣어 섞어주세요.

TIP 비타민E는 천연 타입과 인공 타입 중 어느 것을 사용해도 무방해요.

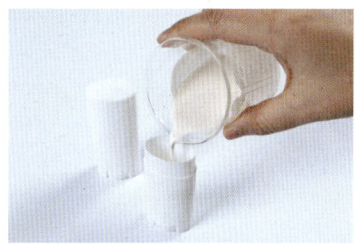

6 스틱 용기에 담아 굳혀주세요.

TIP 밀랍이나 칸데릴라왁스가 들어간 화장품은 고온에서 녹는 경우가 있어요. 한여름에 차 안이나 온도가 너무 높은 곳에 장시간 두지 마세요.

내추럴 리퀴드 파운데이션

커버력도 적당하고 두껍지 않은 자연스러운 피부 표현이 가능한
부드러운 질감의 파운데이션이에요. 피부 자극이 적어
트러블성 피부나 여드름 피부도 안심하고 사용할 수 있고
화사하고 내추럴한 메이크업 연출을 도와줍니다.

INGREDIENTS (50ml)

워터류 로즈워터 24g

오일류 살구씨오일 3g,
호호바오일(화이트) 3g,
올리브에스터오일 2g

유화제 올리브소프트왁스 4g,
잰탄검 0.1g

가루 첨가물 파운데이션 컬러믹스 9g,
세레사이트플러스 2g

액상 첨가물 글리세린 2g

방부제 나트로틱스 1g

에센셜오일 네롤리 3방울,
프랑킨센스 2방울

KEYPOINT

파운데이션 컬러믹스는? 타르 색소 대
신 피부 자극이 적은 산화철을 사용해 피
부색을 표현할 수 있도록 티타늄디옥사
이드, 세레사이트, 화이트 마이카를 미리
섞어놓은 제품이에요. 21호, 23호, 매
트, 펄 등 여러 종류가 있으니 피부색에
맞춰 선택하시면 돼요. 트윈케이크가 부
서져 사용하지 못하는 것이 있다면 곱게
갈아 대신 첨가해도 됩니다.

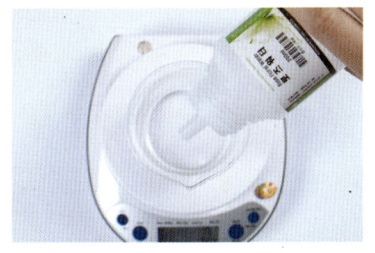

1 깨끗한 용기에 로즈워터를 계량해
60~70도로 가열하세요.

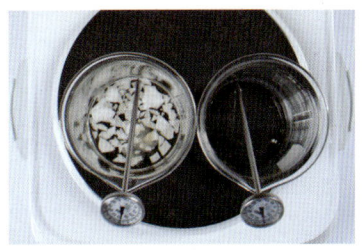

2 다른 용기에 오일류와 유화제를
계량해 60~70도로 가열하세요.

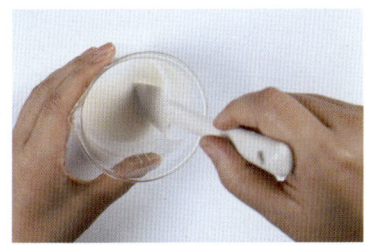

3 모두 60~70도일 때 오일류에 워
터류를 부은 후 스푼(또는 실리콘
주걱)과 블렌더를 번갈아 이용해 잘
섞어주세요.

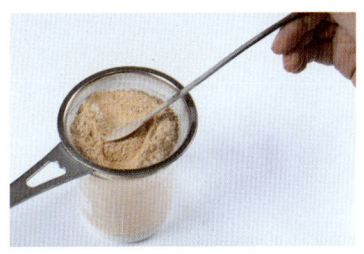

4 가루 첨가물을 계량해 넣어주세요.

TIP 체로 걸러내어 첨가하면 입자가 고르게 분산
되어 발림성이 높아져요.

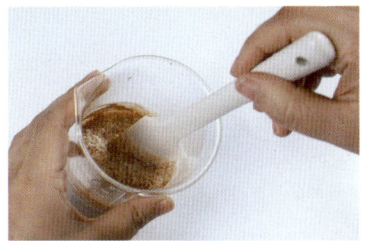

5 블렌더와 주걱으로 번갈아가며 꼼
꼼하게 섞어주세요.

TIP 블렌더는 바닥에 대고 사용해야 기포가 적게
형성돼요.

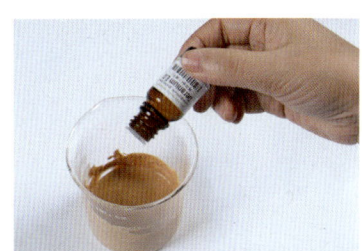

6 액상 첨가물과 방부제, 에센셜오일
을 첨가한 후 스푼으로 저어 완성하
세요.

TIP 너무 낮은 온도에서는 컬러믹스 분말이 석출
되어 거친 느낌이 날 수 있어요. 완성 후에는 직사광
선이 없는 그늘진 곳에 보관하세요.

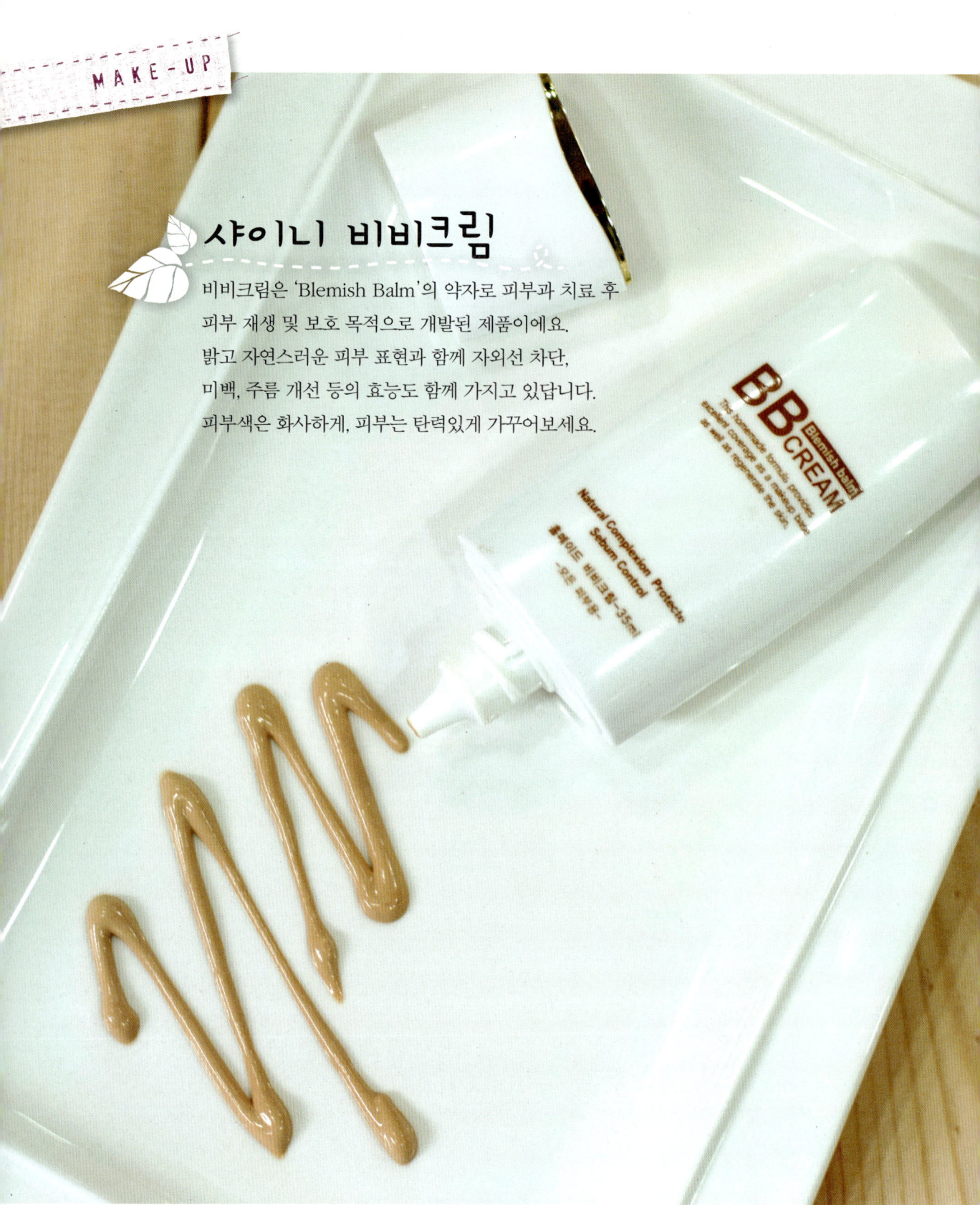

샤이니 비비크림

비비크림은 'Blemish Balm'의 약자로 피부과 치료 후
피부 재생 및 보호 목적으로 개발된 제품이에요.
밝고 자연스러운 피부 표현과 함께 자외선 차단,
미백, 주름 개선 등의 효능도 함께 가지고 있답니다.
피부색은 화사하게, 피부는 탄력있게 가꾸어보세요.

INGREDIENTS (50ml)

워터류 정제수 26g
오일류 호호바오일(화이트) 4g,
시어버터 2g, 시너메이트 1g
유화제 올리브유화왁스 2g,
세틸알코올 1g
가루 첨가물
파운데이션 컬러믹스 8g, 알부틴 1g
액상 첨가물 알란토인(액상) 2g,
아데노신 1g,
티타늄디옥사이드(액상) 1g
방부제 나트로틱스 1g
에센셜오일 라벤더 3방울,
프랑킨센스 2방울

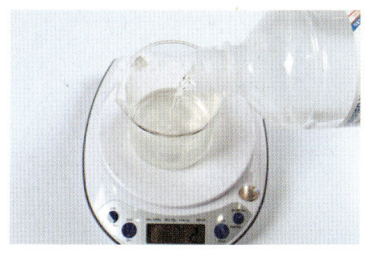

1 정제수를 계량해 60~70도로 가열
해주세요.

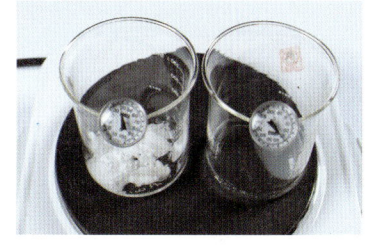

2 다른 비커에 오일류와 유화제를
계량해 60~70도로 가열해주세요.

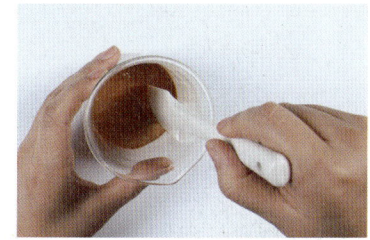

3 오일류와 유화제가 다 녹으면 핫플
레이트에서 내려 파운데이션 컬러믹
스를 넣고 고르게 섞어주세요.
TIP 오일류의 온도가 너무 떨어지지 않도록 빨리
저어주세요. 워터류와 온도 차이가 많이 나면 유화되
지 않고 분리될 수 있어요.

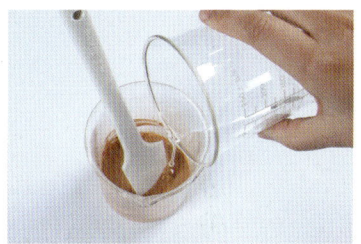

4 ③번 비커에 60~70도로 가열한
정제수를 3~4번에 걸쳐 나누어 넣
으면서 유화시켜주세요.
TIP 저을 때는 주걱과 블렌더를 번갈아 사용하고
마무리는 주걱으로 해주세요.

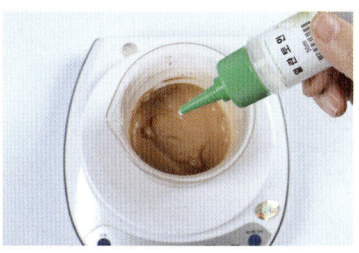

5 알부틴과 액상 첨가물, 나트로틱스
를 넣고 주걱으로 섞어주세요.

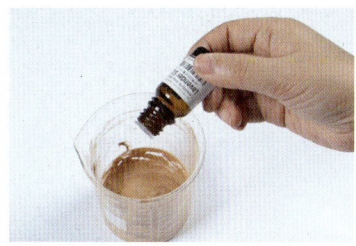

6 에센셜오일을 첨가한 후 준비한 용
기에 담아주세요.
TIP 튜브 용기에 담으실 때는 주사기나 짤주머니
를 이용해 넣으면 돼요.

모이스처 컨실러

소량으로 자연스럽게 기미나 주근깨를 커버할 수 있고
깨끗한 피부톤을 연출해주는 컨실러예요.
액상 타입이라 양 조절이 쉽고 사용하기 편리하답니다.
이제 두꺼운 화장 대신 컨실러로 감쪽같이 잡티를 커버해주세요.

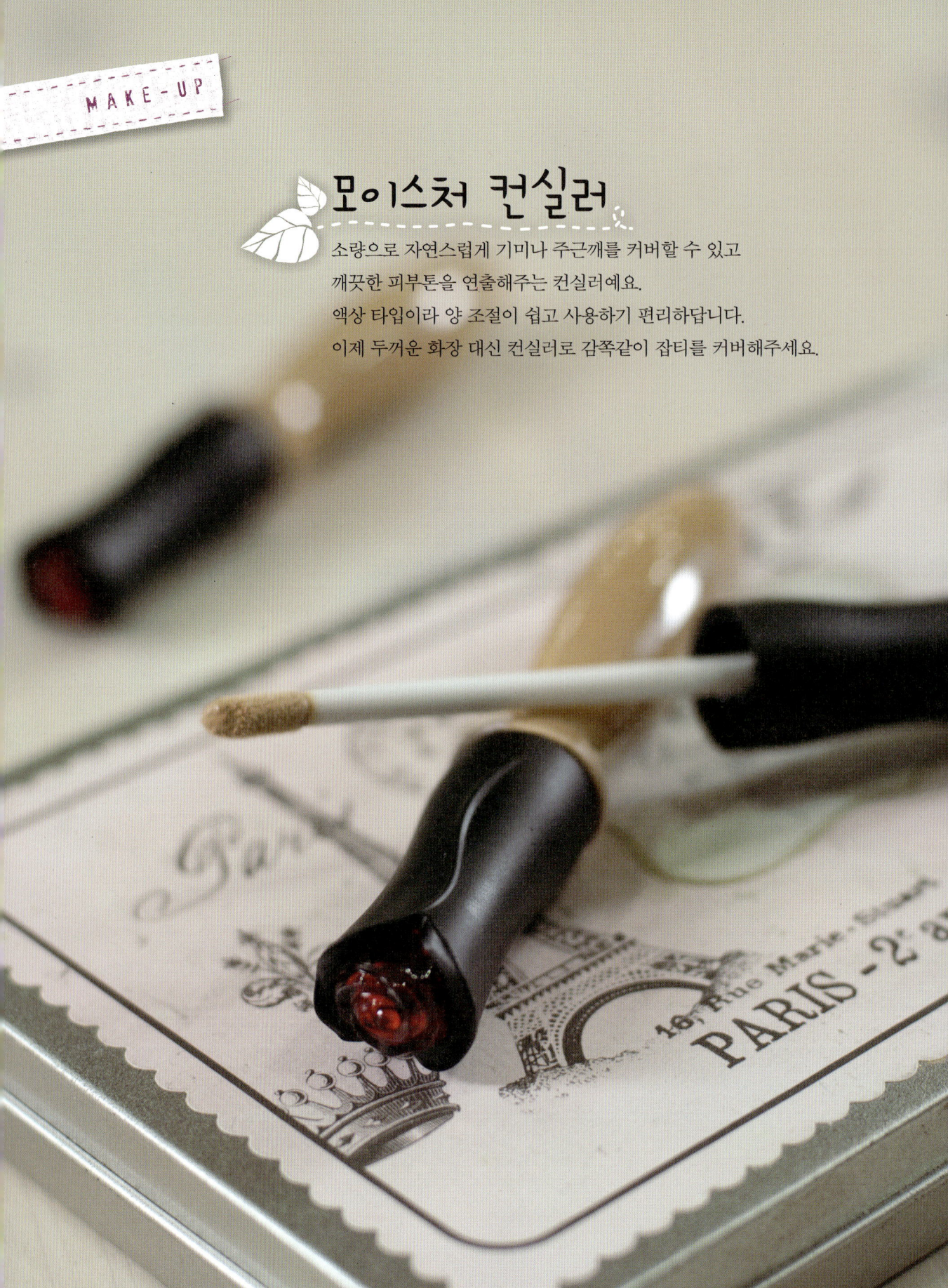

난이도	예상시간(분)	사용기간(개월)
★★★★☆	25	6 (실온보관)

INGREDIENTS (30ml)

오일류 호호바오일(화이트) 8g,
올리브에스터오일 5g
경화제 올리왁스LC 1g,
세틸알코올 1g
첨가물 파운데이션 컬러믹스 10g,
세레사이트플러스 3g,
화이트클레이 2g
방부제 비타민E 3방울
에센셜오일 로즈제라늄 3방울

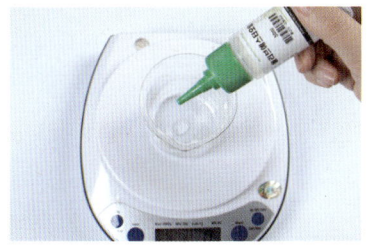

1 오일류를 계량해주세요.

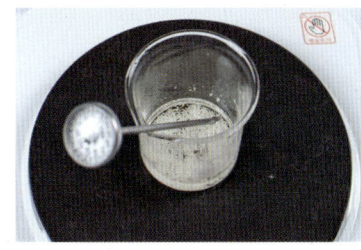

2 올리왁스LC와 세틸알코올을 첨가
해 가열해주세요.

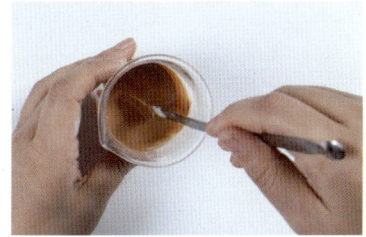

3 다 녹으면 첨가물을 넣고 골고루
섞어주세요.

`TIP` 화이트클레이 대신 옥수수전분으로 대체 가능
해요.

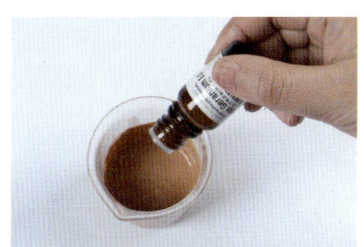

4 비타민E와 에센셜오일을 넣고 가
볍게 섞어주세요.

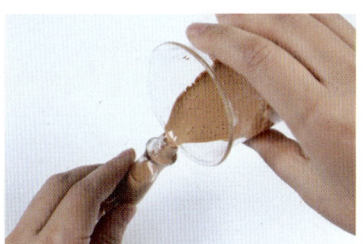

5 준비한 용기에 부어주세요.

`TIP` 립글로스 용기나 튜브 용기, 에센스 용기에 담
아 사용하세요.

 KEYPOINT

세레사이트플러스는? 규소토를 레시틴으로 코팅 처리한 백색의 파우더입니다. 미네랄 메이크
업에 다양하게 활용되어 커버력과 발림성을 높이는 효과가 있어요. 파운데이션, 트윈케이크, 페
이스 · 보디 파우더 등 모든 제품에 사용할 수 있으며 일반 로션에 첨가하면 발림성을 매끄럽게
하는 기능을 해요.

미네랄 프레스트 파우더

미네랄 성분을 주성분으로 피지를 효과적으로 흡착해
얼굴을 화사하게 연출해준답니다. 천연재료들을 사용했기
때문에 자극이 적고 피부에 착 감기는 느낌이 참 좋아요.
미네랄 프레스트 파우더로 하루 종일 번들거림 없이
보송보송하고 맑은 피부를 유지해보세요.

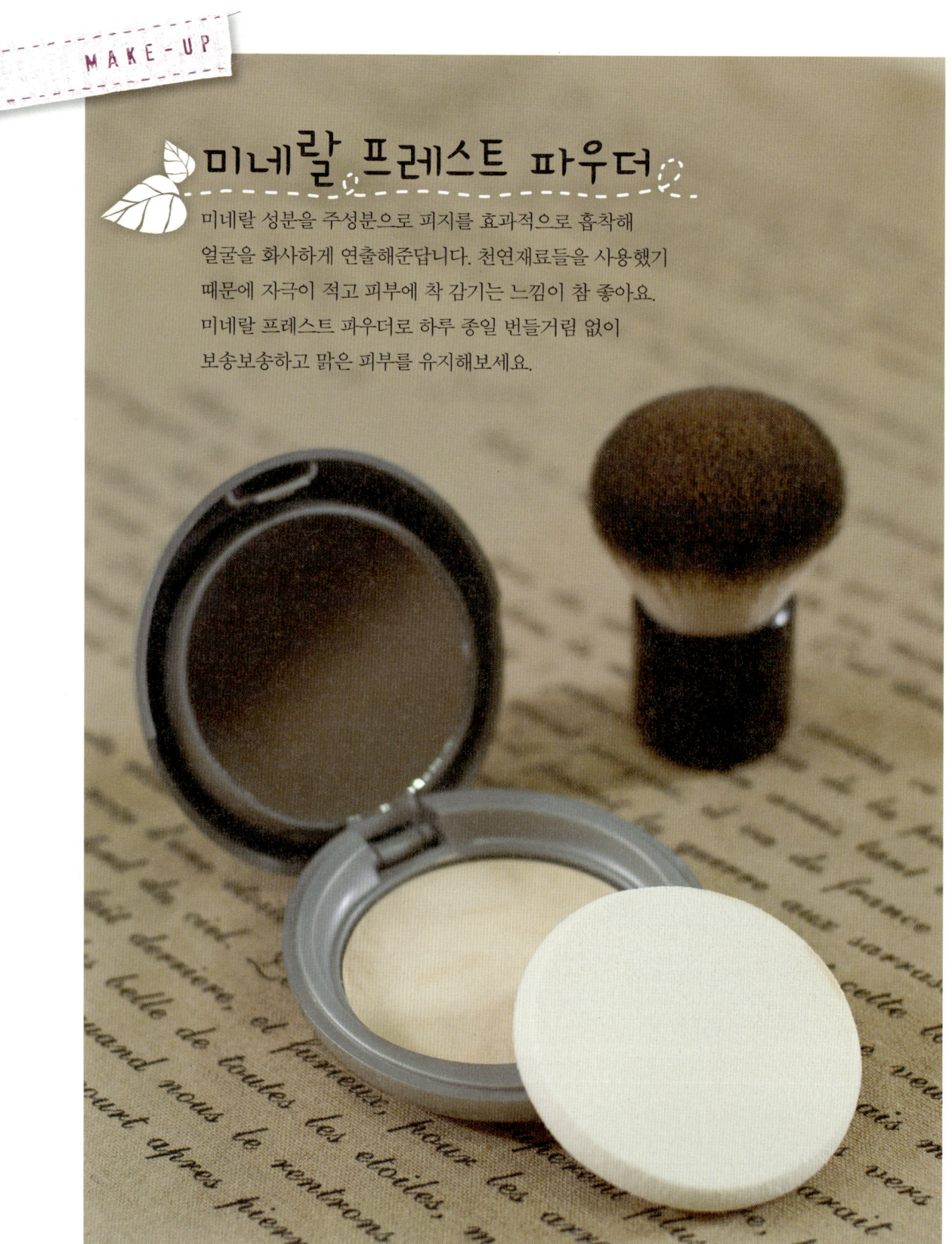

난이도	예상시간(분)	사용기간(개월)
★★★★★	35	12 (실온보관)

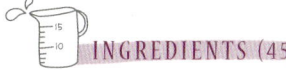

INGREDIENTS (45g)

원재료 파운데이션 컬러믹스 20g,
세레사이트플러스 10g,
화이트클레이 8g
첨가물 알란토인(분말) 3g,
올리브에스터오일 4g
방부제 비타민E 3방울
에센셜오일 네롤리 5방울

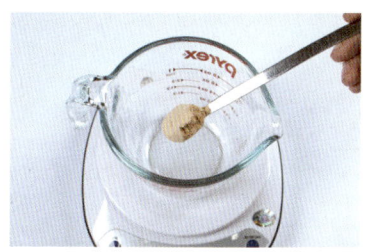

1 파운데이션 컬러믹스를 계량해주세요.

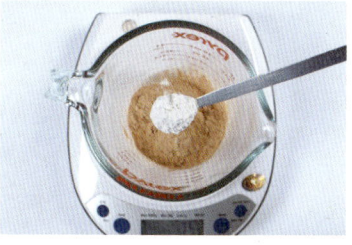

2 세레사이트플러스와 화이트클레이를 첨가해주세요.

TIP 건성피부에는 화이트클레이 8g 대신 화이트클레이 5g, 옥수수전분 3g으로 대체해도 좋아요.

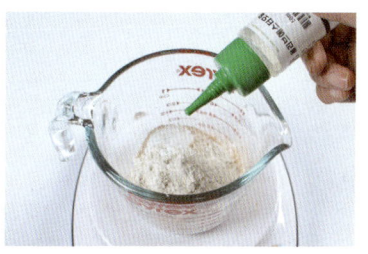

3 알란토인과 올리브에스터오일을 계량하세요.

TIP 올리브에스터오일 대신 사이클로메치콘이나 디메치콘, 호호바오일 등을 사용해도 돼요.

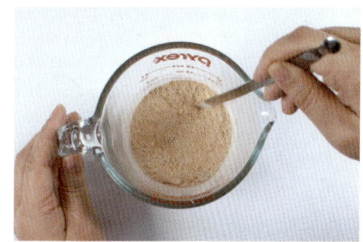

4 비타민E, 에센셜오일을 첨가해 스푼으로 섞어주세요.

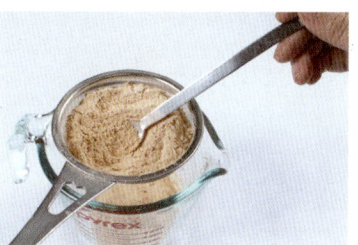

5 체로 여러 번 걸러내어 고르게 섞어주세요.

TIP 컵블렌더가 있다면 모든 재료를 빠르게 고루 섞을 수 있어요.

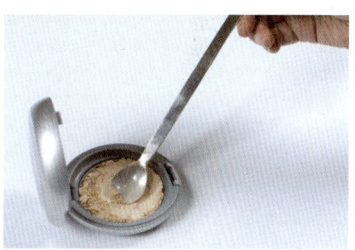

6 파우더 용기에 시약용 스푼을 이용해 꾹꾹 눌러 압축시켜주세요.

TIP 표면에 알코올 스프레이를 살짝 뿌려 눌러주면 매끈한 표면을 만들 수 있어요. 압착하지 않고 파우더 용기에 담아 그대로 사용해도 좋아요.

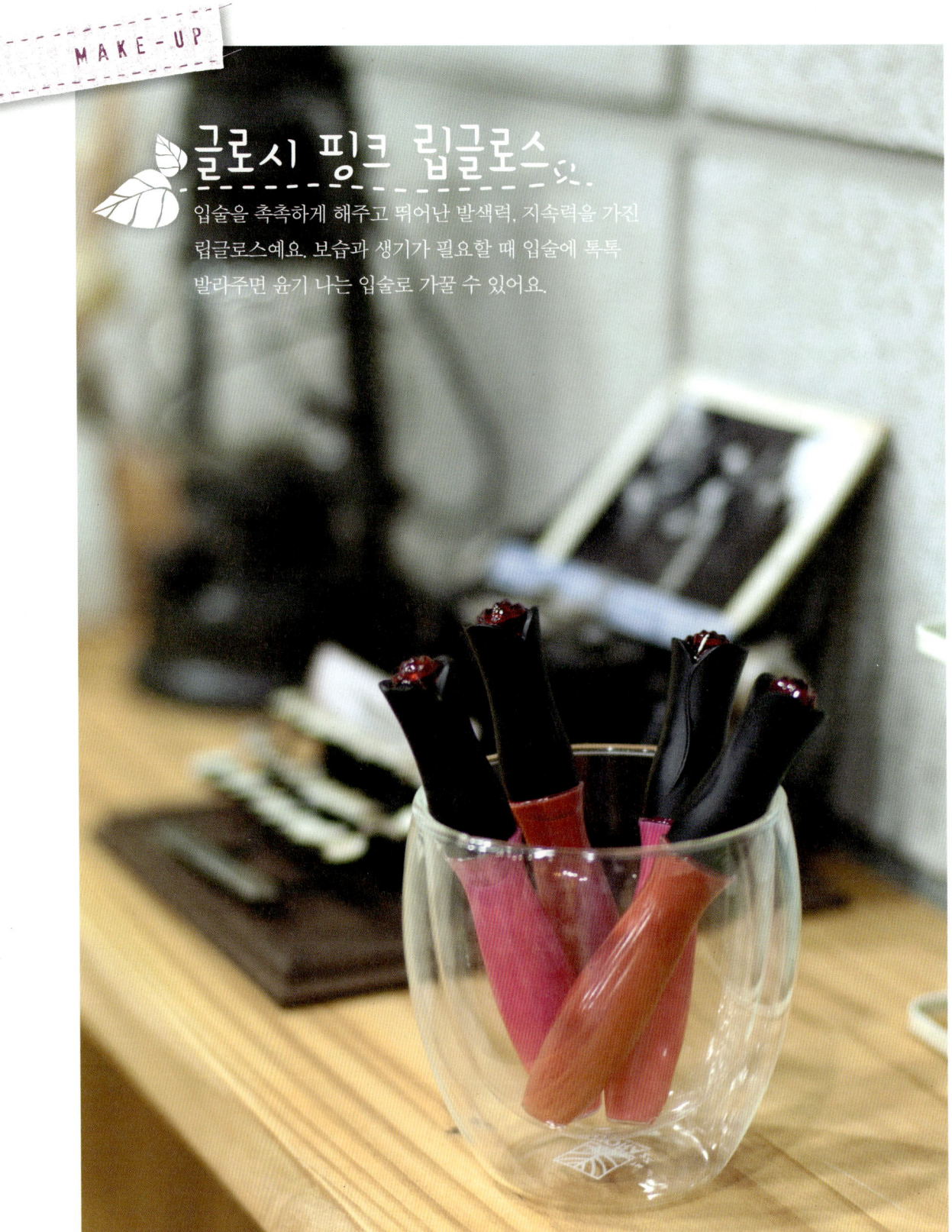

글로시 핑크 립글로스

입술을 촉촉하게 해주고 뛰어난 발색력, 지속력을 가진
립글로스예요. 보습과 생기가 필요할 때 입술에 톡톡
발라주면 윤기 나는 입술로 가꿀 수 있어요.

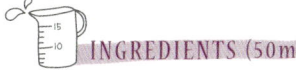

INGREDIENTS (50ml)

오일류 피마자오일 40g,
코코아버터 2g,
호호바오일(화이트) 3g
경화제 칸데릴라왁스 2g,
올리브유화왁스 0.5g
색소 레드레이크 #27 0.2g,
티타늄디옥사이드(분말) 0.2g,
살구핑크 마이카 0.1g
방부제 비타민E 5방울
에센셜오일 제라늄 5방울

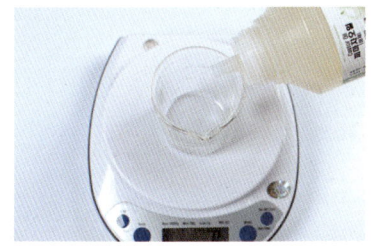

1 피마자오일을 계량해주세요.

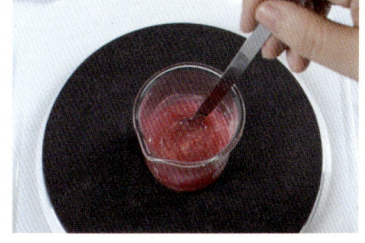

2 색소 재료를 첨가해 낮은 온도로 저어주면서 골고루 분산시켜주세요.

TIP 시약용 스푼 작은 쪽으로 한 스푼을 0.1g으로 계량하시면 됩니다. 펄이 없는 립글로스를 원하시면 마이카는 빼고 만드세요.

BUBBLE'S TIP

화장품용 색소의 종류 색소란 가시광선을 선택적으로 흡수 또는 반사해 고유한 색을 나타내는 물질입니다. 화장품의 색을 발현하기 위한 색소는 크게 세 가지로 나누어 볼 수 있답니다.

• **레이크 색소** : 수용성 염료에 화학적으로 금속 이온을 결합시켜 녹지 않은 상태로 만든 것이에요. 비누, 화장품 등 거의 모든 영역에 사용 가능하며 특히 립 제품에 많이 쓰이고 있어요.

• **티타늄디옥사이드** : 색조화장품의 바탕색을 나타내며 커버력이 뛰어나고 자외선 차단능력을 가지고 있어요. 백색을 나타내는 용도로도 많이 사용됩니다.

• **마이카** : 화성암 및 변성암으로 반짝이게 보이는 색소의 종류예요. 분쇄한 정도에 따라 입자가 고울수록 부드럽고 작은 반짝임이 있고 입자가 클수록 화려한 반짝임이 있어요.

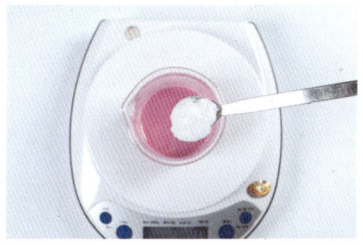

3 코코아버터, 호호바오일을 첨가해 주세요.

TIP 깨끗한 색상 발현을 위해 호호바오일은 화이트를 사용하는 것이 좋아요.

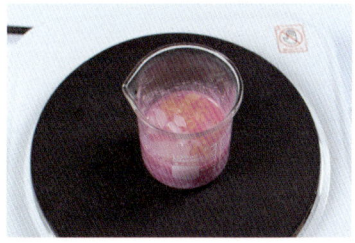

4 경화제를 넣고 다시 가열해 녹여 주세요.

TIP 올리브유화왁스 대신 세틸알코올을 동량 대체하셔도 됩니다.

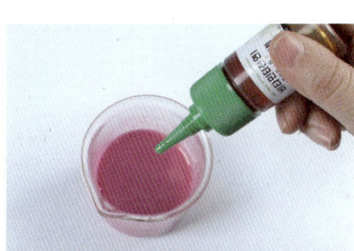

5 비타민E와 에센셜오일을 첨가해 골고루 섞어준 후 립글로스 용기에 담아주세요.

TIP 어린이용으로 만들 때는 화장품용 색소 대신 자초 인퓨즈드 오일을 이용하세요.

로즈 트리트먼트 립스틱

입술에 자연스러운 컬러를 주는 립스틱과
촉촉하고 부드럽게 가꾸어주는 립밤의 기능을 함께 가진
로즈 트리트먼트 립스틱으로 사랑스러운 립메이크업을
완성해보세요.

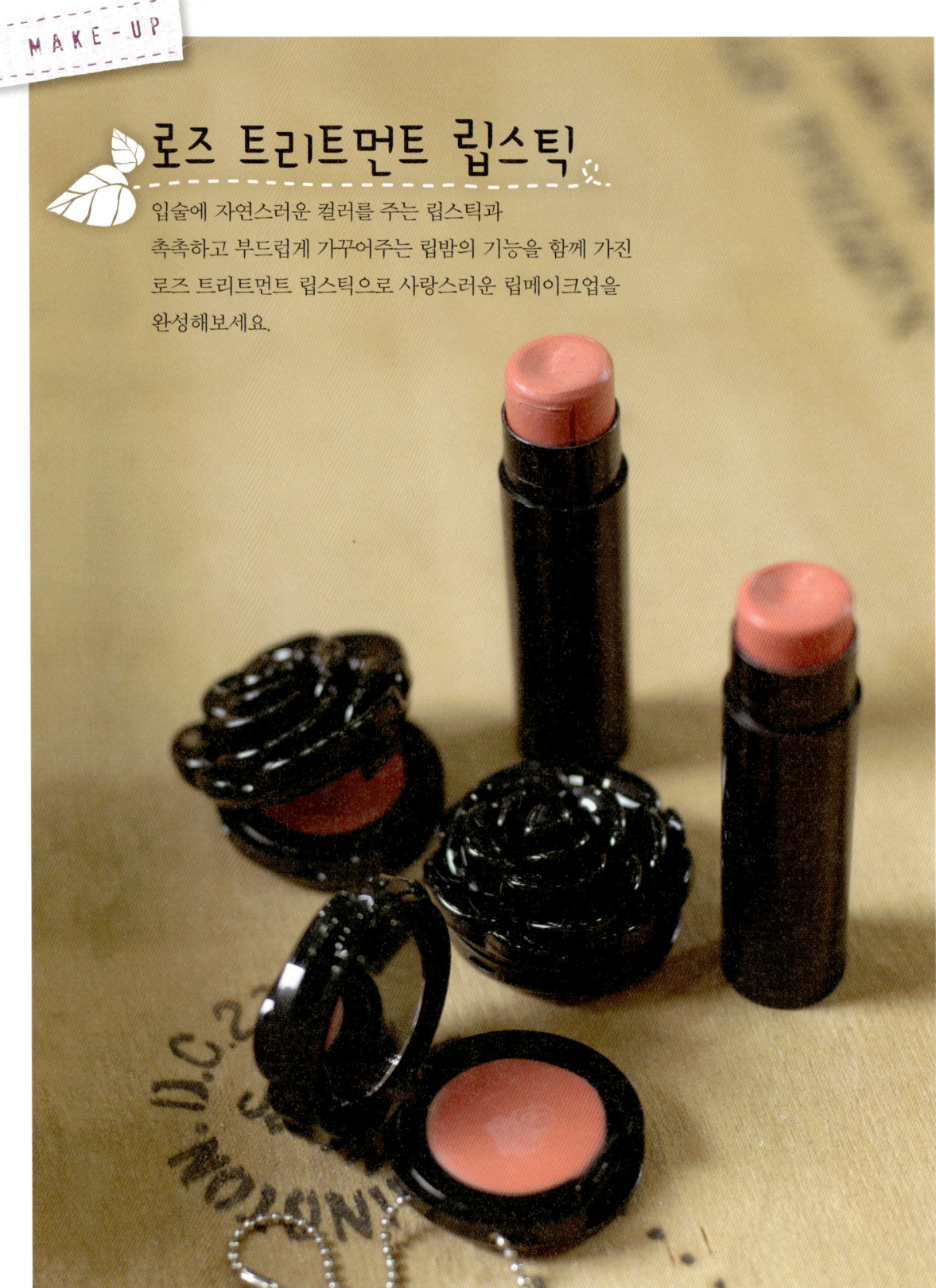

216

INGREDIENTS (15ml)

● 스틱형

오일류 피마자오일 7g, 시어버터 2g,
올리브에스터오일 2g

경화제 밀랍 2g, 올리왁스LC 1g

색소 레드레이크 #40 0.3g,
티타늄디옥사이드 0.5g,
살구핑크 마이카 0.2g

첨가물 비타민E 2방울

에센셜오일 로즈 2방울

● 크림형

오일류 피마자오일 9g, 시어버터 1g,
올리브에스터오일 2g

경화제 밀랍 1g, 올리왁스LC 0.5g

색소 레드레이크 #40 0.3g,
티타늄디옥사이드 0.5g,
살구핑크 마이카 0.2g

첨가물 비타민E 2방울

에센셜오일 로즈 2방울

✛ 립 컬러를 위해 색소 대신 사용하던
립스틱을 잘라서 넣어보세요. 원래 립스틱보다
촉촉하고 자연스러운 발색을 가진 립스틱으로
재탄생한답니다.

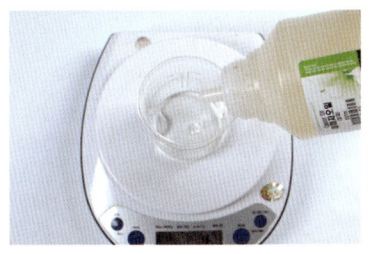

1 피마자오일을 계량해주세요.

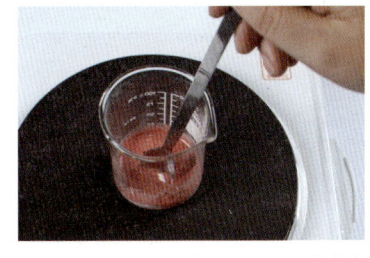

2 색소를 첨가해 낮은 온도로 가열하
면서 골고루 저어 분산시켜주세요.

TIP 중간중간 블렌더를 사용하면 좀 더 고르게 분
산시킬 수 있어요.

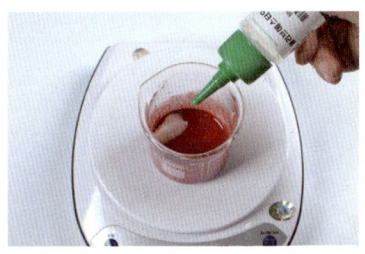

3 시어버터와 올리브에스터오일을
첨가해주세요.

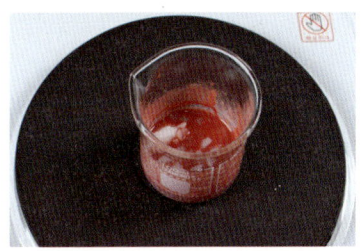

4 경화제를 넣고 다시 가열해 녹여
주세요.

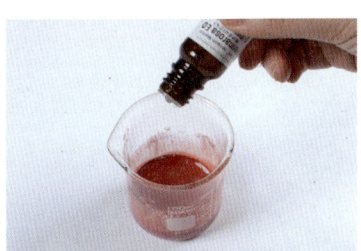

5 비타민E와 에센셜오일을 첨가해 골
고루 섞어준 후 용기에 담아주세요.

TIP 에센셜오일 대신 립 전용 향료인 플레이버오
일을 사용해도 좋아요.

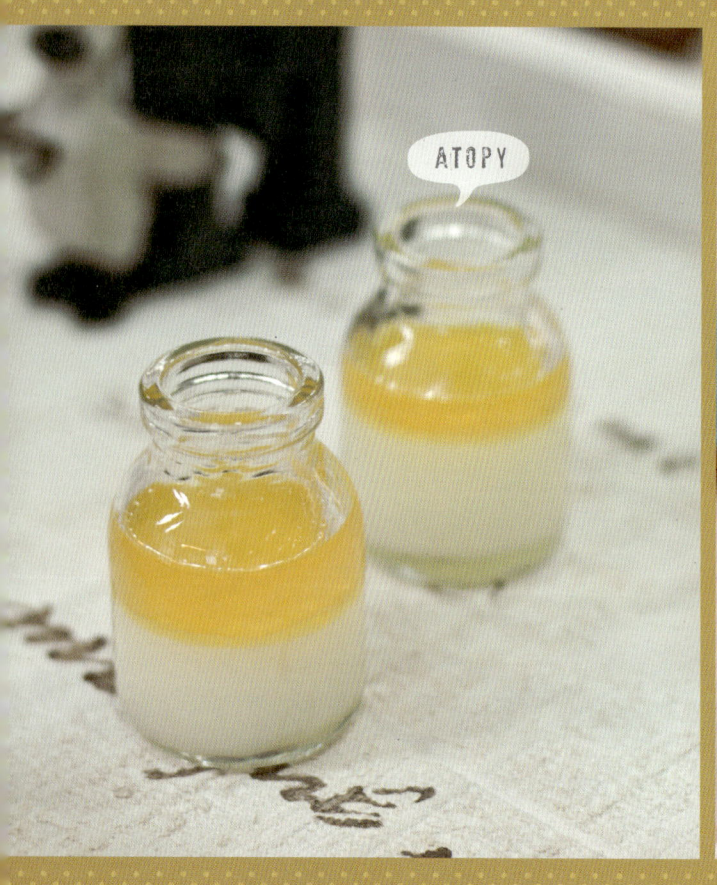

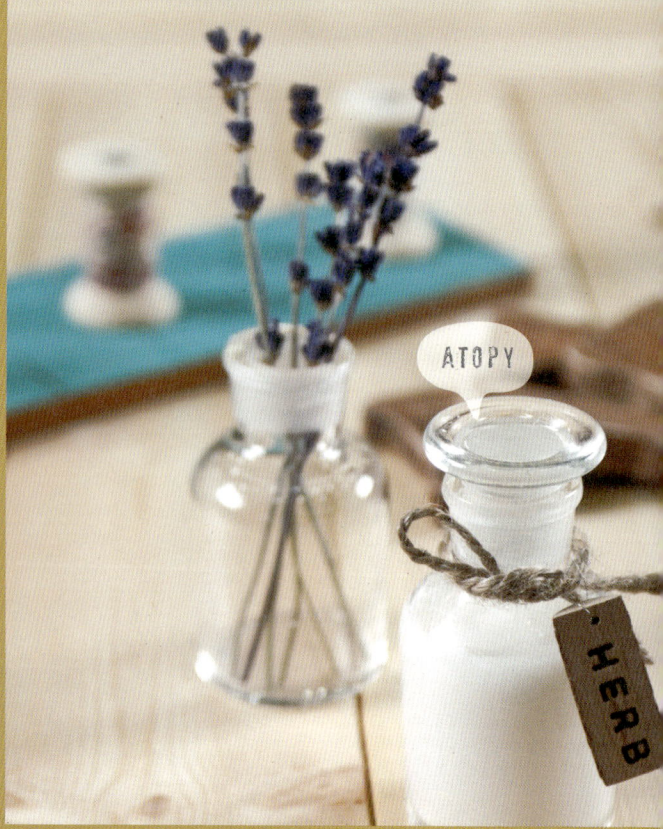

제가 처음에 그랬듯이, 아기의 연약한 피부나 아토피 피부를 위해 천연화장품을
시작하시는 분들이 많으세요. 자연을 고스란히 담은 안전한 재료에 아기를
생각하는 마음까지 넣어서 아주 순한 천연화장품을 직접 만들어보세요.
'엄마 손은 약손' 이라는 거 잊지마세요.

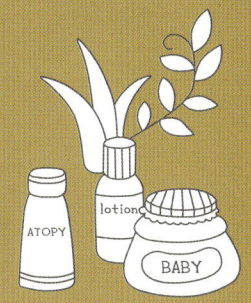

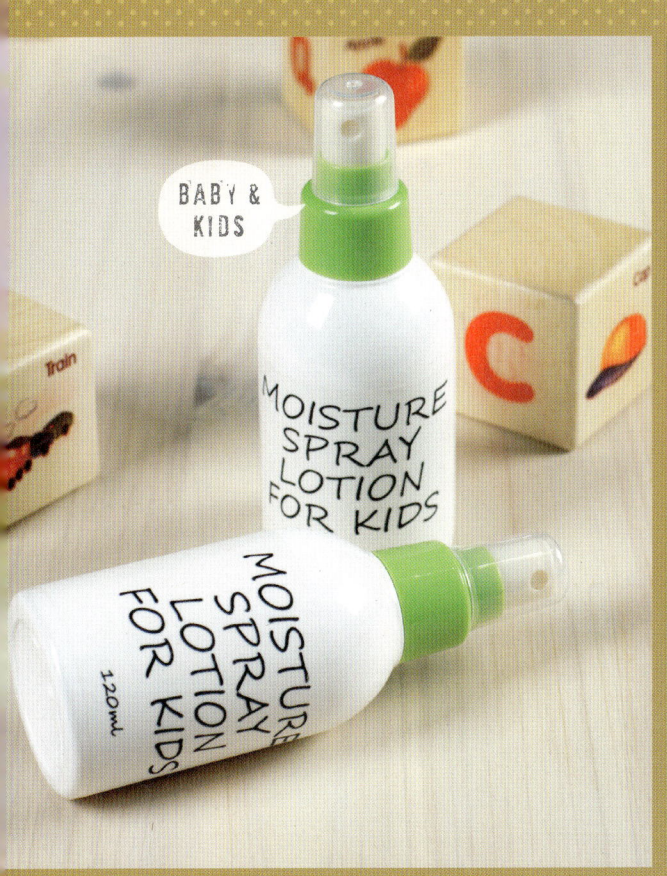

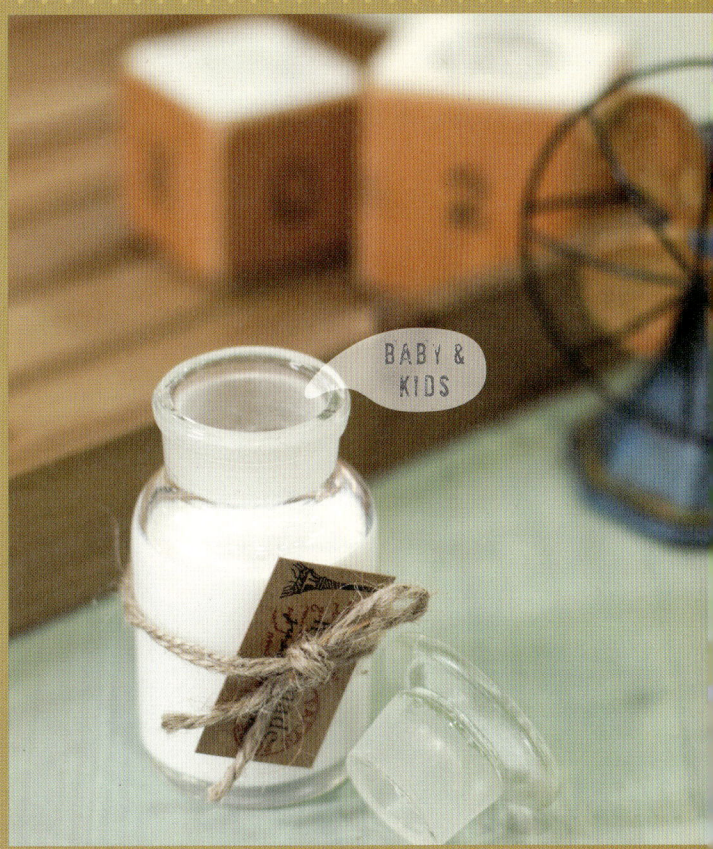

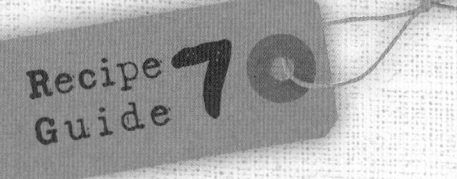

ATOPY

아토피 피부염은 세계적으로 증가하는 추세이며 유병률이 인구의 20%라는 보고가 있을 정도로 현대 사회에 심각한 피부 질환이에요. 제가 천연화장품을 시작하게 된 계기도 저희 아이의 아토피 때문이었어요. 아토피에 관한 일반적인 상식과 아토피 피부에 좋은 천연재료들을 정리했으니 만들기에 앞서 읽어보세요.

아토피의 정의

'아토피(atopy)'란 말은 '부적당한' 또는 '기묘한'이란 의미로 1925년 코카(Coca)라는 학자가 알레르기성 증상을 나타내는 말로 처음으로 사용했어요. 아토피 피부염은 주로 유아기 혹은 소아기에 시작되는 만성적인 염증성 피부질환으로 가려움증과 피부건조증, 특징적인 습진을 동반해요. 현대 의학에서 아토피는 면역질환으로 간주돼요. 외부의 알레르기 자극인자(allergen)가 피부나 점막에 면역 과민반응을 일으켜 나타나는 것으로 설명되고 있어요. 즉, 정상인은 무반응을 유발하는 것이 아토피 환자에게는 알레르기 등과 같은 면역반응을 유발한답니다.

아토피의 원인

아토피 피부염의 발병 원인은 아직 확실하게 알려져 있지 않은 상태에요. 유전적인 요인, 환경적 요인, 면역학적 반응 및 피부보호막의 이상 등이 주요 원인으로 여겨지고 있어요.

- **유전적인 요인** 아토피는 유전적인 요인이 가장 크며 근본적인 요인일 수 있습니다. 많은 아토피 피부염 환자들이 가족력이 있다는 사실에서 알 수 있어요.

- **환경적 요인** 산업화로 인한 매연 등 환경 공해, 식품첨가물 사용의 증가, 서구식 주거 형태, 집먼지 진드기 등이 알레르기를 일으키는 원인 물질일 수 있어요.

- **면역계에 의한 요인** 인체에 유해한 침입에 대항하는 면역계 중 '면역 글로불린E'라는 항체는 각종 알레르기에 관여해요. 아토피가 있는 경우 면역 글로불린E의 수치가 높아 인체에 아무 해가 없는 음식이나 환경에 과민반응을 보여 알레르기를 일으킨다고 해요.

- **정서적인 요인** 스트레스와 피로, 심한 가려움증에 의한 수면장애 등이 증상을 악화시키기도 해요.

아토피의 분류

나타나는 증세와 나이에 따라 3가지 형태로 나눌 수 있어요.

- **유아형 아토피** 흔히 태열이라고 불리며 생후 2~6개월 사이에 발생해요. 양뺨에 부분적인 작은 수포 형식으로 시작해 얼굴, 머리 등에 붉은 반점과 물집, 딱지 등이 생기며 전신으로 퍼지기도 해요. 2세경에 좋아지는 경우도 있지만 태열이 지속될 경우 유아형 아토피로 변하게 돼요.

- **소아형 아토피** 4세에서 11세의 소아에게 발생하며 피부가 건조해지고 가려움증이 심해요. 특히 얼굴, 목, 팔꿈치 안쪽, 무릎 안쪽 등에 잘 생기며 유아기 때보다는 진물은 적지만 피부가 매우 건조한 특징이 있어요. 피부를 계속 긁어 상처가 남고 피부가 두꺼워지기도 해요.

- **성인형 아토피** 12세 이후에서 나타나며, 붉은 반점이나 수포로 인하여 가려움증과 태선화가 심해집니다. 팔다리의 접히는 부위를 포함하여 이마, 목, 눈, 손, 발까지 두꺼운 습진이 발생해요. 정신적인 면까지 악화시킴으로써 사회 생활에 지장을 초래하기도 해요. 특히 성인형은 스테

로이드 같은 약물의 장기 복용이나 과다복용이 많아 치료가 어렵고 피부 재생에 많은 시간을 필요로 하며 색소침착이 나타나기도 해요.

*cf.태선화(lichenification):피부를 자꾸 긁어 피부가 두꺼워지면서 주름이 심하게 보이는 현상

아토피 증상과 합병증

심한 가려움증과 피부건조증, 피부 병변이 주요 증상이에요. 얼굴이나 두피에서 시작해 나이가 많아짐에 따라 얼굴 이외의 부위를 침범하는데 땀이 많고 따뜻한 부위(팔다리의 접히는 부위)에 주로 나타나요. 처음에는 빨갛게 보이면서 오돌토돌하고 진물이 나기도 하지만 차차 만성화되면서 건조하고 두꺼워진답니다. 세균으로 인한 2차 감염이 잘 생기며 천식이나 비염 증상을 보이는 경우가 많아요. 합병증으로는 주부습진, 물사마귀, 아토피성 각결막염 등이 있어요.

아토피의 치료

가장 중요한 것은 예방이며 초기 단계에서의 치료입니다. 주 증상이 가려움증이므로 피부를 긁어 2차적인 증상이 나타나게 됩니다. 아토피 치료로는 부신피질 호르몬제, 면역조절제, 국소면역조절제, 항히스타민제가 사용되고 있어요. 전문의에게 진료를 받으면서 생활 가이드를 잘 지켜 더 이상 악화되는 것을 막는 것이 가장 좋아요.

아토피 피부 예방 생활 가이드

• **피부 청결과 보습** 목욕할 때는 25도 정도의 미지근한 물이 적당하며 10분을 넘기지 마세요. 자극이 적은 클렌저를 사용해 충분히 거품을 내서 씻고 때수건은 절대 사용하면 안돼요. 샤워 후에는 수건으로 톡톡 두드리듯 물기를 닦아내고 3분 이내에 보습제를 발라 수분막을 만들어주세요.

• **주거환경** 방안의 온도는 20~22도 습도는 50~60%로 적정하게 유지하는 것이 좋아요. 건조할 때는 가습기를 사용해주세요. 집먼지 진드기, 꽃가루, 동물의 털에 과민반응을 보이는 경우가 많기 때문에 애완동물이나 카페트 등은 피하는 것이 좋아요

• **식생활** 채소와 현미 잡곡밥 위주로 식사하고 화학조미료,

식품첨가물이 든 패스트푸드, 인스턴트 음식을 가급적 적게 먹는 것이 좋아요. 수분을 충분히 섭취해 몸속 노폐물과 독성을 배출해주세요.

• **의복 관리** 면소재의 옷과 침구를 사용하고 세탁 후 세제가 남지 않도록 잘 헹궈내야 해요. 모직이나 합성섬유로 만든 옷, 지나치게 달라붙은 타이즈나 스타킹 등은 피부를 자극하여 증세를 악화시킬 수 있으니 주의하세요.

아토피 증상에 따른 천연재료의 종류

천연재료를 적절히 활용하면 아토피 증상 예방과 완화에 도움을 주는 화장품을 만들 수 있어요.

• **보습**
　－베이스오일: 오트밀오일, 바오밥오일, 동백오일, 시어버터, 올리브오일(엑스트라버진)
　－기능성첨가물: 세라마이드, 판테놀, 히아루론산, 글리세린
　－에센셜오일: 라벤더, 카모마일로만, 제라늄, 네롤리

• **가려움증 완화**
　－베이스오일: 타마누시드오일, 햄프시드오일, 달맞이꽃 종자유, 보리지오일
　－기능성 첨가물: 알란토인, 스쿠알란
　－에센셜오일: 카모마일저먼, 카모마일로만, 야로, 에버래스팅

• **항염.항균**
　－베이스오일: 카렌듈라오일, 호호바오일, 달맞이꽃종자유, 보리지오일
　－기능성 첨가물: 프로폴리스, 병풀추출물, 카렌듈라추출물, 편백추출물
　－에센셜오일: 티트리, 샌달우드

• **세포재생**
　－베이스오일: 아르간오일, 타조오일, 보리지오일, 아보카도오일
　－기능성 첨가물: 알란토인, 마치현추출물, 스쿠알란
　－에센셜오일: 미르, 프랑킨센스, 샌달우드

피톤치드 수딩 스프레이

피톤치드(phytoncide)는 phyton(식물)+cide(살균력)의 합성어로
식물이 병원균이나 해충, 곰팡이로부터 자신을 방어하기 위해
내뿜는 항균물질이랍니다. 편백나무에는 피톤치드 성분이
다량 함유되어 있기 때문에 가려움증 진정효과와
항균, 항염 효과가 뛰어나 아토피 피부 개선에 효과적이에요.

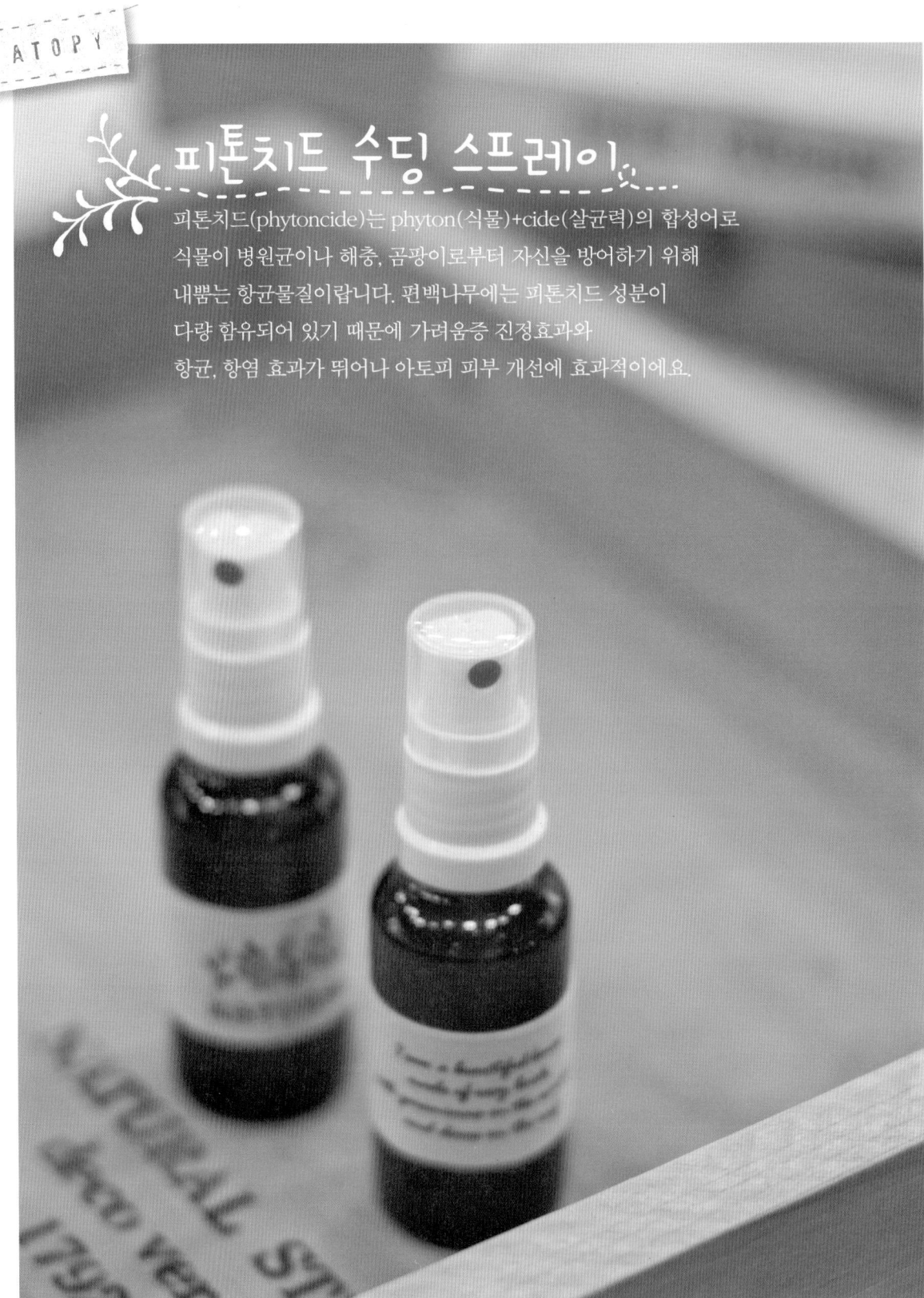

222

난이도	예상시간(분)	사용기간(개월)	
★☆☆☆☆	5	냉장보관 3	실온보관 1~2

INGREDIENTS (100ml)

워터류 편백워터 87g
첨가물 편백추출물 5g,
알란토인(액상) 5g
방부제 나트로틱스 2g
가용화제 올리브리퀴드 1g
에센셜오일 샌달우드 5방울

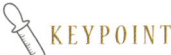

KEYPOINT

편백워터는? 토양에 뿌리내리고 살아가는 수목은 세균이나 곤충의 공격이나 자극을 피할 수 없어 방어용 물질을 발산해 자신의 몸을 보호합니다. 이때 식물이 분비하는 살균물질을 '피톤치드'라고 해요. 침엽수에는 피톤치드가 많이 발생하는데 특히 편백나무가 효력이 뛰어난 피톤치드를 발산하는 것으로 알려져 있어요. 인체에 안전한 천연물질이면서 병원균이나 해충 등에 유효한 항균물질이고 알레르기나 피부질환에 진정작용을 하며 면역을 높여주는 기능이 있어요.

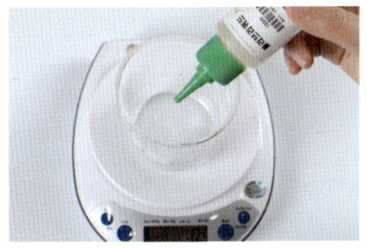

1 올리브리퀴드를 계량해주세요.

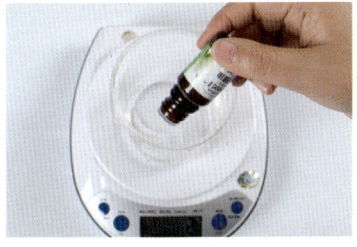

2 에센셜오일을 첨가해 가볍게 섞어주세요.

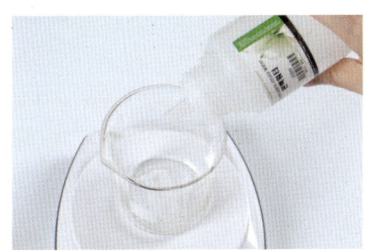

3 편백워터를 계량해 섞어주세요.

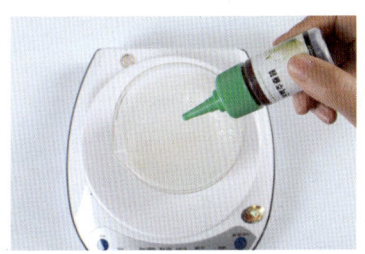

4 편백추출물을 계량해주세요.

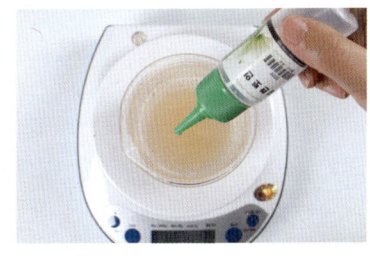

5 알란토인과 방부제인 나트로틱스를 첨가해 섞으세요.

PLUS RECIPE

피톤치드 공기정화 스프레이
실내에서 삼림욕 효과를 볼 수 있도록 피톤치드 성분을 넣어 만든 스프레이입니다. 공기 중의 불쾌한 냄새를 없애주고 공기 정화에 도움을 줘요.

재료 250ml
식물성에탄올 190g, 정제수 15g, 사이프러스 에센셜오일 30방울, 주니퍼베리 에센셜오일 28방울, 파인 에센셜오일 15방울

식물성에탄올에 에센셜오일을 차례대로 첨가해 가볍게 섞어준 후 정제수를 부어주면 완성입니다. 스프레이 용기에 담아 공기 중에 뿌려주세요. 피부에 직접 닿지 않도록 주의하세요.

레이어드 보습 미스트

아토피 부위의 가려움증과 염증을 완화시켜주는
미스트예요. 보습력이 뛰어나 건성피부의 보디미스트로
사용하셔도 좋아요. 오일층과 워터층이 분리된 미스트로
사용 전 가볍게 흔들어주세요.

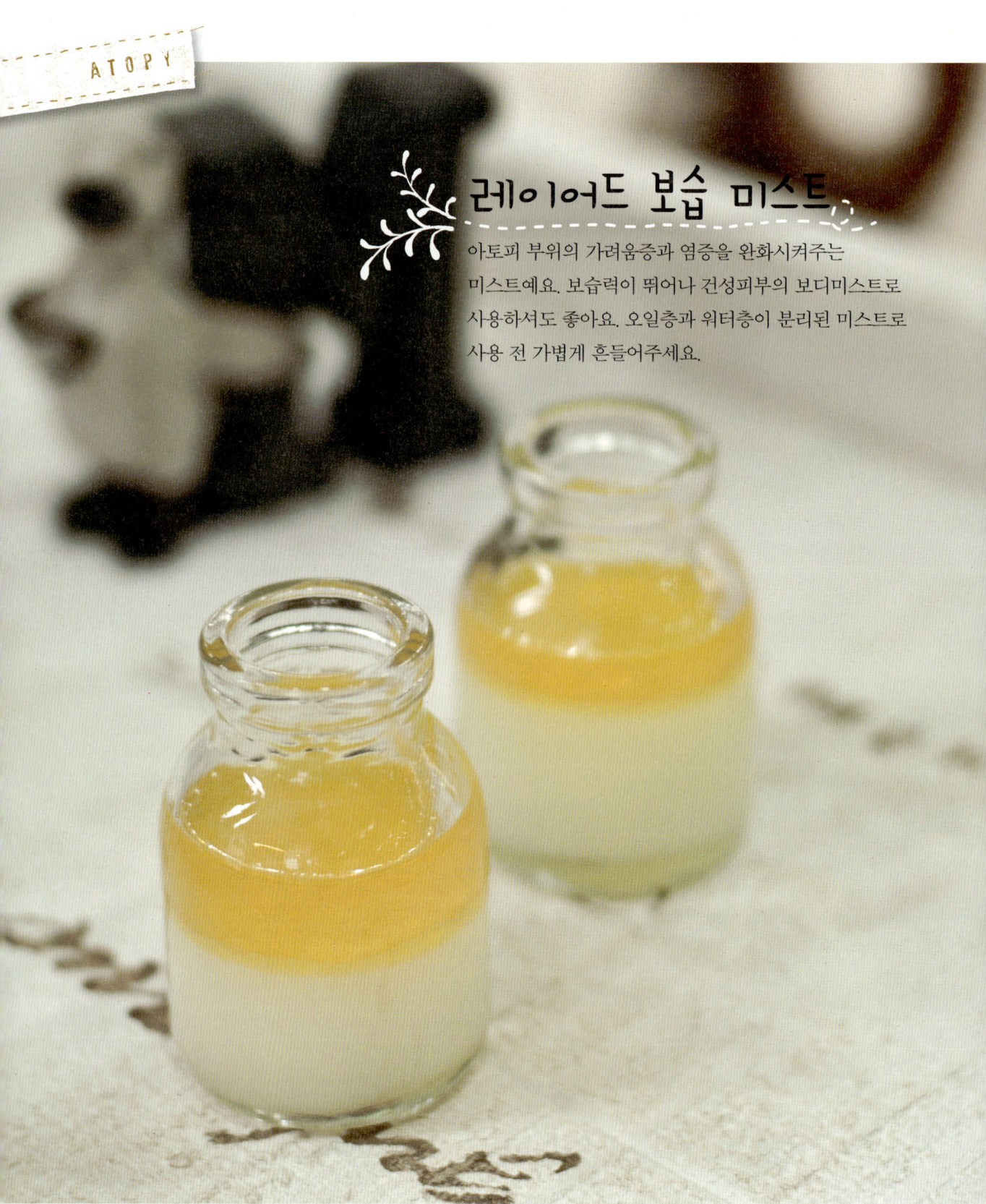

난이도	예상시간(분)	사용기간(개월)	
★★☆☆☆	10	냉장보관 3	실온보관 1~2

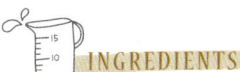

INGREDIENTS (100ml)

워터류 카모마일로만워터 69g
첨가물① 바오밥오일 10g,
아보카도오일(정제) 8g,
시벅턴오일(비정제) 10방울
첨가물② 세라마이드(수용성) 8g,
리피듀어 5방울
방부제 나트로틱스 2g
가용화제 올리브리퀴드 2g
에센셜오일
• 3개월~3세: 라벤더 5방울
• 4세~11세: 라벤더 5방울,
티트리 2방울
• 12세~성인: 라벤더 5방울,
티트리 5방울

KEYPOINT

세라마이드는? 표피의 지질은 세라마이드, 콜레스테롤, 지방산으로 이루어져 있어요. 이 중 세라마이드는 피부장벽(skin barrier)을 구성하는 데 가장 중요한 성분으로 수분의 증발을 막고 손상된 피부장벽을 빠르게 복원하는 역할을 합니다. 또한 외부 이물질에 대한 장벽 기능을 하여 피부를 보호하는 데 필수 성분이에요. 아토피 피부는 세라마이드가 정상 피부에 비해 현저히 낮아져 피부의 보습 및 보호 기능이 깨어지면서 여러 가지 피부 트러블이 유발되는 것입니다.

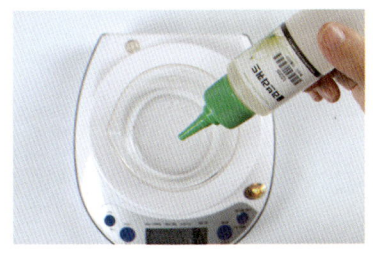

1 올리브리퀴드를 계량해주세요.

TIP 11세 이하일 경우 올리브리퀴드의 양을 반으로 줄여 첨가하시면 더 좋아요.

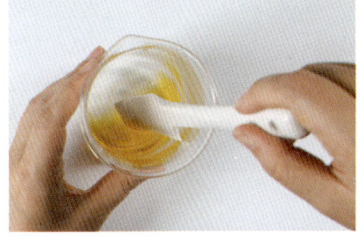

2 첨가물①과 에센셜오일을 계량해 가볍게 섞어주세요.

TIP 오일류 재료들을 미리 올리브리퀴드와 섞어주시는 것이 좋아요.

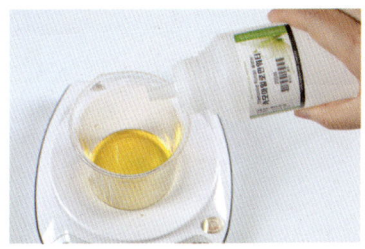

3 카모마일로만워터를 계량해 섞어 주세요.

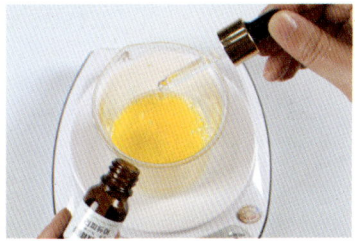

4 첨가물②와 나트로틱스를 첨가해 준비한 미스트 용기에 담아주세요.

TIP 나트로틱스 2g 대신 자몽씨추출물 10방울로 대체하셔도 돼요.

스쿠알란 오일미스트

오일 타입의 미스트로 아토피 부위나 건조한 피부에 보습효과가
오래 지속되고 피부를 진정시켜줍니다. 끈적임 없이 가벼운 타입이라
건조할 때마다 수시로 발라주기 좋아요. 또 목욕 후 물기가 있을 때
보디오일로 사용해 촉촉한 수분막을 만들어줄 수도 있어요.

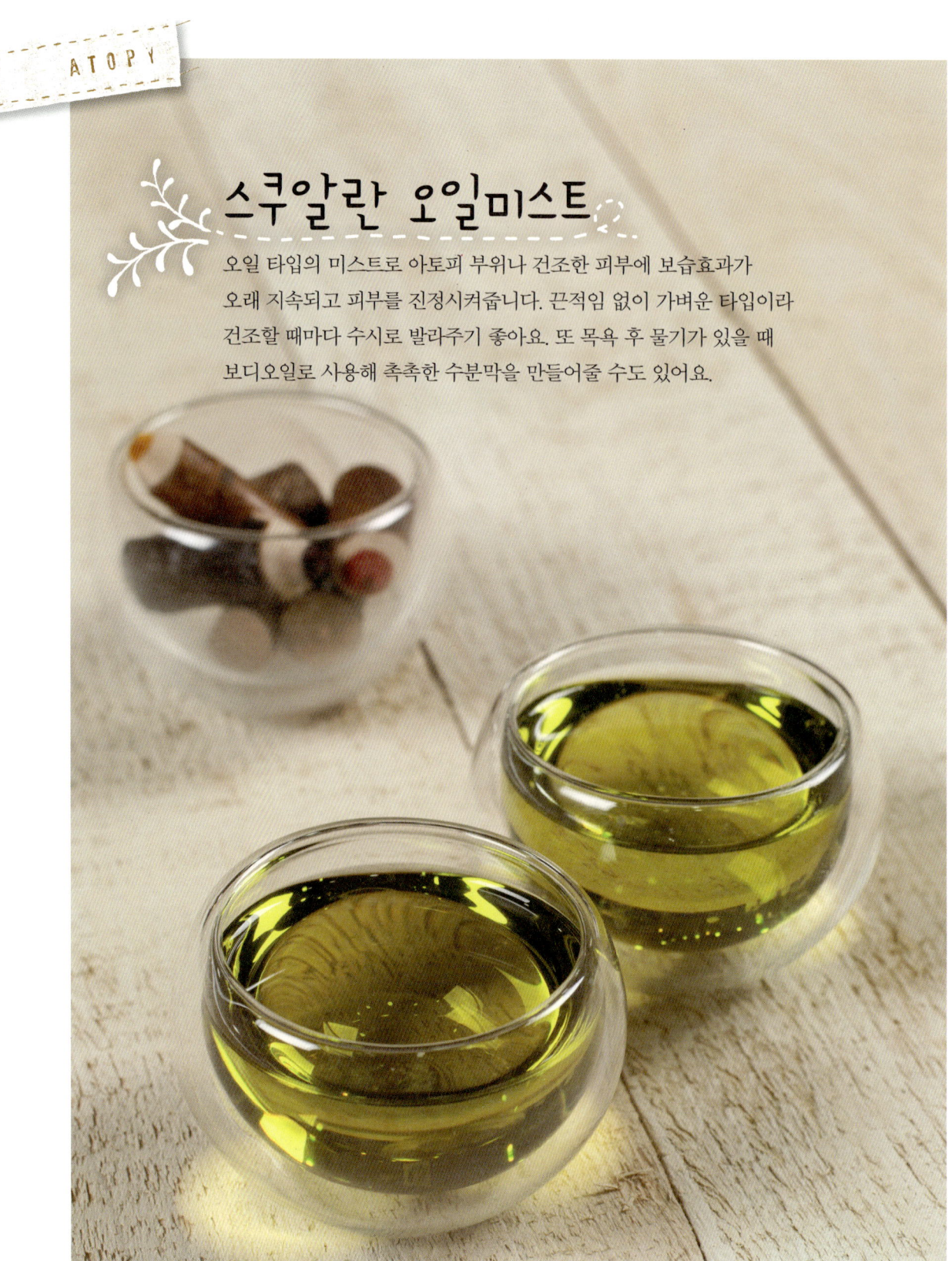

난이도	예상시간(분)	사용기간(개월)	
		냉장보관	실온보관
★☆☆☆☆	5	12	6~8

INGREDIENTS (100ml)

오일류 호호바오일(골드) 46g,
스쿠알란 36g, 올리브에스터오일 2g
첨가물 세라마이드(지용성) 3g
방부제 비타민E(천연) 1g
에센셜오일
- 3개월~3세: 카모마일로만 3방울
- 4세~11세: 카모마일저먼 3방울,
  카모마일로만 5방울
- 12세~성인: 야로 5방울,
  카모마일로만 8방울

KEYPOINT

스쿠알란은? 스쿠알렌(Squalene)은
인체 내에서 생성되어 간이나 쓸개, 피부
등 여러 조직에 분포된 성분이에요. 그 외
에 상어 간유, 대구 간유, 올리브유, 옥수
수유 등에도 함유되어 있어요. 스쿠알란
은 올리브에서 추출한 스쿠알렌에 수소
를 첨가해 안정성과 보존력을 높인 재료
예요. 피부 친화력이 높고 피부자극과 알
레르기 반응을 줄일 수 있는 물질로 피부
에 수분과 영양을 공급해준답니다. 또한
세포를 활성화해 손상된 피부를 회복시
켜주고 신체의 전반적인 기능을 도와 신
진대사를 촉진하는 역할을 해요.

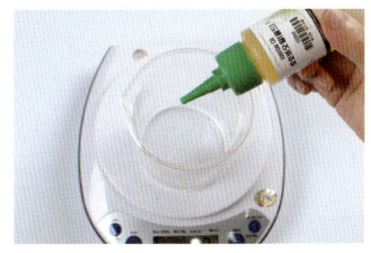

1 호호바오일을 계량해주세요.
TIP 호호바오일 화이트를 사용하셔도 무방해요.
영양성분은 골드가 더 많답니다.

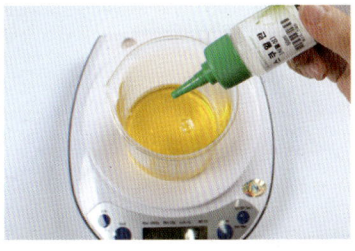

2 스쿠알란과 올리브에스터오일을
첨가해 섞어주세요.

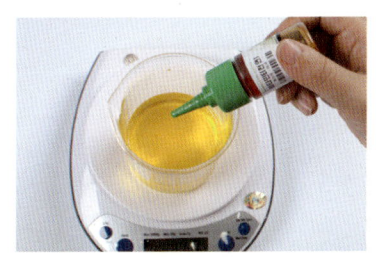

3 보습이 오래 지속되도록 세라마이
드(지용성)와 항산화제인 비타민E
를 첨가해주세요.
TIP 비타민E 대신 로즈마리오일 추출물을 2방울
첨가해도 돼요.

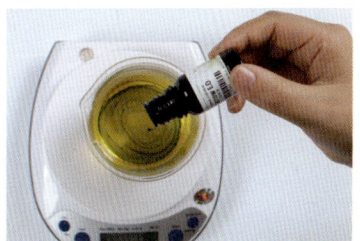

4 사용할 연령대에 맞는 에센셜오일
을 첨가한 후 미스트 용기에 담아주
세요.
TIP 건성피부 보디오일로 사용할 경우에는 에버래
스팅 에센셜오일 10방울, 라벤더 에센셜오일 10방울
로 대체하셔도 좋아요.

카멜리아 모이스처로션

카멜리아오일은 우리말로는 '동백오일'이라고 불리는데
가려움증과 염증을 효과적으로 진정시켜주어 아토피 피부에
많이 사용돼요. 시어버터를 같이 사용해 민감해진 피부를
부드럽게 진정시켜주고 영양을 공급해주는 보습 로션이예요.

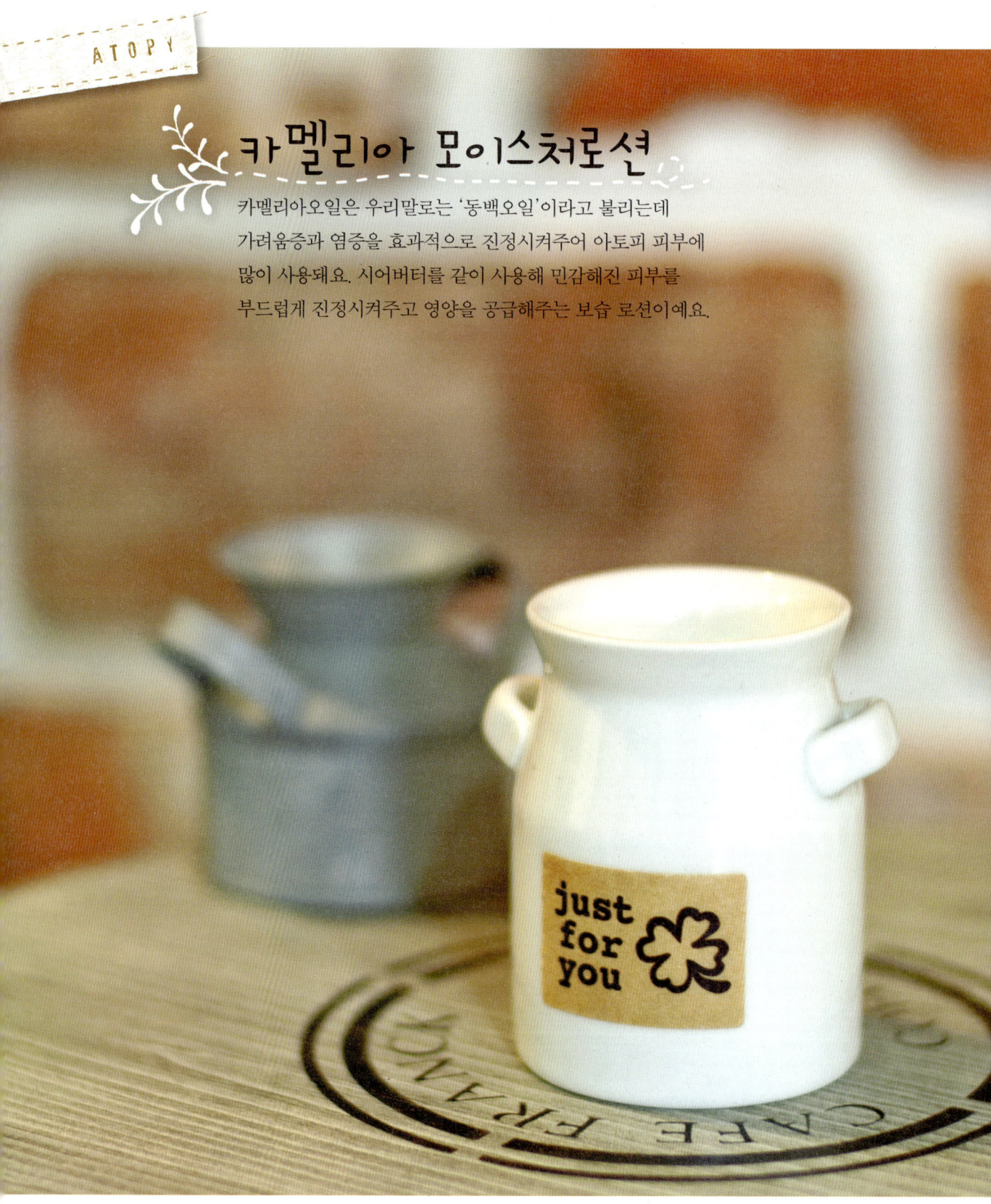

INGREDIENTS (100ml)

워터류 정제수 69g

오일류 동백오일 6g, 시어버터 5g

유화제 올리브소프트왁스 6g,
잰탄검 0.1g

첨가물 히아루론산 5g,
병풀 추출물 3g, 모이스트24 3g,
트레할로스 1g

방부제 나트로틱스 2g

에센셜오일
• 3개월~3세: 카모마일로만 2방울
• 4세~11세: 카모마일로만 5방울
• 12세~성인: 카모마일로만 8방울

KEYPOINT

트레할로스는? '꿈의 당' '부활의 당'으로 불리는 천연 이당류로 버섯, 효모, 곤충, 일부 식물 등에 함유되어 있는 성분이에요. 건조 상태에서 몇 년이 지났더라도 소량의 물만으로도 다시 소생하는 현상이 효모나 곤충 등에서 발견되었는데 그것이 트레할로스의 작용 때문이라고 해요. 장시간 수분을 유지하고 세포를 보호하는 기능을 해 보습제로 사용되고 있어요.

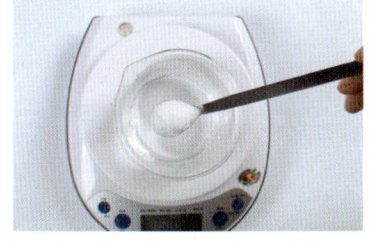

1 정제수와 트레할로스를 계량해 60~70도로 가열해주세요.

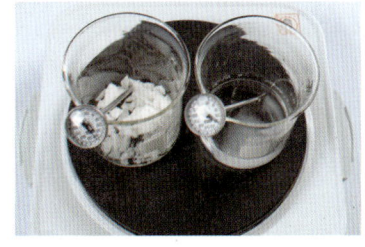

2 오일류와 유화제를 계량해 60~70도로 가열해주세요.

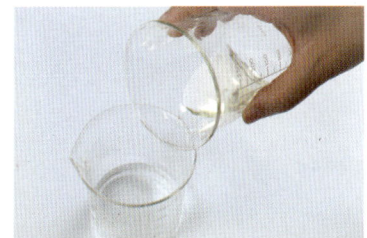

3 두 계열의 온도가 비슷해지면 섞어주세요.

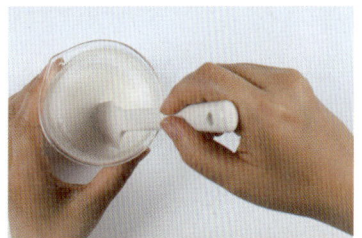

4 주걱과 블렌더를 번갈아 사용해 유화시켜주세요.

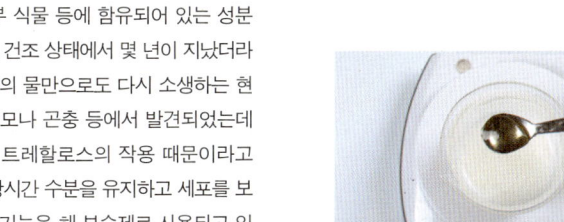

5 히아루론산, 병풀추출물, 모이스트24를 계량해 섞어주세요.

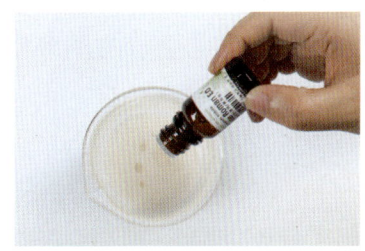

6 방부제를 넣고 온도가 45도 정도로 떨어지면 연령에 맞게 에센셜오일을 첨가한 후 가볍게 섞어주세요.

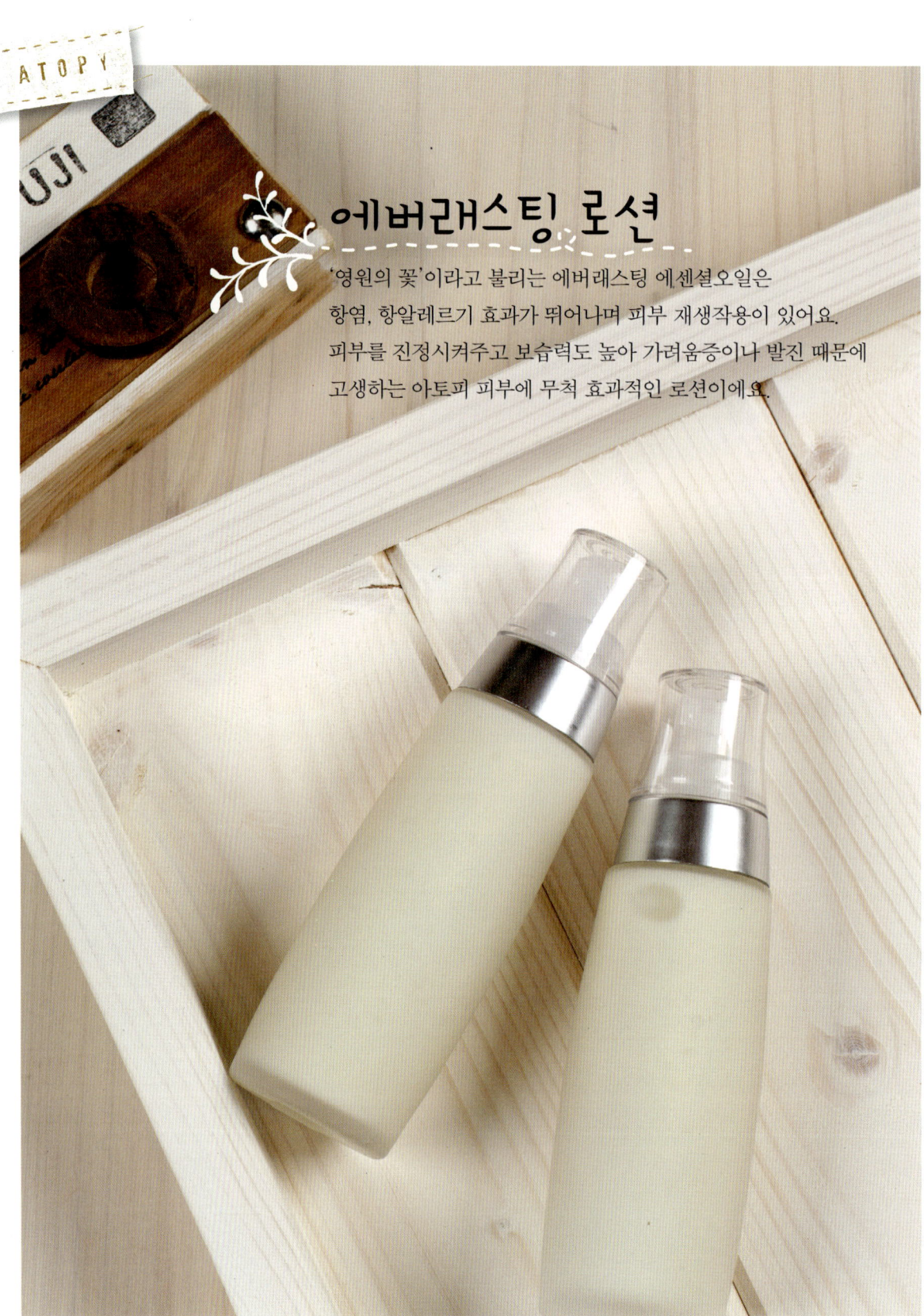

에버래스팅 로션

'영원의 꽃'이라고 불리는 에버래스팅 에센셜오일은
항염, 항알레르기 효과가 뛰어나며 피부 재생작용이 있어요.
피부를 진정시켜주고 보습력도 높아 가려움증이나 발진 때문에
고생하는 아토피 피부에 무척 효과적인 로션이에요.

난이도	예상시간(분)	사용기간(개월)	
★★★☆☆	20	냉장보관	실온보관
		3	1~2

INGREDIENTS (100ml)

워터류 카모마일로만워터 74g
오일류 보리지오일 6g,
오트밀오일 5g, 타마누시드오일 2g
유화제 올리브유화왁스 3g
첨가물 히아루론산 5g,
프로폴리스 3g
방부제 나트로틱스 2g
에센셜오일

- 3개월~3세: 에버래스팅 1방울
- 4세~11세: 에버래스팅 3방울
- 12세~성인: 에버래스팅 6방울

KEYPOINT

에버래스팅 에센셜오일은? 에버래스팅 꽃은 노란색 작은 국화처럼 생겼는데 생김새가 황금빛 태양 같아서 헬리크리섬(helichrysum)이란 이름으로도 유명해요. 또는 '영원한'이라는 뜻의 이모텔(Immortelle)이라고도 불린답니다. 항염작용이 우수하고 발진이나 가려움증을 완화시키면서 긁어서 상처가 난 피부에도 좋답니다. 세포 재생능력이 뛰어나 습진이나 알레르기, 아토피 피부 치료에 효과적인 에센셜오일로 알려져 있어요. 무독성, 무자극으로 아이들용으로도 안전하게 쓸 수 있답니다.

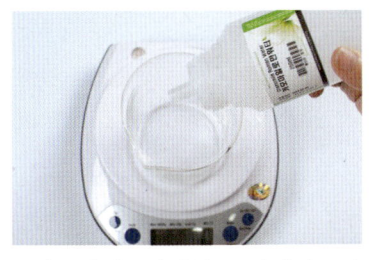

1 카모마일로만워터를 계량해주세요.

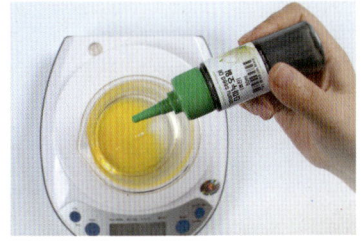

2 다른 비커에 오일류와 유화제를 계량해주세요.

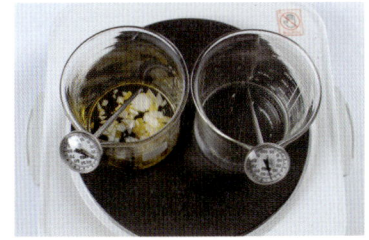

3 각각을 60~70도로 가열해주세요.

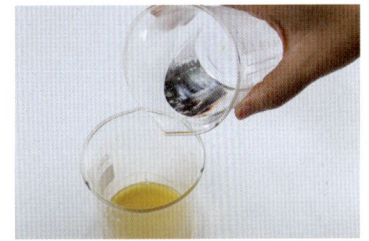

4 워터류에 오일류를 부은 후 주걱과 블렌더를 번갈아 사용해 유화시켜주세요.

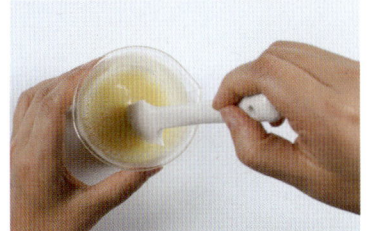

5 첨가물과 방부제를 넣고 골고루 섞어주세요.

TIP 벌꿀 알레르기가 있는 경우 프로폴리스를 빼고 만들어주세요.

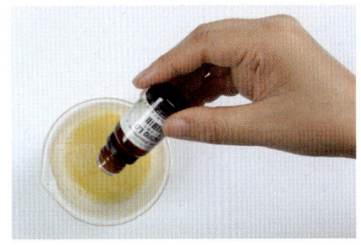

6 마지막으로 에센셜오일을 첨가한 후 준비한 용기에 담아주세요.

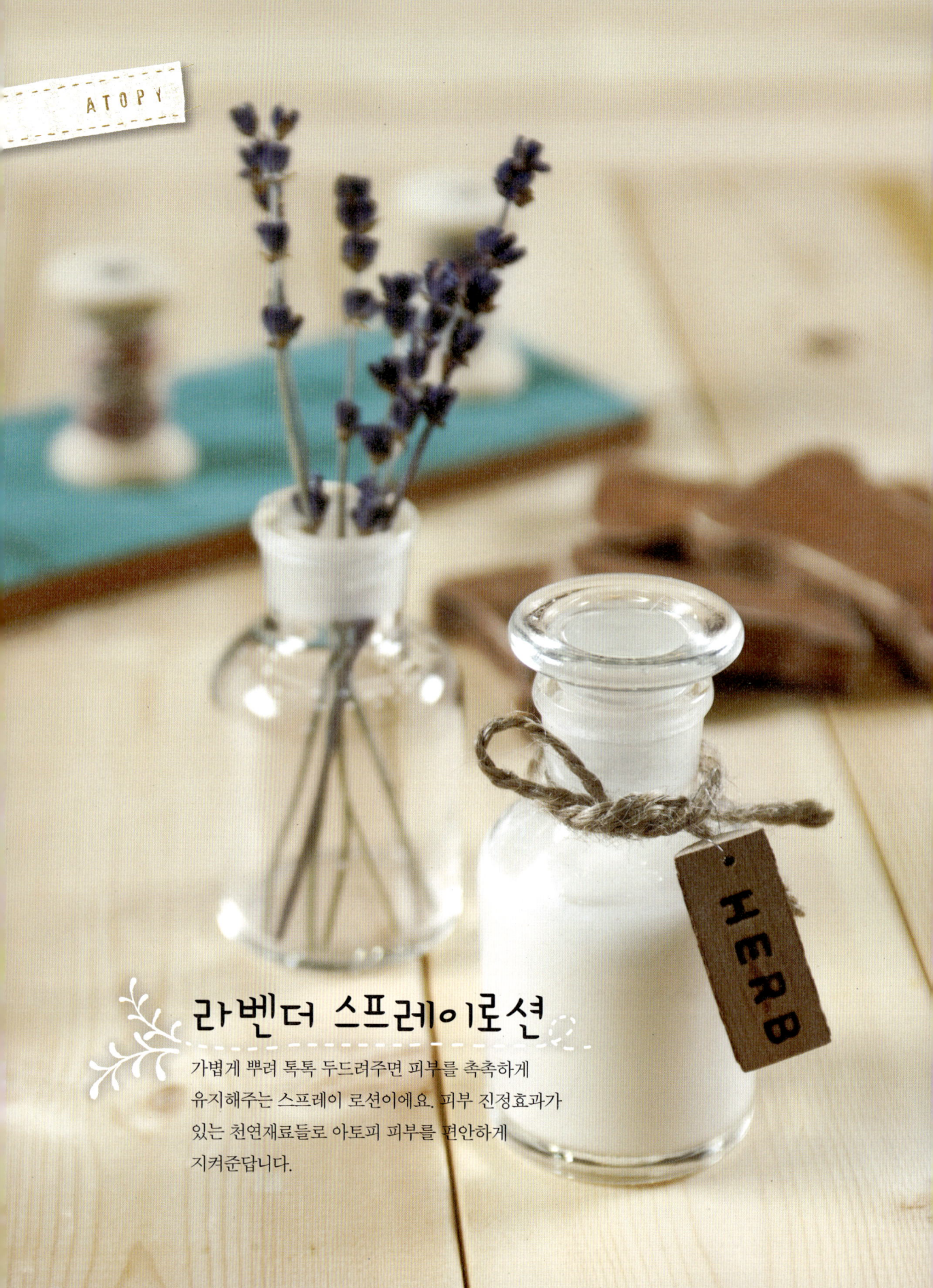

라벤더 스프레이로션

가볍게 뿌려 톡톡 두드려주면 피부를 촉촉하게
유지해주는 스프레이 로션이에요. 피부 진정효과가
있는 천연재료들로 아토피 피부를 편안하게
지켜준답니다.

난이도	예상시간(분)	사용기간(개월)	
		냉장보관	실온보관
★★★☆☆	20	3	1~2

INGREDIENTS (100ml)

워터류 라벤더워터 72g
오일류 카렌듈라오일 5g,
달맞이꽃종자유 4g,
올리브오일(엑스트라버진) 3g
유화제 올리브소프트왁스 6g
첨가물 카렌듈라추출물 4g,
모이스트24 3g, 트레할로스 1g
방부제 나트로틱스 2g
에센셜오일
• 3개월~3세: 라벤더 2방울
• 4세~11세: 라벤더 3방울,
프랑킨센스 2방울
• 12세~성인: 라벤더 5방울,
프랑킨센스 4방울

KEYPOINT

카렌듈라추출물은? 꽃 모양이 황금술잔
과 비슷하다 하여 '금잔화'라고 불리며 염
증을 억제하며 국부적인 상처에 사용하
면 새살이 돋는 것을 촉진해주는 역할을
해요. 각종 피부 트러블에 탁월한 효과가
있으며 피부를 윤기있고 촉촉하게 하는
보습효과가 뛰어나 피부에 청량감을 준
답니다. 피부 자극이 적고 세균으로부터
피부를 보호하며 소독 및 재생작용을 하
기 때문에 아토피나 베이비용 제품에 특
히 많이 사용되고 있어요.

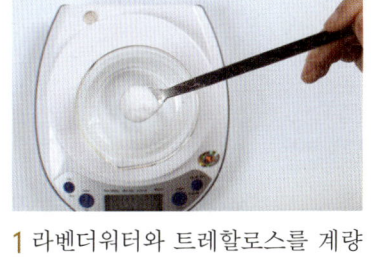

1 라벤더워터와 트레할로스를 계량
해 60~70도로 가열해주세요.

TIP 트레할로스를 처음부터 계량하는 것을 잊었다
면 ⑤의 과정에 카렌듈라추출물, 나트로틱스와 함께
따로 계량해 가열한 후 넣어주셔도 됩니다.

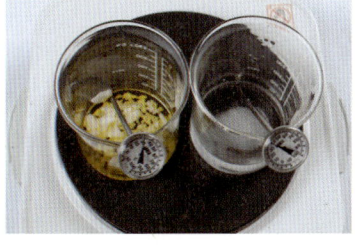

2 다른 비커에 오일류와 유화제를
계량해 60~70도로 가열해주세요.

TIP 스프레이로션을 점도 있게 조절하려면 잰탄검
0.1~0.5g을 올리브소프트왁스와 함께 첨가해주시
면 좋아요.

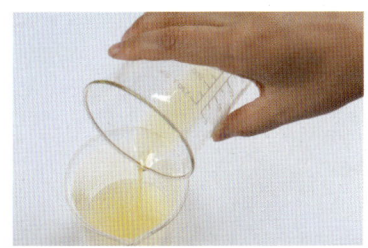

3 두 계열의 온도가 비슷해지면 섞
어주세요.

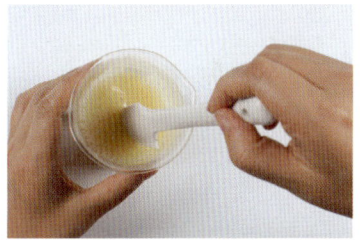

4 주걱과 블렌더를 번갈아 사용해
유화시켜주세요.

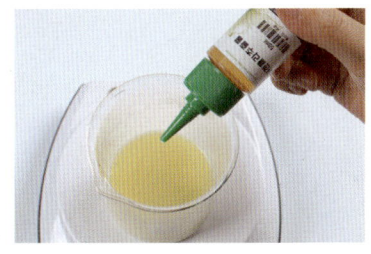

5 카렌듈라추출물과 모이스트24, 방부
제를 넣고 골고루 섞어주세요.

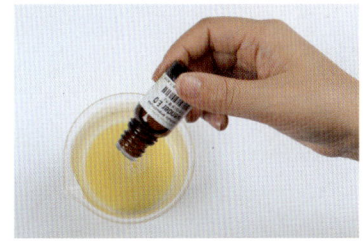

6 에센셜오일을 첨가한 후 준비한 스
프레이 용기에 담아주세요.

TIP 완성된 스프레이로션은 하루 정도 실온에 두
었다가 냉장보관해주세요.

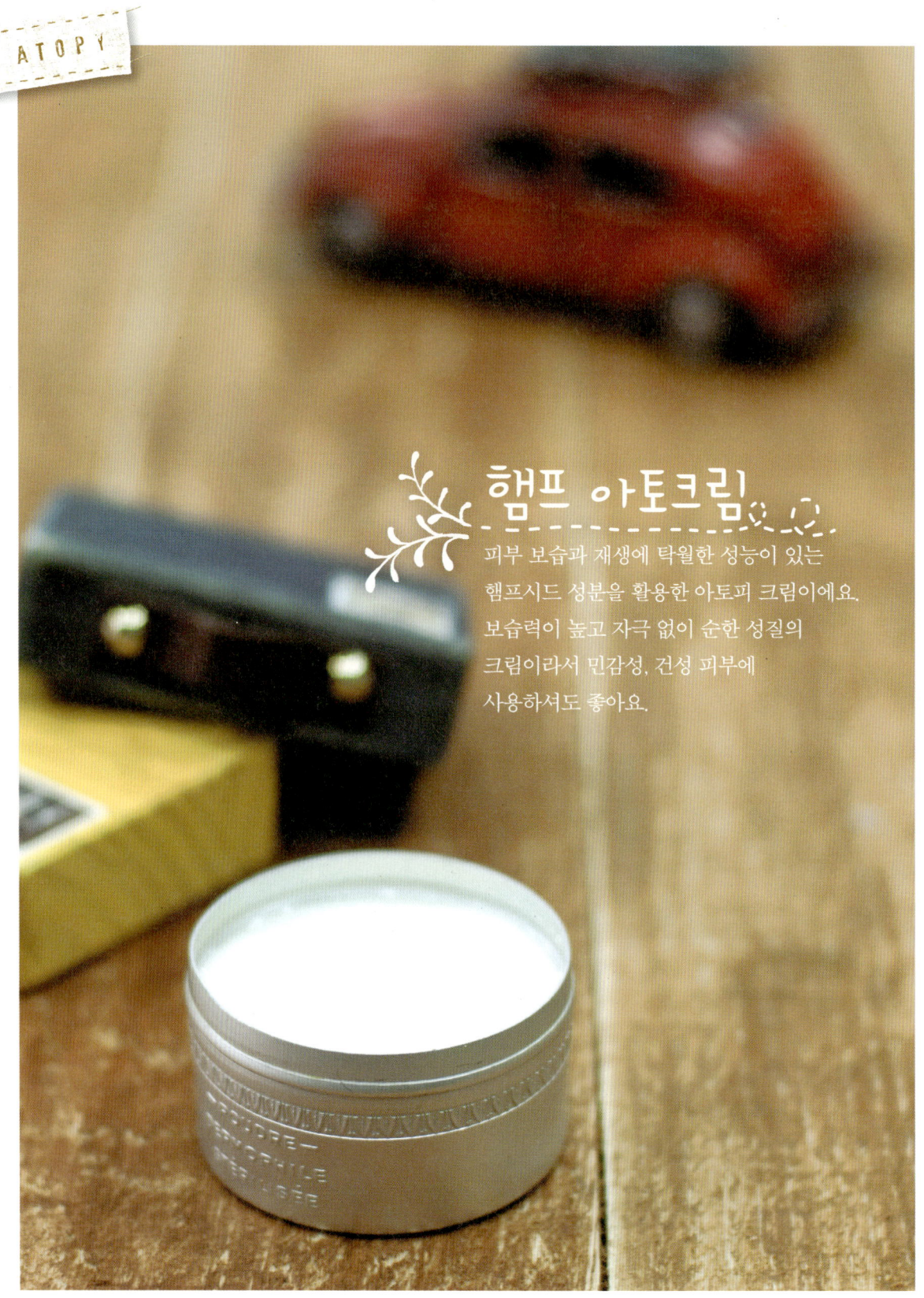

햄프 아토크림

피부 보습과 재생에 탁월한 성능이 있는
햄프시드 성분을 활용한 아토피 크림이에요.
보습력이 높고 자극 없이 순한 성질의
크림이라서 민감성, 건성 피부에
사용하셔도 좋아요.

234

난이도	예상시간(분)	사용기간(개월)	
		냉장보관	실온보관
★★★☆☆	20	3	1

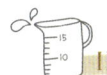

INGREDIENTS (100ml)

워터류 카모마일저먼워터 63g

오일류 햄프시드버터 10g,
호호바오일(골드) 8g, 아르간오일
5g, 올리브에스터오일 2g

유화제 올리브유화왁스 4g

첨가물 히아루론산 2g,
세라마이드(수용성) 2g, 판테놀 2g

방부제 나트로틱스 2g

에센셜오일

• 3개월~3세: 라벤더 2방울

• 4세~11세: 에버래스팅 3방울,
라벤더 2방울

• 12세~성인: 에버래스팅 5방울,
라벤더 5방울

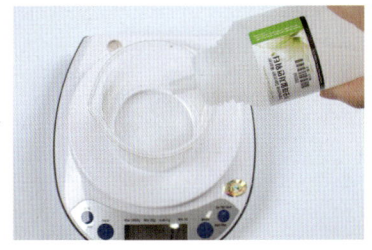

1 깨끗한 용기에 카모마일저먼워터
를 계량하세요.

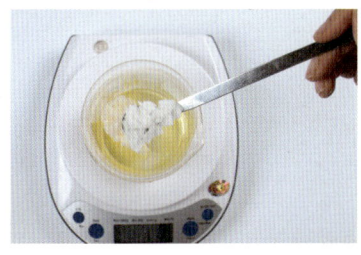

2 다른 용기엔 오일류와 올리브유화
왁스를 계량하세요.

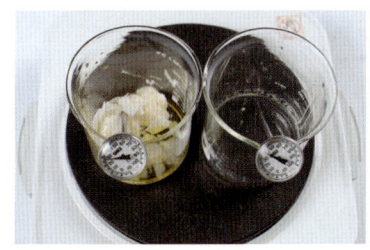

3 두 용기를 핫플레이트에 올려서
60~70도로 가열하세요.

TIP 60도가 넘어가면서 올리브유화왁스가 녹는답
니다. 스푼으로 저어서 완전히 녹여주세요.

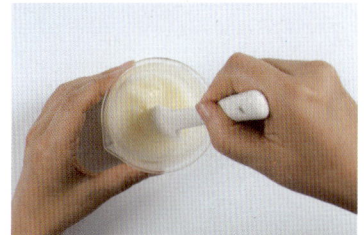

4 가열한 워터와 오일류가 모두 60
~70도일 때 오일류에 워터를 부은
후 스푼(또는 실리콘주걱)과 블렌더
를 번갈아 이용해 잘 섞어주세요.

TIP 블렌더는 너무 오래 사용하지 마시고 약 15초
정도면 충분해요.

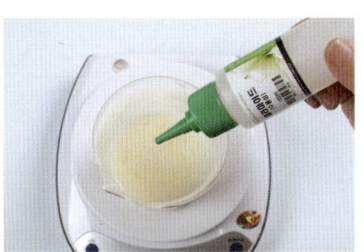

5 유화가 끝났으면 첨가물, 방부제
를 하나씩 넣고 골고루 섞어주세요.

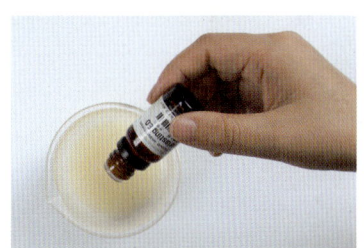

6 온도가 45도 정도로 떨어지면 에센
셜오일을 떨어뜨린 후에 스푼으로 저
어서 완성하세요.

야로 카밍크림

아킬레스가 전쟁 중에 병사들을 치료하는 데 사용했다고
전해질 만큼 항염효과가 우수한 야로 에센셜오일을
활용한 크림이에요. 피부 진정효과가 뛰어나 발진이
심하거나 상처 난 아토피 피부에 특히 효과적이에요.

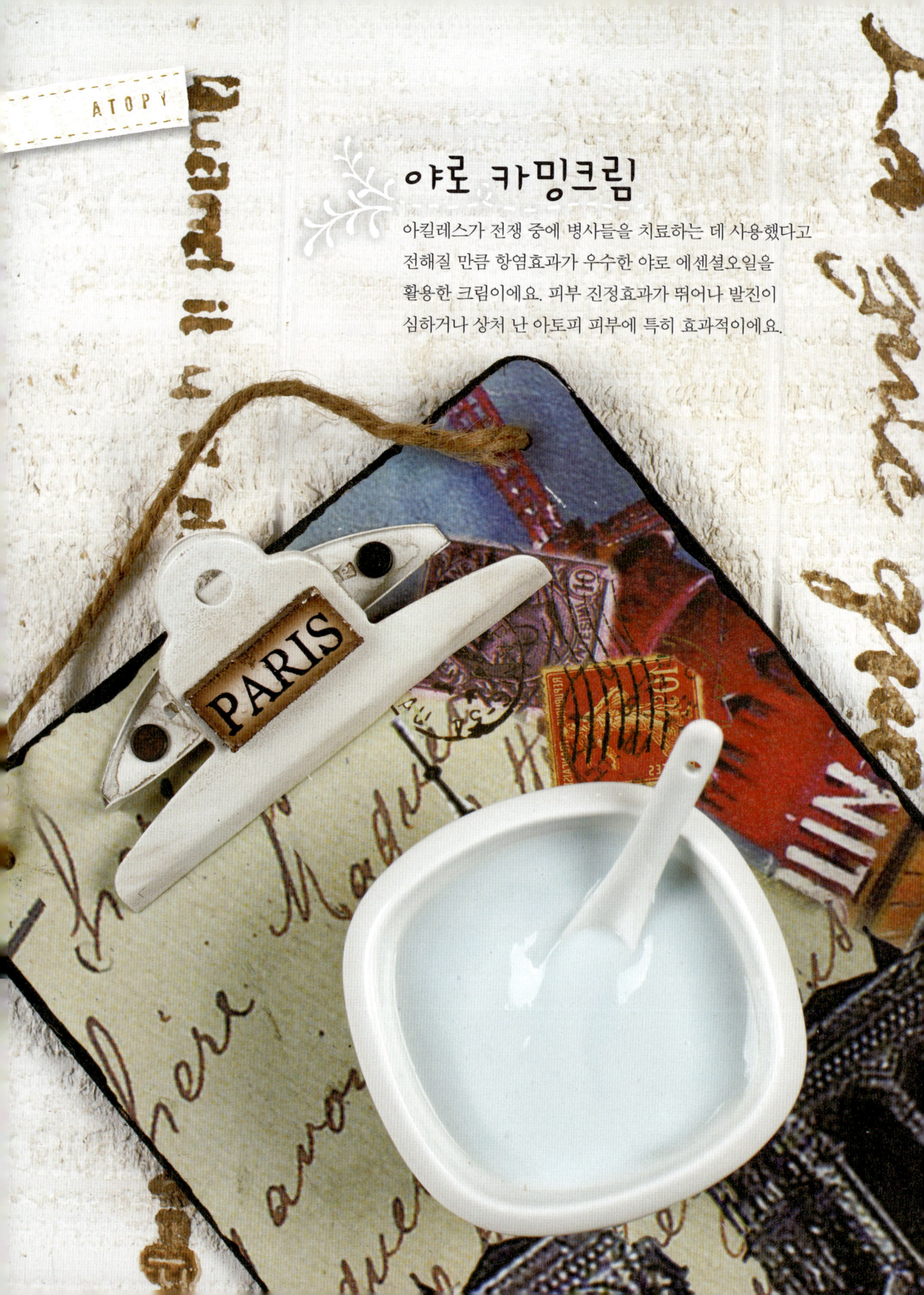

INGREDIENTS (100ml)

워터류 네롤리워터 44g,
알로에베라겔 12g
오일류 햄프시드오일 8g,
스쿠알란 8g, 호호바버터 10g
유화제 올리브유화왁스 2g,
올리브소프트왁스 4g
첨가물 알란토인(액상) 3g,
카렌듈라추출물 3g, 히아루론산 4g
방부제 나트로틱스 2g
에센셜오일
- 3개월~3세: 카모마일로만 2방울,
  라벤더 1방울
- 4세~11세: 카모마일저먼 3방울,
  라벤더 3방울
- 12세~성인: 야로 6방울, 라벤더
  4방울

KEYPOINT

야로 에센셜오일은? 고대 그리스의 영웅 아킬레스가 전쟁에서 상처 입은 병사를 야로 허브를 이용해 치료했다는 전설이 있을 정도로 항염 효과가 높은 허브로 알려져있어요. 국화과 식물로 아줄렌성분을 다량 함유해 상처 치유, 세포 재생 효과가 뛰어나고 면역 기능을 높여주는 작용도 있어요. 특히 치료가 어려운 성인 아토피에 사용하기 적당한 에센셜오일이에요.

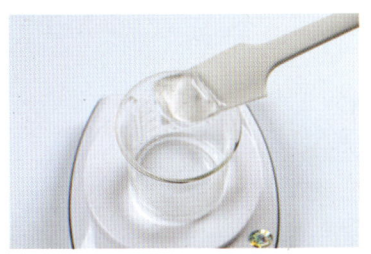

1 네롤리워터와 알로에베라겔을 계량해 60~70도로 가열해주세요.

TIP 알로에 성분에 부작용이 있는 경우 전량 네롤리워터로 첨가하세요.

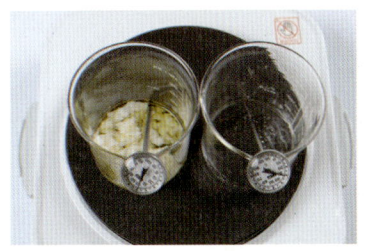

2 다른 비커에 오일류와 유화제를 계량해 60~70도로 가열해주세요.

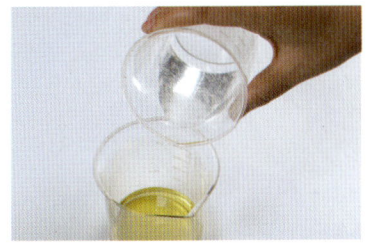

3 두 계열의 온도가 비슷해지면 오일류를 녹인 비커에 워터류를 부어 섞어주세요.

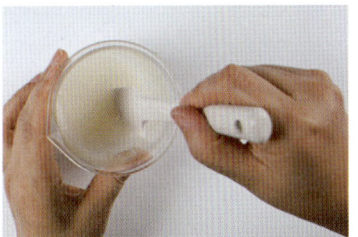

4 주걱과 블렌더를 번갈아 사용해 유화시켜주세요. 에센스 정도의 점도면 적당해요.

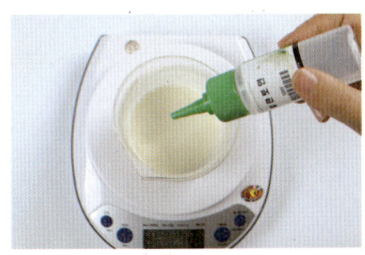

5 약한 점도가 생기면 첨가물과 방부제를 넣고 골고루 섞어주세요.

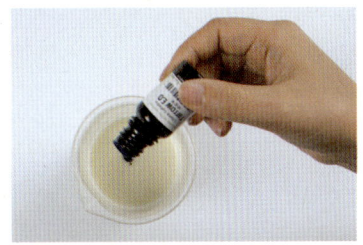

6 에센셜오일을 첨가한 후 준비한 용기에 담아주세요.

TIP 완성된 크림은 실온에서 하루 정도 보관하면서 서서히 온도를 떨어뜨려주세요. 온도가 내려가면서 점도가 조금씩 높아져서 크림 타입이 된답니다.

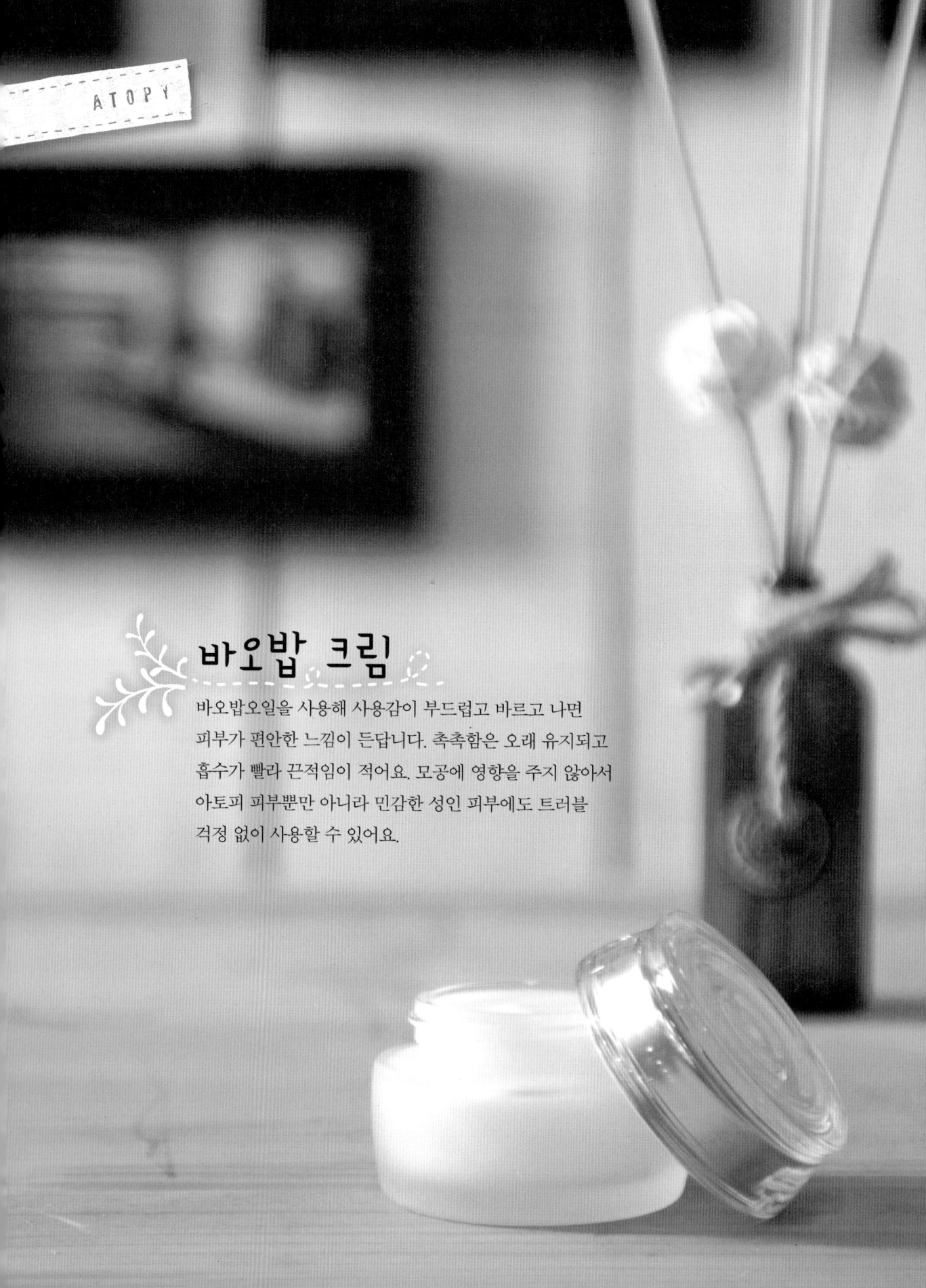

바오밥 크림

바오밥오일을 사용해 사용감이 부드럽고 바르고 나면
피부가 편안한 느낌이 든답니다. 촉촉함은 오래 유지되고
흡수가 빨라 끈적임이 적어요. 모공에 영향을 주지 않아서
아토피 피부뿐만 아니라 민감한 성인 피부에도 트러블
걱정 없이 사용할 수 있어요.

난이도	예상시간(분)	사용기간(개월)	
★★★☆☆	20	냉장보관 3	실온보관 1

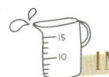

INGREDIENTS (100ml)

워터류 카모마일로만워터 60g

오일류 바오밥오일 10g,
아르간오일 7g,
호호바오일(골드) 5g, 시어버터 5g

유화제 올리브유화왁스 5g

첨가물 모이스트24 2g,
히아루론산 3g, 판테놀 1g

방부제 나트로틱스 2g

에센셜오일

• 3개월~3세: 라벤더 3방울,
샌달우드 1방울,
카모마일로만 1방울

• 4세~11세: 라벤더 6방울,
샌달우드 2방울,
카모마일저먼 2방울

• 12세~성인: 라벤더 10방울,
샌달우드 3방울,
카모마일저먼 4방울

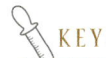

KEYPOINT

바오밥오일은? 소설 어린왕자에도 나오는 바오밥나무는 아프리카가 원산지로 영혼을 다스리는 신성한 나무로 여겨진다고 해요. 높이 20m 정도의 아주 큰 나무로 윗부분에만 몰려 있는 줄기가 마치 뿌리 모양을 하고 있어 신이 실수로 나무를 거꾸로 심었다는 얘기도 전해져 내려와요. 바오밥오일은 나무의 씨앗을 냉압착해 얻어진답니다. 비타민 A, D, E와 무기질 함유량이 많고, 불포화지방산이 풍부해 보습에 좋은 오일이에요.

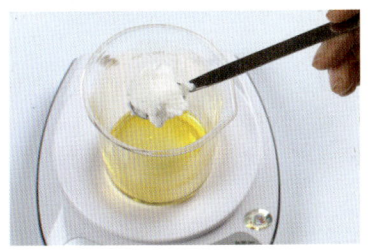

1 비커 두 개를 준비해 하나에는 워터류를 계량하고 다른 비커에는 오일류와 유화제를 계량해주세요.

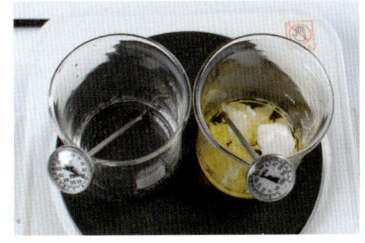

2 두 개의 비커를 모두 60~70도로 가열해주세요.

TIP 이때 워터류부터 먼저 가열을 시작하면 온도 맞추기가 쉬워요.

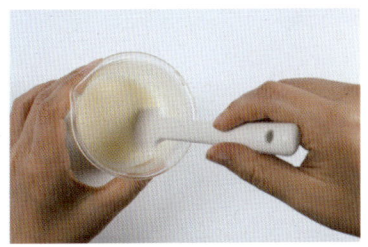

3 두 비커의 온도가 60~70도 사이로 비슷해지면 가열을 멈추고 오일류에 워터류를 부어주세요. 블렌더와 주걱을 교대로 사용해 유화시켜주세요.

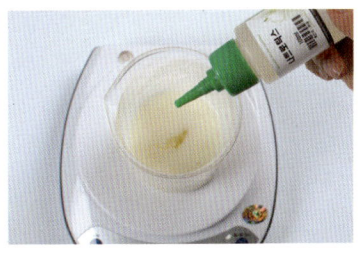

4 에센스 정도의 점도가 되면 첨가물과 방부제를 차례대로 넣어 섞어주세요.

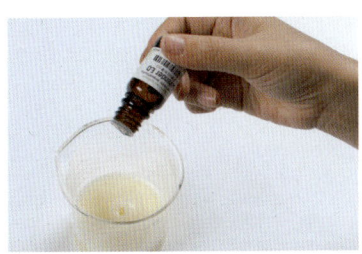

5 에센셜오일을 첨가해 가볍게 저어서 미리 소독해 둔 용기에 부은 후 실온에서 식혀주세요.

모이스처 수딩젤

가렵거나 자극받은 피부에 부드럽게 발라주는 젤 타입의 연고예요.
보습과 진정효과가 좋고 수분 제형이라서 산뜻한 느낌으로
넓은 부위에 펴 바를 수 있답니다.
아토피 증상뿐만 아니라 햇볕에 장시간 노출되어 생긴
선번이나 벌레 물린 곳에 바르셔도 좋아요.

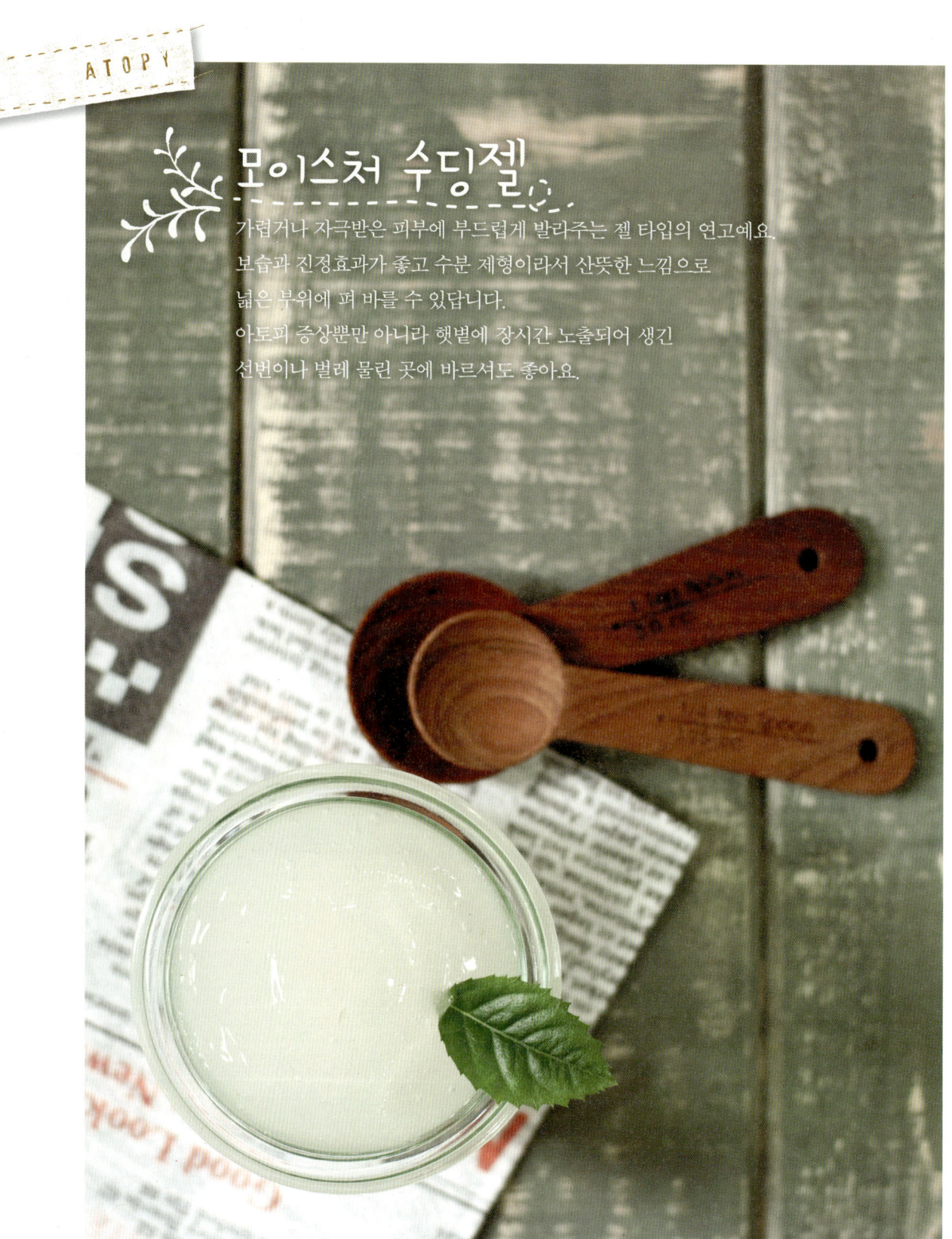

난이도	예상시간(분)	사용기간(개월)	
		냉장보관	실온보관
★★☆☆☆	10	3~4	1~2

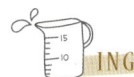

INGREDIENTS (100ml)

원재료 알로에베라겔 90g
첨가물 히아루론산 5g,
알란토인(액상) 3g,
마치현추출물 2g
방부제 자몽씨추출물 10방울
에센셜오일
- 3개월~3세: 라벤더 5방울
- 4세~11세: 라벤더 10방울
- 12세~성인: 라벤더 20방울

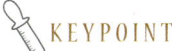

KEYPOINT

마치현추출물은? 풀의 잎 모양이 말의
치아를 닮았다고 해서 '마치현'이라고 불
려요. 피부를 진정시켜주고 각종 트러블
을 예방하며 세포의 재생에 도움을 주는
천연재료입니다. 또한 피부 면역력을 강
화해 외부 자극에 대한 저항력을 증가시켜
주어 민감성 피부 개선에 도움을 줍니다.

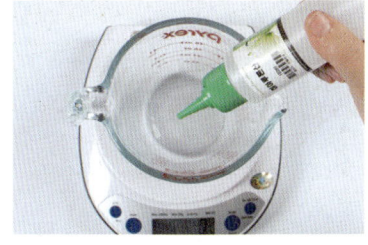

1 비커에 히아루론산과 알란토인을
계량해주세요.

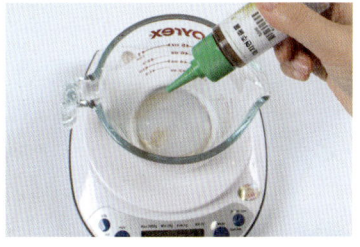

2 마치현추출물을 첨가하세요.

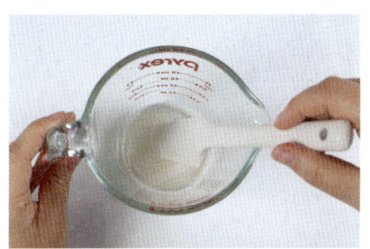

3 자몽씨추출물 10방울을 첨가해 가
볍게 섞어주세요.

TIP 산도가 높은 자몽씨추출물을 마지막에 첨가하
면 점증이 풀려 물처럼 되는 경우가 있어요. 첨가물과
자몽씨추출물을 먼저 계량해 섞으면 점도가 풀리는
현상을 방지할 수 있어요.

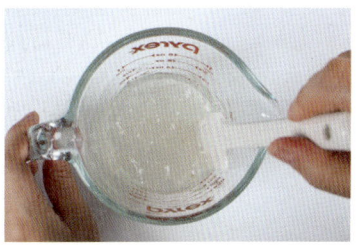

4 알로에베라겔을 계량해 첨가물과
골고루 섞어주세요.

TIP 점도가 너무 높으면 정제수나 플로럴워터를
조금씩 첨가해 원하는 점도를 맞춰서도 돼요.

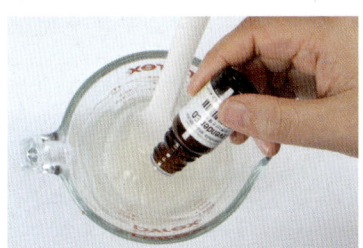

5 마지막으로 에센셜오일을 첨가한
후 준비한 용기에 담아주세요.

호호바버터 보디밤

부드럽게 손으로 떠서 바르는 밤 타입의 피부보습제예요.
건조하고 민감한 아토피 피부에 천연보호막을 형성해
수분 손실을 막아준답니다. 휴대하기 간편해 핸드밤이나
립밤 대용으로 사용하셔도 좋아요.

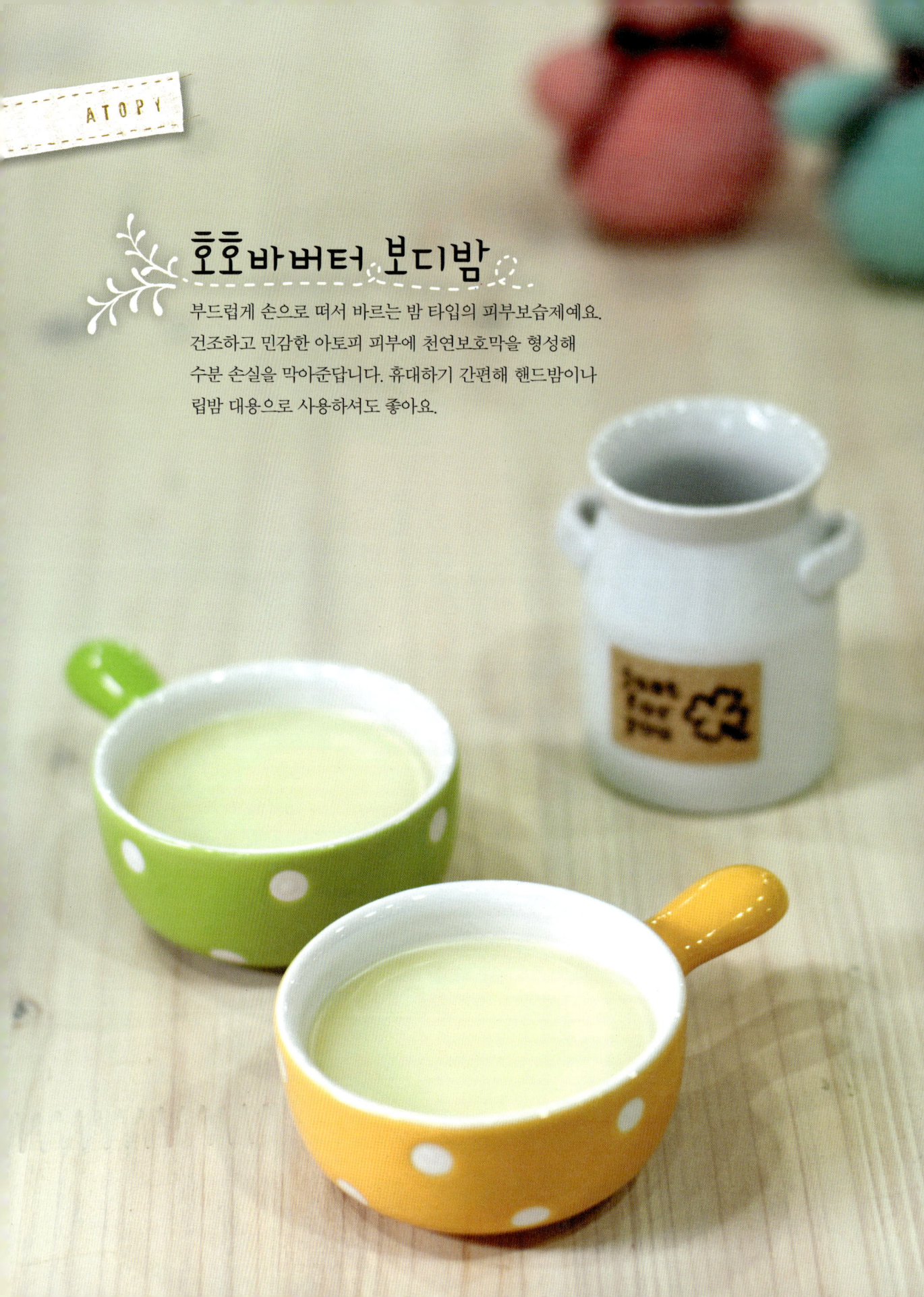

난이도	예상시간(분)	사용기간(개월)	
		냉장보관	실온보관
★★★☆☆	20	12	6~8

INGREDIENTS (100ml)

오일류 호호바버터 45g,
스위트아몬드오일 35g,
올리브에스터오일 4g
경화제 밀랍 4g
첨가물 세라마이드(지용성) 3g
방부제 로즈마리오일추출물 3방울
에센셜오일

- 3개월~3세: 카모마일로만 1방울,
  만다린 1방울
- 4세~11세: 카모마일로만 5방울,
  만다린 3방울
- 12세~성인:
  카모마일로만 10방울,
  만다린 8방울

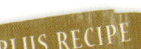

PLUS RECIPE

아토피 마사지오일
목욕 후나 잠자리에 들기 전 마사
지하면 보습효과도 크고 피부 면
역력을 높여줘요.

재료 100ml
카렌듈라오일30g, 달맞이꽃종자유
30g, 스위트아몬드오일 25g, 올리브
에스터오일 5g, 비타민E 1g, 라벤더
에센셜오일 10방울

모든 재료를 잘 섞어주세요.

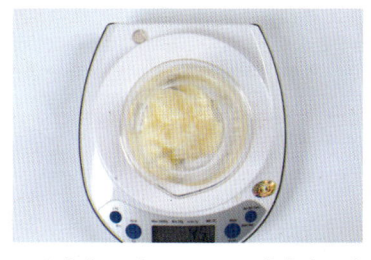

1 비커에 오일류를 모두 계량해주세
요.

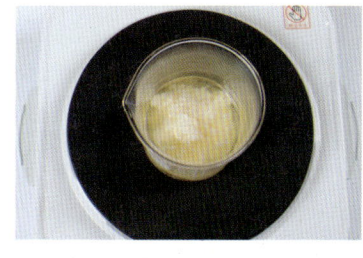

2 오일류에 밀랍을 넣고 가열해주세
요.

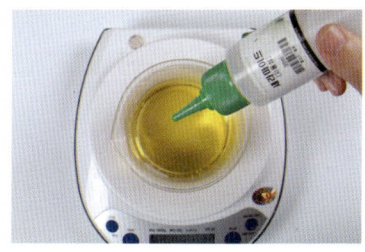

3 핫플레이트에서 내려 세라마이드
(지용성)를 첨가해주세요.

TIP 세라마이드는 처음부터 함께 계량해 가열해도
무방해요.

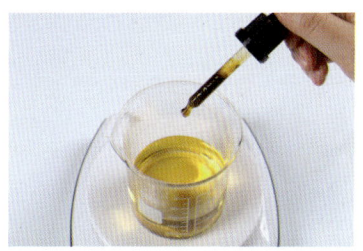

4 보존기간을 늘리고 항산화 효과를
높이기 위해 로즈마리오일추출물을
첨가해주세요.

TIP 비타민E 1g으로 대체해도 돼요.

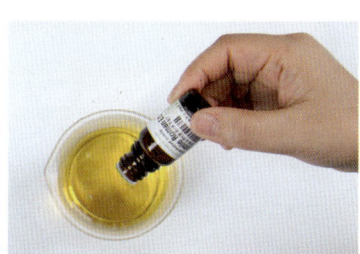

5 에센셜오일을 첨가해 가볍게 섞어
크림 용기에 부어 굳혀주세요.

타마누 크림 연고

가렵거나 건조한 부위에 바르는 크림 타입의 연고예요.
피부진정과 재생효과가 높은 재료들로 구성되어 있어
만성적인 가려움증, 그로 인한 상처 등에 발라주시면
효과적이에요.

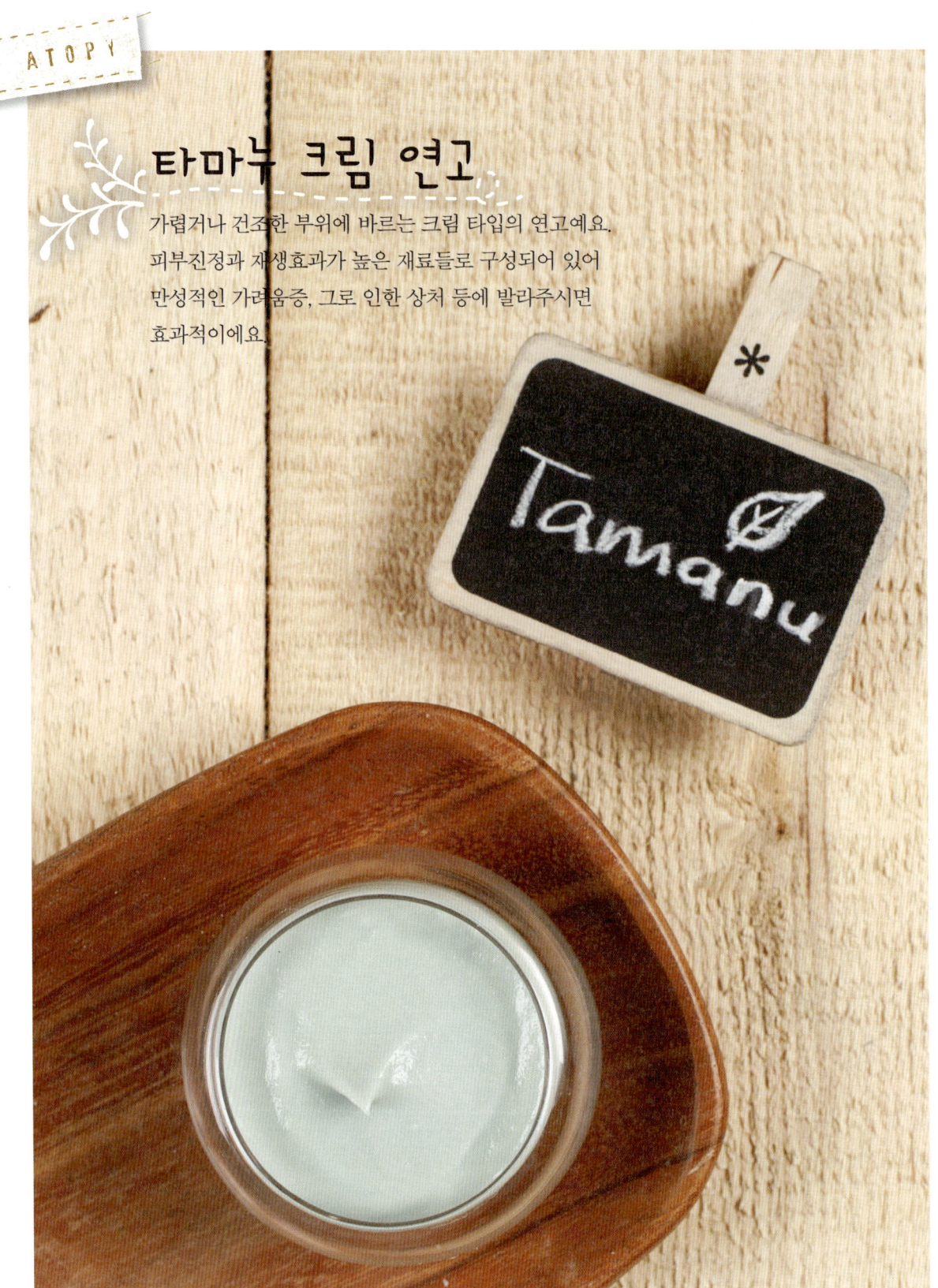

244

난이도	예상시간(분)	사용기간(개월)	
		냉장보관	실온보관
★★★☆☆	20	3	1

INGREDIENTS (50ml)

워터류 편백워터 23g

오일류 타마누시드오일 4g,
햄프시드오일 3g, 호호바버터 3g,
스쿠알란 2g

유화제 올리브유화왁스 3g,
올리왁스LC 1g

첨가물 세라마이드(지용성) 2g,
알란토인(액상) 3g, 글리세린 5g

방부제 나트로틱스 1g

에센셜오일
- 3개월~3세: 카모마일저먼 2방울,
  라벤더 2방울, 미르 1방울
- 4세~11세: 야로 1방울,
  카모마일저먼 5방울,
  라벤더 2방울, 미르 2방울
- 12세~성인: 야로 8방울,
  카모마일저먼 12방울,
  라벤더 5방울, 미르 5방울

✣ 에센셜오일의 함유량이 높아 국소부위에만
사용하세요.

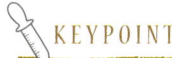

KEYPOINT

타마누시드오일은? 카마니(kamani)
또는 포하라(Fohara)라고도 불리며 종
자를 냉압착으로 추출하며 회녹색을 띠
고 특유의 향이 나요. 피부 세포의 손상
을 방지하고 보습효과도 뛰어나답니다.
상처를 치유하고 새로운 조직의 생장을
촉진하는 효과가 있으며 항염작용과 상
처를 아물게 하는 효과가 탁월한 오일이
에요. 아토피, 습진, 화상이나 갈라진 손
발, 벌레 물린 곳 등에 다양하게 적용할
수 있어요.

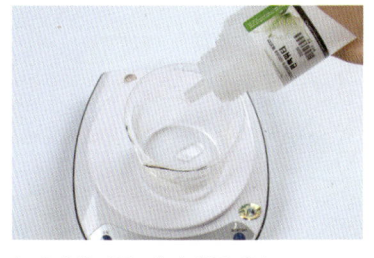

1 편백워터를 계량해주세요.

TIP 3개월~2세는 정제수로 대체하는 것이 좋아
요.

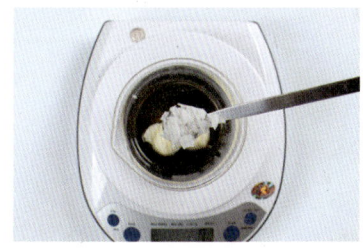

2 다른 비커에 오일류와 유화제를
계량해주세요.

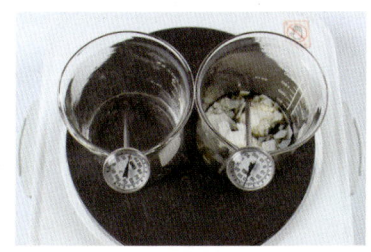

3 각각을 60~70도로 가열해주세요.

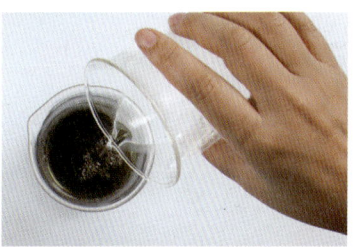

4 오일류에 워터류를 부은 후 주걱
과 블렌더를 번갈아 사용해 유화시
켜주세요.

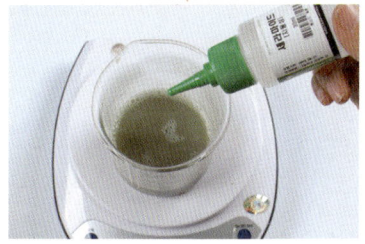

5 에센스 정도의 점도가 나면 첨가물
과 방부제를 넣고 골고루 섞어주세
요.

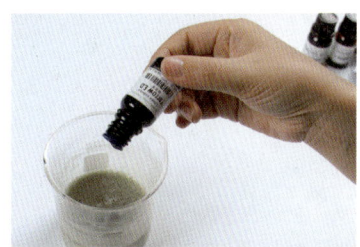

6 에센셜오일을 첨가한 후 준비한 용
기에 담아주세요.

TIP 지속력을 높이기 위해 일반 크림보다 점도가
좀 더 높은 타입으로 만들었어요.

캐모마일 아토밤

항염, 상처 치유, 피부 재생효과가 있는 베이스오일과
에센셜오일 등 천연재료를 이용해 만든 아토피 전용
연고예요. 가렵거나 발진이 생긴 부위에 발라주면
진정효과가 탁월하답니다. 밤 타입으로 휴대하기
편하고 보존기간이 길어 실온에 두고 사용하셔도 돼요.

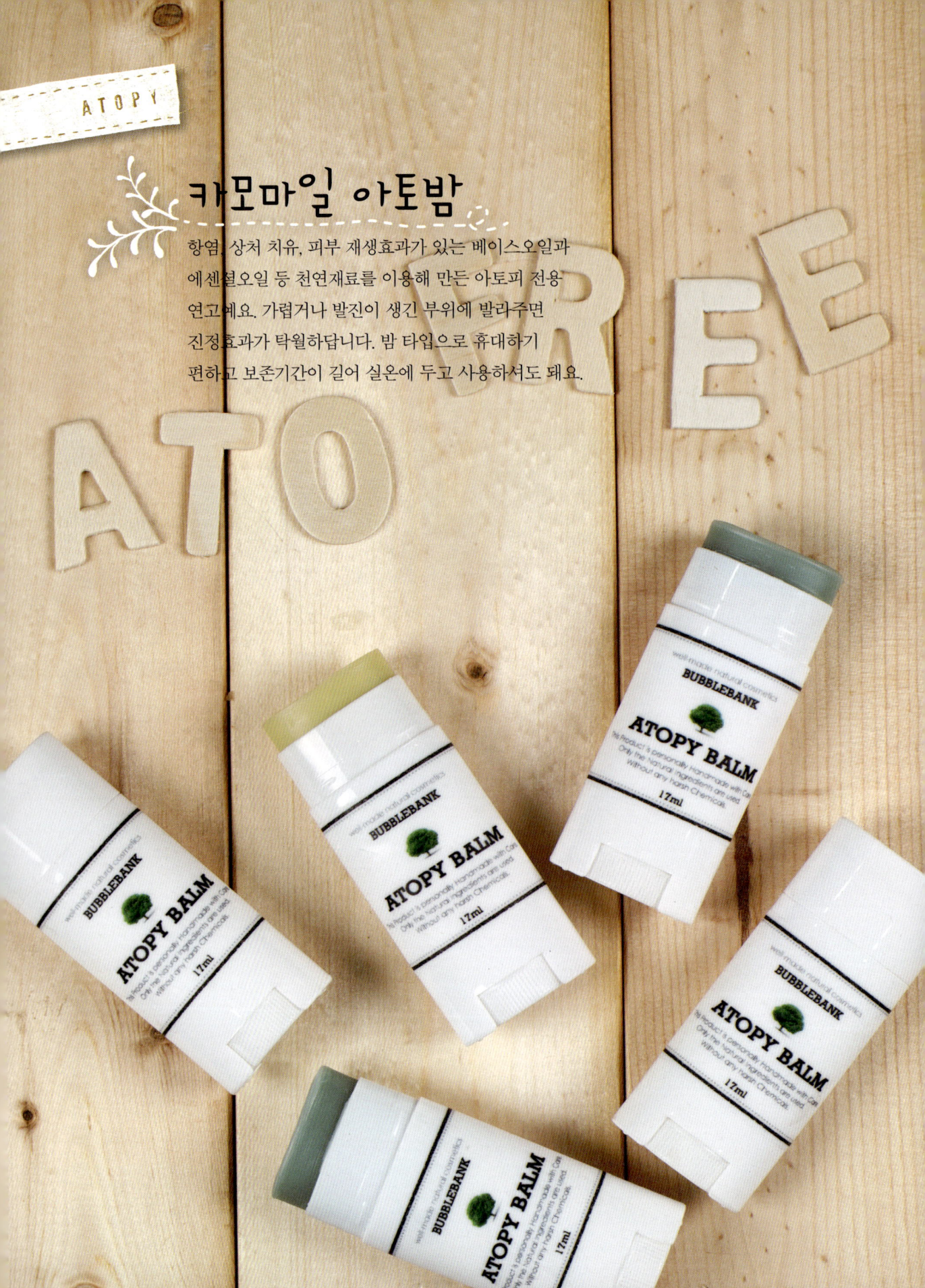

난이도	예상시간(분)	사용기간(개월)	
		냉장보관	실온보관
★★★☆☆	20	12	6~8

INGREDIENTS (30ml)

오일류 카렌듈라오일 5g,
아보카도오일(정제) 5g,
타조오일 4g, 시어버터 5g

경화제 밀랍 7g

방부제 비타민E 1g

에센셜오일

• 3개월~3세: 카모마일저먼 2방울,
카모마일로만 2방울

• 4세~11세: 카모마일저먼 5방울,
카모마일로만 4방울, 라벤더 3방울

• 12세~성인: 야로 7방울,
카모마일로만 7방울, 라벤더 5방울

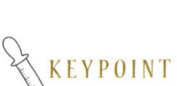

KEYPOINT

카모마일로만은? 진정작용이 뛰어나 불안과 긴장,스트레스 완화에 도움을 주며 불면증에도 사용됩니다.

카모마일저먼은? 항염증(특히 소염작용), 항알레르기 작용이 탁월하며 상처치료 등 피부질환에 효과적입니다. 아토피 피부용 화장품에 많이 이용됩니다.

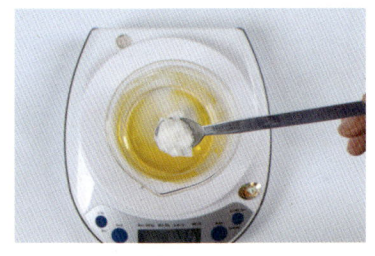

1 오일류와 밀랍을 계량해주세요.

TIP 밀랍 대신 칸데릴라왁스로 동량 대체 가능해요.

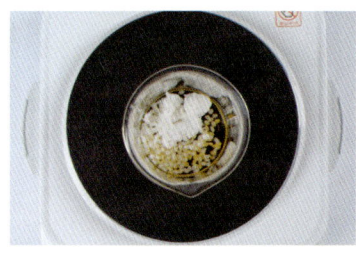

2 핫플레이트에 올려 약한 불로 천천히 가열하세요.

TIP 시어버터는 높은 온도에서 가열하면 식은 후 결정이 생길 수 있어요.

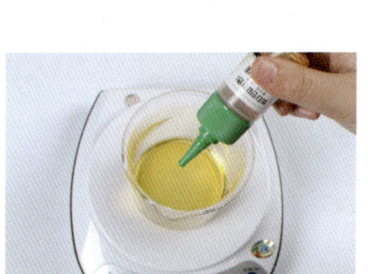

3 재료가 모두 녹으면 1분 정도 기다린 다음에 비타민E와 에센셜오일을 첨가해 섞으세요.

TIP 카모마일로만 에센셜오일 대신 스위트오렌지 에센셜오일로 대체해도 좋아요.

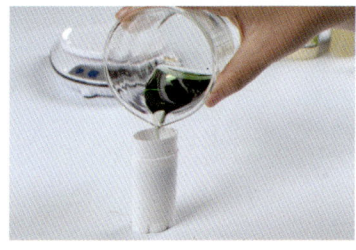

4 스틱 용기에 부어 굳혀주세요.

TIP 손으로 떠서 사용하는 크림 타입을 만들려면 밀랍량을 3~4g 정도로 줄여 첨가하세요.

마일드 아토선크림

화학적 자외선 차단제에 비해 피부자극이 적은
티타늄디옥사이드와 산화아연을 이용해서
아토피 피부에 사용하기 적당한 선크림을 만들었어요.
저자극 선크림으로 자외선으로부터 피부를
안전하게 보호해주세요.

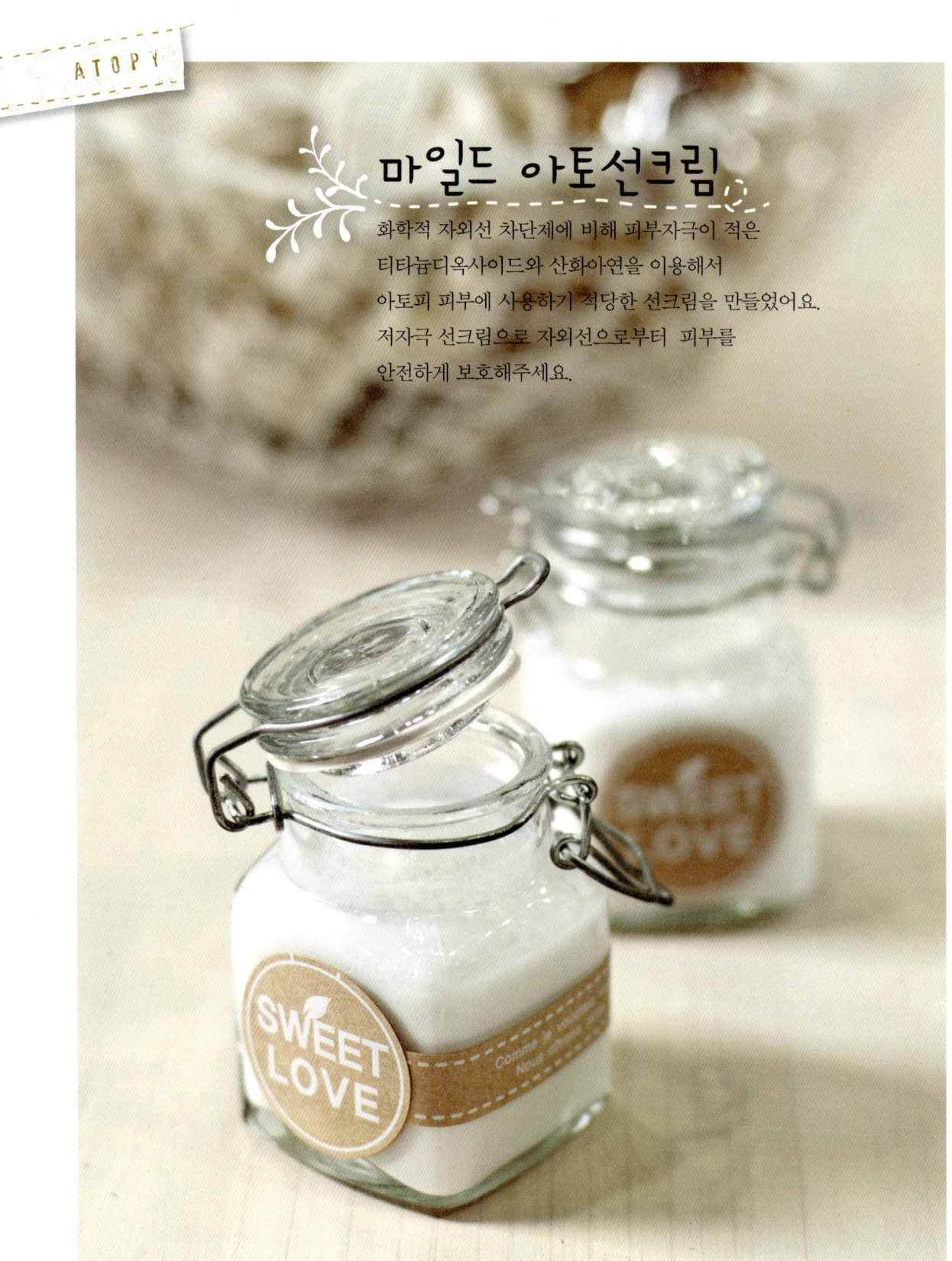

난이도	예상시간(분)	사용기간(개월)	
★★★★☆	25	냉장보관 3~4	실온보관 1~2

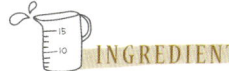

INGREDIENTS (50ml)

워터류 알로에베라워터 28g
오일류 라즈베리시드오일 3g,
호호바오일(화이트) 2g,
타조오일 2g
유화제 올리브소프트왁스 5g,
올리왁스LC 1g
첨가물 티타늄디옥사이드(액상) 4g,
산화아연(액상) 3g, 판테놀 1g
방부제 나트로틱스 1g
에센셜오일 라벤더 5방울

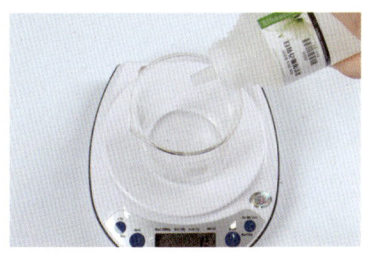

1 알로에베라워터를 계량해 60~70
도로 가열해주세요.

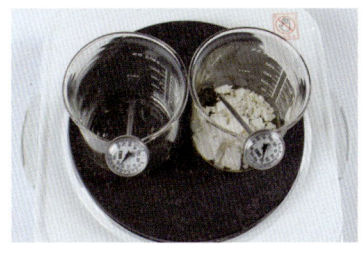

2 오일류와 유화제를 계량해 60~70
도로 가열해주세요.

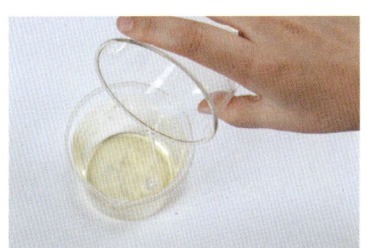

3 두 계열의 온도가 비슷해지면 섞
어주세요.

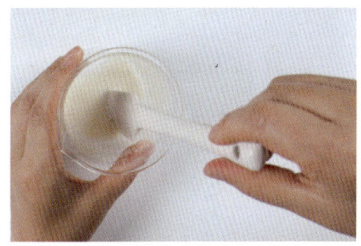

4 주걱과 블렌더를 번갈아 사용해
유화시켜주세요.

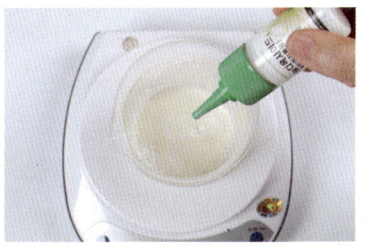

5 첨가물과 방부제를 넣고 골고루 섞
어주세요.

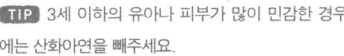
TIP 3세 이하의 유아나 피부가 많이 민감한 경우
에는 산화아연을 빼주세요.

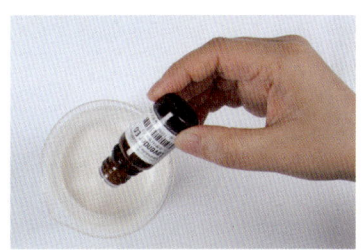

6 에센셜오일을 첨가한 후 준비한 용
기에 담아주세요.

밀키 바스오일

민감하고 건조한 피부를 위한 오일 입욕제예요.
목욕물에 부으면 물과 섞여 부드러운 우윳빛으로
변해요. 목욕 후 다른 보습제를 바르지 않아도
촉촉함이 오래 유지된답니다.

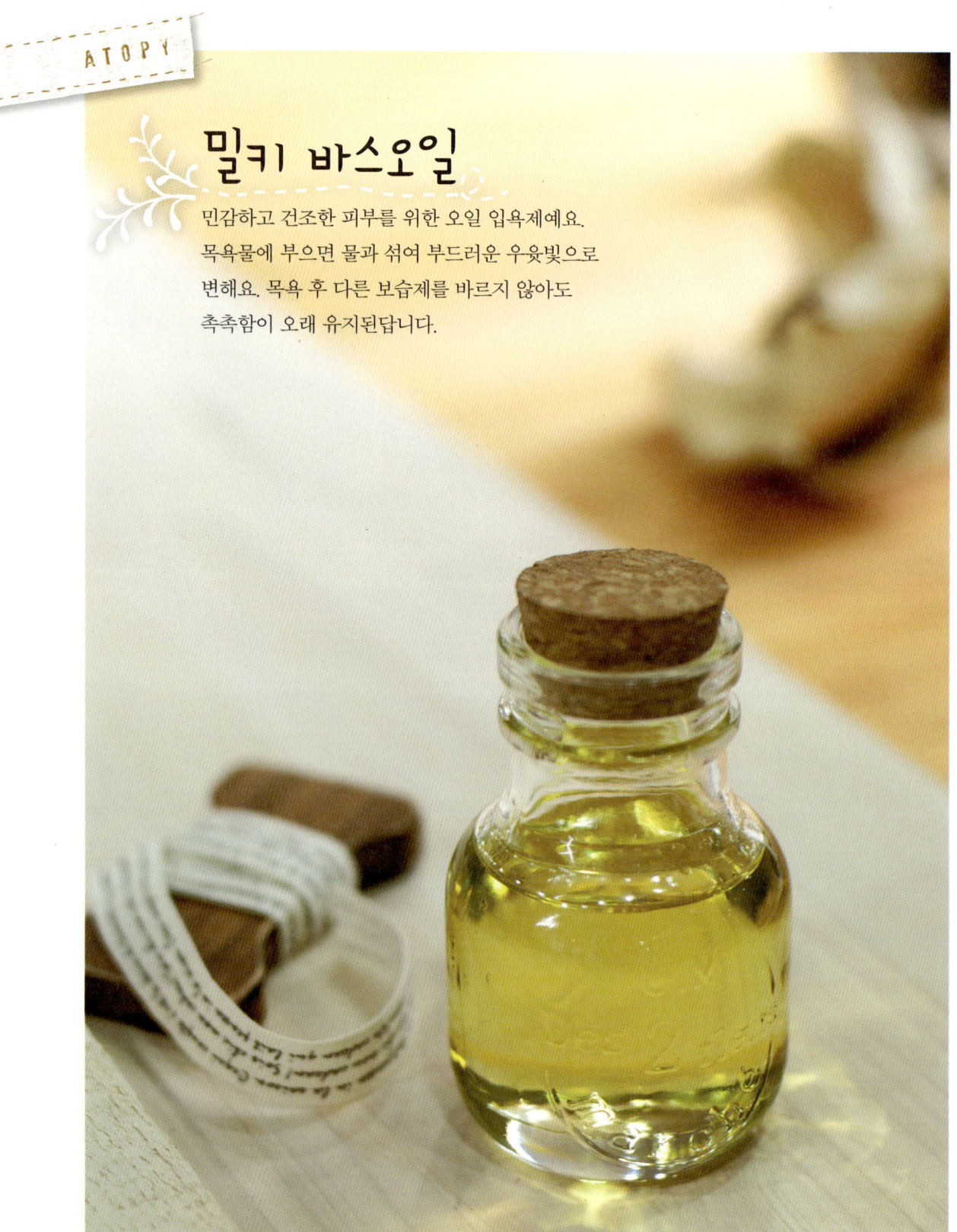

난이도	예상시간(분)	사용기간(개월)	
		냉장보관	실온보관
★☆☆☆☆	5	12	6

INGREDIENTS (100ml)

오일류 아보카도오일(정제) 35g,
스쿠알란 26g, 달맞이꽃종자유 20g
방부제 비타민E 1g
가용화제 올리브리퀴드 8g
에센셜오일 라벤더 20방울,
스위트오렌지 10방울, 네롤리 5방울

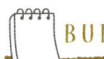

BUBBLE'S TIP

밀키 바스오일 사용법 목욕물에 10~
20ml를 부은 후 입욕해 유효성분이 충
분히 흡수되도록 해주세요. 또는 얼굴과
몸에 물을 묻힌 후 밀키 바스오일로 마사
지해주세요. 마지막으로 따뜻한 물로 헹
궈내 마무리해주시면 돼요. 사용 시 욕조
나 욕실 바닥이 미끄러울 수 있으니 주의
하세요.

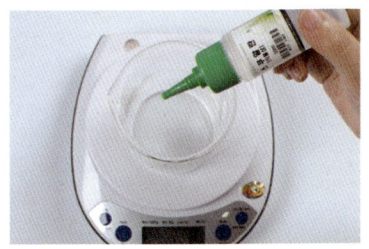

1 스쿠알란을 계량해주세요.

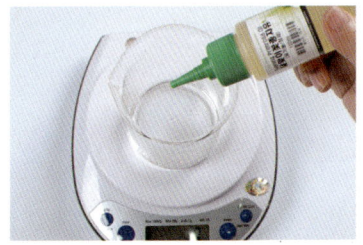

2 달맞이꽃종자유를 첨가하세요.

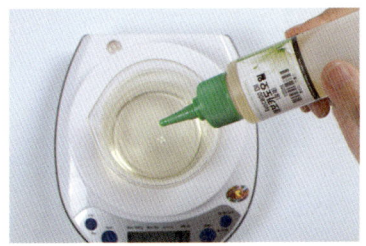

3 아보카도오일을 계량해 골고루 섞
으세요.

TIP 아보카도오일은 정제나 비정제 어떤 것을 사
용해도 무방해요. 비정제를 사용할 경우 특유의 향과
색깔이 있답니다.

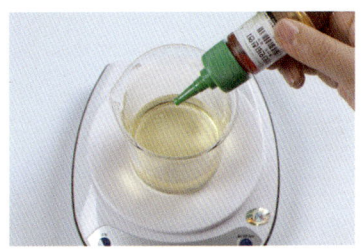

4 비타민E와 올리브리퀴드를 첨가
해주세요.

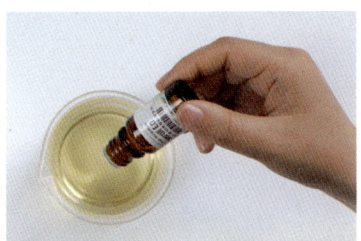

5 에센셜오일을 첨가한 후 가볍게 섞
어주세요.

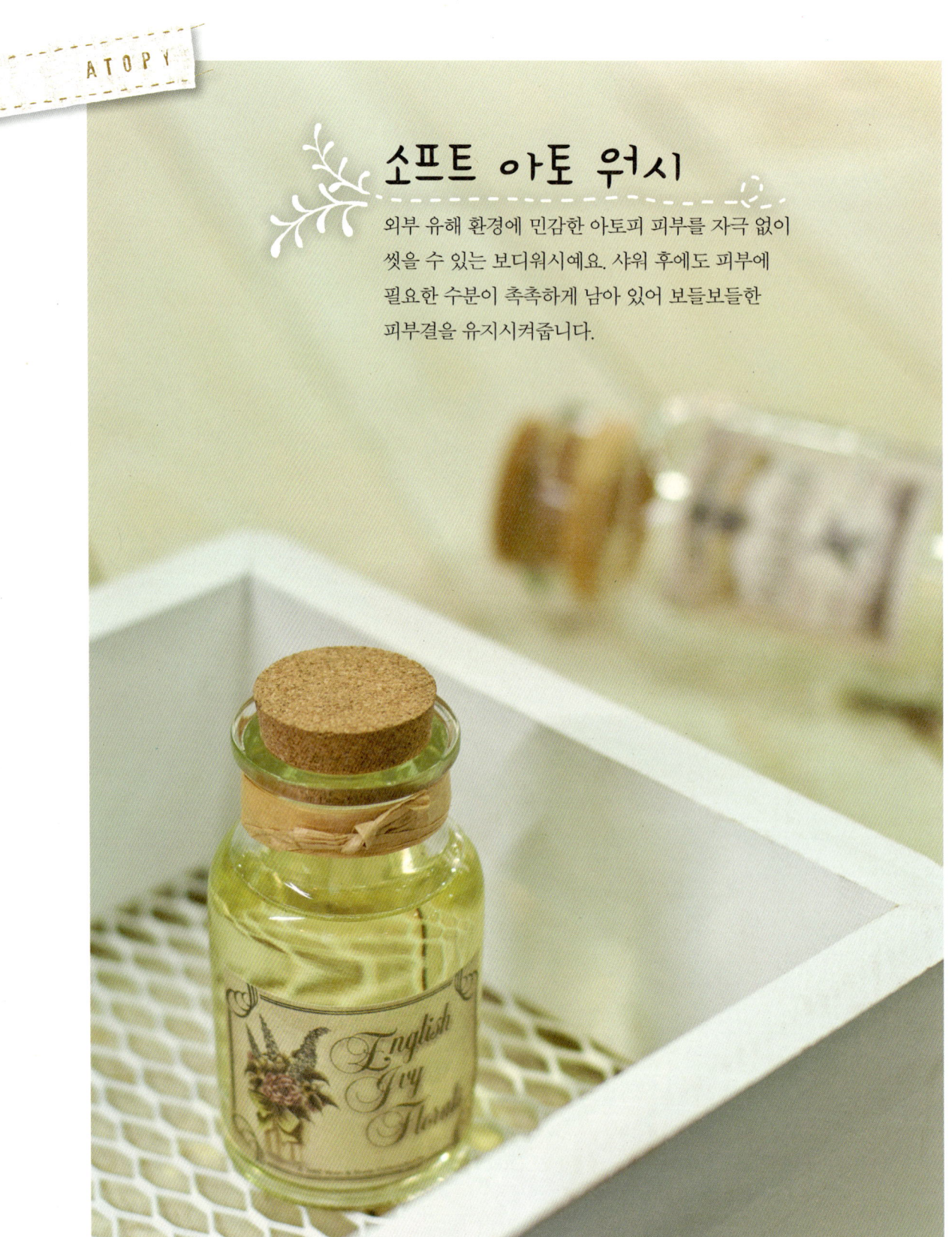

소프트 아토 워시

외부 유해 환경에 민감한 아토피 피부를 자극 없이
씻을 수 있는 보디워시예요. 샤워 후에도 피부에
필요한 수분이 촉촉하게 남아 있어 보들보들한
피부결을 유지시켜줍니다.

INGREDIENTS (200ml)

원재료 애플워시 40g,
올리브계면활성제 20g,
코나코파 20g
점증제 글루카메이트 8g
워터류 카모마일저먼워터 94g
첨가물 카렌듈라추출물 8g,
글리세린 10g
에센셜오일
- 3개월~3세:
  그레이프프루트 10방울
- 4세~11세:
  그레이프프루트 20방울,
  제라늄 8방울
- 12세~성인:
  그레이프프루트 30방울,
  제라늄 15방울

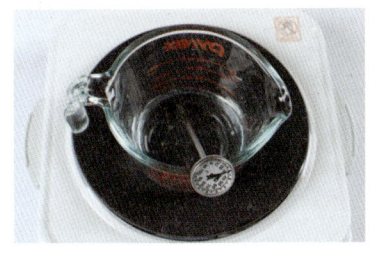

1 카모마일저먼워터를 계량해 50~60
도로 가열해주세요.

TIP 카모마일 허브를 우려낸 물로 대체 가능해요.
이때는 보존기간이 짧아질 수 있으니 나트로틱스 4g
을 더 첨가하시는 것이 좋아요.

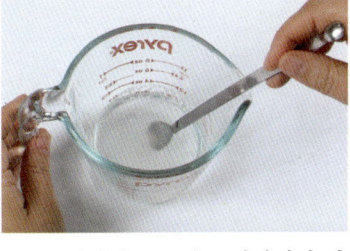

2 글루카메이트를 넣고 덩어리가 남
지 않도록 완전히 녹여주세요.

TIP 거품 용기에 담아 사용할 경우에는 글루카메
이트를 빼고 만드시면 돼요.

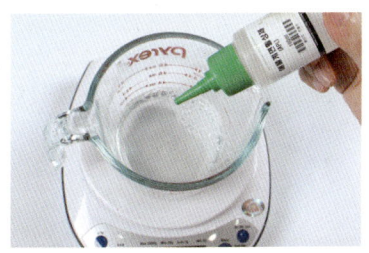

3 애플워시, 올리브계면활성제, 코
나코파를 넣고 섞어주세요. 온도가
내려가면서 점도가 조금씩 높아진답
니다.

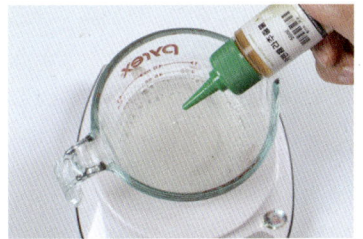

4 카렌듈라추출물과 글리세린을 첨
가해 섞어주세요.

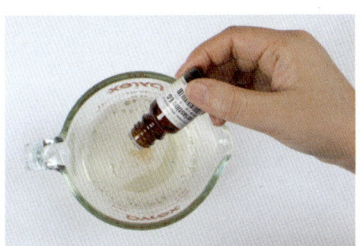

5 사용할 연령에 맞춰 에센셜오일을
첨가해주세요. 적당한 용기에 담아
실온에 보관하세요.

진드기 퇴치 스프레이

진드기는 아토피 피부질환을 유발하는 주요 원인 중 하나일 뿐만
아니라 가려움증, 호흡기질환의 원인이 됩니다. 계피껍질에서 추출한
시나몬에센셜오일을 기본으로 한 아로마 스프레이로 진드기나
해충으로부터 소중한 가족의 피부와 건강을 지켜주세요.

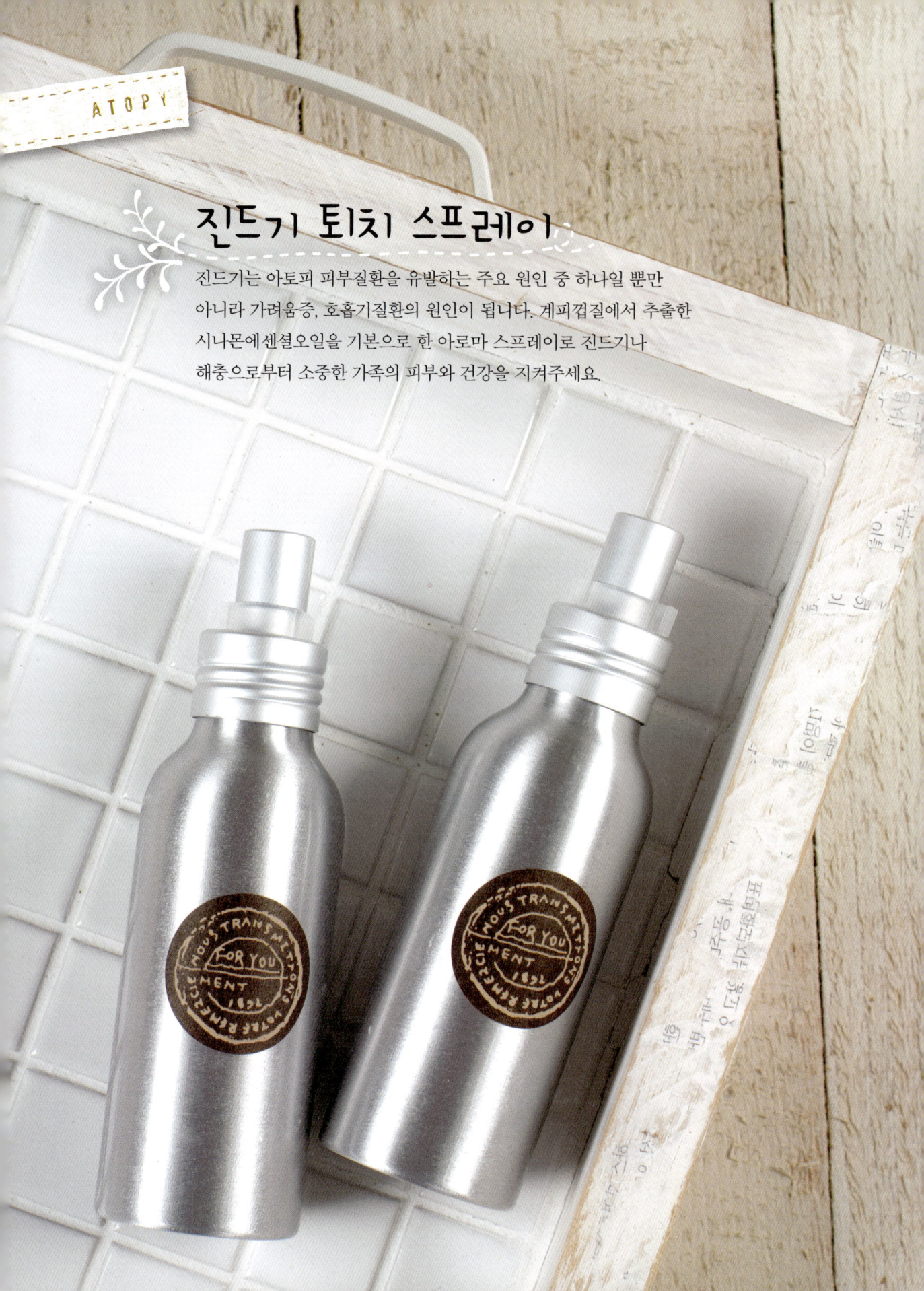

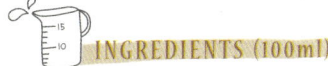

INGREDIENTS (100ml)

원재료 식물성에탄올 70g

워터류 편백워터 14g

첨가물 자몽씨추출물 2g

에센셜오일 시나몬 25방울,
파인 15방울, 라벤더 10방울,
유칼립투스 10방울

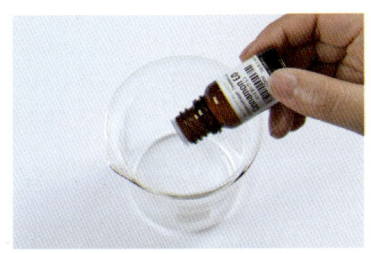

1 유리 비커에 에센셜오일을 차례대로 떨어뜨려주세요.

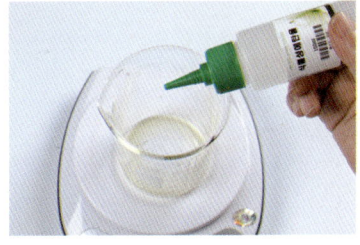

2 식물성에탄올을 계량해 에센셜오일과 섞어주세요.

TIP 식물성에탄올에 계피를 팅크처해서 한 달 정도 우려낸 것을 사용하면 더 효과적이에요.

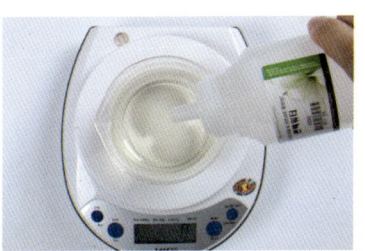

3 편백워터를 부어 섞어주세요.

TIP 정제수로 대체해도 돼요.

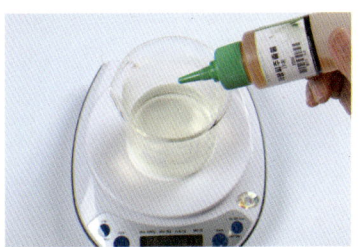

4 자몽씨추출물을 계량 후 한 번 더 섞어주세요. 그늘진 곳에서 1~2주 정도 두었다가 사용하면 향이 더 부드럽고 순해요.

🗒 BUBBLE'S TIP

진드기 퇴치 스프레이 사용법

1 진드기 퇴치 스프레이를 가볍게 흔들어 섞어주세요.

2 사용하는 침구, 카펫 및 의류에 뿌려요. 실크나 모피 등의 섬유는 상할 수 있으니 주의하세요.

3 10분 정도 후에 청소기로 흡입하거나 이불의 먼지를 털어주세요. 햇볕에 널어 건조시켜주어도 좋아요.

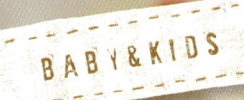

키즈 모이스처 스프레이로션

스프레이 타입으로 만들어 사용이 간편한 어린이용 로션이에요.
샤워 후에 골고루 뿌리고 부드럽게 발라주면 촉촉한 수분감을
느낄 수 있답니다. 가볍게 흡수되면서 스킨보다 보습효과가
오래 지속되지요.

MOISTURE SPRAY LOTION FOR KIDS

MOISTURE SPRAY LOTION FOR KIDS 120ml

난이도	예상시간(분)	사용기간(개월)	
		냉장보관	실온보관
★★★☆☆	20	3~4	1~2

INGREDIENTS (120ml)

워터류 정제수 88g
오일류 바오밥오일 7g,
달맞이꽃종자유 6g,
아보카도오일(정제) 3g
유화제 올리브소프트왁스 6g
첨가물 세라마이드(수용성) 4g,
판테놀 3g, 트레할로스 1g
방부제 나트로틱스 2g
에센셜오일
• 3개월~12개월: 만다린 2방울
• 13개월~36개월: 만다린 3방울
• 37개월~7세: 만다린 4방울
• 8세~11세: 만다린 6방울

BUBBLE'S TIP

올리브소프트왁스 단독 유화 시 주의점
실온에 두었을 때 초기에 간혹 분리현상
이 생기기도 해요. 블렌더의 회전력이 낮
거나 블렌더 사용시간이 부족했을 경우
유화 초기에 일어나는 현상이지요. 이때
는 완성된 화장품이 담긴 용기를 몇 번
흔들어 섞어주세요. 점도가 약간 생긴 후
에는 분리현상이 생기지 않으니 걱정하
지 않으셔도 돼요.

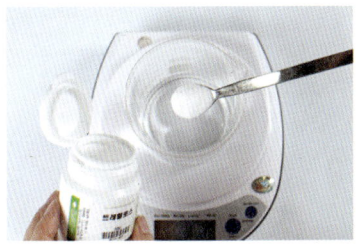

1 정제수와 트레할로스를 계량한 후
60~70도로 가열해주세요.

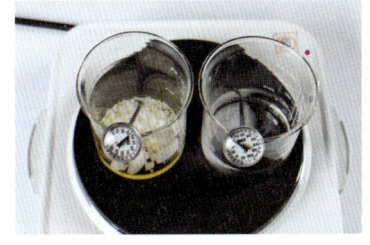

2 다른 비커에 오일류와 유화제를 계
량한 후 60~70도로 가열해주세요.

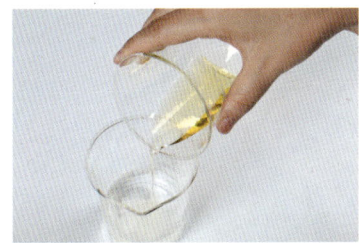

3 두 계열의 온도가 비슷해지면 워
터류에 오일류를 부어 섞어주세요.

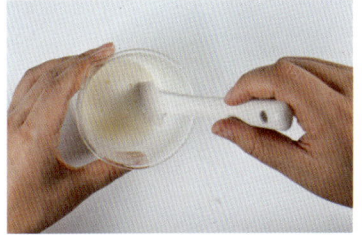

4 블렌더와 알뜰주걱을 번갈아가며
사용해 유화시켜주세요.

> **TIP** 올리브소프트왁스는 올리브유화왁스에 비해
> 유화가 느리기 때문에 더 오래 저어야 해요. 블렌더
> 10초, 알뜰주걱 1분 정도씩 5~6회 번갈아 반복해주
> 세요.

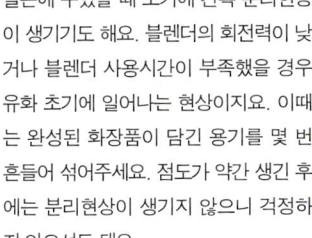

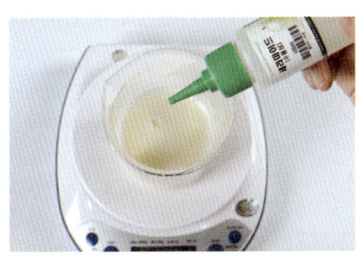

5 첨가물과 방부제를 넣은 후 다시
알뜰주걱으로 2분 정도 저어주세요.

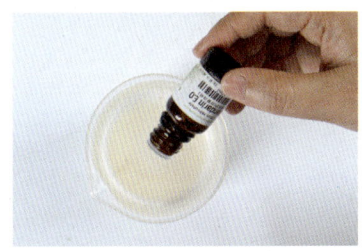

6 에센셜오일을 첨가해 가볍게 섞어
준비한 스프레이 용기에 담아주세요.
하루 정도 실온에 두었다가 냉장보
관하시면 됩니다.

베이비 밀크로션

연약한 아기 피부를 위해 자극이 없고 순한 재료로
만든 밀크로션이에요. 촉촉한 보호막을 형성하고
상큼한 그레이프프루트 향이라서 아기들도 좋아한답니다.

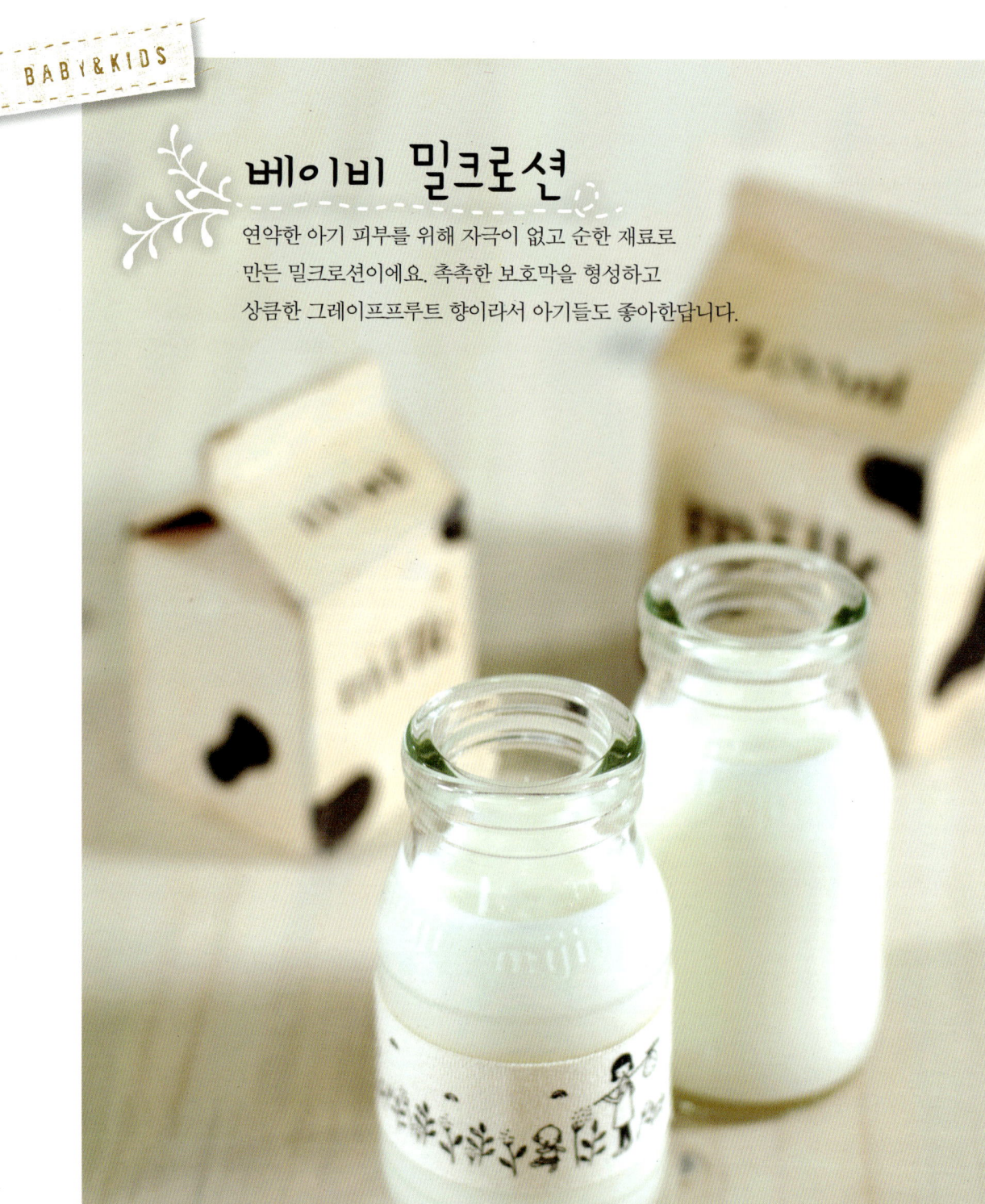

난이도	예상시간(분)	사용기간(개월)	
★★★☆☆	20	냉장보관 3~4	실온보관 1~2

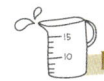

INGREDIENTS (100ml)

워터류 카모마일로만워터 40g,
정제수 33g

오일류 올리브오일(엑스트라버진) 4g,
달맞이꽃종자유 3g, 시어버터 5g

유화제 올리브소프트왁스 4g,
올리브유화왁스 1g

첨가물 히아루론산 5g,
토마토추출물 3g

방부제 나트로틱스 2g

에센셜오일

• 3개월~12개월:
  그레이프프루트 1방울

• 13개월~36개월:
  그레이프프루트 2방울

• 37개월~7세:
  그레이프프루트 3방울

• 8세~11세:
  그레이프프루트 4방울

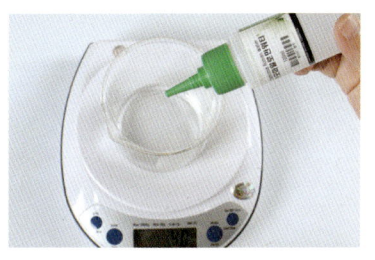

1 카모마일로만워터와 정제수를 계량해주세요.

TIP 전량 정제수로 대체하셔도 좋아요.

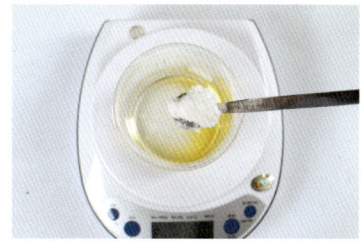

2 오일류와 유화제를 계량해주세요.

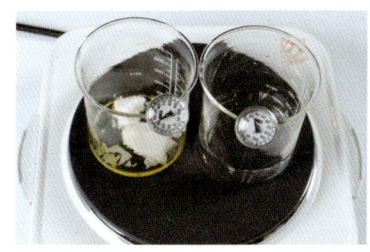

3 60~70도로 가열해주세요.

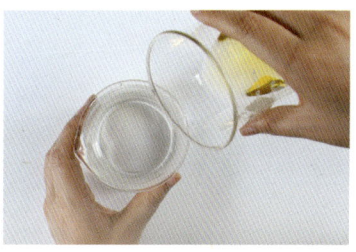

4 워터류에 오일류를 부은 후 주걱과 블렌더를 번갈아 사용해 유화시켜주세요.

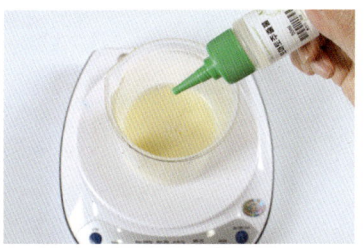

5 첨가물과 방부제를 넣고 골고루 섞어주세요.

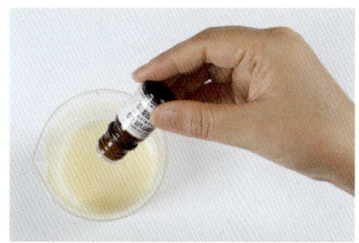

6 에센셜오일을 첨가한 후 가볍게 섞어주세요.

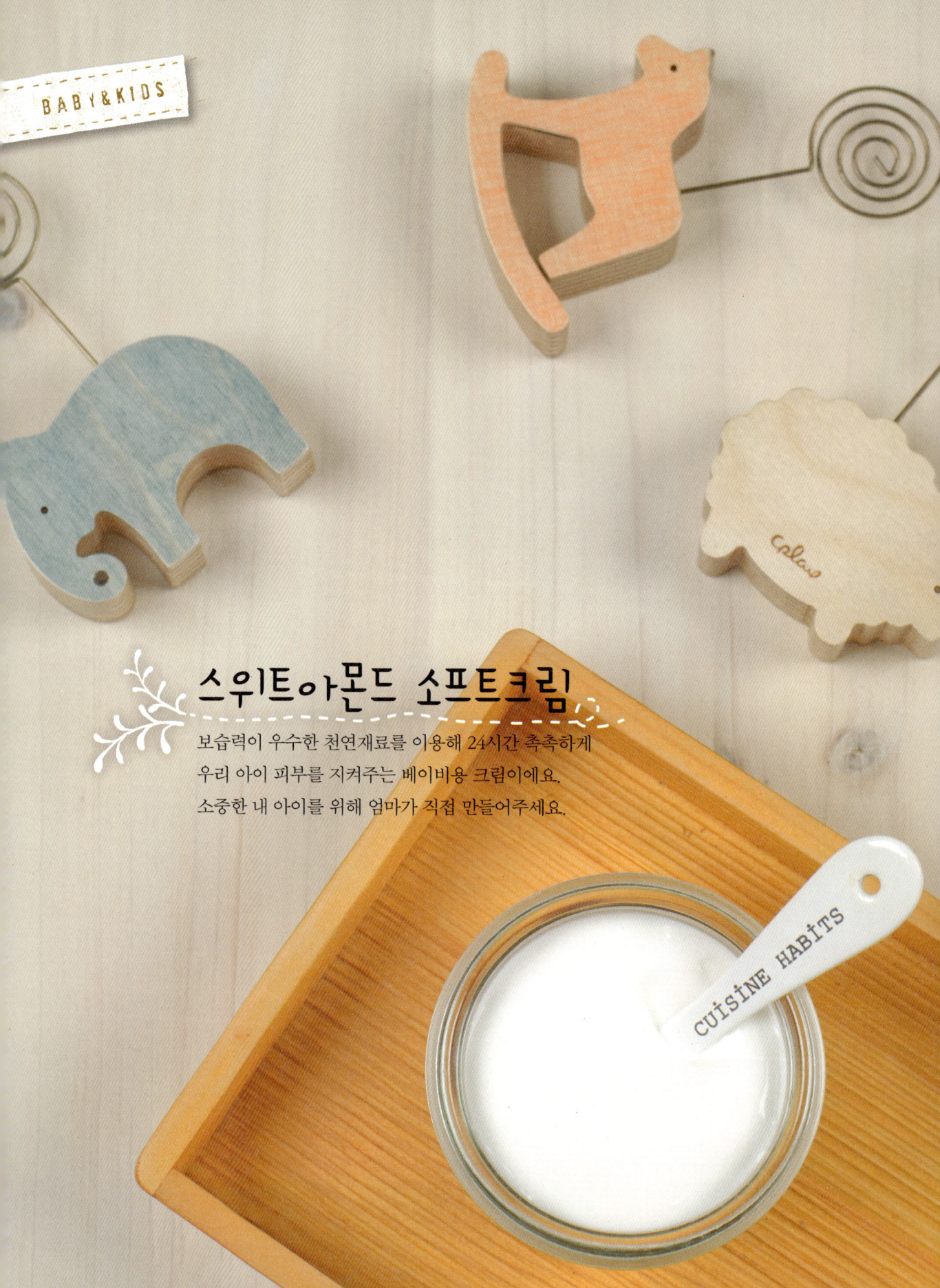

스위트아몬드 소프트크림

보습력이 우수한 천연재료를 이용해 24시간 촉촉하게
우리 아이 피부를 지켜주는 베이비용 크림이에요.
소중한 내 아이를 위해 엄마가 직접 만들어주세요.

난이도	예상시간(분)	사용기간(개월)	
		냉장보관	실온보관
★★★☆☆	20	3~4	1~2

INGREDIENTS (100ml)

워터류 정제수 42g,
알로에베라겔 12g
오일류 스위트아몬드오일 18g,
동백오일 7g, 올리브버터 7g
유화제 올리브유화왁스 3g,
올리브소프트왁스 3g
첨가물 히아루론산 5g
방부제 나트로틱스 2g, 비타민E 1g
에센셜오일
• 3개월~12개월: 라벤더 1방울
• 13개월~36개월: 라벤더 2방울
• 37개월~7세: 라벤더 3방울
• 8세~11세: 라벤더 5방울

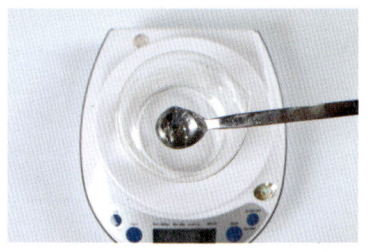

1 정제수와 알로에베라겔을 계량해 60~70도로 가열해주세요.

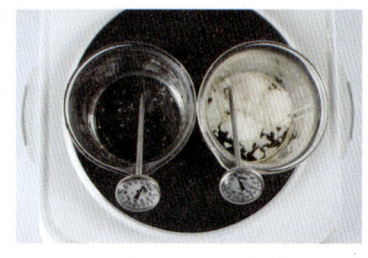

2 다른 비커에 오일류와 유화제를 계량해 60~70도로 가열해주세요.

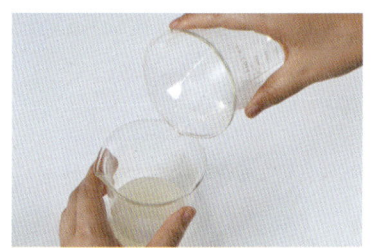

3 두 계열의 온도가 비슷해지면 오일류를 녹인 비커에 워터류를 부어 섞어주세요.

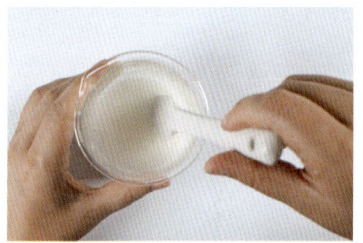

4 주걱과 블렌더를 번갈아 사용해 유화시켜주세요.

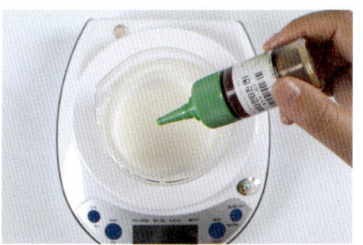

5 약한 점도가 생기면 첨가물과 방부제를 넣고 골고루 섞어주세요.

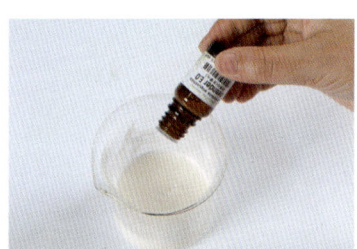

6 에센셜오일을 첨가해주세요. 완성된 크림은 실온에서 하루 정도 보관하면서 서서히 온도를 떨어뜨려주세요.

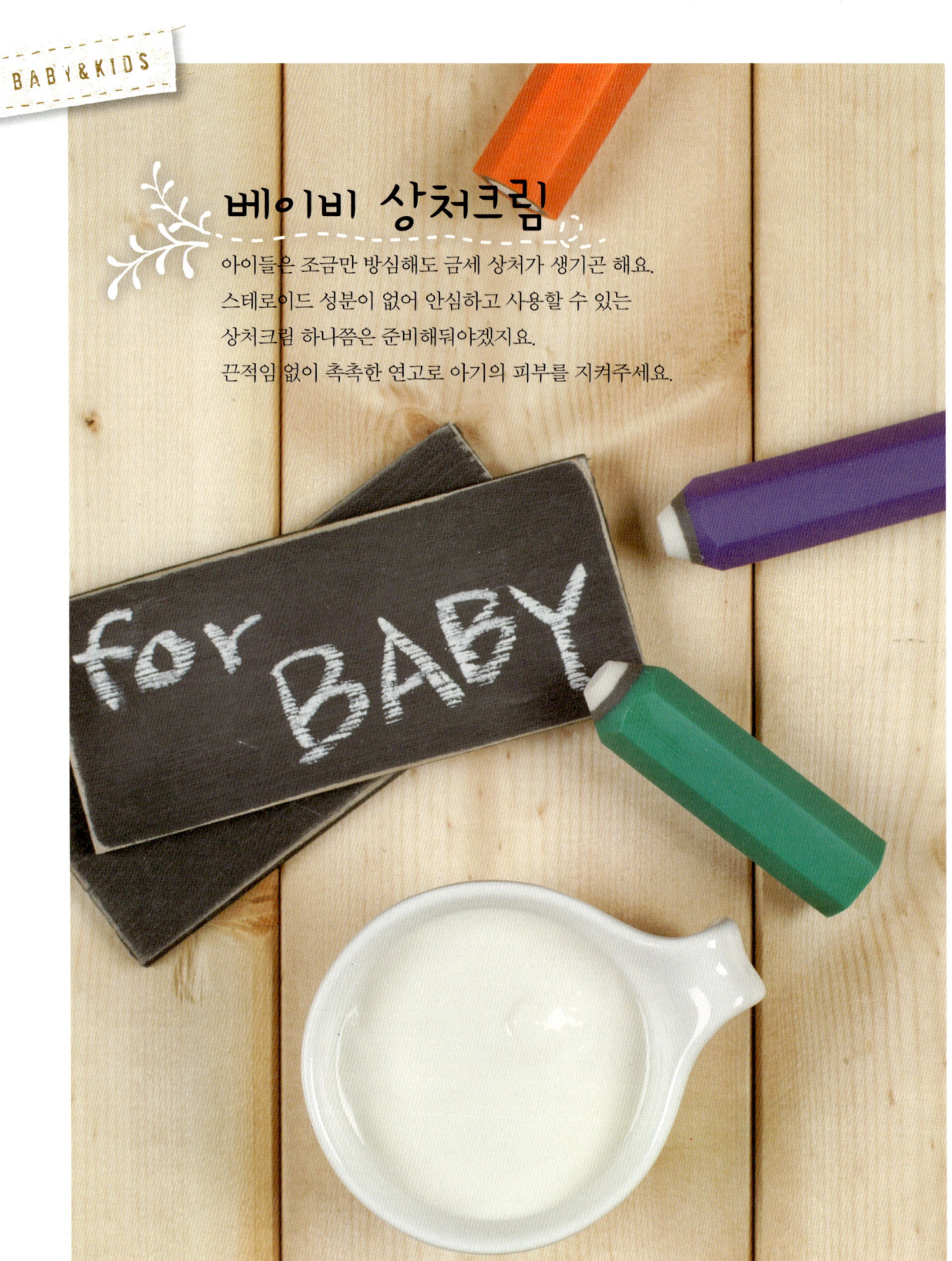

베이비 상처크림

아이들은 조금만 방심해도 금세 상처가 생기곤 해요.
스테로이드 성분이 없어 안심하고 사용할 수 있는
상처크림 하나쯤은 준비해둬야겠지요.
끈적임 없이 촉촉한 연고로 아기의 피부를 지켜주세요.

INGREDIENTS (30ml)

워터류 라벤더워터 12g
오일류 햄프시드오일 5g,
달맞이꽃종자유 3g, 호호바버터 2g
유화제 올리브유화왁스 2g, 밀랍 1g
첨가물 병풀추출물 3g,
프로폴리스 2g
방부제 자몽씨추출물 3방울
에센셜오일 라벤더 4방울,
프랑킨센스 3방울

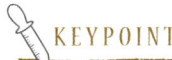

KEYPOINT

병풀추출물은? '고투콜라 추출물'이라
고도 불리며 여기에 함유된 마데카식산
은 시중 상처 연고의 성분이기도 해요.
외부로부터 유해물질의 침투를 방지하고
상처 치유, 항염, 재생 효과가 뛰어나답
니다. 그 외에도 여드름이나 뾰루지를 가
라앉히고 콜라겐 합성을 촉진해 모공을
축소시키는 데도 도움이 되는 재료예요.

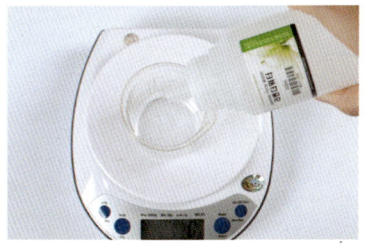

1 비커에 라벤더워터를 계량해주세
요.

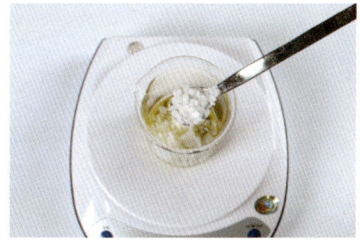

2 다른 비커에 오일류와 유화제를 계
량해주세요.

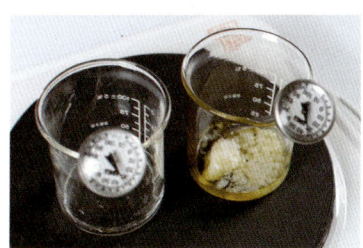

3 각각을 60~70도로 가열해주세요.

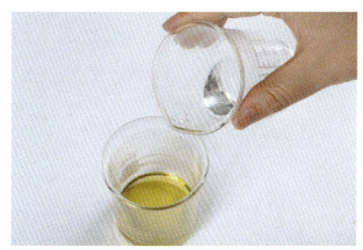

4 오일류에 워터류를 부은 후 주걱
과 블렌더를 번갈아 사용해 유화시
켜주세요.

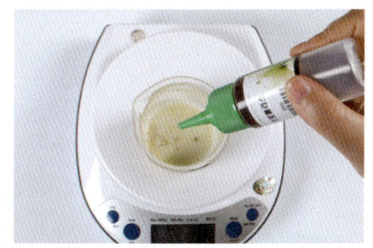

5 에센스 정도의 점도가 나면 첨가
물과 방부제를 넣고 골고루 섞어주
세요.

TIP 벌꿀 알레르기가 있는 경우 프로폴리스를 빼
고 만들어주세요.

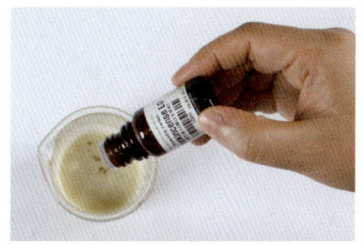

6 에센셜오일을 첨가한 후 준비한
용기에 담아주세요.

TIP 지속력을 높이기 위해 점도가 높은 크림타입
이에요.

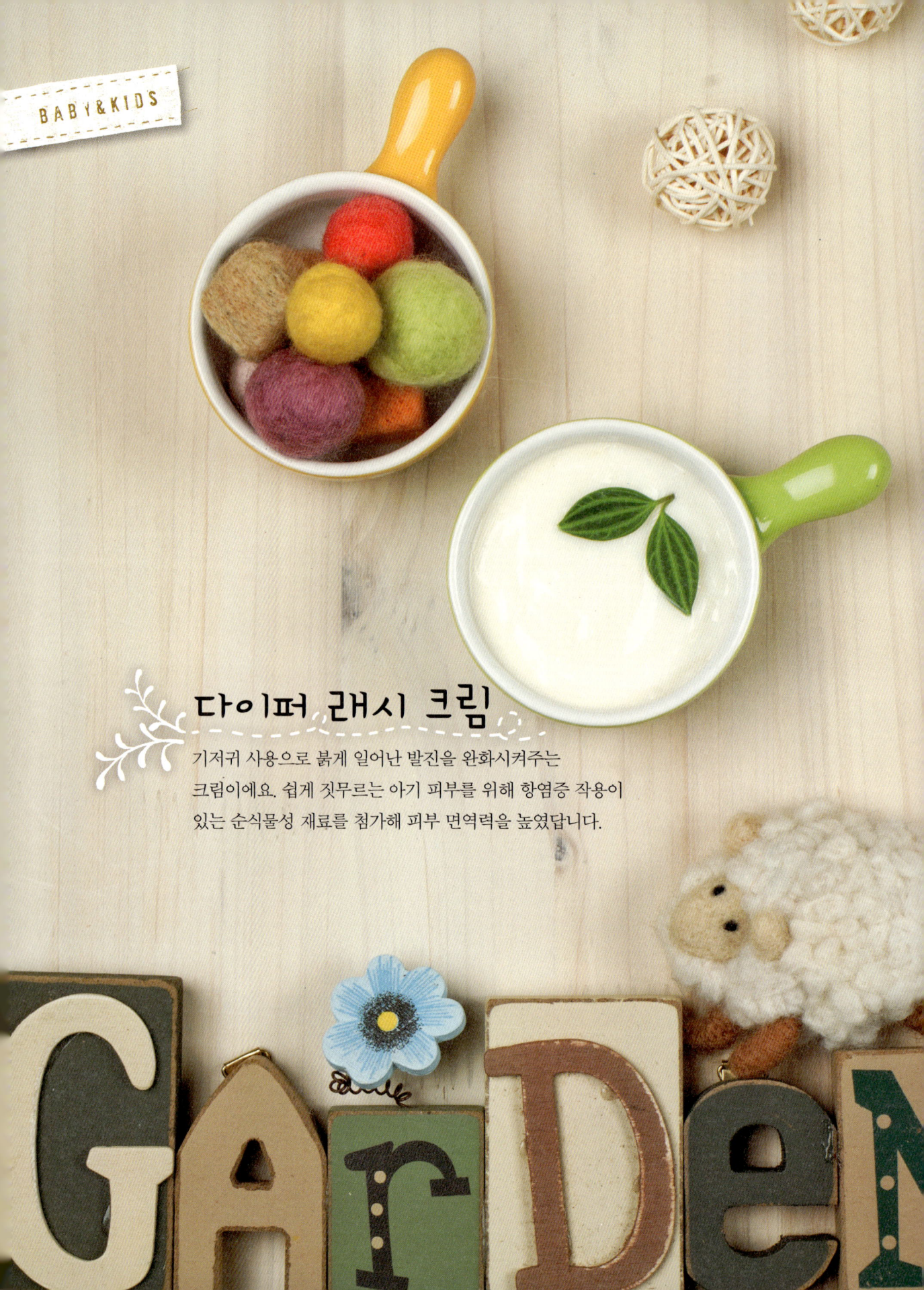

다이퍼 래시 크림

기저귀 사용으로 붉게 일어난 발진을 완화시켜주는
크림이에요. 쉽게 짓무르는 아기 피부를 위해 항염증 작용이
있는 순식물성 재료를 첨가해 피부 면역력을 높였답니다.

난이도	예상시간(분)	사용기간(개월)	
		냉장보관	실온보관
★★★☆☆	20	3~4	1~2

INGREDIENTS (50ml)

워터류 카모마일저먼워터 12g,
카모마일로만워터 10g
오일류 카렌듈라오일 7g,
타조오일 5g, 올리브에스터오일 2g
유화제 올리브유화왁스 3g,
올리왁스LC 2g
첨가물 카렌듈라추출물 3g,
판테놀 2g, 글리세린 3g
방부제 나트로틱스 1g
에센셜오일 카모마일저먼 2방울,
라벤더 2방울

BUBBLE'S TIP

아기 피부의 특징 태반의 pH가 약 7.4
이기 때문에 갓 태어난 신생아의 피부
pH는 6~7로 중성에 가까워요.(일반 성
인의 피부 pH는 4.5~6이에요.) 아기 피
부는 산성 보호막이 미발달해 미생물의
번식에 대한 저항력이 떨어지기 때문에
기저귀 발진이나 습진 등의 피부질환이
잘 생긴답니다. 또한 땀샘이나 피지선이
미성숙해 피부가 얇고 연약하며 피지선
이 제 기능을 못해 피부 표면의 수분 손
실이 많아요.

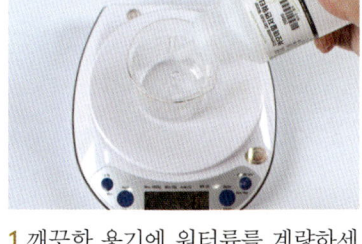

1 깨끗한 용기에 워터류를 계량하세
요.

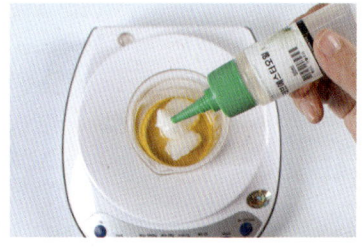

2 다른 용기에 오일류와 유화제를
계량하세요.

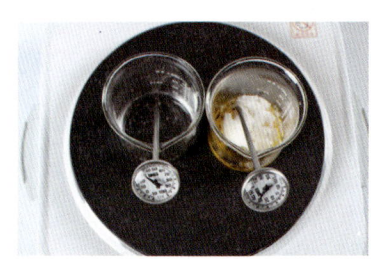

3 두 용기를 나란히 핫플레이트에
올려서 60~70도로 가열하세요.

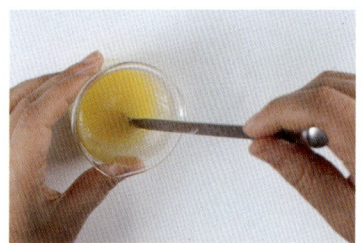

4 가열한 워터와 오일류가 모두 60
~70도일 때 오일류에 워터를 부은
후 스푼(또는 실리콘주걱)과 블렌더
를 번갈아 이용해 잘 섞어주세요.

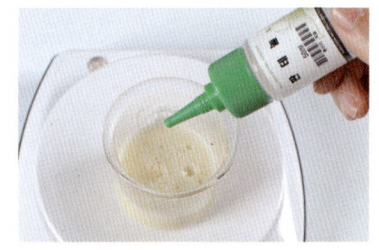

5 유화가 끝났으면 첨가물, 방부제
를 넣고 골고루 섞어주세요.

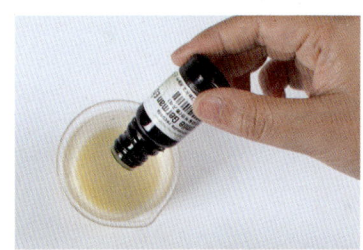

6 마지막으로 에센셜오일을 떨어뜨
린 후에 스푼으로 저어 완성하세요.

마일드 매직밤

건조해지기 쉬운 부위에 가볍게 마사지하듯 발라주면
얇은 오일막을 형성해 촉촉함이 오래간답니다.
침독이나 습진, 벌레 물린 데 바르셔도 좋고
기저귀가 닿는 부위에 발라주면 기저귀 발진을
예방할 수 있어요.

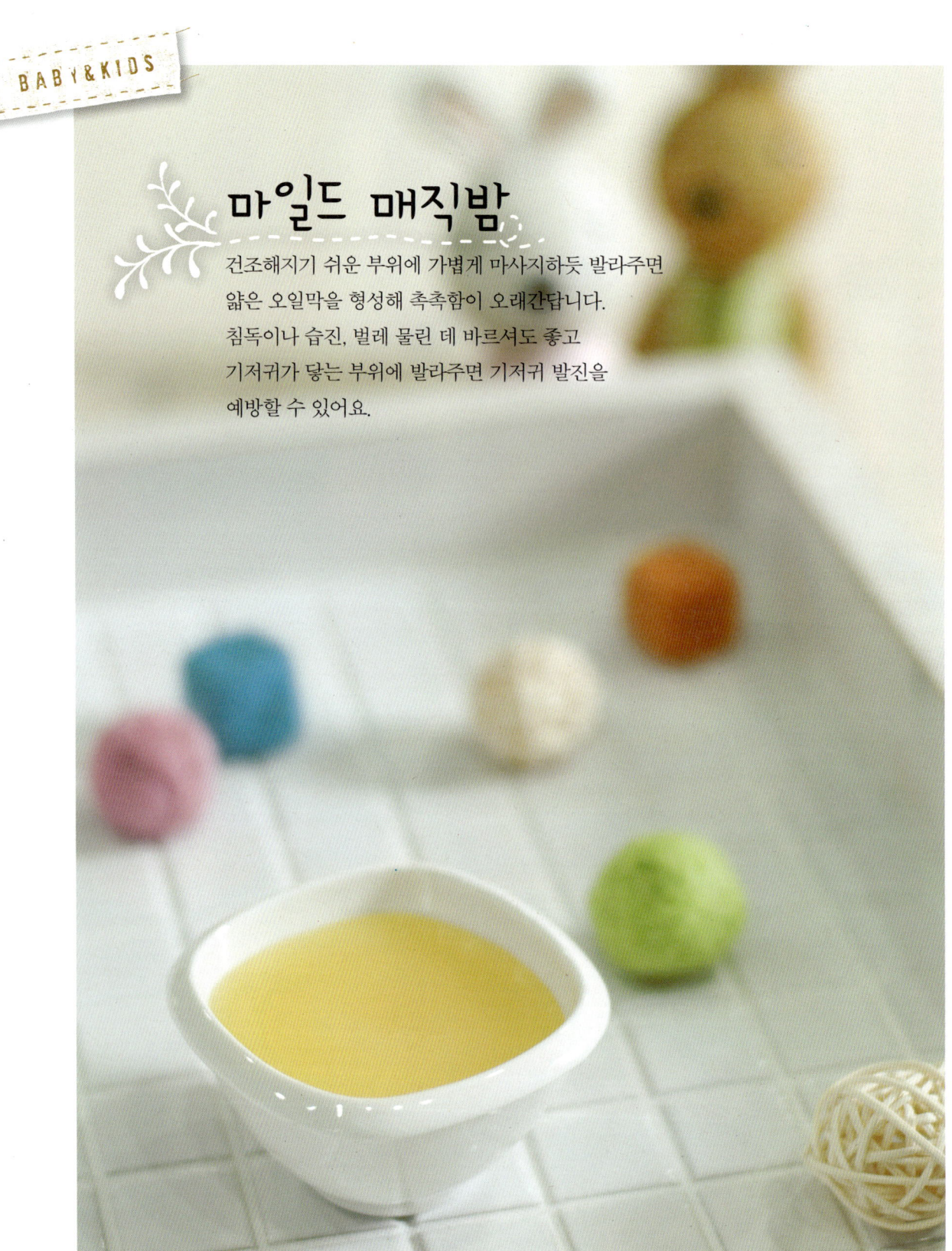

난이도	예상시간(분)	사용기간(개월)	
★★★☆☆	20	냉장보관 12	실온보관 6~8

INGREDIENTS (100ml)

오일류 호호바오일(골드) 35g,
달맞이꽃종자유 16g,
아보카도오일(정제) 12g,
올리브버터 25g
경화제 밀랍 2g, 칸데릴라왁스 3g
방부제 비타민E 1g
에센셜오일 카모마일로만 5방울

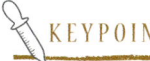

KEYPOINT

올리브버터는? 피부에 순한 올리브오일의 성질과 보습력이 뛰어난 버터의 성질을 모두 가진 올리브버터는 올레인산, 비타민E, 폴리페놀, 스쿠알란 성분 등을 많이 함유하고 있어요. 피부 친화력과 흡수성이 높고 끈적임이나 번들거림 없이 피부를 윤기 있게 가꾸어준답니다. 피부에 닿으면 오일로 바뀌어 부드럽게 흡수되고 자외선 차단기능과 유해환경으로부터 피부를 보호해주는 역할을 해요.

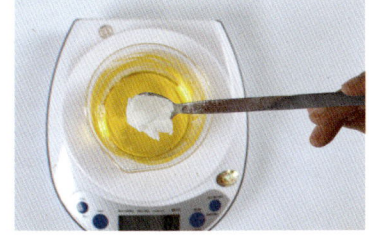

1 비커에 오일류를 계량해주세요.

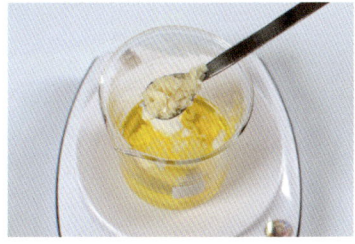

2 경화제인 밀랍과 칸데릴라왁스를 첨가해주세요.

TIP 밀랍이나 칸데릴라왁스 단독으로 5g 첨가해도 돼요.

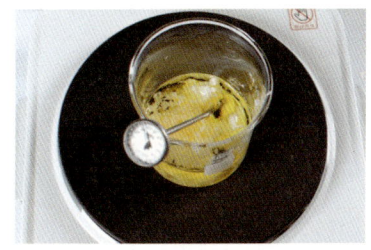

3 핫플레이트에 올려 낮은 온도에서 천천히 가열하세요.

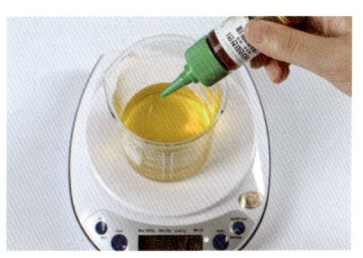

4 모든 재료가 녹으면 핫플레이트에서 내려 비타민E를 첨가해주세요.

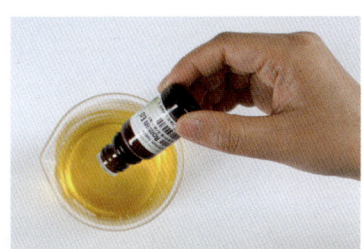

5 에센셜오일을 첨가해 가볍게 섞어서 적당한 크림 용기에 부어 굳히세요.

PLUS RECIPE

만다린 베이비오일
목욕 후 물기가 있을 때 아기 몸에 골고루 발라 보습막을 만들어주거나 보디 마사지용으로 사용하시면 좋아요.

재료 50ml
스위트아몬드오일 25g, 아보카도오일 20g, 비타민E 1g, 만다린 에센셜오일 2방울

모든 재료를 그대로 섞어주시면 돼요.

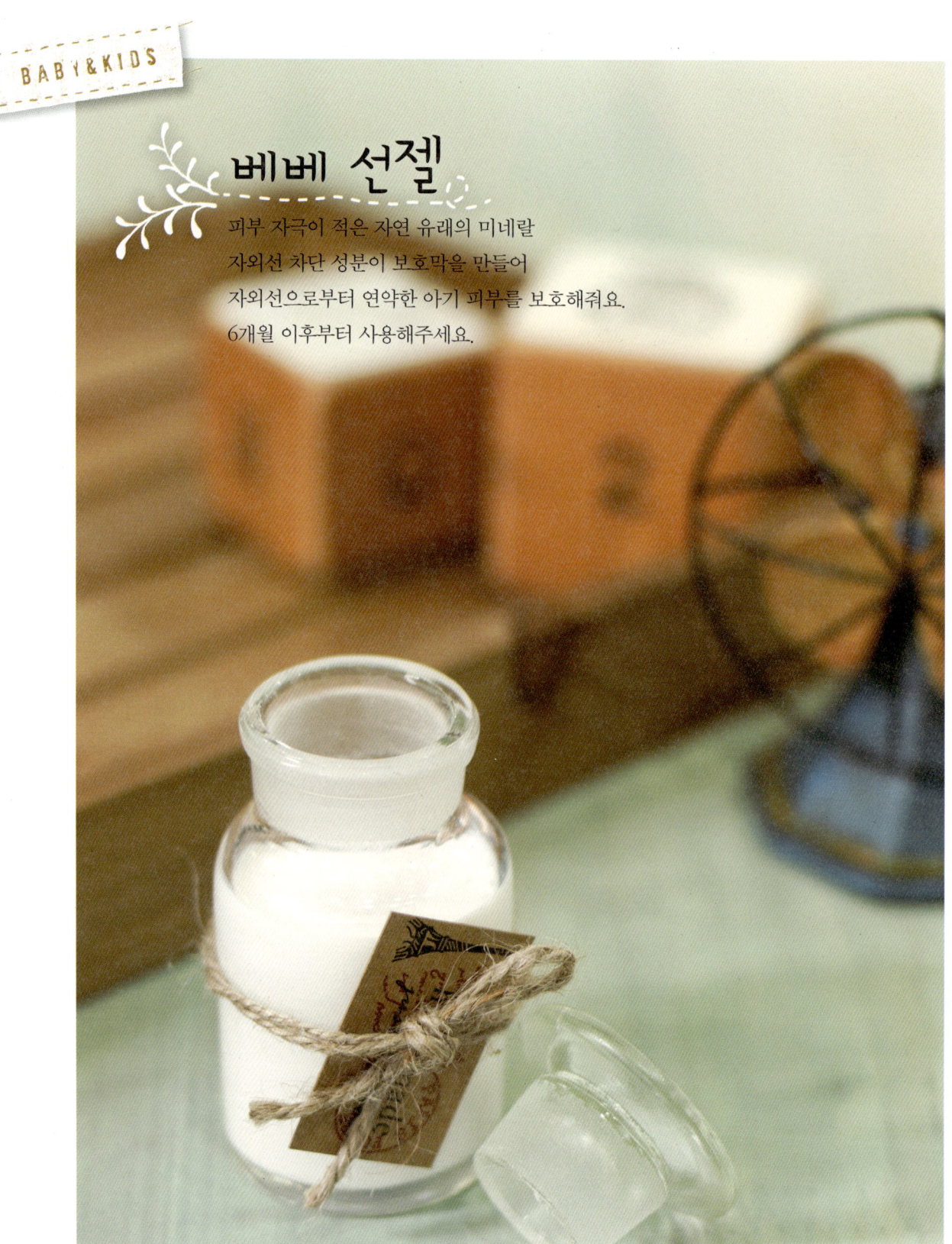

베베 선젤

피부 자극이 적은 자연 유래의 미네랄
자외선 차단 성분이 보호막을 만들어
자외선으로부터 연약한 아기 피부를 보호해줘요.
6개월 이후부터 사용해주세요.

난이도	예상시간(분)	사용기간(개월)	
		냉장보관	실온보관
★★☆☆☆	15	3	1

INGREDIENTS (100ml)

워터류 정제수 82g

점증제 쟁탄검 0.3g

첨가물 티타늄디옥사이드(액상) 5g,
글리세린 8g,
세라마이드(수용성) 3g

방부제 나트로틱스 2g

에센셜오일 카모마일로만 5방울

BUBBLE'S TIP

아기 선크림 사용법

1 자외선은 4계절 내내 차단해주세요.

2 비교적 피부 자극이 적은 물리적 자외
선 차단 재료가 들어간 제품을 발라주세
요. 물리적 자외선 차단 재료로는 티타
늄디옥사이드나 산화아연 등이 있어요.

3 외출 30분 전에 발라요. 바르고 즉시
나가면 햇빛에 증발해 자외선 차단지
수가 떨어져요.

4 자외선 차단제를 발랐더라도 오전
10시~오후 2시까지의 직사광선은 피
해주세요.

5 2~3시간마다 덧발라주고 되도록
3시간 이상 직사광선에 지속적으로 노
출되지 않도록 주의하세요.

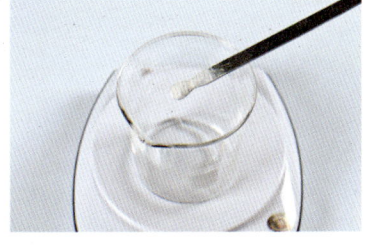

1 글리세린과 쟁탄검을 계량해주세
요.

TIP 쟁탄검 0.3g은 화장품용 시약스푼 작은 쪽으
로 세 스푼을 넣으시면 돼요.

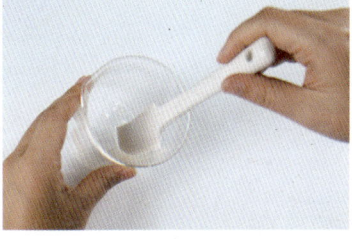

2 스푼이나 주걱으로 꼼꼼히 섞으세
요.

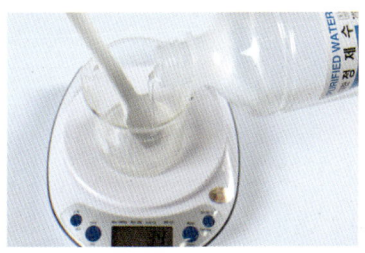

3 정제수를 부어 점도를 고르게 만
들어주세요.

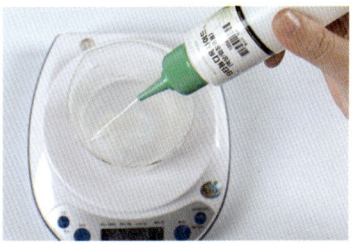

4 자외선 차단 재료인 티타늄디옥사
이드를 첨가해주세요.

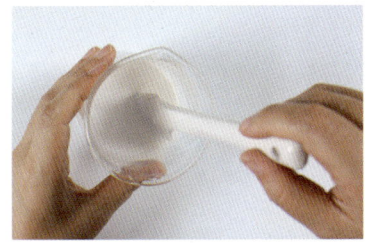

5 세라마이드와 나트로틱스를 첨가
해 골고루 섞으세요.

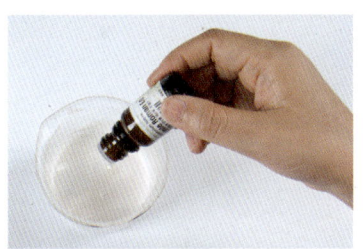

6 에센셜오일을 첨가해 가볍게 섞은
후 준비한 용기에 담아주세요.

콘스타치 베이비 파우더

불필요한 수분을 흡수해 목, 다리 등의 겹쳐진 부위가
짓무르지 않고 항상 보송보송하게 유지시켜주는
베이비 파우더예요. 옥수수전분을 주재료로
안심하고 사용할 수 있고 에센셜오일의 은은한 향이
아기를 편안하게 해준답니다.

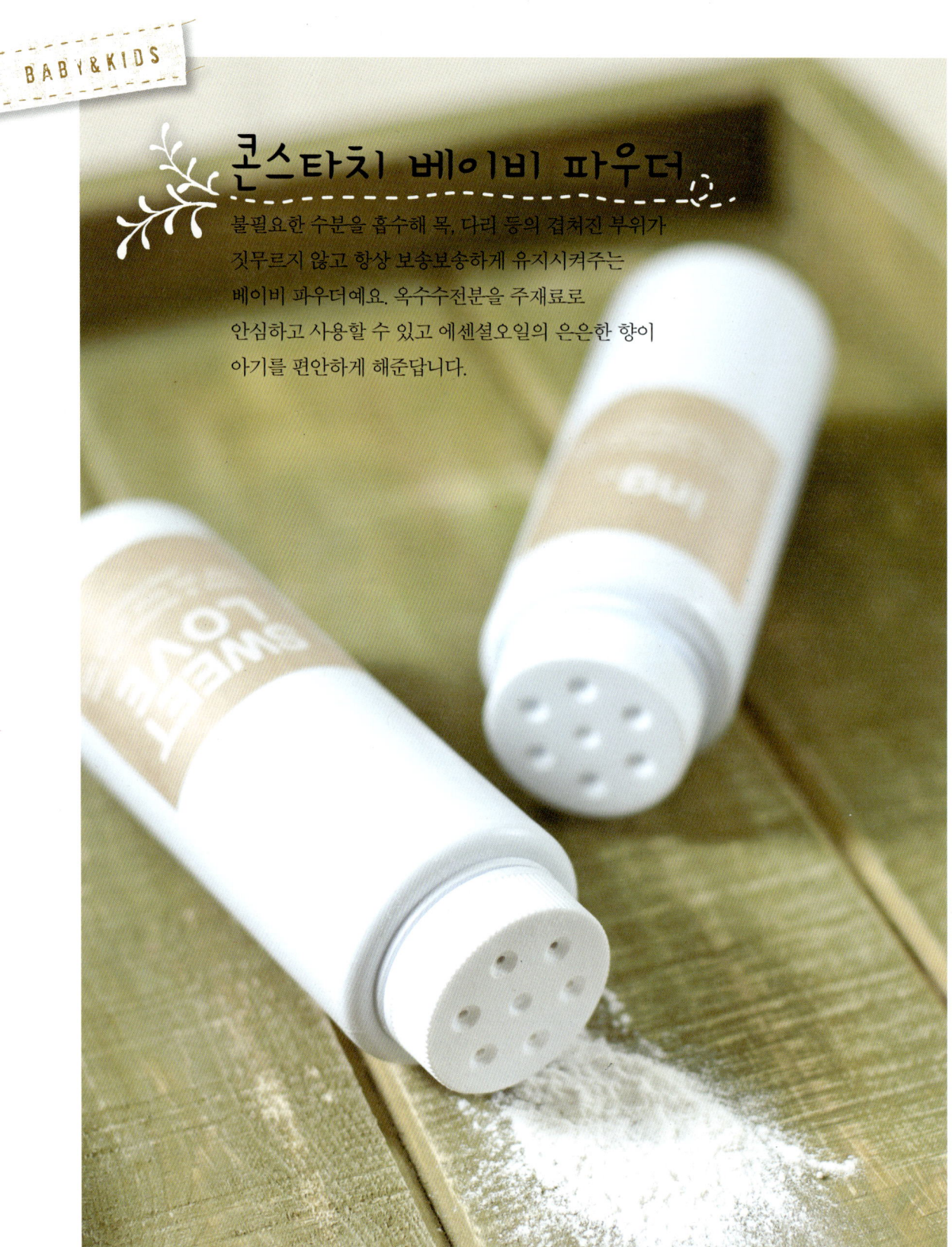

SKIN TYPE □dry □oily □normal □aging □complex □sensitive

☑baby □atopy □etc

난이도
★★☆☆☆

예상시간(분)
30

사용기간(개월)
3 (실온보관)

INGREDIENTS (100g)

원재료 콘스타치(옥수수전분) 80g,
화이트클레이 15g
첨가물 카렌듈라 분말 1g,
알란토인(분말) 3g
방부제 자몽씨추출물 10방울
에센셜오일 라벤더 6방울,
카모마일로만 4방울

BUBBLE'S TIP

땀띠 예방법 피부에 묻은 땀띠나 때가
땀샘을 막아 생기는 염증이 땀띠예요. 아
기들은 어른보다 땀샘을 많이 가지고 있
고 신진대사가 왕성하기 때문에 땀과 노
폐물이 많이 발생한답니다. 시원하고 통
풍이 잘 되는 환경을 만들어 몸을 시원
하게 해주는 것이 가장 좋아요. 면 소재
의 헐렁한 옷을 입히고 땀을 많이 흘리면
즉시 씻어 땀구멍이 막히지 않도록 해주
세요. 땀띠 예방목적으로 사용하는 베이
비파우더는 땀을 많이 흘린 경우에는 오
히려 땀구멍을 막을 수 있으니 바로 물로
씻어주는 것이 좋아요.

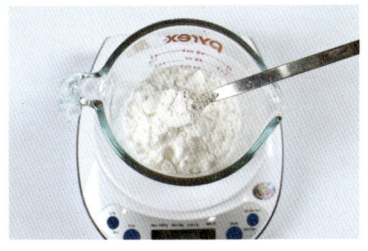

1 콘스타치와 화이트클레이를 계량
해주세요.

TIP 화이트클레이 대신 핑크클레이로 대체하셔도
좋아요.

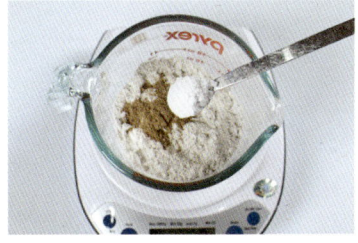

2 카렌듈라 분말과 알란토인 분말을
계량해 섞어주세요.

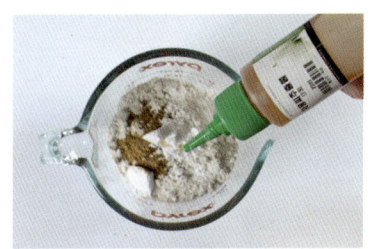

3 자몽씨추출물 10방울을 골고루 떨
어뜨려주세요.

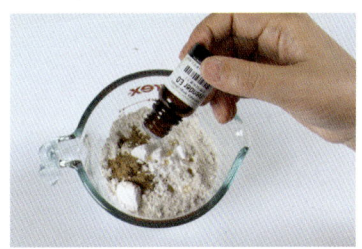

4 에센셜오일도 계량해 첨가해주세
요.

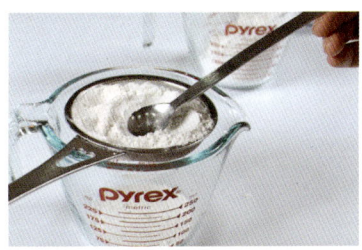

5 고운 체로 여러 번 걸러 준비한 파
우더 용기에 담아주세요. 습도가 낮
고 그늘진 곳에 보관해주세요.

에코 물티슈

내 아이를 위해 안전하고 믿을 수 있는
엄마표 물티슈를 만들어보세요.
민감한 아기 피부도 편안해지고
엄마 마음도 편안해질 거예요.

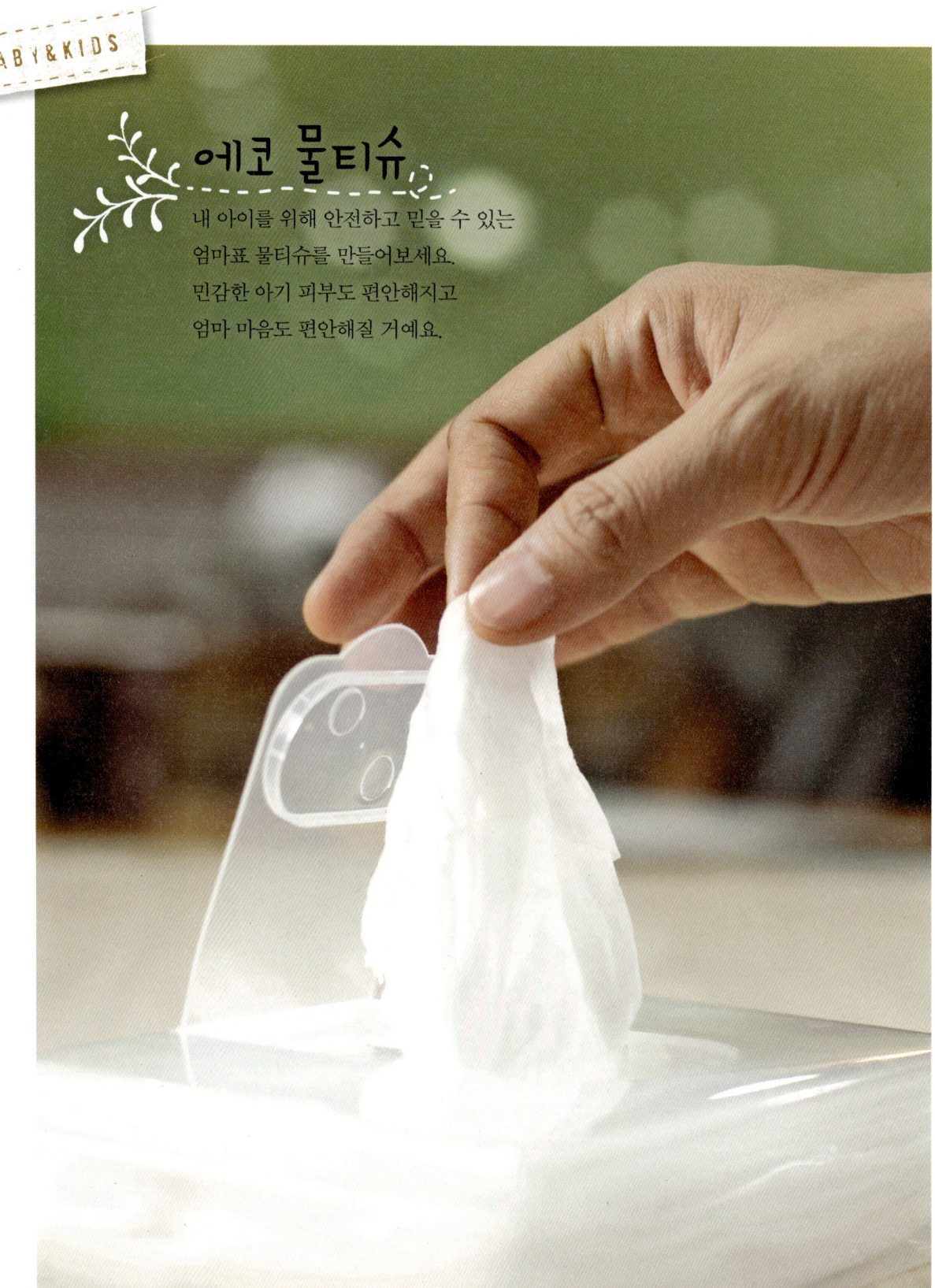

난이도	예상시간(분)	사용기간(개월)
★★☆☆☆	10	1 (냉장보관)

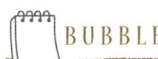

INGREDIENTS (410ml, 티슈 40매)

워터류 정제수 400g
첨가물 글리세린 7g
방부제 자몽씨추출물 2g
가용화제 올리브리퀴드 1g
에센셜오일 라벤더 5방울

BUBBLE'S TIP

물티슈 보관 주의점 한 번에 많이 만들어놓고 사용하면 세균이 번식할 수 있기 때문에 조금씩 자주 만들어 사용하는 것이 좋아요. 만든 물티슈는 밀폐용기의 뚜껑을 꼭 닫아 수분이 증발하지 않도록 하고 따뜻한 곳에 두면 세균 및 곰팡이가 활발하게 활동하므로 서늘한 그늘에 두거나 냉장보관해주세요. 사용기한은 냉장보관하면 1개월 정도, 실온보관하면 1주일 정도입니다.

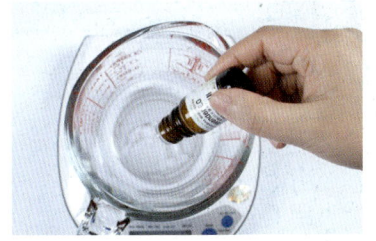

1 비커에 라벤더 에센셜오일과 올리브리퀴드를 첨가해 섞어주세요.

TIP 에센셜오일과 올리브리퀴드 대신 라벤더워터 50~100g으로 대체하셔도 돼요. 대체할 경우 정제수의 양을 그만큼 줄여주세요.

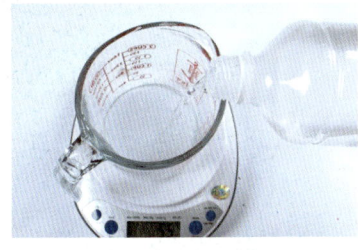

2 정제수를 계량해 부어주세요.

TIP 정제수 대신 끓여서 식힌 생수나 정수기 물로 대체 가능해요.

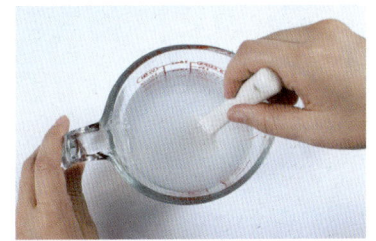

3 글리세린과 자몽씨추출물을 첨가해 섞어주세요.

TIP 자몽씨추출물은 항균효과로 기저귀 발진을 예방하는 역할을 해요.

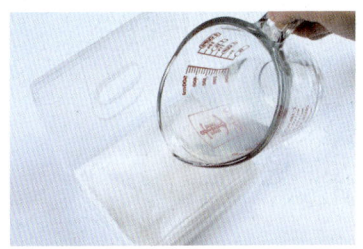

4 건티슈를 넣은 밀폐용기에 액상 재료의 반을 부어주세요.

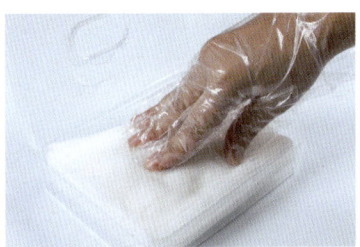

5 건티슈를 뒤집고 액상 재료의 나머지 반을 부어주세요. 위생장갑을 낀 손으로 꾹꾹 눌러 골고루 흡수시켜주면 돼요.

TIP 건티슈를 구하기가 어렵다면 의료용 탈지면을 사용하셔도 좋습니다.

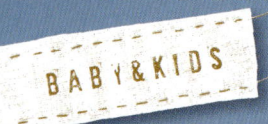

베베 수딩미스트

기저귀발진이나 땀띠 난 부위에 뿌려주는 스프레이예요.
기저귀를 교환할 때 아기 엉덩이 부위나 기저귀 안쪽
면에 뿌려주면 기저귀 착용 부위의 트러블을 예방하고
진정시켜준답니다. 가제수건이나 티슈에 2~3회 뿌리면
즉석 물티슈로 사용할 수 있어요.

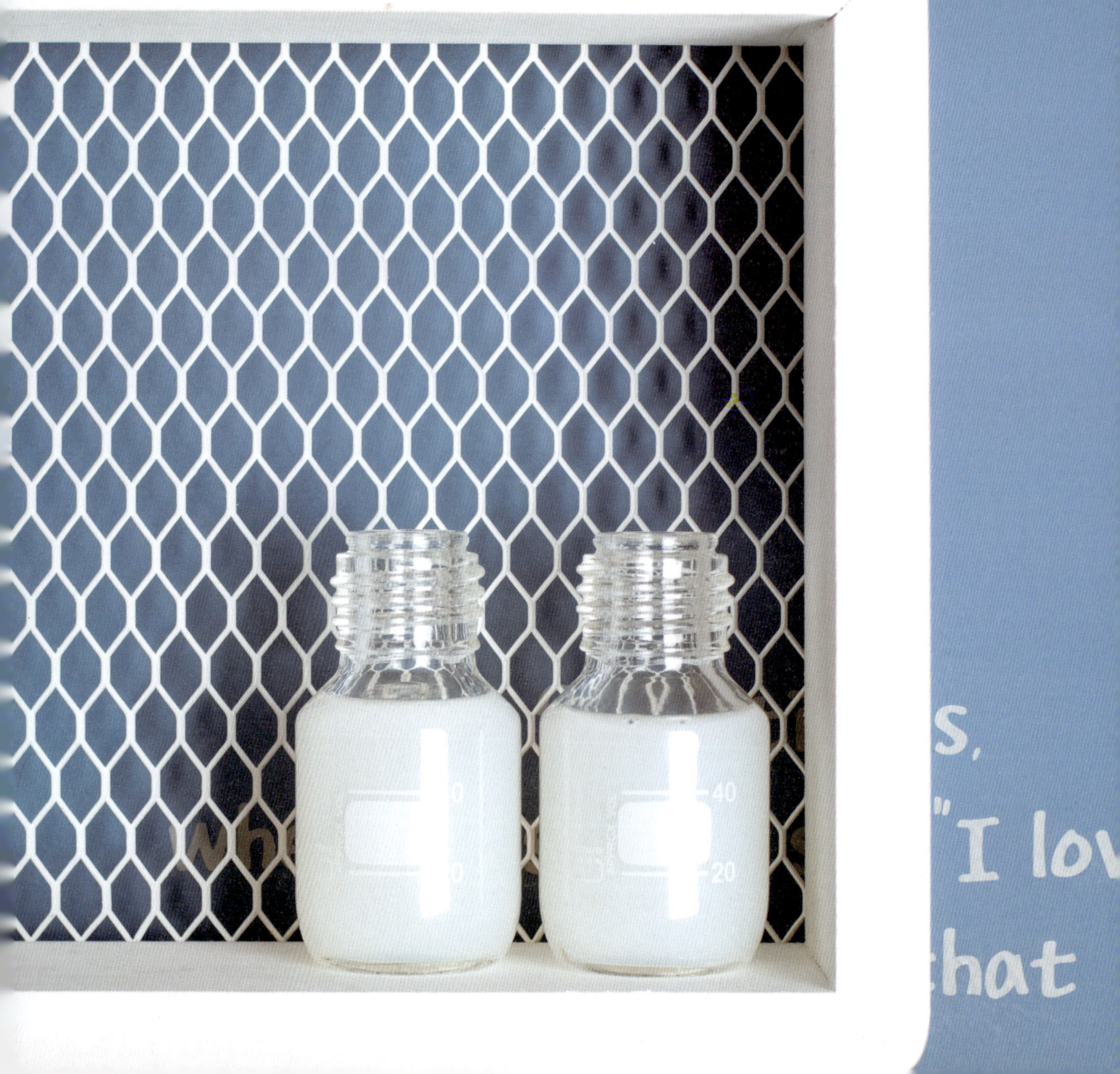

난이도	예상시간(분)	사용기간(개월)	
★☆☆☆☆	5	냉장보관	실온보관
		3	1~2

INGREDIENTS (100ml)

워터류 카모마일로만워터 89g
첨가물 알란토인(액상) 5g,
마치현추출물 3g
방부제 자몽씨추출물 1g
가용화제 올리브리퀴드 2g
에센셜오일 라벤더 5방울,
만다린 5방울

BUBBLE'S TIP

베이비용으로 사용하면 좋은 천연재료
아기가 피부에 처음 사용하는 화장품은
피부자극 없이 순하고 보습력이 좋은 것
을 선택하셔야 해요.
베이스오일로는 올리브오일(엑스트라버
진), 카렌듈라오일, 스위트아몬드오일,
아보카도오일, 호호바오일 등이 좋으며
에센셜오일로는 라벤더, 만다린, 카모마
일 로만, 그레이프프루트 등을 사용하면
효과적이에요.

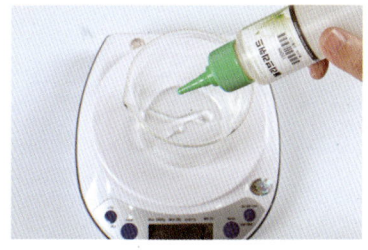

1 올리브리퀴드를 계량해주세요.

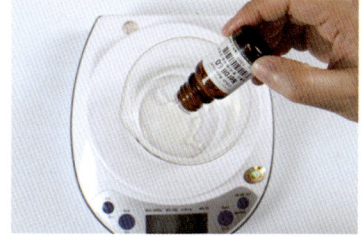

2 에센셜오일을 첨가해 가볍게 섞어
주세요.

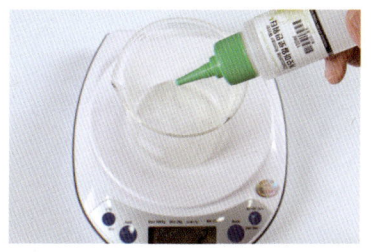

3 카모마일로만워터를 계량해 섞어
주세요.

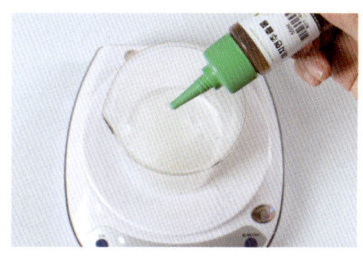

4 마치현추출물을 계량해 주세요.
TIP 카렌듈라 추출물로 대체 가능해요.

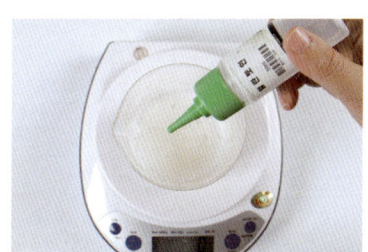

5 알란토인과 방부제인 자몽씨추출
물을 첨가한 후 가볍게 섞어주면 완
성이에요.

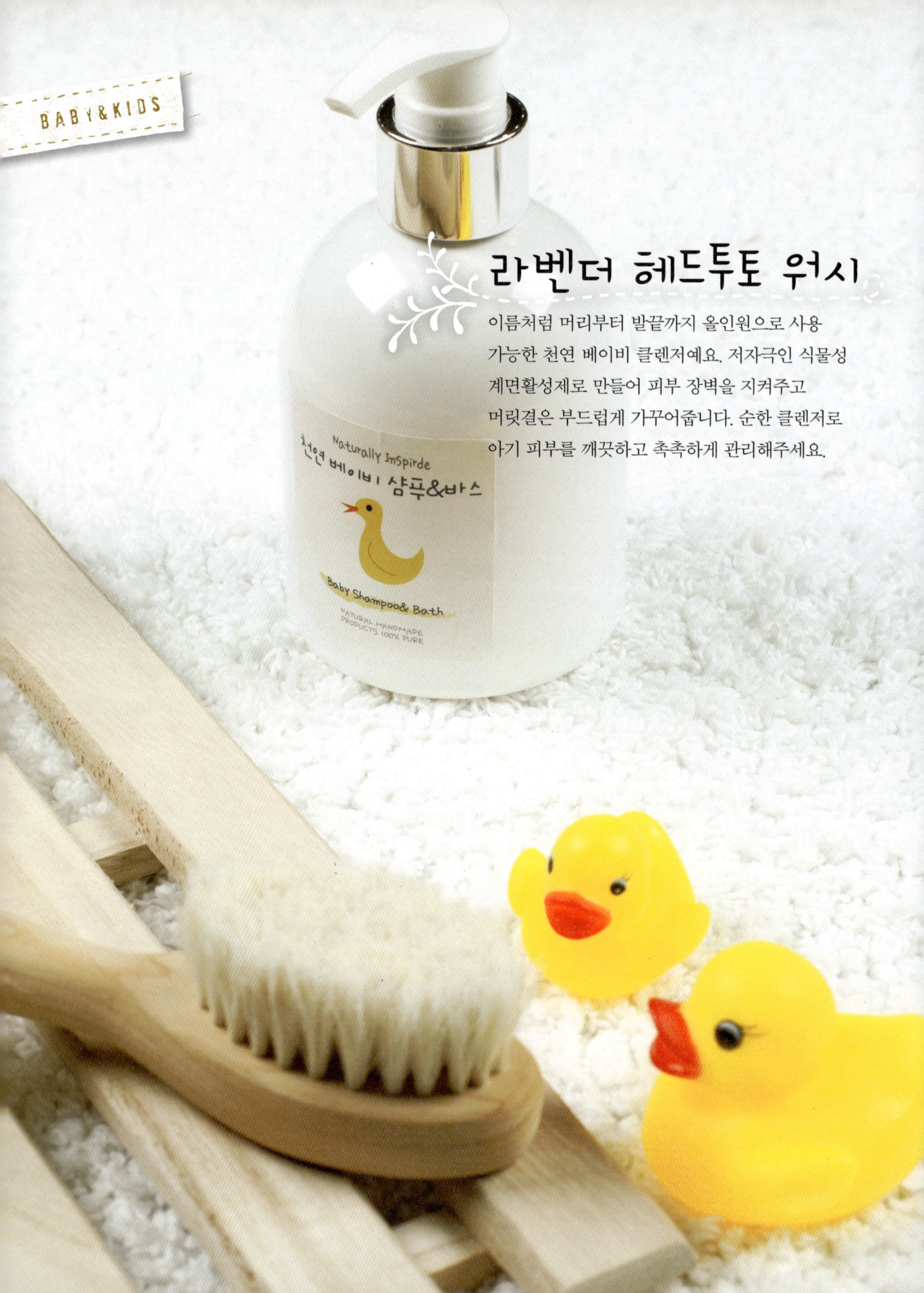

라벤더 헤드투토 워시

이름처럼 머리부터 발끝까지 올인원으로 사용
가능한 천연 베이비 클렌저예요. 저자극인 식물성
계면활성제로 만들어 피부 장벽을 지켜주고
머릿결은 부드럽게 가꾸어줍니다. 순한 클렌저로
아기 피부를 깨끗하고 촉촉하게 관리해주세요.

난이도	예상시간(분)	사용기간(개월)
★★☆☆☆	10	6 (실온보관)

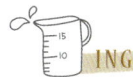

INGREDIENTS (200ml)

원재료 올리브계면활성제 40g,
코코베타인 20g, 코나코파 35g

점증제 글루카메이트 5g

워터류 라벤더워터 90g

첨가물 글리세린 10g

에센셜오일

- 3개월~12개월: 라벤더 2방울,
  로즈우드 2방울
- 13개월~36개월: 라벤더 4방울,
  로즈우드 4방울
- 37개월~7세: 라벤더 8방울,
  로즈우드 8방울
- 8세~11세: 라벤더 10방울,
  로즈우드 10방울

PLUS RECIPE

베이비용 클렌징워터
감기에 걸려 목욕하기 어렵거나
선 제품을 사용했을 때 가볍게 닦
아낼 수 있는 클렌징워터예요. 화
장솜이나 티슈에 묻혀 부드럽게
닦아내시면 돼요.

재료 100ml
카모마일로만워터90g, 올리브리퀴드
4g, 글리세린 5g, 자몽씨추출물 1g

순서대로 재료를 넣고 섞어주면 돼
요. 단 글리세린은 점도를 풀어준
후 자몽씨추출물을 첨가해주세요.

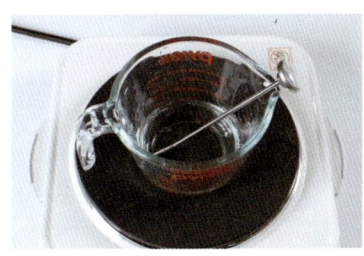

1 라벤더워터를 계량해 50~60도로
가열해주세요.

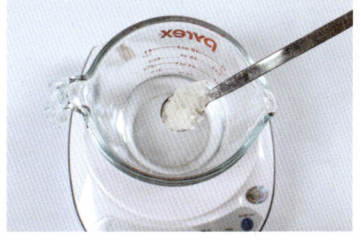

2 글루카메이트를 넣고 완전히 녹여
주세요.

TIP 거품 용기에 담아 사용할 경우에는 글루카메
이트를 빼고 만드세요. 이때는 라벤더워터를 가열하
지 않고 바로 3번 단계로 넘어가면 돼요.

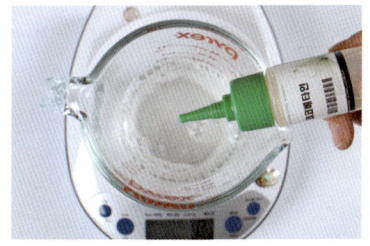

3 올리브계면활성제와 코코베타인
을 넣고 섞어주세요.

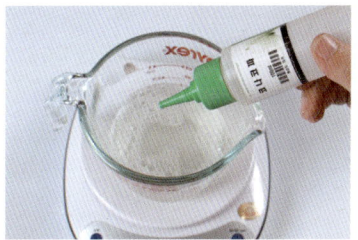

4 코나코파와 글리세린을 첨가해 섞
어주세요.

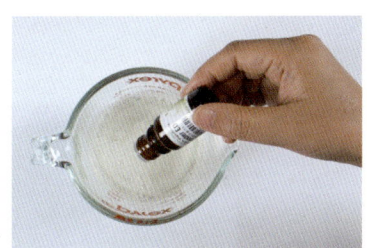

5 사용할 연령에 맞춰 에센셜오일을
첨가해주세요.

레몬 항균스프레이

아기용 제품에 뿌려주는 항균 스프레이예요.
자주 세탁하기는 어렵고 그냥 놔두기에는
불안한 인형, 장난감 등에 간단히 뿌려주시면
된답니다. 유모차나 침구류에도 뿌려주면
세균은 사라지고 향기는 솔솔!

INGREDIENTS (100ml)

원재료 식물성에탄올 63g
워터류 편백워터 20g
첨가물 자몽씨추출물 3g
에센셜오일 레몬 25방울,
파인 20방울, 버가못 18방울

PLUS RECIPE

손소독젤

아이들과 야외활동 시 또는 기저
귀 갈기 전에 간편하게 사용하는
손소독젤이에요. 손을 씻기 어려
운 환경에서도 깔끔하게 세균을
제거할 수 있답니다.

재료 100ml
식물성 에탄올 60g, 정제수12g, 카보
폴프리젤 8g, 글리세린 5g, 티트리 에
센셜오일 1방울, 라벤더 에센셜오일 1
방울

카보폴프리젤에 정제수를 넣어 점
도를 고르게 한 후 나머지 재료를
첨가하면 완성입니다.

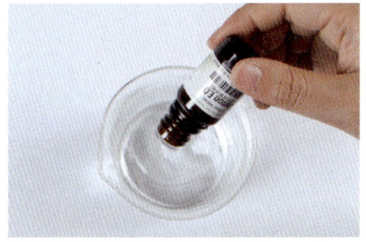

1 유리 비커에 에센셜오일을 차례대
로 떨어뜨려주세요.

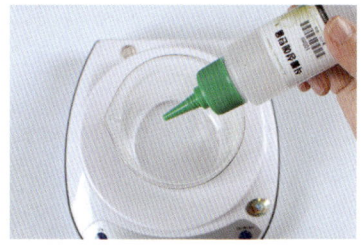

2 식물성에탄올을 계량해 에센셜오
일과 섞어주세요.

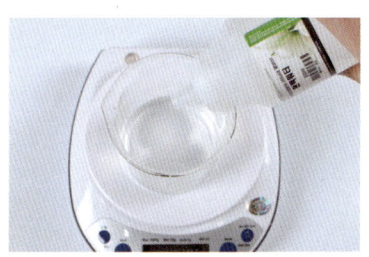

3 편백워터를 부어 골고루 섞어주세
요.

TIP 정제수로 대체해도 괜찮아요.

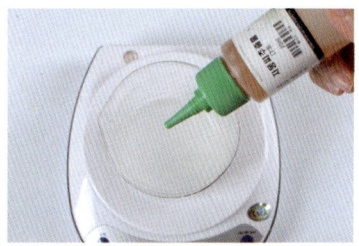

4 자몽씨추출물을 계량한 후 다시
한 번 섞어 준비한 용기에 담아주세
요. 그늘진 곳에서 1~2주 정도 두었
다 사용하면 향이 더 부드럽고 순해
요.

TIP 자몽씨추출물은 항균효과가 있어 효능을 더
높여준답니다.

천연화장품 에필로그

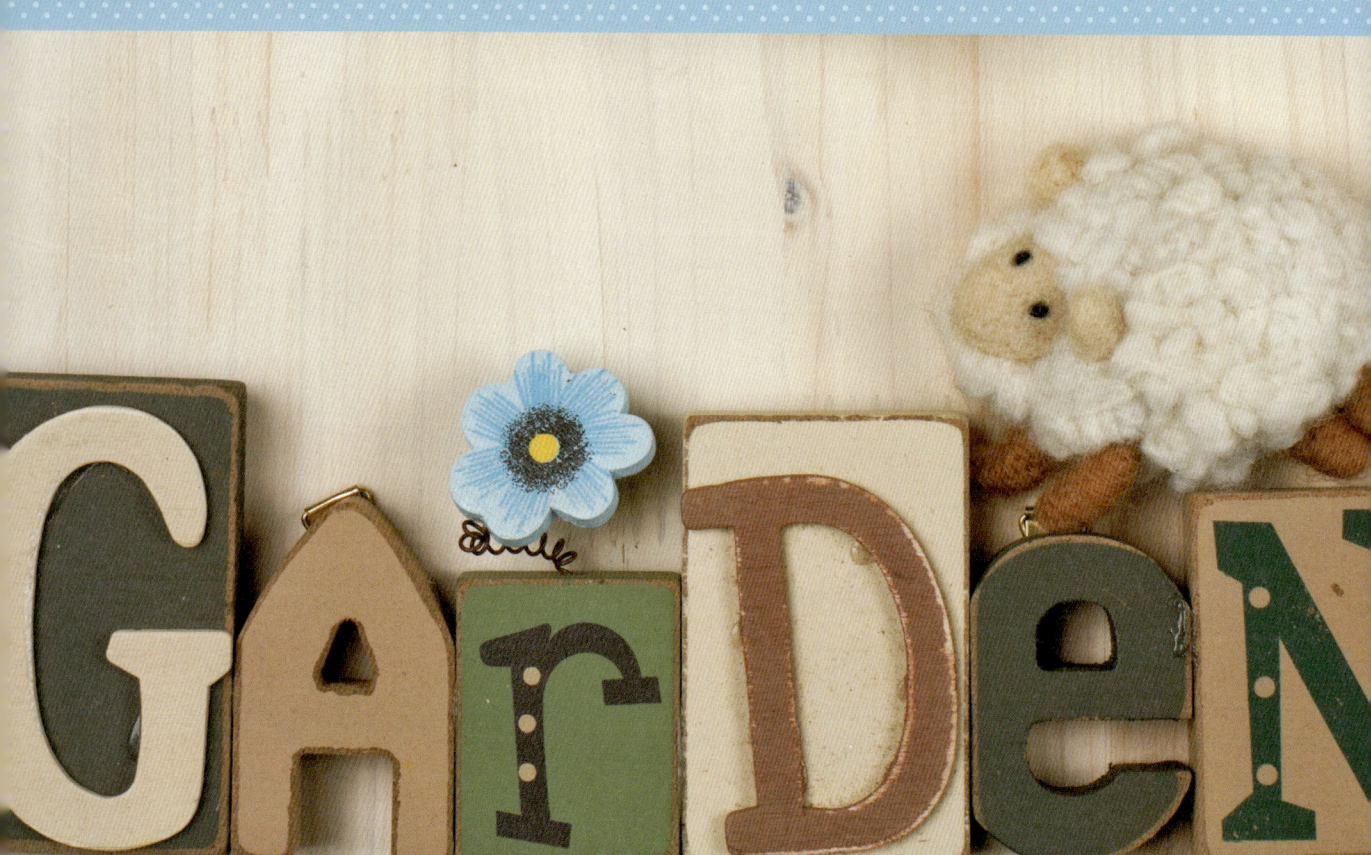

우리가 먹고 마시는 것에 어떤 것이 들어있는지 신경을 쓰듯이 우리 피부에
바르는 성분들도 충분한 이해를 바탕으로 하는 것이 중요합니다. 레시피를 따라
만들어가면서 천연화장품 만들기를 어느 정도 마스터했다면 성분 가이드를
바탕으로 나만의 화장품 만들기에도 도전해보세요. 또한 임산부들을 위한
주의사항과 Q&A도 함께 실었습니다.

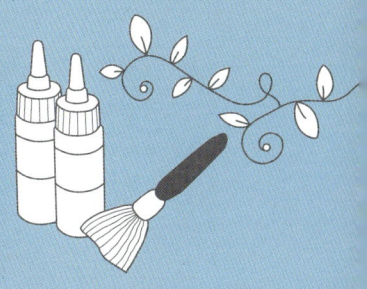

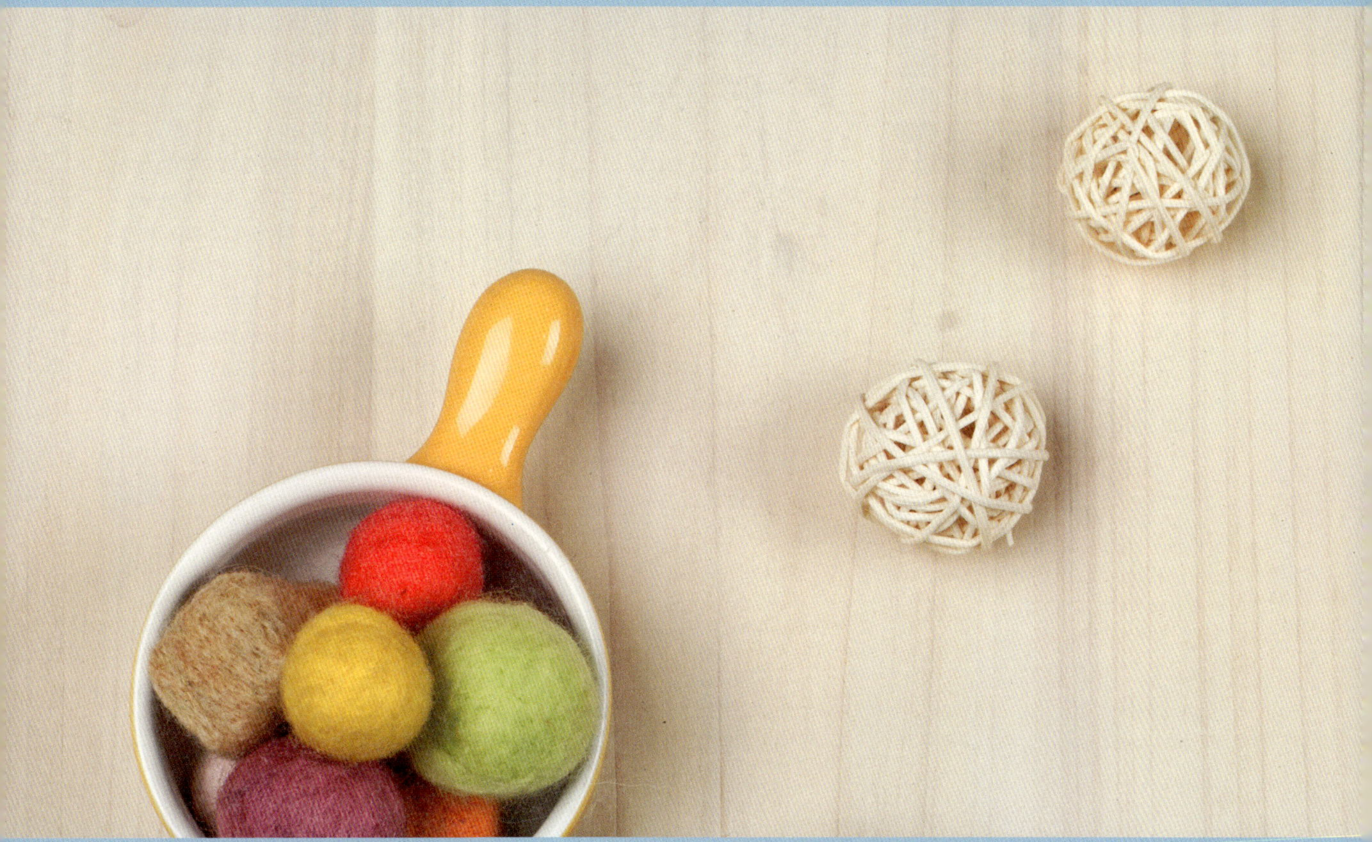

화장품
재료 알아보기

베이스 오일

녹차씨오일 Green tea seed oil	토코페롤과 아미노산을 다량 함유하고 있어요. 세포막의 산화를 막아 노화를 예방하고 피부의 보습효과를 가져다줍니다.	보리지오일 borage oil	피부 보습과 재생효과가 뛰어나며 습진, 피부염 등에 좋습니다. 특히 아토피 피부에 효과가 탁월한 것으로 알려져 있습니다.
달맞이꽃종자오일 Evening Oil Primrose	감마리놀렌산(GLA)이 풍부해 가려움증이나 발진을 가라앉히고, 보습력이 뛰어나 건조한 피부나 아토피 피부에 효과적입니다.	브로콜리시드오일 Broccoli seed oil	불포화지방산과 비타민A의 함유량이 많은 오일로 피부미용 뿐만 아니라 모발의 광택과 보습, 컨디셔닝을 위한 헤어마사지용으로도 각광 받고 있어요.
동백오일 Camellia Oil	보습효과가 매우 뛰어나 아토피 치료에 효과적이며 탁월한 컨디셔닝 효과가 있어서 예로부터 머리카락과 피부를 가꾸는 데 쓰였습니다.	살구씨오일 Apricot Kernel Oil	올레인산과 리놀산의 트리글리세이드(Triglyceride)가 주성분이며 토코페롤이 함유되어 노화피부와 민감성피부에 적합하며 끈적임이 적은 오일입니다.
라놀린 Lanolin	자연 그대로의 양털(울)로부터 추출된 천연 오일로서 피부를 부드럽게 하고 수분을 주며 피부윤활제 역할을 합니다.	스위트아몬드오일 Sweet Almond Oil	다량의 단백질, 비타민 A, 비타민 B2, 비타민 E가 포함되어 피부 가려움증을 억제하고, 피로한 피부를 회복시킵니다. 마사지오일, 모발 관리용으로 효과적이며 피부 연화작용과 보습작용이 좋고 피부 흡수력이 뛰어난 것이 특징입니다.
라즈베리시드오일 Raspberry seed oil	타닌과 폴리페놀, 필수 지방산의 함유량이 높아 피부미용에 효과가 좋으며 지성피부에도 잘 맞는 오일입니다.		
로즈힙오일 Rosehip seed oil	피부의 노화를 방지하고, 상처 치료에 효과가 있다고 해 특히 아이크림이나 건성피부용 화장품을 만들 때 많이 이용됩니다.	아르간오일 Argan Oil	모로코 지역에서만 생산되는 귀한 오일로, 피부 흡수가 빠르고 아토피와 트러블성 피부에 탁월한 효과를 보이며 피부노화 방지에도 좋습니다.
마카다미아넛오일 Macadamia Nut Oil	사람의 피지와 비슷해 피부를 유연하게 하는 성질이 있습니다. 성분이 호호바오일과 매우 유사해 호호바오일 대용으로도 많이 이용되고 있습니다.	아보카도오일 Avocado Oil	지방의 함유량이 풍부하기 때문에 '숲의 버터'로 불리고 침투성이 높아 각질을 제거하고 피부를 매끄럽게 하는 효과가 있습니다. 또한 건조한 피부와 노화된 피부의 스킨케어용으로 좋아요.
모링가오일 Moringa seed oil	기적의 나무로 불리는 모링가의 씨에서 추출한 오일이며 피부노화 방지와 피부정화 작용이 탁월한 것으로 알려진 오일입니다.	연꽃오일 Lotus Flower Oil	여드름, 습진, 종기 등의 트러블 및 각종 독성물질에 대한 중화작용 등을 한다고 알려져 있습니다. 연꽃오일에 포함된 캄페롤 성분이 항산화작용을 해 피부노화 원인인 유해 활성산소를 감소시켜주어 피부세포를 보호합니다. 또한 피부를 유연하게 하며 건강하고 촉촉하게 가꿔줍니다.
밍크오일 Mink Oil	피부에 빨리 흡수되며 보습작용, 주름 방지, 미백효과, 아토피 등에 좋은 오일입니다. 피부 재생 효과가 뛰어나서 튼살, 화상, 흉터 등에 주로 이용됩니다.		
바오밥오일 Baobab seed oil	오렌지보다 6배가 많은 풍부한 비타민C와 칼슘이 포함되어 있고 순한 성질로 민감성피부나 유아들에게도 잘 맞는 오일입니다.	오트밀오일 Oat oil	풀향과 흙향이 섞인 듯한 향을 가진 오일로 순하고 피부 친화력이 높아 아이들을 위한 화장품이나 트러블성 피부에 좋습니다.

엑스트라버진 올리브오일 Extra Virgin Oil)	올리브 열매에서 채취하는 오일로 올레인산이 많이 들어 있어 보습효과가 뛰어납니다. 또한 항알레르기 작용이 우수하고 피부 친화력이 높습니다.	푸에라리아오일 Pueraria Mirfica Oil	호르몬 기능 촉진과 노화 억제 역할을 해서 피부탄력을 복원시켜주며 미백작용을 합니다. 또한 가슴이나 힙 등 세부적인 부위에 마사지해주면 매끄럽고 탄력 있게 만들어줍니다.
윗점오일 Wheat Germ	천연항산화제인 비타민 E의 함량이 매우 높아 비누, 마사지오일, 크림 등 화장품의 보존제로도 쓰입니다. 다른 오일에 5~10% 더해 오일의 보존기간을 늘릴 수 있습니다.	하이퍼리쿰오일 Hypericum Oil	세인트존스워터(St. Johns Wort)오일이라고도 하며 신경계 감염에 탁월한 효능을 가집니다. 신경통이나 화상, 정맥류 등에 카렌듈라오일과 함께 사용하면 치료효과가 더 상승합니다.
카렌듈라오일 Calendula infused Oil	유기농 카렌듈라 꽃잎을 식물성 오일에 인퓨즈드 한 것으로 손상피부 회복, 상처 치유, 보습작용, 다양한 피부질환 완화 등의 효과가 있습니다.	해바라기씨오일 Sunflower Oil	모든 타입의 피부에 적당합니다. 적당량의 필수지방산과 풍부한 비타민 E를 포함하며 진정효과를 가지고 있습니다.
타마누시드오일 Tamanu oil	진통효과가 있으며 항염작용과 상처를 아물게 하는 효과가 탁월한 오일입니다. 특히 아토피 피부에 뛰어난 효과를 보이는 것으로 알려져 있습니다.	햄프시드오일 Hempseed Oil	대마씨오일이라고도 하며 건조하고 상처난 피부를 완화시키고 보습력을 증가시켜 노화를 예방하고 피부를 부드럽게 가꿔줍니다.
타조오일 Ostrich oil	에뮤오일과 성질이 비슷합니다. 피부의 지질막까지 침투되어 수분 손실을 막아 준답니다. 아토피, 습진, 건선, 튼살 예방에 효과적입니다.	헤이즐넛오일 Hazelnut Oil	피부에 촉촉하게 잘 스며드는 보습효과가 뛰어난 오일입니다. 비누, 화장품, 마사지용 등으로 폭넓게 쓰이는 좋은 오일입니다. 특히 지성이나 여드름 피부에 적합합니다.
포도씨오일 Grape Seed Oil	가볍고 피부에 잘 흡수되는 성질이 있습니다. 고농도의 리놀레인산을 함유하고 있어 피부와 보습에 영양을 더해주며 유분이 적어 여드름이 많은 지성피부에 좋습니다. 또한 다른 오일과 섞었을 때 항산화작용을 합니다.	호호바오일 Jojoba Oil	피부 피지와 지방산의 조성이 유사해 피부 친화성이 좋고 피부의 침투성이 좋습니다. 모공 속의 노폐물을 잘 용해해 지성피부에 효과적이며 끈적이지 않아 마사지용으로도 많이 사용됩니다.

버터류

라놀린버터	양털(울)로부터 추출된 천연 왁스로서 피부를 부드럽게 하고 수분을 주며, 피부 윤활제 역할을 합니다. 립밤이나 힙밤 등에 사용하면 우수한 보습력을 가집니다. 동물성 오일이므로 민감한 피부나 아토피 피부에 간혹 부작용이 생길 수 있습니다.	코코아버터	코코아 원두에서 압착하여 얻어지며 피부에 막을 형성하여 피부의 수분증발을 막아 줍니다. 보습력이 우수해 피부를 부드럽고 촉촉하게 하는데 도움을 줍니다. 단독으로 사용시 피부에 잘 흡수되지 않는 경향이 있으므로 호호바오일 등과 섞어서 사용하는 것이 좋습니다.
시어버터	아프리카 원주민들 사이에 수백년 전부터 '마법의 나무' 또는 '영생의 나무'라고 불리는 카리테나무 열매로부터 추출되었습니다. 보습력이 높고 피부를 윤기 있게 가꾸는 데 도움을 주는 천연 식물성 버터로 화장품과 비누에 두루 이용됩니다.	호호바버터	호호바 오일을 응고시킨 형태입니다. 스킨과 모발에 호호바오일이 가진 영양을 그대로 전달해주며 보습력이 뛰어납니다. 립케어같은 단단한 스틱형에 사용하기 적당하고 비누에 사용시 더 단단한 제형으로 만들어줍니다.
커피버터	커피의 폴리페놀 성분이 항산화 효과가 있는 것으로 알려져 있습니다. 또한 카페인 성분 함유로 지방의 연소를 돕는 역할을 해서 셀룰라이트 제거 화장품 등에 주로 이용됩니다. 밀크커피와 같은 옅은 갈색이고 달콤한 커피향이 나서 립밤에 사용하셔도 좋습니다.		

워터류

네롤리워터	민감성피부나 노화피부에 많이 쓰입니다. 손상된 피부나 튼살 등의 재생효과가 뛰어나며 피부 톤을 조절하고 주름 관리에도 많이 이용됩니다.	위치헤이즐워터	수렴작용이 뛰어나고 피지 분비를 억제하므로 지성피부에 적합합니다. 지혈작용이 있어 면도 후 사용하는 남성용 화장수에 사용하면 효과적입니다.
라벤더워터	모든 피부 타입에 잘 맞고 피부 진정효과가 뛰어납니다. 습진, 건선, 염증성 피부에 좋으며 햇볕에 그을린 피부를 진정시켜주는 효과가 있습니다.	재스민워터	모든 피부에 잘 맞고 트러블 진정작용이 뛰어나며 피부에 생기를 주어 노화 예방에 효과적입니다.
로즈워터	피부 진정작용이 뛰어나며 지친 피부를 활성화시켜줍니다. 모든 피부 타입에 잘 맞고 수렴효과, 민감성피부, 노화피부 등에 사용하시면 좋습니다.	카모마일 로만워터	아기들에게 안심하고 사용할 수 있는 워터로 안정작용이 있어 숙면에 도움을 줍니다.
로즈마리워터	수렴효과가 뛰어나 지성피부에 많이 사용됩니다. 생기를 잃은 피부를 활성화시키고 혈액순환 촉진에도 효과적입니다.	카모마일 저먼워터	염증이나 민감성피부에 탁월한 효과를 보이며 아이들에게도 안심하고 사용할 수 있습니다.
알로에베라워터	건성피부와 지성피부를 중화시켜줍니다. 보습작용이 뛰어나고 소독, 살균효과가 있어 아토피나 염증성 피부, 트러블 피부에 효과적입니다.		

유화제 · 가용화제 · 경화제

올리브유화왁스	올리브오일에서 추출해낸 성분으로 보습력이 뛰어나 아토피나 건성피부용 화장품을 만들 때 사용하면 좋습니다.	세티아르알코올	유화보조제로 세틸알코올과 스테아르산을 섞은 것입니다. 사용감이 부드럽습니다. 로션이나 크림에 1~5% 첨가하시면 됩니다.
올리브소프트왁스	올리브오일에서 추출되었으며 올리브유화왁스보다 점도가 낮고 끈적임과 유분감이 적은 화장품을 만들 때 유용합니다.	올리왁스LC	올리브유화왁스 또는 올리브소프트왁스와 함께 사용되어 유화안정성을 높여주며 사용감과 밀착감을 향상시켜줍니다. 자외선 차단 화장품에 사용시 발림성과 SPF를 높입니다.
이멀시파잉왁스	코코넛오일에서 추출한 천연유화제로 유화가 쉬워 초보도 쉽게 사용할 수 있습니다.	칸데릴라왁스	식물에서 채취하는 왁스로 오일을 굳게 하는 역할을 하며 단독으로 사용하거나 밀랍과 함께 사용합니다. 밀랍보다 글로시한 느낌을 줍니다.
몬타왁스	팜과 코코넛에서 추출한 유화제로 가볍고 부드러워 로션 타입의 질감을 만들 때 사용합니다.	밀랍	비즈왁스라고도 하며 연고나 밤 타입에 주로 사용됩니다. 수분과 유분이 날아가는 것을 방지하여 보습효과를 갖게 하는 작용이 있습니다.
레시틴	콩에서 얻은 천연 유화제입니다. 로션은 총량의 3~5%, 크림은 5~8% 정도 사용하시면 됩니다.	올리브리퀴드	올리브오일에서 추출한 가용화제로 워터에 소량의 오일을 녹일 때 사용합니다. 물로 씻어내는 클렌징오일을 만들 수 있습니다.
세틸알코올	코코넛에서 추출한 유화 보조제로 유화 후 분리가 되지 않고 안정적인 상태로 유지되도록 도움을 줍니다. 자극이 없고 피부를 건조하게 하지 않으며 여드름 병변을 유발하지 않습니다.	솔루벌라이저	피마자에서 추출한 가용화제로 올리브리퀴드와 같은 역할을 합니다. 오일 양의 2배를 사용하시면 됩니다.

점증제

천연셀룰로오즈	고점도의 성분으로 필름 형성 능력이 좋으며 점착력을 높이고 화장품의 볼륨감과 매끄러움을 증대시킵니다. 또한 기름때 주변에 콜로이드를 형성해 때를 깨끗하게 제거하는 역할도 합니다. 화장품의 점도가 너무 낮을 때 소량 첨가하면 점도도 높이고 발림성도 좋아집니다.	카보머	합성검으로 천연성분은 아닙니다. 일반 화장품에 들어가는 점증제의 재료로 피부에 자극이 거의 없고 아주 쉽게 젤화가 이루어진다는 장점이 있습니다. 미생물에 대한 오염도 적습니다. 0.1~2%가 적정 사용량입니다.
하이셀	식물에서 추출한 천연 셀룰로오즈를 주원료로 한 분말 형태의 천연성분 점증제로 스킨이나 세럼 등을 제조할 때 사용합니다. 화장품의 점도 조절 외에 피부 유연효과를 가지고 있습니다. 친수성 재료로 수층에 첨가해 사용합니다.	카보폴프리젤	카보머를 미리 두꺼운 젤리 상태로 만들어놓은 것으로 용량을 조절하기가 쉬워서 가루 타입보다 사용이 편합니다. 총량의 1~50%로 세밀한 점도 조절이 가능합니다.
쟁탄검	사탕수수에서 추출되며, 증점작용과 피막성, 겔화 등의 특성이 있습니다. 약간의 보습작용도 함께 하는 재료입니다. 부산을 안정화시키는 역할이 있어 크림에 첨가시 퍼짐성이 좋은 질감을 만들어줍니다. 수층에 5% 이내로 첨가합니다.	카라기난	청정해역에서 자라는 홍조류 식물에서 추출한 천연 점증제입니다. 아이스크림의 안정제, 젤리용 겔화제, 잼이나 소스의 점증제, 치약이나 연고의 보형 유지제 및 화장품의 점증제로 쓰입니다. 섭씨 80~85도에서 완전히 용해되며 50~55도에서 겔화가 시작됩니다. 열가역 특성이 있어 가열하면 다시 용액 상태로 되돌아갑니다. 1~100% 사용할 수 있습니다.
메철셀룰로오즈 (CMC)	젤리 타입 화장수를 만들 때 사용하거나 샴푸, 샤워젤 등의 점도를 올릴 때 사용합니다. 화장품 총량의 0.5~1% 정도를 사용하세요.	글루카메이트 Glucamate	옥수수에서 추출한 천연 점증제로 샴푸 사용 시 모발의 뻣뻣함을 줄이기위해 폴리쿼터와 함께 첨가하면 좋습니다.

에센셜 오일

그레이프프루트	부종을 제거하고 지방분해 효과가 뛰어납니다. 항우울, 이뇨, 살균작용을 합니다.	로즈마리	피부 청결을 유지하고 강력한 수렴효과를 가지며 부기를 가라앉히는 데 효과가 있습니다.
네롤리	노화된 피부나 건성피부에 효과적이며 세포 재생효과와 긴장을 완화시키는 효과 때문에 집중을 요할 때는 사용에 주의를 하셔야 합니다.	로즈우드	진정작용, 세포 재생 효과가 있어 상처 치료에 좋고 주름 완화 효과가 탁월합니다.
라벤더	진정, 피부 재생, 중화작용이 있고 여드름이나 상처, 발진, 피부감염 등에 효과적입니다.	로즈제라늄	림프계를 자극하여 부종에 효과적이어서 비만, 셀룰라이트 제거 시 많이 사용됩니다. 또한 호르몬의 균형유지, 수렴, 균형작용을 합니다.
레몬	지성피부에 좋으며 각질 제거, 세정효과가 뛰어나고 회복, 진정효과가 있습니다. 감광성이 있어 낮 사용을 피하고 민감성피부는 주의하세요.	마조람	안정작용과 진정작용이 뛰어나며 타박상, 화상, 염증에 효과적입니다. 많은 양을 사용할 경우 졸음을 유발할 수도 있습니다.
레몬그라스	살균, 방취효과, 모공 축소 및 여드름에 효과적입니다. 피부 자극성분이 있어 얼굴에는 소량만 사용하는 것이 좋습니다.	만다린	흥분이나 자극을 진정시켜주는 작용이 있어 불면증, 우울증에 효과적입니다. 또한 살균 및 강장작용을 합니다.
로즈	모든 피부에 사용 가능하고 복합성피부를 진정시키며 여성과 관련된 대부분의 질환에 효과가 뛰어납니다.	버가못	지성피부의 피지 조절효과가 뛰어나고 습진이나 여드름에 효과적입니다. 감광성이 가장 큰 에센셜오일이나 낮에는 사용을 피하세요.

사이프러스	뛰어난 방부성과 수렴효과를 가지고 있으며 지성피부의 피지 조절효과가 뛰어나고 습진이나 여드름에도 효과적입니다.	카모마일로만	진정작용이 뛰어나 불안과 긴장, 스트레스의 완화에 도움을 주며 불면증 완화에 주로 사용됩니다.
스위트오렌지	피부 재생효과가 있어 피부 관리 시 필수적으로 사용되며 기미 완화, 어린이 수면, 진정효과가 있습니다.	카모마일저먼	항염증(특히 소염작용), 항알레르기 작용이 탁월하며 상처 치료 등 피부질환에 효과적입니다. 아토피 피부용 화장품에 많이 이용됩니다.
시트로넬라	살균, 피부 청결 유지에 좋고 지성피부에 유용하게 사용되며 곤충 기피제에도 많이 이용됩니다. 피부를 자극할 수 있으므로 소량 사용하세요.	클라리세이지	건성피부를 촉촉하게 하고 진정작용과 항염증 작용이 있어 모든 종류의 피부염증과 종기에 효과적입니다. 비듬이나 기름진 모발에도 좋습니다.
유칼립투스	광범위한 항박테리아, 항바이러스효과, 항통증 효과가 있으며 해열, 코충혈완화(비염관련), 정신집중 등에도 뛰어난 역할을 합니다.	티트리	강력한 방부효과가 있으며 항균효과로 여드름이나 종기, 아토피, 상처 치료에 효과적입니다.
에버래스팅	향균, 항염 효과가 우수하며 피부 진정과 재생에 유용합니다. 타박상 관련 치료에도 도움을 주고 독소배출에 효과가 뛰어나 트러블 피부에 유용하게 적용할 수 있습니다. 시네올 성분을 함유해 점액용해, 거담작용이 있으므로 발향을 하면 호흡기와 기침에 도움이 됩니다.	팔마로사	건성피부의 보습에 효과적이며 주름살이나 여드름 개선, 진정작용, 재생효과 등이 뛰어납니다.
일랑일랑	피지 분비를 조절해 건성과 지성피부에 모두 효과적이고 두피에 자극을 줘 발모를 촉진합니다. 또한 긴장을 완화하고 최음효과가 있습니다.	패출리	피부질환 치료와 노화방지에 효과적이며 피부재생 효과가 좋습니다. 또한 식욕 억제 작용이 있어 비만 치료에 효과적입니다. 최음효과가 있으니 주의하세요.
재스민	피부 탄력을 강화하고 모든 피부 타입에 맞으며 정서적 안정을 주는 에센셜오일입니다. 자궁 수축효과가 있으니 임신 중에는 사용을 금합니다.	페퍼민트	수렴작용이 있고 가려움증이나 염증에 효과적입니다. 또한 지성피부를 개선하는 데 도움을 줍니다.
제라늄	림프계를 자극하여 부종에 효과적입니다. 또한 호르몬의 균형을 유지하고 피지 분비를 조절하는 데 효과가 좋습니다.	페넬	이뇨작용과 식욕 억제 작용이 있어 비만이나 셀룰라이트 제거에 많이 사용됩니다. 또한 모유 촉진 작용, 자궁 수축 작용 등이 있어 출산 후에 사용 시 효과적입니다.
주니퍼베리	해독작용, 이뇨작용이 있어 셀룰라이트 제거나 다이어트에 많이 사용됩니다. 살균작용과 생리통 완화 효과도 가지고 있습니다. 신장 질환에는 사용을 피하세요.	프랑킨센스	주름을 제거하고 노화된 피부에 탄력을 주며 종기, 궤양, 염증 등의 피부 트러블을 효과적으로 개선시켜줍니다.

임신 중 주의해야 할 화장품 성분

임신은 일생에 있어 가장 큰 축복이라고 할 수 있어요. 태교를 위해 좋은 음식을 골라 드시고 좋은 생각만 하시는 것처럼, 피부에 바르는 화장품도 좀 더 신경을 써야겠지요. 임신 중에 피해야 할 성분을 알고 자극성이 낮은 안전한 재료를 사용한 화장품을 선택하세요.

에센셜오일

에센셜오일은 에스트로겐 분비를 촉진해 자궁수축 반응이 일어날 수 있기 때문에 임신 초기 5개월까지는 사용하지 않는 것이 좋아요. 그 이후에도 만다린이나 네롤리 에센셜오일 등을 제한적으로 사용해야 한답니다. 플로럴워터는 임신 기간 중에도 사용이 가능해요.

*임신 기간 주의해야 할 에센셜오일 : 클라리세이지, 페넬, 재스민, 주니퍼베리, 마조람, 미르, 페퍼민트, 로즈마리, 타임 등

레티놀

비타민A로 세포 재생을 돕고 피부 콜라겐이 파괴되는 것을 막아주기 때문에 주로 안티에이징 제품이나 아이크림, 나이트크림 등에 많이 사용돼요. 레티놀 성분이 임산부에게 직접적인 영향을 미친다고 알려져 있지는 않지만 임신 중에 복용하거나 바르는 레티놀의 용량이 과할 경우 악영향을 미칠 수 있기 때문에

과량 사용을 피해주세요.

바하(BHA, Salicylic acid)

여드름 치료 뿐 아니라 각질 제거 및 안티에이징 제품에도 두루 사용되고 있어요. 바하 성분이 들어가 있는 제품을 한두 번 사용한다고 큰 문제가 생기는 것은 아니지만 임신 중에는 피부가 예민해지므로 사용을 피하는 것이 좋아요. 바하와 유사한 성분인 아하(AHA, Alpha hydroxy acids)성분은 비교적 임신 중에 안전하게 사용할 수 있어요.

화학적 자외선 차단성분

자외선 차단제의 성분 중 화학적 차단제인 벤조페논-3, 파바(PABA)등은 호르몬 교란의 가능성이 있어요. 태아에 영향을 줄 수 있고 모유를 통해 아기에게 전달되기 때문에 사용하지 않는 것이 안전해요. 임신 중에는 티타늄디옥사이드나 산화아연과 같은 물리적 차단능력을 가진 성분이 함유된 제품을 사용하는 것이 좋답니다.

이소트레티노인(Isotretinoin)

비타민A 계통의 여드름 진정 및 개선용 성분이에요. 태아에게 심각한 영향을 미칠 수 있기 때문에 임신 중 복용은 절대 피해야 합니다. 또한 임신을 계획했다면

최소 3개월 전에는 복용을 중지해야 한답니다.

파라벤류

방부제 성분인 파라벤류는 여성호르몬과 유사한 구조를 갖고 있어요. 다량 사용 시 인체에 흡수되면 에스트로겐 호르몬계를 교란시키는 것으로 알려져있어요. 또한 파라벤 대용으로 쓰는 페녹시에탄올은 면역 및 생식 독성이 있어 임신 중에 다량 사용은 피하시는 것이 좋습니다.

프탈레이트

보통 디부틸 프탈레이트(DBT)라고 표기되며 향수, 네일케어, 데오도란트 등에 광범위하게 사용되는 화학물질이에요. 임신 중에 위험성은 확실치 않지만 내분비계에 영향을 미칠 가능성이 있다고 해요. 이 외에도 제모제의 주원료인 치오글리콜산, 여드름 진정화장품에 사용되는 벤조일 페록사이드(또는 과산화 벤조일), 여드름 연고나 상처연고 성분인 히드로코르티손, 미백화장품에 들어가는 하이드로퀴논 등이 주의해야할 성분이에요.

위 재료 중에는 확실히 임신 중에 악영향을 미친다는 정확한 상관관계가 밝혀지지 않은 것도 있지만 약간의 위험성이 있다면 피해가는 것이 태어날 아기를 위해 좋을 듯합니다. 임신 기간 중 일반 스킨케어 제품은 레티놀이나 바하 성분이 들어가지 않은 레시피를 선택해 에센셜오일을 빼고 만드시면 됩니다. 또한 임신 중 트러블이나 피부질환에 대해서는 그냥 참기보다 병원에서 진단을 받고 안전한 약으로 치료하세요.

임산부를 위한 전용 화장품

임신은 피부를 갑자기 팽창시켜 건조하게 만들고 탄력을 잃게 만듭니다. 또한 호르몬의 급격한 변화로 튼살이나 피부 트러블이 생기기 쉽답니다. 안전하게 사용할 수 있는 천연재료들로 임산부 전용 화장품을 만들어 사용해보세요.

● 마더스 모이스처 로션

쉽게 건조해지고 탄력을 잃을 수 있는 임신 중에 사용하는 보디로션이에요. 임산부의 건조한 피부를 촉촉하게 가꿔준답니다. 순한 재료로 만들어 아기들과 함께 사용해도 좋아요.

재료(200ml)
워터류 네롤리워터 142g
오일류 호호바오일(골드) 14g, 아보카도오일 8g, 바오밥오일 8g
유화제 올리브유화왁스 6g
첨가물 글리세린 10g, 황금추출물 5g, 판테놀 3g
방부제 나트로틱스 4g

만드는 방법은 로션 카테고리(p.68~)를 참조하세요.

● 스트레치 마크 크림

리치한 크림 타입으로 임산부 튼살 현상을 케어해주는 크림이에요. 튼살이 생기기 쉬운 복부나 허벅지, 가슴 등에 하루 1~2회 부드럽게 발라주세요. 임신 3개월부터 출산 후 3개월까지 유용하게 사용하실 수 있답니다.

재료(100ml)
워터류 정제수 57g
오일류 스위트아몬드오일 15g, 스쿠알란 6g, 올리브에스터오일 3g
유화제 올리브유화왁스 5g, 세틸알코올 1g
첨가물 아카시아콜라겐 5g, 글리세린 5g, EGF 1g
방부제 나트로틱스 2g

만드는 방법은 크림 카테고리(p.86~)를 참조하세요.

● 튼살 예방 마사지오일

일종의 흉터인 튼살은 한 번 생기면 잘 없어지지 않기 때문에 예방을 하는 것이 가장 좋아요. 임신 5개월 이후부터 좀 더 집중적인 튼살 관리를 위해 사용해주시고 과도한 마사지는 피하세요.

재료(50ml)
오일류 로즈힙오일 23g, 스위트아몬드오일 17g ,윗점오일 3g
첨가물 세라마이드(지용성) 1g
방부제 비타민E 1g

모든 재료를 순서대로 섞어주세요. 출산 이후에는 네롤리 5방울, 만다린 3방울, 프랑킨센스 3방울을 첨가해 이미 생긴 튼살을 옅게 하고 보습용 보디오일로 사용할 수 있어요.

● 레그 릴렉싱 케어젤

임신 중에는 몸 안의 수분이 많아져 발과 다리가 쉽게 붓는답니다. 청량감 있는 젤 타입으로 퉁퉁 붓고 피로한 다리를 상쾌하게 진정시켜주세요.

재료(100ml)
워터류 로즈마리워터 73g
점증제 카보폴프리젤 7g
첨가물 글리세린 10g, 알란토인(액상) 3g, 식물성에탄올 5g,
방부제 나트로틱스 2g

카보폴프리젤에 로즈마리워터를 첨가해 점도를 고르게 만들어주세요. 여기 첨가물과 방부제를 넣어 골고루 섞어주면 완성입니다.

천연 화장품 만들기
Q&A

Q 로션이나 크림을 만들었는데 두 층으로 분리가 되었어요. 왜 그럴까요?

A 수용성과 지용성 재료가 제대로 섞이지 않고 분리되는 이유는 여러 가지가 있어요. 우선 유화제의 양이 적거나 유화 과정에서 충분히 저어주지 않은 경우 이런 현상이 발생할 수 있어요. 또 워터류와 오일류의 온도 차이가 크거나 첨가물의 양이 너무 많은 것도 원인이 됩니다. 이 때는 완성된 화장품을 다시 약한 불로 가열해서 약60도가 되면 블렌더나 스푼으로 다시 저어서 유화를 시켜주면 돼요. 재가열 과정에서 손실된 에센셜오일을 보충하기 위해 1~2방울 더 첨가해주시면 좋고, 재가열 시간이 길어진다면 워터류도 조금 더 첨가해주세요.

Q 에센셜오일을 너무 많이 넣었어요. 어떡하면 되나요?

A 일반적으로 페이스용에는 전체용량의 1% 이내, 보디용에는 3% 이내의 에센셜오일을 첨가하는 것이 좋아요. 이 책에 수록된 레시피 대부분은 적정량 미만의 에센셜오일을 사용했기 때문에 에센셜오일을 몇방울 더 첨가하는 것은 아무 문제가 되지 않아요. 만약 적정량을 초과한 에센셜오일이 들어갔다면, 에센셜오일을 제외한 같은 레시피의 화장품을 다시 만들어 처음 만든 것과 섞어서 사용하시면 돼요. 에센셜오일이 과량 첨가된 페이스용을 보디용으로 사용하는 것도 좋은 방법이에요.

Q 시어버터가 들어간 크림에 작은 알갱이가 있는데 이건 뭔가요?

A 버터류를 사용해서 로션이나 크림, 밤을 만들 때 너무 많은 양의 버터가 들어가거나 높은 온도에서 가열하게되면 완성된 화장품에 작고 말랑말랑한 알갱이가 생길 수 있어요. 버터류가 녹았다가 다시 작게 뭉쳐진 것이지요. 버터류를 사용할 때는 약한 불에서 천천히 가열하거나 따로 계량해 가열한 후 첨가하는 것이 좋습니다.

Q 화장품을 만드는 도구와 비누를 만드는 도구를 분리해서 사용해야 하나요?

A 비누를 만들 때 가성소다나 가성가리를 사용하게 되는데, 용기나 도구를 깨끗이 세척하더라도 비누화가 완전히 되지 않은 가성소다나 가성가리가 미량 남아 피부에 자극을 줄 수 있어요. 따라서 화장품과 비누를 만드는 도구는 서로 분리해서 사용하는 것이 좋아요.

Q 립밤을 만들었는데 너무 단단하거나 무른 경우가 많은데 어떻게 하나요?

A 밤 타입의 굳기는 경화제(밀랍이나 칸데릴라왁스)의 양과 버터류의 양, 온도 등에 영향을 받아요. 완성된 밤을 내열용기에 옮겨 담아 다시 가열해서 녹인 후에, 너무 단단하다면 오일류를 더 첨가하고, 무르다면 경화제를 조금 더 넣어 다시 굳혀주세요. 재가열 과정에서 손실된 에센셜오일을 보충하기 위해 1~2방울 더 첨가해주는 것이 좋아요.

Q 베이스오일을 고를 때 정제와 비정제오일이 있던데, 둘의 차이는 뭔가요?

A 베이스오일은 일반적으로 냉압착법을 통해 추출되는데, 이때 생산된 오일이 비정제오일이에요. 이후 정제 과정을 거치게 되면 정제오일이 돼요. 비정제오일은 정제오일에 비해 피부에 도움을 주는 유효성분이 많은 반면에 알레르기를 유발할 가능성이 있어요. 정제오일은 트러블이나 알레르기를 유발할 확률이 낮고 보존기간이 비정제오일을 이용해 만들었을 때보다 더 길다는 장점이 있어요. 반면 색이나 향을 제거하는 과정에서 피부에 유효한 영양성분들도 파괴가 된다는 단점이 있답니다. 피부 타입이나 기호에 따라 선택해 사용하는 것이 좋아요.

Q 동일한 에센셜오일을 3개월이상 사용하면 내성이 생긴다고 하던데 이럴 때는 어떻게 하나요?

A 에센셜오일을 지속적으로 같은 비율, 같은 양을 사용할 경우 내성이 생겨 기대하는 만큼의 효과를 얻지 못할 수도 있어요. 3개월 정도 사용했다면 비슷한 효능의 에센셜오일로 바꾸거나 사용 비율을 달리해주는 것이 좋아요. 일주일 정도의 휴지기를 가지시는 것도 좋은 방법이에요. 사용 비율을 바꾸는 방법은, 예를 들어 기존에 라벤더 2방울, 제라늄 1방울을 사용하였다면, 다음에는 라벤더 1방울, 제라늄 2방울로 바꿔주면 돼요.

Q 멀티화장품을 만들고 싶은데, 기능성 첨가물을 여러 가지 사용해도 되나요?

A 기능성 첨가물을 너무 많이 넣는 것은 좋지 않습니다. 화장품의 발림성을 떨어뜨릴 수 있으며 자칫 사용 중에 수상층과 유상층으로 분리될 수도 있어요. 또한 여러 종류의 기능성 첨가물을 한꺼번에 사용하면 오히려 서로의 기능을 방해해서 첨가물들의 역할을 감소시킬 수도 있으니 주의하세요. 원하는 기능에 맞는 기능성 첨가물 1~3종을 화장품 총량의 10% 이내로 사용하는 것이 좋아요.

Q 여드름이나 아토피가 천연화장품으로 치료할 수 있을까요?

A 피부 질환을 천연화장품만으로 치료하려는 생각은 위험해요. 천연화장품은 피부를 건강하게 가꾸는데 도움을 주지만 절대 의약품이 아니에요. 피부질환이 심할 때는 곧바로 피부과 전문의에게 진찰을 받는 것이 좋아요. 천연화장품만으로 치료를 하려는 것은 무리한 생각이며, 자칫 치료시기를 놓칠 수도 있답니다.

index

약사 버블워니가 만드는
천연 기능성 화장품

초판 1쇄 2012년 11월 15일
　　8쇄 2017년 11월 6일

지은이 | 버블워니(정선아)

발행인 | 이상언
제작총괄 | 이정아

사진 | 류정호
교정교열 | 중앙일보 어문연구소
인쇄 | 웰컴P&P

발행처 | 중앙일보플러스(주)
주소 | (04517) 서울시 중구 통일로 92 에이스타워 4층
등록 | 2008년 1월 25일 제2014-000178호
판매 | 1588-0950
제작 | (02) 6416-3934
홈페이지 | www.joongangbooks.co.kr
페이스북 | www.facebook.com/hellojbooks

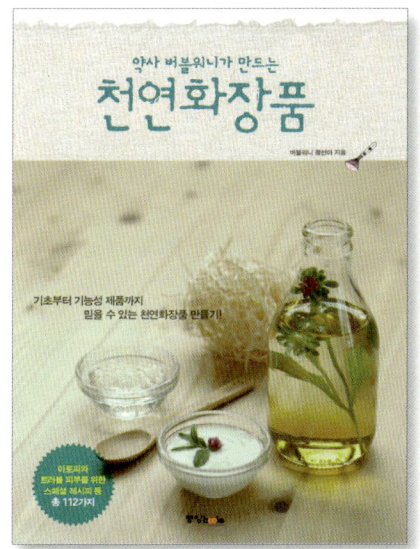

약사 버블워니가 만드는 천연화장품
버블워니 정선아 지음 | 280쪽
값 15,000원

천연화장품의 교과서!
이제는 화장품도 내 피부에 꼭 맞는
천연재료를 골라 직접 만들어 쓰세요

내 피부에 맞게 레시피를 짜고, 천연첨가물을 골라 넣고,
천연재료로 색깔과 향을 입혀 만드는 천연화장품!
얼굴에 보습과 탄력을 주는 기초화장품은 물론이고 여드름, 아토피 등
피부트러블을 호전시키는 화장품, 모기 퇴치용 스프레이까지
생활에 필요한 것이면 못 만들 게 없다는 걸 눈으로 피부로 확인하세요.

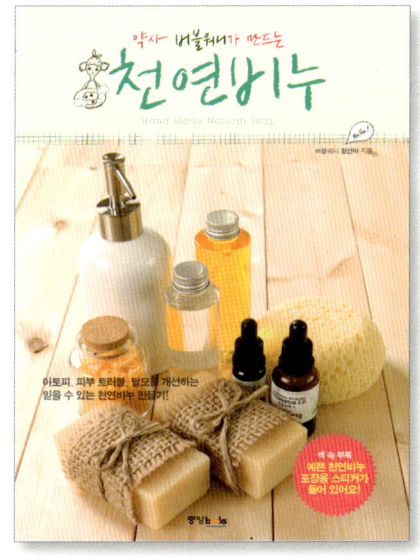

약사 버블워니가 만드는 천연비누
버블워니 정선아 지음 | 234쪽
값 14,000원

우리 가족의 건강한 피부를 생각한다면
버블워니와 함께 천연비누를
만들어보세요.

합성방부제나 화학색소, 인공향을 쓰지않고 식물에서 추출한 식물성 오
일과 에센셜오일, 천연분말, 허브 등을 사용해 피부에 참 순한 천연비누.
아기 피부, 아토피 피부, 트러블성 지성 피부 등 다양한 피부 타입을 위
한 맞춤 세안제로 건강한 피부를 가꿔보세요.
또한 보디샤워부터 탈모 예방과 두피 케어에 좋은 샴푸, 친환경 살림을
도와주는 주방세제와 세탁세제, 선물하기 좋은 예쁜 비누까지 천연비누
의 모든 것을 담았습니다.

믿음직한 지식 in www.joongangbooks.co.kr | Tel 1588-0950 | Fax 02-2000-6174   중앙books JoongAng Ilbo

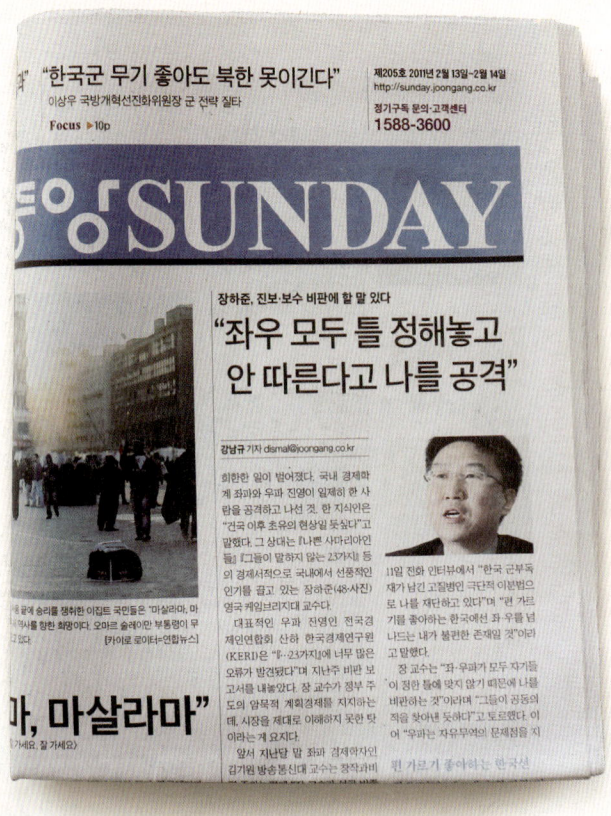